国家卫生健康委员会"十四五"规划教材
全国高等学校药学类专业第九轮规划教材
供药学类专业用

生物技术药物学

主 编 胡昌华

副主编 张怡轩 冯美卿

编 委（按姓氏笔画排序）

尹登科（安徽中医药大学）　　　　　陆 斌（中国人民解放军海军军医大学）
冯美卿（复旦大学药学院）　　　　　赵春景（重庆医科大学）
朱元军（北京大学药学院）　　　　　胡昌华（西南大学药学院）
刘 煜（中国药科大学）　　　　　　葛卫红（南京大学医学院附属鼓楼医院）
刘欣然（华中科技大学同济医学院）　惠 琦（温州医科大学）
沐晓芹（哈尔滨医科大学）　　　　　廖国建（西南大学药学院）
张怡轩（沈阳药科大学）

人民卫生出版社
·北京·

图书在版编目（CIP）数据

生物技术药物学 / 胡昌华主编 . —北京：人民卫
生出版社，2023.7
ISBN 978-7-117-34795-2

Ⅰ.①生… Ⅱ.①胡… Ⅲ.①生物工程－药物学－高
等学校－教材 Ⅳ.①R915

中国国家版本馆 CIP 数据核字（2023）第 095015 号

人卫智网	www.ipmph.com	医学教育、学术、考试、健康， 购书智慧智能综合服务平台
人卫官网	www.pmph.com	人卫官方资讯发布平台

生物技术药物学
Shengwu Jishu Yaowuxue

主　　编：胡昌华
出版发行：人民卫生出版社（中继线 010-59780011）
地　　址：北京市朝阳区潘家园南里 19 号
邮　　编：100021
E - mail：pmph @ pmph.com
购书热线：010-59787592　010-59787584　010-65264830
印　　刷：人卫印务（北京）有限公司
经　　销：新华书店
开　　本：850×1168　1/16　印张：19
字　　数：549 千字
版　　次：2023 年 7 月第 1 版
印　　次：2023 年 7 月第 1 次印刷
标准书号：ISBN 978-7-117-34795-2
定　　价：69.00 元

打击盗版举报电话：010-59787491　E-mail：WQ @ pmph.com
质量问题联系电话：010-59787234　E-mail：zhiliang @ pmph.com
数字融合服务电话：4001118166　E-mail：zengzhi @ pmph.com

出 版 说 明

全国高等学校药学类专业规划教材是我国历史最悠久、影响力最广、发行量最大的药学类专业高等教育教材。本套教材于 1979 年出版第 1 版,至今已有 43 年的历史,历经八轮修订,通过几代药学专家的辛勤劳动和智慧创新,得以不断传承和发展,为我国药学类专业的人才培养作出了重要贡献。

目前,高等药学教育正面临着新的要求和任务。一方面,随着我国高等教育改革的不断深入,课程思政建设工作的不断推进,药学类专业的办学形式、专业种类、教学方式呈多样化发展,我国高等药学教育进入了一个新的时期。另一方面,在全面实施健康中国战略的背景下,药学领域正由仿制药为主向原创新药为主转变,药学服务模式正由"以药品为中心"向"以患者为中心"转变。这对新形势下的高等药学教育提出了新的挑战。

为助力高等药学教育高质量发展,推动"新医科"背景下"新药科"建设,适应新形势下高等学校药学类专业教育教学、学科建设和人才培养的需要,进一步做好药学类专业本科教材的组织规划和质量保障工作,人民卫生出版社经广泛、深入的调研和论证,全面启动了全国高等学校药学类专业第九轮规划教材的修订编写工作。

本次修订出版的全国高等学校药学类专业第九轮规划教材共 35 种,其中在第八轮规划教材的基础上修订 33 种,为满足生物制药专业的教学需求新编教材 2 种,分别为《生物药物分析》和《生物技术药物学》。全套教材均为国家卫生健康委员会"十四五"规划教材。

本轮教材具有如下特点:

1. 坚持传承创新,体现时代特色　本轮教材继承和巩固了前八轮教材建设的工作成果,根据近几年新出台的国家政策法规、《中华人民共和国药典》(2020 年版)等进行更新,同时删减老旧内容,以保证教材内容的先进性。继续坚持"三基""五性""三特定"的原则,做到前后知识衔接有序,避免不同课程之间内容的交叉重复。

2. 深化思政教育,坚定理想信念　本轮教材以习近平新时代中国特色社会主义思想为指导,将"立德树人"放在突出地位,使教材体现的教育思想和理念、人才培养的目标和内容,服务于中国特色社会主义事业。各门教材根据自身特点,融入思想政治教育,激发学生的爱国主义情怀以及敢于创新、勇攀高峰的科学精神。

3. 完善教材体系,优化编写模式　根据高等药学教育改革与发展趋势,本轮教材以主干教材为主体,辅以配套教材与数字化资源。同时,强化"案例教学"的编写方式,并多配图表,让知识更加形象直观,便于教师讲授与学生理解。

4. 注重技能培养,对接岗位需求　本轮教材紧密联系药物研发、生产、质控、应用及药学服务等方面的工作实际,在做到理论知识深入浅出、难度适宜的基础上,注重理论与实践的结合。部分实操性强的课程配有实验指导类配套教材,强化实践技能的培养,提升学生的实践能力。

5. 顺应"互联网 + 教育",推进纸数融合　本次修订在完善纸质教材内容的同时,同步建设了以纸质教材内容为核心的多样化的数字化教学资源,通过在纸质教材中添加二维码的方式,"无缝隙"地链接视频、动画、图片、PPT、音频、文档等富媒体资源,将"线上""线下"教学有机融合,以满足学生个性化、自主性的学习要求。

众多学术水平一流和教学经验丰富的专家教授以高度负责、严谨认真的态度参与了本套教材的编写工作,付出了诸多心血,各参编院校对编写工作的顺利开展给予了大力支持,在此对相关单位和各位专家表示诚挚的感谢! 教材出版后,各位教师、学生在使用过程中,如发现问题请反馈给我们(renweiyaoxue@163.com),以便及时更正和修订完善。

人民卫生出版社

2022 年 3 月

主 编 简 介

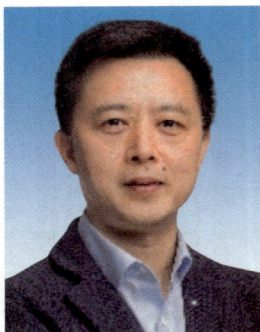

胡昌华

    西南大学药学院教授,博士生导师,国务院政府特殊津贴专家,重庆英才名家名师。教育部药学类专业教学指导委员会副秘书长、生物制药专业分委员会秘书长,中国药学会药学教育专业委员会委员,重庆药学会常务理事、药学教育专业委员会主任,重庆微生物学会常务理事。主要从事生物药学教学科研与管理工作。主持国家、省、部级科研项目10余项,发表论文90余篇,获新药临床批件2项,授权国家发明专利5项,获教育部技术发明一等奖。领衔西南大学药学专业获国家级一流专业建设点,主持的"生物技术药物学"课程获首批国家一流课程。主编《生物技术药物学》《药学概论》和《药物制备综合实验教程》等药学类规划教材,获重庆市教学成果奖2项。

副主编简介

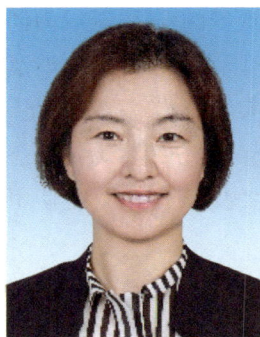

张怡轩

    沈阳药科大学生命科学与生物制药学院教授,博士生导师,辽宁省药用微生物应用专业技术创新中心主任。从事生物技术药物的教学和科研工作,研究方向为药用微生物资源开发和合成生物学。主讲"生物药物学"和"生物药物分析"等课程。获得辽宁省"兴辽英才"科技领军人才、辽宁省高等学校优秀科技人才等称号。兼任第七届中国兽药典委员会委员、第六届和第七届中国兽药评审专家、辽宁省微生物学会理事、《沈阳药科大学杂志》编委等。主持国家、省、部级科研项目 20 余项,在 *Nature*、*Cell Res*、*Microb Cell Fac* 等 SCI 期刊发表论文 50 余篇,获得授权专利 10 余项。

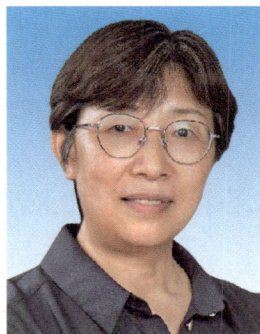

冯美卿

    复旦大学药学院生物药物学系教授,博士生导师,从事微生物药物和生物技术药物的教学和科研工作。研究方向为生物技术免疫治疗药物和抗感染药物研究及评价。兼任国家农业部兽药评审专家、上海市药学会抗生素分会理事。主持国家、省、部级科研项目 10 余项,曾获上海市科技进步奖三等奖,以通讯作者或第一作者发表 SCI 论文 40 余篇,获得授权专利 3 项,临床批文 1 项。

前　言

以蛋白质、核酸等生物大分子为代表的生物技术药物已成为医药产业和临床不可或缺的药物,正成为创新药物的主导方向,也是医药高附加值领域的投资热点。现有的药学类专业本科教学国家质量标准中涉及生物技术药物的课程较少,与生物医药产业国家战略对接存在一定差距,与临床用药实践衔接也存在不足。同时,生物技术药物的相关教材建设相对滞后,目前以偏重制药技术的教材为主,缺乏详尽介绍生物技术药物基础发现和临床应用的教材。因此,编写一本适合药学专业和临床药学专业甚至生物制药专业学生使用的基于临床应用和新药开发的《生物技术药物学》教材很有必要。

本书首先介绍生物技术药物的概念、分类、发展历史、主要制备技术、药物质量控制和药理毒理等综合性知识,然后分章节从药物发现、药理作用、临床应用和研究进展四个方面系统介绍重组蛋白药物、核酸类药物、抗体药物、疫苗等不同类型的生物技术药物,突出目前产业热点药物的开发进展和医院临床一线使用的生物技术药物。将思想性、科学性、先进性、启发性、适用性贯穿于全书相关内容中,强化从原创发现、技术开发到临床应用的药物全产业链的系统性,挖掘生物技术药物课程思政元素的思想性,注重临床药学服务的实用性,体现经典药物和一线药物的代表性。同时通过数字化方式加入教学课件、目标测试和知识拓展等内容以帮助理解或扩充相关知识。在每章的开头部分有学习目标并配有教学课件,最后有思考题、书末有参考文献,便于学生学习和掌握全章的主要内容。

教材编委由来自全国12所高等院校或其附属医院、具有生物技术药物研究和临床应用经验的专家教授组成。参加各章编写的人员依次为:第一章 胡昌华(西南大学药学院)、冯美卿(复旦大学药学院)、廖国建(西南大学药学院);第二章 尹登科(安徽中医药大学);第三章 赵春景(重庆医科大学);第四章 刘欣然(华中科技大学同济医学院);第五章 朱元军(北京大学药学院);第六章 刘煜(中国药科大学)、沐晓芹(哈尔滨医科大学);第七章 陆斌(中国人民解放军海军军医大学);第八章 惠琦(温州医科大学);第九章 张怡轩(沈阳药科大学);第十章 葛卫红(南京大学医学院附属鼓楼医院)。

本书可供药学专业、临床药学专业学生使用,也可供生物制药专业和制药工程专业学生学习生物技术药物专业知识时使用。

本书的编写和出版得到了教育部药学类专业教学指导委员会的指导,也得到了各编委所在单位的协助支持。

生物技术药物学涉及多学科交叉且相关学科发展迅速,本教材的编写体系是首版探索,教材内容上虽力求最新,但限于编者水平有限,加之时间仓促,难免有疏漏、不当甚至错误之处,尤其在各章之间的内在联系与前后呼应以及案例取舍等方面有待完善,诚恳希望广大师生和同行予以批评指正。

编　者

2023 年 1 月

目　录

第一章

生物技术药物概论

学习目标

1. **掌握** 生物技术药物的概念、分类和特点；生物技术药物制备的基因工程技术、发酵工程技术、分离纯化技术、制剂技术的原理和主要步骤；生物技术药物的药理学、药代动力学、毒理学的主要研究内容。

2. **熟悉** 生物技术药物的质量控制与安全评价原则；靶点发现涉及的技术、各类生物技术药物适宜的递药系统；生物技术药物临床前及临床药理学、药代动力学相关指导原则的主要内容。

3. **了解** 生物技术药物的发展历史和未来趋势；生物技术药物的药理学、药代动力学、毒理学在新药研发中的意义。

第一章
教学课件

第一节　生物技术药物概述

一、概念与分类

(一) 概念

生物制品(biological product)指以微生物、细胞、动物或人源组织和体液等为起始原材料，用生物技术制成，用于预防、治疗和诊断人类疾病的制剂，如疫苗、血液制品、生物技术药物、微生态制剂、免疫调节剂、诊断制品等。生物技术药物(biotechnological drug)是一类非常重要的生物制品，是指采用重组 DNA 技术和其他创新生物技术生产的用于预防、治疗和诊断疾病的药物，如治疗性重组酶、细胞因子、多肽、激素、单克隆抗体、疫苗、细胞治疗药物、反义核酸和干扰小 RNA 等。生物技术药物已广泛应用于临床治疗肿瘤、传染病、心血管疾病、糖尿病和自身免疫病等，挽救了大量患者的生命，提高了患者的生存质量。自 1982 年第一个生物技术药物——重组人胰岛素上市以来，生物技术药物在不断的创新中迅猛发展，给制药工业带来了革命性的变化。

随着研究的深入和监管政策的日趋完善，一种新的生物技术药物类型——生物类似药(biosimilar)问世。生物类似药是指在质量、安全性和有效性方面与已获准上市的原研生物技术药物(参照药)相似且没有临床意义上差异的生物技术药物，是类似又有别于化学药物的仿制药。生物类似药具有四个重要特征：①与参照药高度类似；②与参照药的临床意义相同；③差异性被严格限制；④质量、安全性和有效性有严格标准。与原研药品相比，生物类似药带来的最大优点是研发费用降低了 17%~57%。除了研发费用降低外，生物类似药的上市还能提高药物的可及性，给医生和患者提供更丰富的药物选择。

伴随着生物技术的迅猛发展，生物技术药物学已成为现代药物学的一个重要分支，是研究生物技术药物，特别是蛋白质药物、基因药物和细胞治疗药物等新型生物技术药物的一门综合性新型学科，内容包括各类生物技术药物的发现、结构性质、生产特点、质量控制、药效动力学、药代动力学、临床应用和药学服务等系统知识。

1

(二)生物技术药物的分类

生物技术药物可以按照用途、作用类型、生化特性等进行综合分类。按照用途,可以分为治疗药物和预防药物。治疗药物是生物技术药物的主要类型,代表药物如胰岛素、干扰素和生长激素等。预防药物主要指疫苗,如脊髓灰质炎疫苗、卡介苗和乙型肝炎疫苗等。按照作用类型,可以分为细胞因子、酶、激素和单克隆抗体等。按照生化特性,可以分为多肽或蛋白质药物、核酸药物、细胞治疗药物等。

生物技术药物也可按其化学特性、制造方法与临床用途进行综合分类,可分为三大类:

1. **天然生物技术药物**   从动物、植物、微生物等中发现、研究和生产的天然生物技术药物是生物制药工业的重要研究领域,也是新药的重要的先导物。

2. **基因工程药物**   应用基因工程和蛋白质工程技术制造的重组活性多肽、蛋白质及其修饰物,如治疗性多肽、激素、酶、抗体、细胞因子、疫苗和融合蛋白等。

3. **核酸药物(基因药物)**   这类药物以基因物质(RNA 或 DNA 及其衍生物)作为治疗的物质基础,包括基因治疗用的重组目的 DNA 片段、重组疫苗、反义药物与干扰小 RNA(siRNA)和核酶等。基因药物除用于治疗遗传病外,已扩展至治疗肿瘤、艾滋病、囊性纤维变性、糖尿病和心血管疾病等。

二、生物技术药物的特征

与传统化学药物相比,生物技术药物最显著的特征是分子量较大。传统化学药物大多是小分子,通常分子量小于 1 000Da,如经典小分子药物阿司匹林的分子量为 180Da。生物技术药物大多为蛋白质,分子量通常超过 5 000Da,单克隆抗体药物的分子量常常超过 10 000Da。生物技术药物不仅分子量大,结构也更复杂,因此其研发和生产难度均高于传统化学药物。此外,不同于传统化学药物,生物技术药物的仿制难度也很大,特别是对单克隆抗体药物来说,仿制过程几乎相当于一次重新研发。生物技术药物,尤其是单克隆抗体药物,相比于传统化学药物最突出的优点是靶向性更高,选择性更好,因此疗效更确切,副作用更少。生物技术药物相比于传统化学药物也有一些缺点,比如膜透过性差,部分具有免疫原性等。

1. **分子量大且结构复杂**   生物技术药物的分子一般为多肽、蛋白质、核酸及其衍生物,不仅分子量大,且具有复杂的空间结构,通常以多聚物的形式存在。

2. **稳定性差**   生物技术药物易受温度、pH、化学试剂、光照等因素的影响而变性失活,也容易受到微生物污染或被酶解失活。

3. **作用针对性强、选择性好、疗效确切和副作用少**   生物技术药物参与特定的生理生化过程,有特定的作用靶点,因此药物的选择性强,疗效确切,副作用少。

4. **体内半衰期短**   生物技术药物在体内会被酶降解,一些药物还可以被免疫系统清除,因此生物技术药物一般在体内半衰期短。

5. **可产生免疫原性**   一些生物技术药物来自微生物,比如天冬酰胺酶,会产生较强的免疫原性,而限制其疗效。人源化单克隆抗体药物中含有少量的鼠源成分,反复使用也会产生针对药物的抗体,影响药物的疗效。

三、生物技术药物发展简史

我国古人很早就掌握了利用微生物酿造白酒、酱油和食醋等的技术。然而,直到 1979 年,在字典中才首次出现了"生物技术(biotechnology)"这个词。随着人们对蛋白质结构认识的提高,对细胞复制和蛋白质合成机制的阐明以及对限制性内切酶和 DNA 聚合酶的成功分离,重组 DNA 技术得到了快速的发展,人们开始能够克隆和表达蛋白质与多肽。与此同时,科学家在 1975 年掌握了单克隆抗体技术,此技术使大规模纯化具有单一结合位点的抗体成为可能。此外,这种技术也实现了用单克隆抗体作为工具用于对各自抗体高度特异性结合的蛋白质的鉴定和纯化。

(一) 重组蛋白药物发展简史

随着人们将重组 DNA 技术用于蛋白质的合成,1979 年,Goeddel 等发表了两篇文章,分别描述了将人的胰岛素基因和生长激素基因导入大肠埃希菌中,然后表达相应的蛋白质,并且用于临床试验。1982 年,全球第一个生物技术药物——重组人胰岛素在美国被批准上市;1985 年,重组人生长激素也获批上市。重组人胰岛素采用大肠埃希菌表达系统或酵母表达系统进行生产。采用大肠埃希菌通常先表达人胰岛素原包涵体,然后通过变性复性酶切掉 C 肽获得有活性的胰岛素。酵母表达系统可以直接分泌有活性的胰岛素或胰岛素融合蛋白。进一步的研究发现,蛋白质的糖基化修饰对蛋白质的活性有重要的影响,原核和酵母表达系统难以获得与人类相同的修饰谱,用这些系统表达出来的分子无法获得正确的糖基化修饰和折叠,因此科学家又开发出了哺乳动物细胞表达系统来获得重要的重组蛋白药物。重组组织型纤溶酶原激活剂(t-PA)是首个采用中国仓鼠卵巢细胞(CHO 细胞)生产的药物,于 1987 年被批准上市。1989 年上市的重组人促红细胞生成素(rhEPO)也是通过 CHO 细胞生产,具有良好的疗效,使得哺乳动物表达系统受到了更多的重视。经过 40 多年的发展,伴随着重组干扰素、重组凝血因子、重组人促红细胞生成素、重组粒细胞集落刺激因子、酶替代重组蛋白药物、重组生长激素等的上市和后续改进,重组蛋白药物已成为现代药物中一类重要的产品。

(二) 疫苗发展简史

重组 DNA 技术和基因工程技术的出现和发展显著促进了新型疫苗的开发。18 世纪晚期,Edward Jenner 首次提出疫苗接种的概念,进而相继出现了将活病毒直接经物理、化学方式灭活或减毒而制成的人用或兽用疫苗。然而,在当时的技术条件下,一些病原体并不能经体外培养得到,因此,这类病原体引起的疾病并不能通过传统经典的疫苗研发模式加以预防,比如乙型肝炎病毒导致的乙型肝炎。20 世纪 70 年代,重组 DNA 技术和基因工程技术的发展,不再需要经体外培养得到病原体,通过不同的表达系统即可直接表达病原体的主要保护性抗原或其表位,成为疫苗发展新的里程碑。1986 年,世界上首个重组基因工程乙型肝炎疫苗问市。病毒样颗粒制备技术、反向疫苗学技术和多糖蛋白结合技术等大大加速了疫苗的开发速度,这些技术直接促成了新型疫苗产品的出现,如亚单位疫苗、类毒素疫苗、mRNA 疫苗。此外,虽然现有的疫苗仍然以预防为主,但是治疗性疫苗的研发也在不断取得突破。2010 年上市了首个临床应用的治疗性疫苗——前列腺癌治疗性疫苗 sipuleucel-T。随着新型疫苗的研发,疫苗将在疾病的防控中发挥越来越重要的作用。

(三) 抗体药物发展简史

抗体药物是另一类非常重要的生物技术药物。1986 年,也就是在 Milstein 和 Kohler 凭借单克隆抗体杂交瘤技术获得诺贝尔奖后的第二年,orthoclone OKT3 成为第一个被美国食品药品管理局(Food and Drug Administration,FDA)批准的单克隆抗体药物,用于防止肾脏移植后的宿主排斥。9 年以后,第二个单克隆抗体药物 reoPro 才在美国上市,用于抑制血栓形成。OKT3 是一种鼠源性单克隆抗体,给患者使用过程中常常遇到一些问题,包括人体把这些单克隆抗体药物当作异体蛋白,会产生免疫排斥。免疫排斥使鼠源性单克隆抗体药物很快从患者体内被清除掉,大大降低了它们应有的疗效。尤其在治疗慢性疾病需要长期使用的情况下,鼠源性单克隆抗体药物在后续注射时疗效甚微。少数病例中,鼠源性单克隆抗体会引起严重的过敏反应,甚至导致个别患者的死亡。由于该药不良反应严重,市场日益萎缩,生产商于 2010 年对其进行退市处理。伴随现代科技的发展,治疗性抗体经历了鼠源性抗体、嵌合抗体、改性抗体和表面重塑抗体(部分人源化抗体),以及全人源化抗体等不同发展阶段。2021 年 4 月,随着程序性死亡受体 1(PD-1)拮抗剂多塔利单抗(dostarlimab)的上市,可用于治疗的抗体药物数量超过了 100 个,它们已成为现代药物的重要组成部分。

(四) RNA 药物发展简史

RNA 药物起步很早,与重组蛋白药物相当。1978 年,Zamecnik 等人使用配对的核酸分子抑制

RNA 病毒的复制时,第一次提出了反义核酸(ASO)的概念。目前,RNA 药物包括 ASO、干扰小 RNA(small interfering RNA,siRNA)、适配体(aptamer)、核内小 RNA(snRNA)、信使 RNA(mRNA)五个种类。1998 年,第一款 ASO 药物福米韦生(fomivirsen)被批准上市,用于治疗艾滋病患者的眼部巨细胞病毒(CMV)感染。因为抗人类免疫缺陷病毒(HIV)药物的快速发展,CMV 感染的艾滋病患者急剧减少,福米韦生最终黯然退出市场。时隔 14 年,治疗家族性高血脂的载脂蛋白 B 反义核酸药物米泊美生(mipomersen)被美国 FDA 批准上市。可惜,由于肝毒性和流感症状,米泊美生先是被欧洲药品管理局(european medicines agency,EMA)拒绝批准,后来在美国市场也被小分子药物洛美他派(lomitapide)取代。尽管如此,目前 ASO 药物治疗领域仍覆盖中枢神经系统、心血管、抗感染和肿瘤等。1998 年 Andrew Fire 和 Craig Mello 揭示了 RNA 干扰(RNA interference,RNAi)的工作机制,并获得了 2006 年诺贝尔奖,RNA 药物真正引起制药界的重视。siRNA 是主要参与 RNA 干扰过程的重要中间效应分子。2018 年 8 月,一款用于治疗遗传性甲状腺素转运蛋白介导(hereditary TTR-mediated,hATTR)淀粉样变性疾病的 RNAi 新药 patisiran 获得美国 FDA 批准上市,成为第一个上市的 RNAi 药物,截至目前,已有多个 RNAi 药物上市,大量药物处于临床的不同研究阶段。

四、生物技术药物产业

(一)国际生物技术药物市场及前景

从 2020—2022 年全球销售额最高的十大药物可以看出,生物技术药物占据一半。阿达木单抗一直位于抗体药物销售榜的前列。帕博利珠单抗和纳武利尤单抗都属于 PD-1 拮抗剂,是癌症免疫治疗领域代表性的药物,用于多种癌症的治疗。阿柏西普是胎盘生长因子(PGF)抑制剂和血管内皮生长因子 A(VEGFA)抑制剂,用于治疗视网膜静脉阻塞继发黄斑水肿、老年性黄斑变性、糖尿病并发症和湿性年龄相关性黄斑变性等。乌司奴单抗是白介素 IL-12 和 IL-23 抑制剂,用于治疗斑块状银屑病、溃疡性结肠炎、克罗恩病、银屑病关节炎和银屑病等。

生物技术药物维持强势的市场地位,全球领先的医药研发公司对于生物技术药物的关注日益增加。随着研发资源和资金的大量投入,技术的不断进步以及对于疾病发生发展机制认识的不断加深,将不断研发出具有更好疗效和安全性的创新生物技术药物以满足临床需求。

近年来获批的药物种类和数量反映了全球创新药物发展的新趋势。随着对疾病发病机制研究的深入,以单克隆抗体药物为代表的生物技术药物的适应证正迅速扩展,单克隆抗体药物的市场必定会呈现出爆炸式增长的态势。从肿瘤、自身免疫病、内分泌疾病、代谢性疾病等传统适应证,扩展到骨质疏松和心血管系统疾病等新的适应证。抗体药物因为具有高特异性、低不良反应的特点,已成为近年来开发的主要新药。虽然大量单克隆抗体药物被批准上市,但是这些抗体覆盖的靶点还是比较有限,仅 10 个靶点就占据了 42%,排在首位的是 PD-1/ 程序性死亡受体配体 1(PD-L1)免疫检查点抑制剂,共有 7 个获批药物,这表明还有大量靶点有待深入研究,用于开发单克隆抗体药物。

除了经典的单克隆抗体药物外,随着基因工程的发展,各种创新的生物技术被用于抗体药物研发,新的抗体药物如抗体偶联药物(ADC)、双特异性抗体、纳米抗体等不断涌现,在治疗疾病过程中发挥重要作用,给患者带来新的选择和希望。抗体偶联药物是利用抗体的定点靶向作用和小分子药物的肿瘤杀伤作用,通过化学偶联技术开发出的新一代靶向药物。自 2000 年 FDA 批准了首个靶向 CD33 用于治疗急性髓系白血病的 ADC 以来,共有 10 个 ADC 被批准上市。双特异性抗体可针对两种抗原,作用机制灵活。2014 年,FDA 批准了首个双特异性抗体药物贝林妥欧单抗(blinatumomab),它是利用重组 DNA 技术将抗 CD19 和抗 CD3 单克隆抗体的单链可变区通过一段非免疫原性的接头序列融合构成。到目前为止,FDA 只批准了两款双特异性抗体药物。然而,国际抗体协会(The Antibody Society)的数据显示,目前有 85 种 ADC,近 160 种双特异性和多特异性抗体药物正在进行临床试验。

siRNA 药物正经历从罕用药(又称孤儿药)向制药主流的转变。siRNA 药物作为罕见疾病的治疗药物一直备受关注,如第一个 siRNA 药物 patisiran 被批准用于治疗神经退行性疾病 hATTR 变性。givosiran 被批准用于急性肝卟啉病。2020 年,欧洲 EMA 批准 inclisiran 作为治疗低密度脂蛋白胆固醇升高的 siRNA 药物。该药物的靶点是前蛋白转化酶枯草杆菌素 kexin 9(PCSK9)转录物,能抑制 PCSK9 蛋白合成,只需要每半年注射一次。多个临床试验表明,inclisiran 的降脂效果显著,且副作用与安慰剂相当。inclisiran 的获批标志着 siRNA 药物进入了对安全性要求高,但市场更大的慢性非传染性疾病领域。

威斯康辛大学科学家于 1990 年首次证明,在动物体直接注射体外转录的 mRNA 可以表达蛋白质。然而,由于 mRNA 的稳定性和免疫原性问题,人们把注意力放在了其他技术上。随着化学改造和药物传递技术的发展,RNA 药物的稳定性和免疫原性问题逐渐被克服,mRNA 作为药物的优点和潜力慢慢展现。mRNA 虽然是核酸分子,但与 DNA 不一样,它们的作用是暂时的,完成工作后即被降解,造成基因突变的风险很小;一旦靶点确定,mRNA 药物的发现和设计几乎是程序化的,无须费时费力;碱基及其类似物,RNA 合成酶和固相合成设备的商业化让 mRNA 的合成变得更简便,生产成本也大大降低;一个 mRNA 药物可以同时表达多种蛋白质,这为多价疫苗,比如肿瘤个性化疫苗,以及多蛋白联合用药提供了独特的便利性。

tisagenlecleucel 和阿基仑赛注射液两个细胞治疗药物的相继获批,令嵌合抗原受体 T 细胞治疗(CAR-T Cell therapy)这一原本仅能在实验室里的选择疗法直接进入产业化阶段,给全球成千上万的癌症患者带来了希望。CAR-T 细胞能够识别和清除特定的细胞,通过从患者或其他供体的外周血中分离出 T 淋巴细胞并进行体外基因改造获得 CAR-T 细胞,大量扩增后再回输到患者体内。CAR-T 细胞能够特异性识别肿瘤抗原,起到杀灭肿瘤细胞的作用。这些年从对 T 淋巴细胞胞内信号区设计的改造来看,CAR-T 细胞经历了从第一代到第四代的发展变迁。从特异性识别和杀伤肿瘤细胞,到促进 CAR-T 细胞的增殖和细胞因子的分泌,再到引入促炎症细胞因子活化更多的自身免疫细胞,识别并杀伤缺乏 T 淋巴细胞靶向抗原的肿瘤细胞,从而引发更为广泛的抗肿瘤效应。

(二) 我国生物技术药物市场及前景

生物技术药物产业是 21 世纪最为活跃的新兴产业之一,是我国战略性新兴产业的主攻方向。随着国内药企投入的进一步增大,生物制药产业进入了快速发展期,新型生物技术药物的发展未来可期。

过去数年,中国生物技术药物市场处于快速发展阶段,增长速度超过全球市场,预期未来将继续强劲增长。近年来,我国生物技术药物行业经历了飞速发展。2015 年开始的药品监管系统改革奠定了政策基础,科创板为资本退出提供了更快速的通道,人才政策吸引了大批国内外优秀人才投身药物开发,从政策、资本到人才,中国生物制药行业迎来了最好的发展时代。生物技术新药的探索空间极大拓展,国内生物技术新药从之前的偶然出现,到 2015 年开始便呈现井喷式增长趋势。2020 年开始,每年生物技术新药申报数量都在逼近三位数,并且与国外的时间差越来越短。随着我国加入人用药品技术要求国际协调理事会(The International Council for Harmonisation of Technical Requirements for Pharmaceuticals for Human Use,ICH),加快了生物制品注册制度与国际接轨,随着国家鼓励企业走出国门参与全球化创新以及我国企业对于知识重视程度的日益增加,中国药企的新药研发竞争力显著增强,将成为全球新药研发的一股不可忽视的力量。

第二节　生物技术药物主要制备技术

一、药物发现和早期开发中的生物技术

(一) 药物靶点发现与确定中的生物技术

1. 药物靶点在新药研发中的作用　新药开发要从识别潜在的合适的疾病靶点开始,即药物靶点

识别。药物靶点通常是在代谢或信号通路中与特定疾病或病理状态有关的关键分子,针对这些分子的活动区域进行药物设计,可大大提高药物发现的成功率及药物开发进程。迄今已发现的治疗药物靶点约 500 个,靶点类型包括蛋白质(酶、受体、离子通道)、核酸(DNA、RNA)、糖类等。

选择确定新颖的有效药物靶点是新药开发的首要任务,新的靶点一旦被发现,往往成为一系列新药发现的突破口。获得新的药物靶点,就获得了研究和发现药物先导化合物的线索和工具;获得新药靶点的专利,就获得了一种或一类新药开发研究的控制权。因此,发现并确定特定疾病有关的靶点分子是现代新药开发的前提和保障。近期有研究报道了前列腺癌靶点 SUCL2、肺癌靶点 miR-708、肺腺癌靶点 VAL、骨质疏松靶点 Fab、痤疮靶点 GATA6、神经精神疾病靶点 eIF2a、1 型糖尿病靶点 RnLs,针对这些靶点开发的药物目前已进入不同的新药申报阶段,新药研发速度大大加快。

2. 药物靶点的发现　药物靶点的发现可通过多种技术实现,比如生物信息学技术、细胞热位移分析、分子对接、药物亲和反应的靶点稳定性技术、生物芯片技术、表面等离子共振技术等,其中生物信息学是其中最重要的一门技术。生物信息学是一门包括生物信息的获取、处理、存储、传播、分析和解释等方面的学科。随着多组学技术的发展,许多与疾病相关的数据库相继建立,为生物医药研究提供了丰富的生物学信息,包括:基因表达数据、单核苷酸多态性数据、微生物基因组序列、表达序列标记、蛋白质组数据、模式生物序列等以及各种算法和数据软件工具,为发现新的药物作用靶点提供了精确信息。因此,生物信息学方法在药物靶点的发现过程中发挥了重要的作用。

目前常用的有基因组数据库、基因芯片、表达序列标签数据库、蛋白质组学技术。

(1)基因组数据库:是目前制药工业最大的药物靶点家族,包括离子通道、蛋白酶、磷酸二酯酶、激酶及其他关键酶,借助生物信息学方法对人类基因组序列进行挖掘可将编码这些蛋白的基因分类,便于寻找靶基因。微生物基因组可用于寻找和发现抗菌药和抗病毒药的靶点等。

(2)基因芯片:基因芯片又称 DNA 微阵列(DNA microarray),是将大量特定序列的 DNA 探针(寡核苷酸)有序地固化在以硅或玻璃等为材料的承载基片上,使其能与靶基因进行互补杂交形成 DNA 探针池。利用基因芯片可以快速高效地获取生物信息。高通量的基因表达分析起重要作用,用微阵列可以在基因组水平上检测基因表达,确定疾病细胞的基因表达模式特征谱和鉴定潜在的药物靶点,加快了药物靶点的发现与确认。

(3)表达序列标签数据库:表达序列标签(expressed sequence tag,EST)是指从互补 DNA(cDNA)分子所测得部分序列的短片段 DNA(通常 300~500bp)。从 cDNA 文库所得到的许多表达序列标签集合组成表达序列标签数据库。这些 EST 来自特定的细胞类型、组织、器官,可以反映基因表达的水平和用来识别与疾病相关的基因。从 EST 数据库中搜寻靶点的常用方法有两种:同源搜寻和组织表达差异搜寻。

(4)蛋白质组学技术:蛋白质组学技术可以全面地检测疾病和药物处理过程中蛋白质表达谱和蛋白质 - 蛋白质相互作用的变化,已经成为发现和确认药物靶点的主要手段。应用蛋白质组学寻找新的药物靶点有以下几种方法:比较病态与正常态细胞内蛋白质表达差异;比较给药后病变组织与正常组织的蛋白质表达差异;从已知的生物活性寻找新的蛋白质作为药物靶点;从蛋白质间的相互作用寻找和验证新的药物靶点。

3. 药物靶点的确认　采用多种策略及多种靶点识别方法得到的药物靶点只能作为靶点初步的筛选,随后需要对候选靶点进行验证。药物靶点的验证需要许多生物技术作为支撑。

(1)基因水平确认:药物靶点在基因水平上的确认常用的有基因芯片技术、基因敲除(gene knockout)技术、siRNA 干扰技术、基因表达谱技术等。

1)基因敲除技术:是在 DNA 重组和转基因技术基础上发展起来的,对生物体中的目标基因进行修饰、改造或序列相似基因替代,导致基因失活或缺失从而使生物体的性状发生改变的技术。在研究基因结构和功能时,基因敲除技术是最常用的方法之一,选择某个药物靶点以后,通过基因敲除试验以检测该基因缺失以后是否就丢失了某种功能,从而对该靶点进行确证。

2）siRNA 干扰技术：通过人为地引入与内源靶基因具有同源序列的双链 RNA，从而诱导内源靶基因的 mRNA 降解，达到阻止基因表达的目的。通过 siRNA 干扰技术沉默某一疾病的基因，建立缺乏特定靶点的小鼠模型，将药物注射到模型小鼠中，若药物没有引起效应，说明药物是通过这一特定靶点起作用的。

（2）蛋白质水平确认：人体所含蛋白质的数量远远超过基因的数量，因此药物靶点在基因水平验证之后还须在蛋白质水平上进行验证。常用的有酵母双杂交系统和蛋白质组学。

1）酵母双杂交系统：应用有效的酵母遗传学方法分析蛋白质间的相互作用，能快速克隆编码与某一蛋白质作用的配体蛋白的基因，该系统已得到广泛应用。在此基础上出现反向双杂交系统、三杂交系统等多种新技术，大大加速了此领域的研究。不足之处一是分析蛋白质的相互作用仅限于细胞核内，二是某些蛋白质由于本身所具有的激活转录功能使结果产生"假阳性"。

2）蛋白质组学：蛋白质组学是连接基因、蛋白质、疾病之间的纽带，为选择和验证蛋白质靶点提供了一种以基因组为基础的方法。蛋白质组学技术有助于排除相关性较低的靶物质，识别高效靶物质，进而改进药物研制的整个过程。常用的技术有双向凝胶电泳分离纯化蛋白质，结合计算机定量分析电泳图，用质谱技术对分离的蛋白质进行鉴定，运用生物信息学对数据进行处理。近年来，同位素编码亲和标签（isotope coded affinity tag，ICAT）技术、蛋白质芯片新技术也逐步应用于靶点的确认。

（二）基于靶点的大分子药物早期制备技术

药物靶点确认后即可根据靶点设计药物，如治疗用的大分子蛋白质、酶、抗体药物，其制备主要利用基因工程技术、单克隆抗体技术、抗体工程技术或其他生物技术，制备的药物即为生物技术药物。以下介绍早期制备中关键的基因工程技术和单克隆抗体技术。

1. 基因工程技术　基因工程技术是指将 DNA 片断克隆到质粒、病毒等载体中，形成具有新的遗传特性的重组 DNA，然后导入到宿主细胞中扩增和表达。这是生物技术制药的核心技术，可以制备用传统方法难以获得的生物大分子活性物质。过程包括目的基因的制备、DNA 体外重组、重组 DNA 导入宿主细胞、重组菌的筛选和鉴定、外源基因的表达、表达产物的分离、纯化和鉴定，见图 1-1。

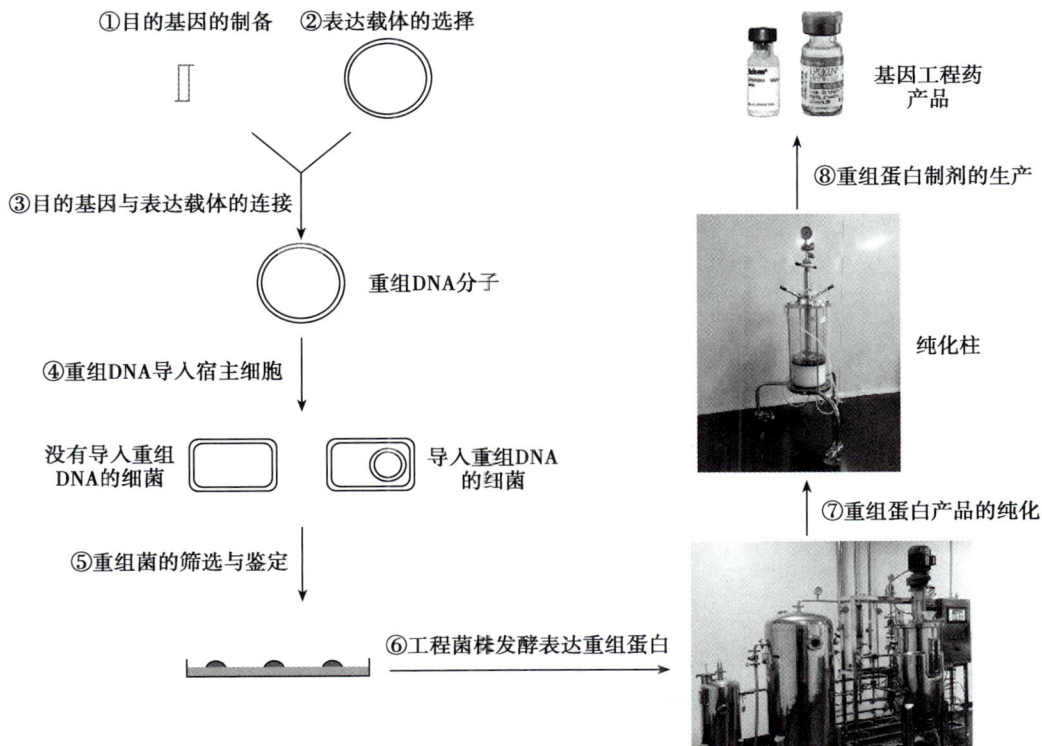

图 1-1　基因工程制药流程图

　　(1)基因工程技术的操作工具：主要包括工具酶和载体。

　　1)工具酶：基因工程操作常用的酶包括限制性内切酶、连接酶和聚合酶三大类。限制性内切酶是一类能够识别双链DNA分子中的某种特定核苷酸序列，并由此切割DNA双链结构的核酸内切酶。连接酶能够催化双链DNA的5′-磷酸基团与另一DNA双链的3′-羟基生成磷酸二酯键，最终使两个DNA的末端连接，形成重组DNA分子。聚合酶是指能够催化DNA复制并修复DNA分子损伤的一类酶，是以DNA为复制模板，在具备引物、脱氧核糖核苷三磷酸(dNTP)的情况下，能将DNA由5′端向3′端复制的酶。

　　2)载体：载体是指来源于质粒或噬菌体的DNA分子，可以供目的基因插入或克隆，并具有运载外源DNA导入宿主细胞的能力，是基因工程技术的重要工具之一。

　　基因工程表达体系有原核表达体系和真核表达体系，因此基因工程载体可以分为原核载体和真核载体，原核表达体系常用的载体有质粒载体和噬菌体载体；真核表达体系常用的载体有哺乳动物细胞载体、酵母细胞载体、昆虫细胞载体。首先根据表达目的产物的特性选择合适的表达系统，再在选择的系统中选择合适的载体。

　　根据用途或目的的不同，基因工程载体可分为克隆载体和表达载体。克隆载体主要用于外源DNA的插入和扩增，没有目的产物的表达；表达载体则用于目的基因产物的表达。很多表达载体具有穿梭载体的功能，即能在真核系统中转化繁殖又能在原核细胞中转化繁殖。因为大肠埃希菌培养周期短、质粒提取方便，因此基因工程菌的构建先在大肠埃希菌中完成，经筛选鉴定正确之后再转入宿主菌中进行表达。

　　(2)目的基因制备：基因工程或重组DNA技术的前提条件是从生物体基因组中分离或克隆目的基因。目的基因的制备有两种情况，一是目的基因核苷酸序列未知，可通过建立基因组文库和cDNA文库，经过筛选获得含目的基因的片段，确定其核苷酸序列信息；二是核苷酸序列已知，可采用聚合酶链反应(PCR)技术、cDNA技术或化学合成法制备出一定量可供操作的DNA。

　　(3)DNA的体外重组：DNA的体外重组是将目的基因与载体在连接酶的作用下进行体外连接。先将目的基因与载体用同样的DNA限制性内切酶酶切，分别回收目的基因片段和载体片段，然后在DNA连接酶的作用下，将具有5′-磷酸酰基的DNA片段与具有3′-羟基的DNA片段连接形成新的磷酸二酯键。

　　常用的连接酶有大肠埃希菌DNA连接酶(连接黏性末端DNA)和T4 DNA连接酶(平末端和黏性末端均可连接)。

　　(4)重组DNA导入宿主细胞：基因工程所用的宿主细胞分为原核细胞和真核细胞两类，原核细胞包括大肠埃希菌、枯草杆菌、链球菌等；真核细胞包括酵母、昆虫细胞、哺乳动物细胞、植物细胞等。将重组DNA导入宿主细胞，使目的基因进行扩增和表达，这样的转化菌/细胞即基因工程菌/细胞。重组DNA分子导入宿主细胞的常用方法包括转化(transformation)、转染(transfection)、显微注射(microinjection)、原生质体融合(protoplast fusion)和电穿孔(electroporation)等。

　　1)转化：以质粒DNA或重组DNA导入受体细胞，从而使体细胞遗传性状发生改变的过程。是最常用且最有效的基因克隆方法之一。

　　2)转染：将温和的噬菌体、病毒或以其为载体构建的重组体，体外包装成具有感染性的病毒颗粒，直接感染宿主细胞，使其进入宿主细胞。这种由宿主细胞捕获裸露噬菌体的过程称为转染，是转化的特殊形式。

　　3)显微注射：在显微镜下，用玻璃毛细管携带DNA注射入细胞核中，导入外源DNA的受精卵经体外培养以及分子生物学检测，用于胚胎移植。

　　4)原生质体融合：将宿主菌用酶消化去除细胞壁制备成原生质体形式，经聚乙二醇(PEG)处理后可以有效吸收重组DNA。原生质体制备时间长，转化效率低。

5）电穿孔：将宿主细胞制备成感受态形式，在高压电脉冲作用下，细胞表面产生瞬时可逆性穿孔和吞噬作用摄取目的基因。外加电场的强度，哺乳动物细胞一般为 250~750V/cm，酵母一般为 1 500V/cm。电脉冲时间为 20~100ms。

（5）基因工程菌（细胞）的筛选与鉴定：重组 DNA 导入宿主细胞，将转化后的细胞涂布于特定的固体培养板，由于转化效率不可能达到百分之百，因此需要从这些细胞中筛选出预期的重组体（又称为重组子）。包括重组体（重组菌/细胞）的筛选、DNA 水平的鉴定、表达产物的鉴定。

1）重组菌/细胞的筛选：常用的方法为载体遗传标记法，即利用载体上的遗传学标记基因，外源基因插入载体并转入受体细胞后，使受体细胞获得或缺失这些标记表型。①抗生素抗性筛选法：常见的筛选标记，包括氨苄青霉素（Amp）、四环素（Tet）、氯霉素（Cm）、卡那霉素（Kan）和新霉素（Neo）等。含有转化子的重组体被赋予拮抗抗生素的表型，能在含抗生素的环境中生长，从而达到鉴定筛选的目的。②互补筛选法：载体的表达产物与宿主细胞中营养缺陷型突变发生互补作用，从而实现重组体的筛选。最常见的为蓝白斑筛选。③营养缺陷性筛选法：载体携带某些营养成分的编码基因，而宿主细胞因该基因突变而不能合成生长所必需的该营养物质。因此，只有含转化子的菌落才能够在缺少该营养物质的培养板上生长从而实现筛选。④噬菌斑筛选法：噬菌体包装外源 DNA 分子后，重组 DNA 的长度为其野生型的 75%~105% 时，能形成有活性的噬菌体颗粒，并在平板上出现清晰的噬菌斑，从而实现筛选的目的。

2）重组菌的鉴定：首先鉴定转入的基因是否正确，其次鉴定其表达的产物是否正确。①核酸水平的鉴定：插入的基因片段长度、插入方向以及基因序列等信息。可以采用限制性内切酶图谱法、PCR 方法和 DNA 序列测定法进行鉴定。②表达产物的鉴定：导入的目的基因是否转录翻译成目标蛋白，还需要对表达产物进行鉴定。常用的方法包括十二烷基硫酸钠（SDS）聚丙烯酰胺凝胶电泳（简写为 SDS-PAGE，可检测表达产物分子量与目标分子量是否一致）、蛋白质印迹法（又称为免疫印记法，Western blotting，属于定性检测）、酶联免疫吸附分析（ELISA，属于定量检测）、免疫组化等。如果表达产物是酶，还要进行酶活性检测。

通过检测确定表达产物为目标产物，即可进行大规模培养。

2. 单克隆抗体技术 利用小鼠骨髓瘤细胞和 B 淋巴细胞在体外进行两种细胞的融合，形成的杂交瘤细胞既具有骨髓瘤细胞体外大量增殖的特性，又具有浆细胞合成和分泌特异性抗体的能力。杂交瘤细胞产生的均一性抗体识别一种抗原决定簇，称为单克隆抗体（monoclonal antibody，mAb）。

（1）单克隆抗体技术的基本原理：骨髓瘤细胞是一种恶性肿瘤细胞，可以在体外进行培养并无限增殖，但不能产生抗体，其遗传表现型有 HGPRT$^+$-TK$^+$、HGPRT$^+$-TK$^-$ 及 HGPRT$^-$-TK$^+$ 等；而 B 淋巴细胞可以产生抗体，却不能在体外长期培养及无限增殖，遗传表现型为 HGPRT$^+$-TK$^+$。将上述两种细胞进行融合形成的杂交瘤细胞，继承了两个亲代细胞的特性，既具有骨髓瘤细胞无限增殖的特性，又具有免疫淋巴细胞合成和分泌特异性抗体的能力。

（2）单克隆抗体的制备过程：单克隆抗体的制备过程大致分为抗原制备、动物免疫、抗体产生细胞与骨髓瘤细胞融合形成杂交瘤细胞、杂交瘤细胞的选择性培养、筛选能产生特异性抗体的阳性克隆、杂交瘤细胞的克隆化、培养和制备大量单克隆抗体以及单克隆抗体的纯化和鉴定，制备流程见图 1-2：

1）抗原制备与动物免疫：首先要制备用于免疫的适当抗原，再用抗原进行动物免疫。根据抗原的来源、免疫原性、混合物的多少等决定免疫用抗原的纯度。在制备恶性肿瘤细胞表面抗原的单克隆抗体时，情况较为复杂，往往需用整个肿瘤细胞作为免疫原。

因免疫动物品系和骨髓瘤细胞在种系发生上距离越远，产生的杂交瘤越不稳定，故一般采用与骨髓瘤供体同一品系的动物进行免疫。

免疫方案的选择对于细胞融合的成功和获得高质量的单克隆抗体至关重要。应根据抗原的特性不同确定免疫方案。颗粒性抗原免疫原性较强,不加佐剂就可获得很好的免疫效果。可溶性抗原免疫原性弱,一般要加佐剂,常用佐剂有弗氏完全佐剂和弗氏不完全佐剂。

2) 抗体产生细胞与骨髓瘤细胞融合形成杂交瘤细胞与杂交瘤细胞的选择性培养:将免疫小鼠放血处死后在无菌条件下取出脾脏,分离得到的脾细胞与骨髓瘤细胞进行融合。所选用的骨髓瘤细胞应该是次黄嘌呤鸟嘌呤磷酸核糖转移酶缺陷型或者胸腺嘧啶核苷酸激酶缺陷型,以便于杂交瘤细胞的筛选。

利用 HAT[次黄嘌呤(hypoxanthine),氨基蝶呤(aminopterin),胸苷(thymidine)]培养基选择杂交瘤细胞一般在细胞融合 24 小时后,加入 HAT 培养基。未融合的骨髓瘤细胞在 HAT 培养基中不可避免地死亡,融合的杂交瘤细胞由于脾细胞是 $HGPRT^+-TK^+$,可以通过 H 或 T 合成核苷酸,克服 A 的阻断,因此杂交瘤细胞大量繁殖而被筛选出来。

3) 筛选能产生特异性抗体的阳性克隆与杂交瘤细胞的克隆化:由于分泌抗体的杂交瘤细胞比不分泌抗体的杂交瘤细胞生长慢,长期混合培养会使分泌抗体的细胞被不分泌抗体的细胞淘汰。因此,必须尽快筛选阳性克隆,并进行克隆化。①筛选阳性克隆:筛选可以产生抗体的杂交瘤细胞,即阳性克隆的筛选,

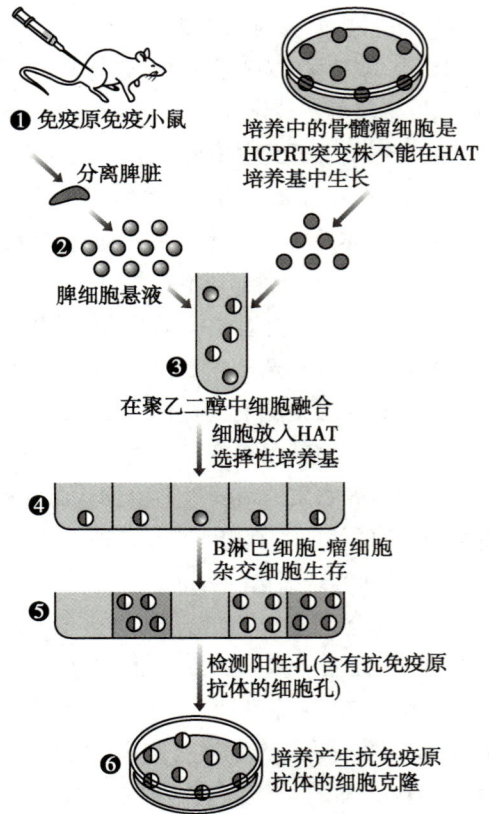

图 1-2 单克隆抗体制备流程图

首先建立高度灵敏、快速、特异,易于进行大规模筛选的抗体检测方法。常用的方法有 ELISA、放射免疫测定(RIA)、荧光激活细胞分选(FACS)、间接免疫荧光法(IFA)等。②杂交瘤细胞的克隆化:将抗体阳性孔的细胞进行分离获得产生所需单抗的杂交瘤细胞株的过程,它是确保杂交瘤所分泌的抗体具有单克隆性以及从细胞群中筛选出具有稳定表型的关键一步。最常用克隆化的方法是有限稀释法和软琼脂平板法。

4) 培养和制备大量单克隆抗体与单克隆抗体的纯化和鉴定:获得产生单克隆抗体的杂交瘤细胞株后,可采用体外培养或动物腹腔接种的方式培养和制备大量的单克隆抗体,并对杂交瘤细胞株及其产生的单克隆抗体进行系统的鉴定和检测,包括杂交瘤细胞的鉴定、抗体特异性鉴定、单抗免疫球蛋白的类型与亚类的鉴定、单抗中和活性的鉴定、单抗识别抗原表位的鉴定和单抗亲和力的鉴定。

二、发酵工程技术

重组菌/细胞鉴定正确并筛选高表达株后,即可通过发酵工程技术获得大量目的产物。发酵工程技术是指利用微生物(细胞)的生长和代谢活动,在生物反应器(发酵设备)中生产有用物质的一种技术。基因工程菌(细胞)通过大规模发酵可获得大量重组产物。

(一)发酵设备及消毒灭菌

1. 发酵设备 发酵主要设备为发酵罐,附有原料(培养基)配制、蒸煮、灭菌和冷却设备,通气调节和除菌设备。一套优良的发酵设备应具有严密的结构、良好的液体混合性能、高的传质和传热速率,以及可靠的检测及控制仪表。图 1-3 为常用的搅拌釜式反应器。

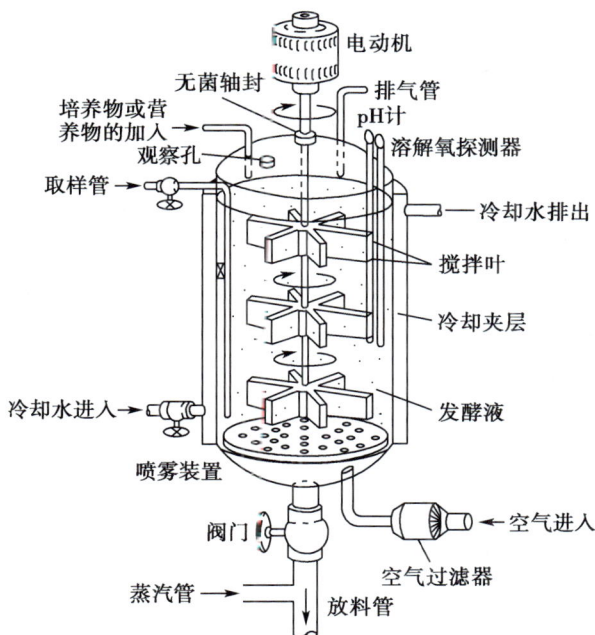

图 1-3　搅拌釜式反应器

动物细胞因为无细胞壁,培养方式与微生物不同。动物细胞的培养方式可分为悬浮培养、贴壁培养和贴壁 - 悬浮培养三种。培养用生物反应器主要有转瓶培养器、摇袋式反应器、螺旋膜反应器、流化床反应器、膜式反应器、搅拌式反应器、气升式反应器等。

2. 消毒和灭菌　发酵微生物或细胞需要纯种培养,因此对于所用培养基和发酵设备必须灭菌,最有效、最常用的灭菌方法是蒸汽灭菌(即湿热灭菌)。细胞培养基中加热易被破坏的营养成分可采用滤过灭菌。

空消(又称为空发酵罐灭菌),是指发酵前首先要将发酵罐及附加设备用高压水蒸气进行消毒灭菌。实消(又称为实罐灭菌)是将培养基置于空消过的发酵罐中用蒸汽加热,达到预定灭菌温度后,维持一定的时间。连续灭菌(又称为连消)是指培养基的连续灭菌,是将配制好的培养基在高温条件下向发酵罐快速输送的同时,经过加温、保温、冷却等过程,进行灭菌的方法。

滤过灭菌法,用细菌不能通过致密孔滤材的原理以除去气体或液体中微生物的方法,采用的除菌滤膜孔径一般不超过 $0.22\mu m$。常用于气体、热不稳定的药品溶液或原料的除菌。除菌过滤器采用孔径分布均匀的微孔滤膜作为过滤材料,微孔滤膜分为亲水性和疏水性两种。滤膜材质依过滤物品的性质及过滤目的而定。

(二) 微生物营养

1. 营养物质及其生理功能　微生物 / 细胞培养所需的营养物质包括碳源、氮源、无机盐、生长因子和水。

(1)碳源:凡可被用来构成细胞物质或代谢产物中碳素来源的营养物质均称作碳源(carbon source)。碳源的生理功能是提供合成细胞物质及代谢物的原料,并为整个生理活动提供所需要的能源。其种类包括:无机含碳化合物(如 CO_2 和碳酸盐等)、有机含碳化合物(如糖与糖的衍生物、多糖、脂类、醇类、有机酸、直链烃类、芳香族化合物以及各种含氮的化合物)。

(2)氮源:氮源(nitrogen source)主要用于构成菌体细胞物质(氨基酸、蛋白质、核酸等)和含氮代谢物。常用的氮源可分为两大类:无机氮源和有机氮源。

1)无机氮源:含氮的无机化合物,如铵盐、硝酸盐和氨水。特点是起效快,称为速效氮源。

2)有机氮源:来源于工业上常用的有机氮源都是一些廉价的原料,如花生饼粉、黄豆饼粉、棉子饼粉、玉米浆、玉米蛋白粉、蛋白胨、酵母粉等。

其中,氮以蛋白质降解产物形式存在的有机氮源可以直接被菌体吸收利用,这种氮源叫作速效氮源,如蛋白胨、牛肉膏、酵母膏。氮以大分子蛋白质的形式存在,需降解成小分子肽和氨基酸后才能被利用的有机氮源,称为迟效氮源,如黄豆饼粉、葵花饼粉、花生饼粉等。

(3)无机盐:无机盐(mineral salt)为微生物细胞生长提供碳、氮源以外的多种重要元素(包括大量元素和微量元素),多以无机盐的形式供给。

无机盐的生理功能:①构成微生物细胞的组成成分;②调节微生物细胞的渗透压、pH 和氧化还原电位;③有些无机盐如 S、Fe 还可作为自养微生物的能源;④构成酶活性基的组成成分,维持酶活性,如 Mg、Ca、K 是多种酶的激活剂。

(4)生长因子:微生物生长不可缺少的微量的有机物质,如氨基酸、嘌呤、嘧啶、维生素等均称为生长因子。

(5)水:细胞内水含量约占细胞总重 70%~90%,其可以作为溶剂或运输介质,营养物质和代谢产物都必须溶解在水里,才能被吸收或排出体(细胞)外。参与细胞内一系列化学反应,水还能维持细胞的膨压(控制细胞形态)。

2. 培养基　培养基是指一切可供微生物细胞生长繁殖所需的一组营养物质和原料。培养基选择应具备微生物、细胞所需要的营养要素,且应比例适当,满足菌体的生长,促进产物的形成。

(1)培养基的种类:需求不同,分类方法也不同,通常按微生物 / 细胞的种类、培养基的组成成分、营养用途、培养阶段和固体状态分类。

(2)发酵培养基的优化:用生物化学、细胞生物学、微生物学等的基本理论,参照前人所使用的较适合某一类菌种的经验配方,再结合所用菌种和产品的特性,采用摇瓶、玻璃罐等小型发酵设备,按照一定的实验设计和实验方法选择较为适合的培养基。

(三) 发酵过程与控制

1. 发酵培养的方式　无论是重组菌还是细胞,细胞无论是悬浮培养、贴壁培养还是悬浮—贴壁培养,操作方式都可分为分批培养、补料分批(或流加式)操作、半连续培养、连续培养和灌注培养。

(1)分批培养:分批培养(batch culture)指采用机械搅拌式生物反应器,将种子细胞扩大培养后,一次性转入生物反应器内进行培养。整个过程无物料添加和产物流出。

(2)补料分批培养:补料分批培养(fed-batch culture)亦称为流加式培养,是在分批培养基础上,在培养过程中根据细胞对营养物质的消耗和需求,流加浓缩的营养物或培养基,从而使细胞持续生长至较高密度,目标产品达到较高水平。

(3)半连续培养:半连续培养(semi-continuous culture)是指在细胞增长和产物形成过程中,每间隔一段时间取出部分培养物,补充同样数量的新鲜培养基,或加入新鲜载体,继续培养。

(4)连续培养:连续培养(continuous culture)是将细胞接种于一定体积的培养基后,为了防止衰亡期的出现,以一定速度向生物反应器连续添加新鲜培养基,同时含有细胞的培养物以相同速度连续从反应器流出,以保持培养体积的恒定。理论上,该过程可无限延续下去。细胞在恒定状态下生长,可延长细胞的对数生长期,保持细胞浓度和生长速率不变。

(5)灌注培养:灌注培养(perfusion culture)是将细胞和培养基一起加入反应器后,在细胞增长和产物形成过程中,一边不断地将部分条件培养基取出,同时不断地补充新鲜培养基。

2. 影响发酵的因素及发酵调控　基因工程菌(细胞)构建好之后,外源基因的表达能力就确定了,为了获得更多的目的产物,需要为细胞培养提供合适的营养条件和发酵条件,使其发挥最佳表达水平。

(1)营养条件:微生物(细胞)所需要的营养物质包括碳源、氮源、无机盐等。基因工程菌(细胞)

也是如此,同样的宿主系统,表达的目的基因产物不同,所需营养物质也不同,因此需要根据具体实验结果确定最佳碳源、氮源和无机盐,以及合适的配比。

(2)发酵条件:影响基因工程菌(细胞)发酵能力的因素主要有温度、溶氧、pH 以及发酵过程中产生的泡沫。

1)温度的影响及控制:温度会影响反应速率以及发酵方向。不同的菌(细胞)、生长阶段不同,适合的温度也不同,因此需要根据菌(细胞)种类、不同的生长阶段、不同的培养条件及细胞生长状态通过实验确定最佳发酵温度。智能发酵罐的温度可自动调节控制。

2)溶氧的影响及控制:微生物(细胞)的种类和生长的不同阶段、培养基的组成、培养条件及发酵液中 CO_2 浓度均会影响溶氧。溶氧可以通过通气量、搅拌速度变化、改变发酵液黏度、降低泡沫形成进行调节。

3)pH 的影响及控制:pH 影响酶的活性、影响代谢方向、影响微生物细胞膜所带电荷导致细胞膜的通透性的改变,以及影响培养基某些成分和中间代谢物的解离从而影响这些物质的利用,因此 pH 直接影响发酵过程和结果。而发酵过程中营养物质(糖、氮)的利用、产物的形成、菌体(细胞)的自溶均会引起发酵液 pH 的改变,因此发酵过程中需要监测 pH 的变化进而调控。pH 的调控可以通过在基础料中加入维持 pH 的物质,补料或直接补酸碱等方式调节发酵液的 pH,以适合细胞的生长及产物的形成。

4)泡沫的影响及控制:发酵过程产生泡沫的原因有通气量大、搅拌强烈,培养基营养丰富、黏度大,菌种、种子质量和接种量不合适,以及培养基灭菌质量差等。产生的泡沫对发酵的影响包括:发酵罐中为了容纳泡沫防止溢出需要降低装液量,从而影响生产能力;气泡的逸出会引起原料流失、溢出的泡沫形成与外界连接介质,导致染菌,因此发酵过程中要避免和控制泡沫的形成和增多。可通过调整培养基的成分,在培养基中加消泡剂减少泡沫的产生,利用机械强烈振动或力的变化使泡沫破裂而降低泡沫量。

三、生物技术药物分离纯化技术

由于重组蛋白类药物纯度要求高,因此重组蛋白纯化是生物技术药物产业链上最为关键的环节。首先确定目标产物是分泌表达还是胞内表达,确立初步分离策略,将目的产物从培养液中分离出来;然后根据目标产物理化性质和产品纯度要求,利用不同纯化介质特性,设计蛋白质纯化步骤。

(一)重组蛋白的主要分离技术

发酵到达终点结束发酵,发酵液进行预处理,通过离心进行细胞与培养液的固液分离。如果重组蛋白为分泌表达,目标产物在培养液中,因体积大需要先浓缩。如果是胞内表达,目标蛋白在胞内,则需要经过细胞破碎使目标蛋白从细胞中释放出来,通过离心、沉淀、膜分离等技术手段获得粗的重组蛋白产品。

1. 细胞破碎 收集的细胞可采用机械法或非机械法进行破碎。机械法常用的有超声和匀浆,因机械操作过程中会产生热量使蛋白质变性,需要采取降温措施。非机械法是通过加表面活性剂、酶破坏细胞壁使蛋白质释放,或采用渗透压冲击至细胞溶解使蛋白质释放。

2. 离心 是实现固液分离的重要手段,其原理是在转子高速转动所产生的离心力的驱动下,利用固体及液体间的密度差来进行分离。

3. 沉淀 是利用蛋白质在不同条件下的溶解度不同,通过某些方法降低某一蛋白质的溶解度,使它们在短时间内形成蛋白质聚集体而沉积,再用离心方法将其与溶液中其他蛋白质分离开来。常用的有等电点沉淀法和盐析法。

4. 膜分离 是指用一定孔径的半透膜作为选择性障碍层,使溶液中低于孔径的组分通过,而高于孔径的组分被截留的分离方法。常用的膜分离技术见表 1-1。

表 1-1   常用的膜分离技术

过程	膜的类型	推动力	透过物质	截留物质	使用对象
渗透	对称的或不对称的膜	浓度差	水	溶质	海水淡化和水处理等
透析	对称的或不对称的膜	浓度差	离子和小分子有机物	分子质量>1 000Da 的溶质和悬浮物	小分子有机物和无机离子
反渗透	不对称膜	压力差 1~8MPa	水	溶解物和悬浮物	小分子溶液的浓缩
超滤	不对称微孔膜	压力差 0.2~0.8MPa	水和盐	胶体物质,生物大分子。分子量大小可变	大分子物质的分离
微滤	对称多孔细膜(膜孔直径 0.05~10μm)	压力差 0.1MPa	水和可溶物	不溶物质。颗粒大小可变	消毒、澄清和细胞收集
电渗析	离子交换膜	电位差	离子	非离子和大分子化合物	离子和蛋白质分离

(二) 重组蛋白的主要纯化技术

经过初步分离获得粗蛋白产品后,还需要进一步纯化获得纯度符合要求的产品,基因重组蛋白的纯化主要采用层析法,常用的层析法有以下几种。

1. 离子交换层析   离子交换层析(ion exchange chromatography,IEC)的基本原理是通过带电的溶质分子与离子交换剂中可以交换的离子进行交换,从而实现分离纯化。利用蛋白质等电点的差异,在特定 pH 时所带电荷不同实现不同蛋白质间的分离和纯化,是最常用的层析方法之一。

盐离子浓度对离子交换过程影响最为关键,若交换溶液中的盐离子浓度较高,就会干扰蛋白质分子与交换离子的结合,必须在上样前先将样品进行透析、稀释或用脱盐柱进行脱盐处理。

2. 亲和层析   亲和层析(affinity chromatography)是利用固定化配基与目的蛋白质之间特异的生物亲和力进行吸附。在亲和色谱中起可逆结合作用的特异性物质称为配基,与配基结合的支撑物称为载体。

固相基质上的配基应该具有与目的蛋白质结合的特异性,且有能形成稳定复合物的能力。当亲和力过低时,配体与目的蛋白质的结合力较弱,选择性低,分离效果不理想;但若亲和力过高,洗脱条件必须十分强烈,又有可能造成蛋白质的变性。因此,要使亲和层析达到最佳的分离纯化效果,首先要选用恰当的亲和层析介质。

3. 凝胶过滤层析   凝胶过滤层析(gel filtration)又称为分子筛层析,也称排阻层析,其基本原理是根据生物分子的大小来实现目的蛋白质的分离纯化。凝胶过滤主要用于脱盐、分级分离及分子量的测定。凝胶过滤法对分子量大小差异较大的蛋白质之间的分离效果较好,而对那些分子量大小差异较小的蛋白质分离效果较差。

4. 反相色谱法和疏水相互作用层析   此两种方法根据蛋白质疏水性的差异实现分离纯化。反相色谱法(reverse-phase chromatography)是利用溶质分子中非极性基团与非极性固定相之间相互作用力的大小,以及溶质分子中极性基团与流动相中极性分子之间在相反方向间作用力的大小的差异进行分离的。进行生物大分子反相色谱分离时,常用的固定相为硅胶烷基键合相。流动相常采用低离子强度的酸性水溶液,并加入一定比例能与水互溶的乙腈、甲醇、异丙醇等有机溶剂。疏水相互作用层析(hydrophobic interaction chromatography,HIC)的原理与反相色谱相似,主要是利用蛋白质分子表面上的疏水区域(非极性氨基酸的侧链,如丙氨酸、甲硫氨酸、色氨酸和苯丙氨酸)和介质的疏水基团(苯基或辛基)之间的相互作用。

反相色谱和疏水相互作用层析的差异在于前者在有机相中进行,蛋白质经过反相流动相与固定相作用有时会发生部分变性,而后者通常在水溶液中进行,蛋白质在分离过程中一般仍保持其天然构象。

四、生物技术药物制剂技术

(一)概述

生物技术药物大多为蛋白质、多肽、核酸类,具有分子质量大、稳定性差、口服易被胃肠道中的蛋白水解酶降解、生物半衰期短、生物膜渗透性差、生物利用度不高、不易通过生物屏障等特性。因此,生物技术药物制剂技术以解决药物的稳定性和安全性为前提,根据临床用药和药物的理化特性以及生产、运输、储藏、携带、使用等方面的要求,将药物制成适宜的制剂形式,满足临床需求。生物技术药物制剂技术主要应用于:

(1)开发新剂型和新的递药系统:生物技术药物容易被消化系统酶系破坏,一般不采用口服,大多采用注射给药。而注射给药频繁,患者顺应性就较差,因此研究开发新型生物技术药物制剂越来越受到关注。近几年,微囊化技术、脂质体技术、固体分散技术等逐步成熟,为生物技术药物制剂的开发奠定了基础。如胰岛素粉末吸入剂及透皮控制贴片等非注射给药剂型已上市。

生物技术药物的基本剂型是冻干剂和注射用液体制剂,临床疗效肯定,但具有多肽、蛋白质类药物需频繁注射给药、使用不便等缺点,因此结合生物技术药物特性开发适合临床应用的递药系统,最大程度地发挥药物的治疗作用,成为目前生物技术药物制剂研究的热点。

(2)开发新辅料:开发性能优良、适合生物技术药物制剂的新辅料可大大提高新剂型的研究开发进程,提高生产效率和产品质量。如壳聚糖、葡聚糖、透明质酸钠等天然材料,血浆白蛋白、载脂蛋白等人体自身材料作为药物传递系统载体的研究为新型制剂奠定了基础。聚乳酸、聚乳酸 - 乙醇酸共聚物等合成高分子材料已成为蛋白质、多肽药物缓控释体系的药用辅料。

(二)生物技术药物的制剂类型

适应治疗或预防需要而制备的不同给药形式称为药物剂型(dosage form),是药物临床使用的最终形式。目前临床上使用的生物技术药物主要剂型为溶液型注射剂和冻干粉针剂。因为生物蛋白类在体内极易被蛋白酶降解,需反复注射给药,因而患者顺应性差,给临床用药带来不便。药剂领域科学家根据生物技术药物结构特性、理化特性以及作用特点,开发了系列长效、靶向缓释剂型如脂质体、微粒、微乳、纳米粒等剂型。

1. 脂质体制剂　脂质体(liposome)是指将药物包封于类脂质双分子层内形成的新型靶向药物递送系统,具有类似生物膜的双分子层结构,其内水相和双分子膜内可分别包载水溶性药物和脂溶性药物。蛋白质/多肽类药物制备成脂质体,可以保护药物的结构和生物活性、提高稳定性、延长半衰期,达到缓释的效果。还可阻止与外部环境组分的反应,可以避免热、光等对包埋的蛋白质/多肽类药物的影响。

复合脂质纳米颗粒(LNP)和 *N*- 乙酰半乳糖胺(GalNAc)偶联递送体系的核酸类药物［GalNAc-siRNA 药物(givosiran、inclisiran 和 lumasiran)］已陆续上市。2022 年 3 月,北京大学魏文胜研究团队报道了针对抗 SARS-CoV-2 和新变种 mRNA 的疫苗制备成脂质纳米颗粒取得了初步成功,在恒河猴上产生了保护效应。有研究者对超氧化物歧化酶、胰岛素、生长因子、疫苗、白介素、促红细胞生成素及生长激素释放肽等蛋白质/多肽类药物脂质体进行了研究。

(1)脂质体的制备方法:目前制备脂质体的方法较多,通常分为被动载药法和主动载药法。被动载药法一般指脂质体形成与药物装载同步完成,常用的制备方法有薄膜法、逆相蒸发法、注入法和超声波分散法等。主动载药法通常先制备空白脂质体,再利用特定梯度进行药物的装载,常用的方法有 pH 梯度法、硫酸铵梯度法等。

(2)脂质体评价指标:《中华人民共和国药典(2020 年版)》(简称为 2020 年版《中国药典》)四部微粒制剂指导原则规定的评价指标主要有形态、粒径及其粒度分布;包封率与包载量;渗漏率;体外释放度和氧化程度的检查。

（3）脂质体的修饰：脂质体进入体内主要被内皮网状系统吞噬，具有组织靶向性。为了提高其靶向性，近年来脂质体研究热点之一是对其进行修饰，通常根据药物的性状和目的，选择合适的修饰手段。如长循环脂质体、免疫脂质体、糖基脂质体、温度敏感脂质体、pH 敏感脂质体、磁靶向脂质体、光敏感脂质体和聚合膜脂质体等，提高了脂质体的靶向性、长效性和有效性。

2. 微粒制剂 微粒（micropartical）是粒径在 1~250μm 的微球和微囊的总称。微囊（microcapsule）是将天然的或合成的高分子材料作为囊膜（membrane well）包囊固态或液态药物成药壳型。微球（microsphere）是将药物溶解和/或分散于高分子骨架载体中，形成微小球状实体。微粒制剂能掩盖药物不良气味，具有稳定性高、缓释、低毒及粒径可控的特性。

已经批准上市的微球制剂，见表 1-2 所示，抗糖尿病新型药物胰高血糖素样肽 -1（GLP-1）类似物长效释放微粒制剂、自身免疫病治疗药物阿达木单抗微粒制剂、口服胰岛素微粒制剂、重组人干扰素 -α2b 缓释微球制剂等也在研究中。

表 1-2　部分上市的生物技术药物微球制剂

药品名称	释放周期	上市时间
注射用艾塞那肽微球	2 周	2017
注射用全氟丙烷人血白蛋白	经静脉给药后迅速释放，经呼气排出体外	2019
注射用醋酸奥曲肽	1 个月	2003
人胰岛素微粒	—	2006

（1）微粒的制备：根据药物和囊材的性质以及对微囊化释放性能、靶向性等要求，可采用微囊化技术先将药物制备成微粒制剂，再进一步制成片剂、散剂、胶囊剂、颗粒剂和注射剂等不同剂型。常采用以下制备工艺：

1）相分离法：将药物与材料混合形成溶液，加入另外一种溶剂或物质，析出新相。

2）喷雾干燥法：将药物和聚合物用适当溶剂溶解，或制成乳液、混悬液后以雾滴形式喷出，溶剂在热空气中快速挥发，形成微粒。

3）超临界流体法：温度和压力都处于临界点以上的液体，即为一种新的流体态成为超临界流体态。

（2）微粒的质量评价：微粒的评价指标有形态、粒径及其分布；微球（囊）的载药量；药物的释放；有机溶剂的残留量。

3. 纳米粒制剂 纳米粒（nanoparticle，NP）是指以天然或合成高分子材料为载体运用某些工艺制成的纳米级固态胶体粒子。纳米粒分为纳米囊和纳米球。

（1）纳米粒的特性：纳米粒具有包封率高、粒径小、药物释放可控、靶向性及改变药物体内分布、载体可降解的特性，可以提高药物生物利用度、降低毒性。如胰岛素口服纳米粒、吉西他滨白蛋白纳米粒、抗 HER-2 抗体纳米粒、抗表皮生长因子受体（EGFR）抗体纳米粒等。

（2）纳米粒的制备：纳米粒的制备材料多为可降解材料，如壳聚糖、明胶、白蛋白、聚氰基丙烯酸异丁酯、聚氰基丙烯酸异烷酯等。常用的制备方法主要有以下几种：

1）天然高分子凝聚法：不同的高分子材料纳米粒制备方法不同，明胶纳米粒可采用先凝胶再化学交联的方法。白蛋白为药物载体的纳米粒一般以乳化 - 加热固化法制备，壳聚糖纳米粒可采用凝聚法制备。

2）乳化聚合法：在表面活性剂作用下，两种互不相溶的溶剂形成乳液，分散于微乳滴中的单体经引发剂或高能辐射后聚合。粒径大小受酸碱度、辅料种类及用量单体浓度的影响。

3）液中干燥法：又称溶剂挥发法，根据形成乳化剂体系不同，可分为 W/O 型乳化 - 溶剂挥发法、O/W 型乳化 - 溶剂挥发法及复乳型乳化 - 溶剂挥发法。

4）自动乳化法：乳液中界面能及界面张力的改变可使乳滴的粒径减小到纳米级，乳液经固化、分离得到纳米球。

5）聚合物胶束法：将药物与聚合物单体溶于水中，在表面活性剂存在下分散到疏水介质中，加入引发剂或辐射条件下发生聚合反应形成胶束，透析除去有机溶剂获得纳米粒。

（三）生物技术药物递药系统

药物递药系统是指为适应给药途径而设计的一系列药物剂型的总称，其设计理念是以适宜的剂型和给药方式，用最小的剂量达到最佳的治疗效果，是现代药剂学剂型发展的重要标志。目前大多数生物技术药物是以注射形式给药。随着新的技术手段在药剂学领域的应用，结合剂型和给药途径两方面因素，人们逐步开发了非注射给药途径，如经皮给药、口服给药、黏膜给药等给药系统。

1. 注射给药　生物技术药物半衰期短、易降解，不宜口服给药，绝大多数抗体类、蛋白质/多肽类、基因治疗产品等生物技术药物均为注射给药。注射用剂型主要有无菌、无热源的粉末、乳剂、混悬剂。根据注射部位可分为皮内注射、皮下注射、肌内注射、静脉注射和脊椎腔内注射。

（1）注射剂的处方组成：注射剂的处方主要有主药、注射用溶剂和附加剂。附加剂包括渗透压调节剂、pH 调节剂、增溶剂、抗氧剂等。注射用的原料药质量要求高于口服药物，注射用溶剂分为水性溶剂和非水性溶剂，均要按 2020 年版《中国药典》标准，在各品种检查项下进行相关检查。

（2）注射给药的适用范围及缺点：注射给药途径特别适用于口服不易吸收的药物及易被消化液破坏的药物，需要快速起效的药物，以及不能口服给药的患者如意识丧失的患者、昏迷者。

注射给药途径缺点：制备过程复杂、制备工艺要求高，成本高；使用不便，患者用药依从性差；对药品质量要求高，如纯度、稳定性等；这些因素进而导致生物技术药物注射剂价格高。

（3）注射给药新剂型：为了降低成本、提高治疗效果和患者用药依从性，将缓释技术用于注射给药系统，可用于注射给药的新型制剂有微球、纳米粒、脂质体及原位水凝胶。如控释缓释黄体激素释放素（LHRH）微球注射剂、聚乳酸-聚乙醇酸嵌段共聚物（PLGA，一种可生物降解的高分子材料）修饰的 GLP-1 皮下注射微球制剂、司美格鲁肽注射用缓释微球制剂等。

2. 口服给药　口服给药是最方便和最安全的给药方式，但因为胃肠道代谢酶的作用，生物技术药物会迅速失活，采用肠溶包衣技术可减少胃内的破坏，但肠道中的胰蛋白酶也会降解药物，因此生物技术药物口服吸收的生物利用度比较低，如口服胰岛素的有效吸收率低于 5%。因此，研制适合口服的生物技术药物新剂型是药剂学研究的方向之一。目前，可用于口服的新剂型有纳米粒、微球、微囊和脂质体，这些新的给药技术大大提高了口服制剂的生物利用度。

（1）口服生物黏附给药系统：生物黏附给药系统（bioadhesion drug delivery system，BDDS）是指具有黏附性聚合物的材料与机体组织黏膜表面产生较长时间的紧密接触，使药物通过接触处的黏膜上皮进入循环系统，发挥局部或全身的作用。优点：延长药物在特定部位的滞留时间，增加药物通透性和提高口服生物利用度。如利用黏膜特异性多肽（CSK）修饰的载胰岛素聚乳酸-乙醇酸（PLGA）纳米粒可实现胰岛素的口服靶向和控释给药，胰岛素柔性纳米脂质体口服给药等。

（2）胃滞留给药系统：胃滞留给药系统（gastrointestinal bioadhesion drug delivery system，GBDDS）是指利用聚合物与胃、肠黏膜黏液层内皮细胞表面之间的生物黏附，延长药物制剂在胃肠道的停留时间或特定部位的作用时间的给药系统。具有延长药物作用时间、增加药物吸收、提高药物生物利用度等优点。该系统适合：

1）在酸性条件下稳定、易在胃部溶解吸收的药物，以及主要在胃部发挥作用的药物，如抑制胃酸分泌的抗酸药、幽门螺杆菌抑制剂等。

2）因肠道 pH 升高而溶解度降低的药物。

3）在胃及小肠特定部位易吸收的药物。

4）胃食管反流治疗药物，以及普通口服制剂不能满足缓释时间要求的药物。胃滞留给药途径主要有胃内漂浮滞留、胃壁黏附滞留、磁导向黏附技术和膨胀滞留。

(3)结肠定位给药系统:结肠定位给药系统(oral colon specific durg delivery system,OCSDDS)又称为结肠迟释制剂。采用合适的方法避免药物被胃肠道消化酶破坏,直接运送到人体结肠部位,提高在结肠部位吸收药物的生物利用度,改善对结肠部病变(如溃疡性结肠炎、结肠癌等)的治疗。尤其适用于在胃肠道上段易降解的蛋白质和肽类药物的给药。该给药系统的目的是避免口服药物在上消化道被破坏和释放,将药物直接输送到直肠,再以速释(脉冲)或缓释、控释给药,发挥局部或全身疗效。如利用果胶作为载体材料,通过离子移变凝胶技术研制了口服胰岛素结肠靶向微球,有明显的降血糖效果和结肠靶向效果。

3. 透皮给药系统   透皮给药系统(transdermal drug delivery system,TDD)是指经皮肤敷贴方式给药,药物经由皮肤吸收进入人体血液循环,并达到有效血药浓度、实现疾病治疗或预防的一种给药新途径,也称经皮治疗系统。经皮给药常用剂型包括软膏剂、凝胶贴剂和外用溶液制剂。胰岛素、降钙素、促黄体素释放激素、生长激素释放激素、脑啡肽脂质体、曲普瑞林的微乳制剂均有透皮给药的研究。

(1)透皮给药系统优点:该类制剂为需长期用药的慢性疾病患者提供了方便、简单可行的用药方式,可避免口服给药可能发生的肝首过效应和胃肠道灭活作用;恒定的给药部位可维持恒定的血药浓度或生理效应,减少胃肠道给药副作用;具有缓释作用,可减少用药次数,避免一天多次给药产生的血药浓度波动;皮肤表面积大,易于给药。用药方便,患者可自行给药,提高用药依从性。

(2)提高生物技术药物透皮吸收的技术:理论上,分子量大于1 000Da的药物透皮吸收比较困难,因此生物技术药物透皮给药通常采用辅助技术提高透皮给药效率,常用的有电穿孔技术、离子导入技术、超声波技术、热穿孔技术及微针装置。

4. 埋植给药系统   埋植给药系统(implantable drug delivery system,IDDS)是指经手术植入皮下或经针头导入皮下的一种给药方式,是缓控释制剂的重要组成部分,又称皮下植入剂。

(1)埋植给药系统的特点

1)在体内可持续释放药物,经皮下吸收直接进入血液循环起全身作用,能够避开肝脏的首过效应,生物利用度较高。如利用壳聚糖和PLGA为辅料制备长效胰岛素,避免了口服胰岛素被降解的缺陷。

2)皮下组织较疏松、富含脂肪、神经分布少,对埋植给药系统的反应低,产生的刺激小,疼痛低。

3)给药剂量小,持续时间长,消除因间歇给药和药量不均匀而产生的峰、谷现象。

4)可在特定的作用部位以恒定的速率持续释药,并维持治疗浓度,较小的剂量即可达到疗效。难以用其他途径给药的药物可通过埋植给药系统给药。

(2)埋植给药系统的分类

1)固体载药植入剂:指将药物分散或包裹于生物载体材料中,以柱、棒、丸、片等形式经手术植入给药。根据载体材料不同,又可分为生物不降解型和生物降解型。

2)植入泵制剂:指具有微型泵的植入剂,能按预先设计的速率自动缓慢静脉滴注药物,可控制药物释放速率。根据释放的动力不同,又可分为:输注泵、蠕动泵、渗透泵。如由微型马达驱动齿轮推动一个注满了胰岛素的注射器可携带的胰岛素装置,方便了患者给药。

3)注射给药植入剂:是将药物和高分子材料溶于溶剂中,以液体形式注射到体内,利用高分子材料对刺激的响应,在生理条件下转变为固体或半固态的贮药库的植入剂形式。

5. 黏膜给药系统   黏膜给药是将药物与生物黏膜表面紧密接触,经上皮细胞进入循环系统的给药方式。该方式可避免口服给药的首过效应,具有血药浓度平稳、药物作用时间长、使用方便、剂量小及生物利用度高的特点。适合黏膜给药的部位有口腔、鼻腔、眼部、呼吸道、直肠和阴道,黏膜的吸收能力强于皮肤的吸收能力,这些部位的局部给药更能发挥局部作用效果。应用较多的有口腔、鼻腔、眼部和阴道给药途径等。

(1)口腔黏膜给药:口腔黏膜给药(buccal musical delivery system,BMDS)指药物经口腔黏膜吸收后发挥局部作用或通过颈内静脉直接进入全身循环的给药方式。口腔黏膜给药制剂包括：

1）口腔喷雾剂：将含药溶液、乳状液、混悬液置入特殊装置中，借助施药器将药物以雾状形式喷入口腔中。黏附在口腔表面，通过颊部黏膜吸收，如胰岛素口腔喷雾剂，由重组人胰岛素和吸收促进剂组成颊黏膜给药制剂 Oral-lyn，配合 Rapid Mist 装置，可将药物以高速、细小的雾状形式喷入口腔。

2）口腔黏附制剂：以生物黏附性聚合材料为药物载体的制剂，黏附性聚合材料通过增加制剂在黏膜处的接触时间，减少"唾液冲刷"造成的药物损失，从而增加药物的渗透量。常用的有口腔黏附片（如缩宫素黏附片）、口腔膜剂（如胰岛素、降钙素和促甲状腺激素释放激素等制备成膜剂等）。

3）口含片或舌下片：利用亲水性凝胶聚合物、增塑剂（如一定浓度的甘油）、冷冻保护剂（如 D- 甘露糖）通过冷冻干燥技术制备的固体多孔片剂，如垂体腺苷环化酶激活肽含片。

（2）鼻腔给药系统：鼻腔给药系统（nasal drug delivery system，NDDS）是经鼻腔给药，通过鼻黏膜吸收而发挥药物治疗作用的制剂，是多肽和蛋白质类药物在非注射剂型中的给药途径之一。常见的鼻腔黏膜制剂包括：

1）滴鼻剂：一般将药物制成溶液、混悬剂或乳剂，通过滴鼻给药，是常用的鼻腔给药方式。如重组人干扰素 α2b 滴鼻剂。

2）喷雾剂：喷雾剂比滴鼻剂吸收快、生物利用度高，且导致鼻腔黏膜引起的病理变化小，如赖氨酸加压素鼻腔喷雾剂、缩宫素鼻腔喷雾剂等。

3）粉雾剂：与液体制剂相比，粉雾剂有较高的化学稳定性和微生物稳定性。如降钙素鼻用粉雾剂。

4）凝胶剂：指药物与聚丙烯酸、聚乙醇酸等高分子材料制成的半固体制剂，适用于鼻腔给药。如胰岛素温敏凝胶剂。此外，还有微球剂（如胰岛素鼻腔微球制剂）、纳米粒（如胰岛素纳米粒）、脂质体（如流感病毒凝集素衍生肽脂质体）等。

（3）眼部黏膜给药：眼部黏膜给药（eye mucosal drug delivery preparation）是指直接用于眼部发挥局部治疗作用或经眼部吸收进入体循环发挥全身治疗作用的给药方式。局部治疗作用的眼内吸收分为经角膜吸收和不经角膜吸收，角膜表面积大，经角膜吸收是主要途径。由于眼部特殊的生理结构和特点，一般的眼部给药主要存在药物难以入眼后段，生物利用度低。眼部给药制剂的种类包括：

1）滴眼剂：是由药物与合适的辅料制成的无菌水性或油性澄明溶液、混悬液或乳液的外用液体制剂。具有局部杀菌、消炎、麻醉、散瞳等作用。如重组牛碱性成纤维细胞生长因子滴眼液等。

2）微粒：微粒给药制剂包括微乳、纳米乳、纳米粒、脂质体、类脂质体等，可提高药物靶向性、安全性和患者用药依从性，如环孢素微乳凝胶眼用制剂、异硫氰酸荧光素标记牛血清白蛋白壳聚糖纳米粒、血管活性肠肽罗丹明标记脂质体、siRNA 类脂囊泡等。

3）原位凝胶：指采用水溶性高分子材料如壳聚糖、卡波姆 - 羟丙甲纤维素、波洛沙姆、透明质酸钠等制备成给药前为液体或半固体，给药后为固体的制剂形式。常用的原位凝胶给药有温敏型原位凝胶、pH 敏感型原位凝胶、离子型原位凝胶。如神经生长因子温度敏感型原位凝胶、胸腺法新 pH 敏感型原位凝胶等。

第三节　生物技术药物的质量控制与安全评价

近年来，生物技术药物在临床应用中发挥了越来越重要的作用，显示了巨大的潜能。生物技术药物与传统药物存在许多不同之处，在证明产品质量、安全性和功效方面遇到了相当大的挑战。因此，为保证生物技术药物的质量、安全性和有效性，需要对生物技术药物进行全面的质量检测和控制。

一、生物技术药物质量控制特点

生物技术药物是一类化学结构难以通过标准化学分析方法确认，需要应用免疫学、生物分析技术测定表达量和活性的高分子量物质,检测包括多个生物学指标在内的综合评定。生物技术药物的活性与其氨基酸序列和空间结构等有密切关系。生物技术药物质量控制的特点表现在以下几个方面:

1. 结构确认的不完全性   生物技术药物多数为蛋白质或多肽,且存在一些特定的修饰,分子量相对较大,结构复杂,具有多样性和可变性等特点,通过单纯的理化方法和手段不能完全确认其化学结构特征。另外,由于蛋白质具有复杂的三级或者四级结构,常规方法很难对三级和四级结构进行确认。因此需要借用其他方法,确认结构和功能是否符合质量标准。

2. 质量控制的过程性   生物技术药物的结构特性容易受到各种理化因素的影响,生产过程中的任何环境都可能改变其质量,且分离提纯工艺复杂,因此其质量控制体系应贯穿其研究、生产、运输和使用的全过程,且必须采用多种手段进行全面和实时的过程监控。

3. 生物活性检测的重要性   生物技术药物的生物活性与其药效和毒性均相关,因此药效学和安全性研究的重点是生物活性的测定。鉴于生物技术药物结构确认的不完全问题,生物活性检测成为反映生物技术药物天然结构是否遭受破坏、生产各阶段工艺合理性和评价最终产品质量控制的重要内容。

二、生物技术药物质量标准的研究内容

完善的质量控制体系是保证新药安全性和有效性的必要条件。目前,我国生物技术药物质量标准的制定主要参考 ICH、世界卫生组织(WHO)、FDA 的相关指南和药典,结合我国国情,针对处于不同研究阶段的目标产品的不同特点及生产工艺,制定出适合药品特征的保证质量安全有效的质量检定标准和分析方法,形成了一套质量控制体系。

生物技术药物质量标准的研究内容主要包括五个方面:研究生物技术药物产品的均一性;研究建立生物技术药物产品生物学活性或者免疫学活性的测定方法;研究建立生物技术药物产品的国家标准品或参考品;建立生物技术药物目标产品生产相关杂质限量分析方法和标准;在以上研究的基础上制定出保证上述生物技术药物产品安全、有效并与 WHO 标准相一致的质量控制标准和药物分析方法。

三、生物过程工艺控制

生物技术药物的开发和生产过程中,生产工艺参数的研究与确认、生产过程控制方法和体系是决定药物质量的重要环节。本部分以重组蛋白药物为例,介绍对生物技术药物的生产和质量管理的要求。

(一)原材料的控制

重组工程菌株(细胞)的构建流程包括表达质粒的构建、宿主细胞的筛选和工程菌鉴定等。

1. 表达载体和宿主细胞   应详细描述用于生产的表达载体和宿主细胞的来源与历史,包括被克隆基因的详细来源和鉴定,以及表达载体的构建、来源和结构,如复制位点、抗生素抗性标记、启动子、增强子和限制性内切酶图谱。还需提供宿主细胞的名称、来源、传代历史、生物学特性、载体导入宿主细胞的方法和载体在宿主细胞中的状态,并证明宿主细胞与载体结合后的遗传稳定性。这种遗传稳定性的研究作为质量控制的一部分,将会确保由活细胞产生的重组蛋白不发生突变,不存在潜在的对患者有害的蛋白质性质的变化。

2. 蛋白质的正确表达与重组工程菌株(细胞)的筛选鉴定   原材料质量控制的关键是确保编码蛋白质的核苷酸序列的正确性,应详细描述生产过程中启动和控制克隆基因在宿主细胞中表达的方法与水平。克隆 DNA 序列的确证通常是在种子阶段或开始大规模发酵阶段。如果基因整合至宿主细胞基因组,直接 DNA 序列测定将非常困难,此时可分析相关的 mRNA 的核苷酸序列,或者基于转录产物的 RNA 印迹(northern blot)或者基于总 DNA 的 DNA 印迹(southern blot)分析。对基因及其

表达产物的分析一般都需要通过核酸检测技术(如 DNA 测序)和蛋白质结构检测技术(如肽图)。进行核酸分析可保证表达的蛋白质具有正确的氨基酸序列,进行蛋白质结构分析可以评价表达蛋白质的结构特征和翻译后的修饰情况。因此,核酸和蛋白质检测都有必要。

3. 生产种子的质量控制 为了保证生产的可持续性和产品质量的稳定,种子库的建立、鉴定和遗传稳定性研究非常重要。目前,国际上公认的管理方式是两级库管理,即建立主细胞库(master cell bank,MCB),再进一步建立生产细胞库(work cell bank,WCB)。在此过程中,在同一实验室工作区内,不得同时操作两种不同细胞(菌种);一个工作人员亦不得同时操作两种不同细胞或菌种。应详细记述种子材料的来源、方式、保存及预计使用寿命。应提供在保存和复苏条件下宿主载体表达系统的稳定性证据。采用新的种子批时,应重新作全面检定。

一般情况下,在原始种子阶段应确证克隆基因的 DNA 序列。但在某些情况下,例如传代细胞基因组中插入多拷贝基因,在此阶段不适合对克隆基因作 DNA 序列分析。在此情况下,可采用总细胞 DNA 的杂交印染分析,或作 mRNA 的序列分析。种子批不应含有可能致癌因子(在使用情况下),不应含有感染性外源因子,如细菌、支原体、真菌及病毒。但是有些细胞株含有某些内源病毒,例如逆转录病毒,且不易除去。但当已确知在原始细胞库或载体部分中污染此类特定内源因子时,则应能证明在生产的纯化过程中已使之灭活或清除。

(二)培养过程的控制

成功构建工程细胞后,需要进一步进行发酵培养等工艺的研究。应提供培养生长浓度和产量恒定性方面的数据,并确立废弃一批培养物的指标。根据宿主细胞 / 载体系统的稳定性资料,确定在生产过程中允许的最高细胞倍增数或传代代次,并应提供最适培养条件的详细资料。

在生产周期结束时,应监测宿主细胞 / 载体系统的特性,例如质粒拷贝数、宿主细胞中表达载体存留程度、含插入基因的载体的酶切图谱。一般情况下,用来自一个原始细胞库的全量培养物,必要时应做一次基因表达产物的核苷酸序列分析。

(三)纯化工艺过程的质量控制

纯化工艺过程的质量控制要保证能尽量除去污染病毒、核酸、残余宿主菌蛋白、热原物质和来自培养基的残余细胞蛋白及其他杂质以及纯化过程中带入的有害物质。应详细记录收获、分离和纯化的方法,明确纯化分离的原理和主要控制参数,明确纯化介质的类型等主要参数和主要的内控要求。

(四)制剂过程的控制

药物必须制成合适的剂型才能用于临床。其质量标准按照 2020 年版《中国药典》中冻干粉针剂和水针剂等制剂的有关要求执行,特殊处方试剂需提供处方的理由和相关的安全资料。大多数生物技术药物产品以冻干粉针剂和水针剂为主,冻干粉针剂稳定性较好但生产成本较高,水针剂制备相对简单,但对保护剂要求较高。对于冻干生物制剂,特别需要考察产品的生物活性和无菌要求。

四、生物技术药物产品质量控制

生物技术药物包括蛋白质类、核酸类物质,结构比较复杂,在生产过程中容易受到各种理化条件的影响,质量控制使用的生物活性测定方法与物理化学方法测定相比差异性较大,加之方法学和检测灵敏度的限制,某些杂质在成品检定时可能检查不出来。因此,不仅需要在生产过程中进行严格质量管理,对于最终目标产品的质量控制研究也非常必要。以重组 DNA 制品即重组蛋白质 / 多肽类药物为例介绍生物技术药物的终产品质量控制。

1. 生物活性的测定 生物学活性测定是分析生物活性物质效价的过程,可以在体内或体外进行,最好能反映临床潜在应用相关的信息,不同的活性测定方法与临床适应证相关。生物学活性测定必须采用国际上通用的方法,用国际或国内标准对测定结果进行校正,以国际单位或指定单位表示。根据产品的性质、药效学特点,生物学活性测定方法可分为体外测定法(细胞与器官模型)、体内测定法(动物模型)、酶促反应法和免疫学方法。在生产实际工作中,还应采用一些实用的替代方法,如用简单的方法替代复杂的方法,用体外的方法替代体内方法,用理化方法替代细胞培养方法。这些替代方法要经过方法学验证,须采用平行研究的方法明确两种方法之间的定量关系。当然,生物技术药物在临床的疗效和安全性最终要通过直接的临床试验来确定。

2. 产品结构理化性质分析   理化性质的鉴定分析主要有蛋白质或者核酸相关的物理化学性质等内容,包括特异性鉴别试验、分子量测定、等电点测定、肽图分析、吸收光谱、氨基酸组成分析、N端氨基酸测序、蛋白质二硫键分析等。目前的检测方法一般都采用2020年版《中国药典》的相关附录方法。

3. 蛋白质含量和纯度的测定   重组蛋白药物检测的两个重要指标是蛋白质纯度检查和蛋白质含量的测定。蛋白质纯度检查必须用两种或两种以上不同原理的方法测定,一般标准规定必须用非还原SDS-PAGE和高效液相色谱(HPLC)两种方法测定蛋白质纯度,纯度要达到95%以上。某些重组蛋白药物的纯度要求达到99%以上,纯度的检查通常在原液中进行,而剂量较大的抗体类产品则需要对成品和原液都进行检测。蛋白质含量测定主要用于原液比活性计算和成品规格控制,准确测定蛋白质含量对于产品分装、比活性计算和残留杂质的控制等都有重要的意义。根据蛋白质的理化性质的不同,测定方法主要有劳里法(Lowry法)、染色法(Bradford法)、双缩脲法、紫外吸收法、HPLC法、荧光法和凯氏定氮法等,其中Lowry法和Bradford法是质量检定中的常用方法。

4. 残余杂质分析   残余杂质可能影响生物技术药物的生物活性而导致疗效下降,也可能由于毒性而引起安全问题,因此必须对残余杂质进行检查。残余杂质可分为与产品相关的杂质和外来污染物两大类。与产品相关的杂质包括异构体、二聚体或多聚体、错误裂解物等,它们可能被误认为是活性物质,但也应监测,并规定允许的限度;更常见的杂质来源于外来污染物,包括热源、微生物污染、培养基成分、细胞成分等。WHO颁布的有关规定和2020年版《中国药典》规定,在生物技术药物的原液和成品检定中应该至少列入外源DNA、外源残留菌体蛋白等检测项目,并且建议对内毒素等进行检测。

5. 安全性及其他检测项目

(1)无菌试验:按照2020年版《中国药典》的方法进行。注射用制品无菌试验有平皿法和滤膜法。口服和外用制剂检查项目还包括需氧菌、厌氧菌、霉菌和支原体的检测。

(2)热原试验:热原试验一般采用家兔法。每只家兔耳缘静脉注射人用最大量的3倍量药物,判断标准为每只家兔体温升高不得超过0.6℃,3只总和不超过1.6℃。对生物活性比较高的细胞因子产品可以考虑用内毒素检测替代家兔热原试验。

(3)异常毒性试验:主要检查生产工艺中是否含有目标产品以外的有毒物质。具体方法参考2020年版《中国药典》。常用动物为小鼠和豚鼠,注射剂量分别是小鼠1ml和豚鼠5ml。由于大多数重组产品本身有很强的生物活性,注射量过大会导致药物本身的生物活性引起毒性反应。因此,不同重组产品,剂量选择和注射途径要根据各自的生物学活性来确定。

(4)水分、装量、pH和外观检测:目前卡尔·费歇尔滴定法(Fisher法)用于冻干粉针的水分检测,要求水分含量不得超过3%,液体针剂的生物技术药物应设置装量实验。具有特殊外观的生物技术药物,如抗体或病毒载体的基因治疗的载体,需根据产品特性来设置判断标准。

五、生物技术药物的稳定性研究

药物的稳定性是评价药物有效性和安全性的重要指标,也是确定药物保存条件和使用期限的主要依据。由于生物技术药物活性成分大多为蛋白质或多肽,因此维持其分子构型和各种共价或非共价键从而保持其生物活性是至关重要的。这些制剂对诸如温度变化、氧化、光照、离子浓度、机械剪切等环境因素较为敏感,为保持生物学活性,必须严格规定保存条件,并对最终产品进行稳定性研究。

常见稳定性研究的目的是了解药物原液或制剂成品在各种环境影响因素下的质量变化情况,特别是变性、失活等重要变化。影响因素包括温度、湿度和光照等。根据稳定性研究结果,建立药物贮存条件、复验期和有效期。稳定性研究结果还可以确定产品生产工艺、产品制剂处方和包装材料选择的合理性,并为产品质量标准的制定提供试验依据。因此,稳定性研究是涉及产品生产工艺、主药成分、辅料成分、包装材料、产品质量标准制定和产品相关各种变更研究的必不可少的一部分。其研究结果反映了产品整个生产工艺过程和辅助材料的合理性,是直接决定一种药物能否成为上市产品的关键。

六、生物类似药的研究与开发

近年来,生物技术药物快速发展并在治疗一些疾病方面显示出明显的临床优势。随着原研生物技术药物专利到期及生物技术的不断发展,以原研生物技术药物质量、安全性和有效性为基础的生物类似药的研发,有助于提高生物技术药物的可及性和降低价格,满足群众用药需求。生物类似药与化学仿制药有一定的相似性,但又有一定的区别。比如重组蛋白药物,分子量通常大于 5 000Da,由若干个氨基酸序列组成,如果要求"仿制"得完全一样,不仅氨基酸序列一级结构相同,还要求高级结构(二级/三级/四级)相同,甚至糖基化也相同。好比去仿制一根绳子所挽成的疙瘩,不仅要求绳子上每根纤维一样,而且疙瘩的立体结构也要完全一样,这很难做到,所以称以类似药比较恰当。美国FDA 指出,生物类似药与参照药高度相似,活性成分有细微差别,但在产品的安全性、纯度和有效性方面没有临床意义的差别。生物类似药候选药物的氨基酸序列原则上应与参照药相同。对研发过程中采用不同于参照药所用的宿主细胞、表达体系等的生物类似药,需进行充分研究。参照药是指已被批准注册的、在生物类似药研发过程中与之进行比对研究用的产品,通常为原研产品。而原研产品是指按照新药研发和生产并且已获准注册的生物制品。

随着重磅生物技术药物专利逐渐过期,年销售额合计 700 亿~800 亿美元的生物技术药物将于未来 5 年失去专利保护,这给生物类似药的发展带来了重大的机遇。在临床需求、医保控费以及资本市场的推动下,全球生物类似药的研发异常火热。从类别看,生物类似药的开发集中在"肿瘤、免疫及血液疾病",这三大领域的研发数量占整体生物类似药研发数量的一半。

由于生物类似药可以更好地满足公众对生物治疗产品的需求,有助于提高生物药的可及性和降低价格,许多国家都十分重视生物类似药的研发和管理工作,全球已有 20 余个国家或组织制定了生物类似药相关指南。欧盟在 2005 年发布《生物类似药指南》,并于 2006 年 4 月批准首款生物类似药生长激素(somatropin),参考对象是原研公司开发的一种生长激素。美国直到 2010 年才推出《生物药价格竞争及创新法案》,2015 年 3 月 FDA 才批准了首款生物类似药非格司亭生物类似药。中国则直到 2015 年 12 月才出台《生物类似药研发与评价技术指导原则》,2019 年 2 月批准首个生物类似药(利妥昔单抗注射液);2020 年《药品注册管理办法》确认生物类似药的分类——作为第三类药物进行单独的注册分类。

生物类似药研发和评价的基本原则为:

(1)比对原则:生物类似药研发是以比对试验研究证明其与参照药的相似性为基础,支持其安全、有效和质量可控。每一阶段的每一个比对试验研究,均应与参照药同时进行,并设立相似性的评价方法和标准。

(2)逐步递进原则:研发可采用逐步递进的顺序,分阶段证明候选药与参照药的相似性。根据比对试验研究结果设计后续比对试验研究的内容。对前一阶段比对试验研究结果存在不确定因素的,在后续研究阶段还必须选择敏感的技术和方法设计有针对性的比对试验进行研究,并评价对产品的影响。

(3)一致性原则:比对试验研究所使用的样品应为相同产地来源的产品。对候选药,应当为生产工艺确定后生产的产品或者其活性成分。工艺、规模或产地等发生改变的,应当评估对产品质量的影响,必要时还需重新进行比对试验研究。比对试验研究应采用适宜的方法和技术,首先考虑与参照药一致,对采用其他敏感技术和方法的,应评估其适用性和可靠性。

（4）相似性评价原则：全面的药学比对试验研究显示候选药与参照药相似,并在非临床阶段进一步证明其相似的,可按生物类似药开展后续的临床比对试验研究与评价。对不能判定相似性且仍按生物类似药研发的,应选择敏感的技术和方法,继续设计针对性的比对试验研究以证明其相似性。

七、生物技术药物的生产质量管理规范

《药品生产质量管理规范》（Good Manufacturing Practices,GMP）是 1962 年首先由美国 FDA 提出的作为药品质量管理的法定性文件。1969 年,世界卫生组织也公布了自己的 GMP。随后,世界上很多国家都先后制定和颁布了本国的 GMP。我国于 1988 年 3 月颁布了 GMP,并于 1992 年、1998 年和 2010 年三次进行了修订。值得指出的是,《中华人民共和国药品管理法》和《中华人民共和国疫苗管理法》实施后,2020 年国家药品监督管理局按照《药品生产质量管理规范（2010 年修订）》第三百一十条规定,对《生物制品》附录进行了修订,作为《药品生产质量管理规范（2010 年修订）》配套文件予以发布。

生物技术药物不同于传统的化学药物和中药,在生产质量管理方面纳入《药品生产质量管理规范（2010 年修订）》的《生物制品》附录。考虑到生物技术药物生产质量控制和使用方法都有其特殊要求,世界卫生组织于 1992 年公布了《生物技术药物生产质量管理规范》,规定其适用范围：疫苗、抗原、反应原、激素、细胞因子、酶、人全血及其血浆衍生物、免疫球蛋白（包括单克隆抗体）、发酵制品（包括重组 DNA 制品）及体内体外诊断试剂等。该生物技术药物 GMP 与先前的药品 GMP 的基本原则和要求是一致的,主要是针对生物技术药物的生产和质量控制的相关特定要求作出相关规定和补充。主要包括：适用范围、原则、人员、厂房、设备、动物房及管理、生产、标签、批检记录及分装记录、质量保证及控制。《药品生产质量管理规范（2010 年修订）》的《生物制品》附录对生物技术药物特殊要求作出了明确规定。生物技术药物中的重组 DNA 制品和单克隆抗体也属于生物技术药物管理范畴,遵循《生物技术药物生产质量管理规范》。

防止产品交叉污染是生物技术药物厂房设计的重点。尤其是处理活性物体的工序。针对厂房所使用的设备、工具等都应有可靠的预防交叉污染措施,专用的容器应贴签、灭菌后使用。处理活性物体直至完成灭活处理的设备均应专用。以人血或血浆衍生物为原料的生产设备和装置应专用。

对生产、管理人员要求更为严格。从事生物技术药物制造的技术、质量控制人员应有细菌学、病毒学、生物统计学、化学、医药、免疫学等学科知识基础和实践经验。为保证产品安全性,要考虑人员的免疫情况。一切参与生产、维修、检验和动物房管理的人员,应定期体检,并接种合适的疫苗。任何身体异常或免疫状况发生变化的情况,如伤风、咳嗽、感染、腹泻等都应报告,必要时应调离岗位。从事无菌操作的人员应遵循无菌工作规定,与无菌操作无关的人员不得进入无菌区。检查、控制尽可能在区域外进行,必须进入时应严格按规定换鞋、更衣。从事动物组织材料和微生物培养基的工作人员不得进入无菌区。

随着生命科学的不断发展和生物技术药物的不断创新,生物技术药物的生产质量控制和生产管理规范将会得到更多的重视,相关的管理法规和指南也将会得到不断的完善。

第四节   生物技术药物的药理学与毒理学研究

一、研究内容

（一）生物技术药物的药理学及毒理学研究内容

药理学主要研究生物技术药物在体内外与治疗靶点的作用机制和效应,明确其生物学作用特点。

通常以一定剂量或给药方案给药后,在体内不同组织和体液中达到特定的药物浓度,对机体产生预期效应和非预期效应,进而明确疗效与机体内药物浓度的关系,或与作用部位药物浓度的关系(即暴露-反应关系),为临床试验提供首次人体试验的安全剂量水平、临床试验风险等支持性信息。药理学研究内容主要包括药效动力学和药代动力学两部分内容。

毒理学则是根据药物的理化特性,运用毒理学的原理和方法,对药物进行全面系统的安全性评价并阐明其毒性作用机制,以便降低药物对人类健康危害程度的一门科学。其主要目的在于指导临床合理用药,降低药物不良反应及减少因药物毒性导致的新药开发失败。

FDA 根据危险-益处评估批准药物,认为任何一种处方药都有危险,具有处方权的相关人员必须对生物技术药物的药理学和毒理学内容清楚了解。FDA 要求新药申请必须提供对该药全面的药理学和毒理学评价。

生物技术药物大多是在基础研究中发现的具有生物活性的物质或经过优化改造,针对某一靶点制备的物质,因此许多生物技术药物具有种属等异性及独特的药理学特性,如受体效应、多效性和网络性效应。另外,重组药物蛋白质在结构及构型上与人体天然蛋白质有所不同,会产生免疫原性。因此,不同于小分子化合物,生物技术药物药理学和毒理学在临床前动物种属选择和临床适应证选择方面均有其特殊要求。

(二)实验动物的选择原则

候选药物/新实物实体临床前药理、毒理及药代动力学数据是通过动物实验获得的,因生物技术药物结构和生理活性的特异性,动物模型/种属的选择、实验设计直接影响受试结果。

1. 动物种属/模型　生物技术药物的生物学活性与种属和/或组织特异性相关,实验动物模型应使用相关种属动物。所谓相关种属,是指受试物在此类动物上,由于受体或抗原决定簇(对单克隆抗体而言)的表达,能产生药理学活性。近年来,与人类疾病相似的动物模型开发取得了很大进步,包括诱发的和自发的疾病模型、基因敲除和转基因动物。这些模型不仅可对产品的药理作用、药代动力学和剂量确定提供进一步的认识,也有助于确定安全性。

基因治疗产品作为生物技术药物有其独特的特性,其临床前研究应在相关动物种属中开展。动物种属的选择应该可供基因治疗产品有效导入、暴露,有效转录/翻译,发挥药理学活性作用。产品为复制型载体的应可在相关动物种属中复制。相关动物种属选择应综合考虑生物学反应性和疾病特点,如选择野生型、免疫缺陷型、人源化或其他基因修饰的动物。因基因治疗产品特殊性和临床适应证,某些情况下可能需要采用"非标准"的动物种属和品系开展非临床试验,如基因修饰啮齿动物(如转基因或基因敲除)、其他啮齿动物(如叙利亚仓鼠、棉鼠等),以及非啮齿动物(如绵羊、猪、山羊、马等)。

2. 动物的数量/性别　每个剂量使用的动物数量直接影响毒性检测能力。样本量小可能会由于仅考虑观察次数而忽略严重程度,导致未能观察到毒性事件。因样本量小所受到的限制(往往见于非人类灵长类动物研究)可以通过增加观察次数和延长观察时间而得到部分补偿。一般应该使用两种性别的动物,仅使用单一性别动物时,应阐明其合理性。

(三)给药途径/剂量选择原则

给药途径/剂量应该尽可能接近拟用于临床的给药途径和次数。需要考虑产品在所用动物种属中的药代动力学和生物利用度,以及安全、人道的给药剂量。如受到生物利用度、给药途径、动物大小或生理状态等限制而必须改变给药途径时,使用与临床不同的给药途径也可以接受。剂量选择应反映剂量效应关系,包括中毒剂量和未观察到不良反应的剂量。对于某些毒性很小或无毒性的产品,不可能规定一个特定的最大剂量。高剂量选择时,应该考虑其预期的药理/生理作用、足量受试物的可获得性和预期的临床应用。当产品与所选动物细胞的亲和力或效价低于人体细胞时,使用更高剂量进行试验非常重要。用于确定足够安全范围的人用剂量倍数,可能因每一类生物技术药物及其临床适应证而有所不同。

二、生物技术药物的药效学研究

(一)体外活性研究

生物技术药物生物活性可用体外测定法评价,以确定产品的作用及与临床药效的相关性。可采用细胞系和/或原代细胞培养检测药物对细胞表型和增殖的直接作用;活性不能直接检测的可以通过刺激细胞系代谢产物间接检测,如 IL-2 可刺激自然杀伤细胞(简称为 NK 细胞)产生 γ 干扰素(IFN-γ)是其生物学活性之一,因此采用 IL-2 作用于 NK-2 细胞,检测上清液中 IFN-γ 的量来计算 IL-2 的体外活性。

(二)体内药效学

选择合适的药效模型进行体内药效试验非常重要。线性模型和对数线性模型是两类最经典的药效学模型,目前仍可用于描述治疗性蛋白药物的量—效关系。因为大多数药物的最大药效往往出现在到达最大血液浓度之后,甚至在浓度低于检测下限之后,因此一些基于机制研究的药效模型逐步被应用,如生物态模型、间接效应模型、慢受体结合模型、信号转导模型、耐受模型等。综合考虑体外和体内试验结果有助于将发现的情况外推至人体。评价药理作用的体内研究,包括作用机制的解释,通常用于支持临床研究中产品拟定用途的合理性。

生物技术药物种类繁多,结构及药理活性各异,药效学研究内容因作用靶点及机制不同也不尽相同,以下简要介绍单克隆抗体药物和基因治疗药物药效学研究的基本原则。

1. **单克隆抗体药物**　抗原类型和抗原—抗体相互作用类型不同,单克隆抗体的效应也不同,药效学评价的指标也不同。一般基于抗体特性,抗体药物药效学评价应详细描述抗体的免疫学特性,包括抗体的抗原特异性、补体结合、对人非靶组织的任何非预期反应和/或细胞毒性。应采用适当的免疫组织化学方法在一系列的人体组织上进行此类交叉反应试验。

(1)单克隆抗体作用于细胞表面的受体:一般根据受体抗原生理功能确立抗体功效,如曲妥珠单抗,其靶抗原为 HER-2 受体,HER-2 蛋白是具有酪氨酸蛋白激酶活性的跨膜蛋白,属于 EGFR 家族成员之一,常为异二聚体。当与配体结合后,主要通过引起受体二聚化及胞浆内酪氨酸激酶区的自身磷酸化,激活酪氨酸激酶的活性。HER-2 癌基因的致瘤机制是抑制凋亡,促进增殖;增加肿瘤细胞的侵袭力;促进肿瘤血管新生和淋巴管新生。曲妥珠单抗与 HER-2 受体结合,可抑制上述功能,其药理作用是抑制细胞生长信号转导通路;加速 HER-2 受体降解,使 HER-2 受体表达下降;诱导细胞周期阻滞于 G 期,减少癌细胞的分裂增殖;抗体依赖细胞介导的细胞毒作用(ADCC),直接杀伤癌细胞;抑制血管内皮生长因子的生成,从而抑制肿瘤血管新生及肿瘤细胞增殖。适用于 HER-2 高表达肿瘤的治疗。

(2)单克隆抗体作用于抗原的可溶性物质(细胞因子、生长因子和免疫球蛋白):如阿达木单抗、贝伐珠单抗、英夫利西单抗和奥马珠单抗,它们的药效动力学原理是阻断抗原与其受体的结合活性,从而钝化靶抗原的功能。需要检测治疗抗体与靶抗原结合产生的凝聚作用及中和抗原作用。

2. **基因治疗药物**　基因治疗药物通过转导的遗传物质的转录或翻译而发挥作用,且基因治疗产品的生物学作用与试验系统、实验动物种属高度相关,因此概念验证(proof of concept, POC)在基因治疗药理学研究中的重要性应受到关注。POC 研究为临床试验提供可行性和有效性的非临床证据,并提供可能的生物学作用机制等信息。

(1)POC 研究内容包括:

1)基因治疗产品的有效剂量范围,如最低起效剂量和药物量效关系的研究。

2)优化给药途径,确保受试药物能到达靶组织、器官或特定细胞类型。

3)优化给药方案,包括相对疾病进展的最优给药时间。

4)基因治疗药物的生物学功能及作用机制。

（2）POC体外研究：体外研究主要用于评估基因治疗药物的生物学功能（如基因的表达、特定细胞功能的恢复等）及对作用机制的初步验证。

（3）POC体内研究：选择合适的动物疾病模型，对动物表型、目标基因的体内表达及其功能活性相关的生物标志物进行检测，说明受试品的有效性和/或安全性。

（三）免疫原性

生物技术药物的免疫原性是指治疗性蛋白药物、抗体和/或其代谢物诱发对自身或相关蛋白免疫应答或免疫相关事件的能力。免疫反应产生的影响广泛，从无临床意义抗药抗体的暂时出现，到能够改变药物效应或产生副作用，严重者甚至危及生命，因此免疫原性研究一直是药物研发的重要组成部分，贯穿药物研发—非临床研究—临床研究—上市后药物监测的整个生命周期。以治疗性蛋白药物为例介绍免疫原性相关内容。

1. 免疫原性的形成机制　治疗性蛋白药物引起的机体免疫反应既包括固有免疫又包括适应性免疫。固有免疫主要由微生物污染等导致，一般较少讨论，重点关注适应性免疫反应。适应性免疫包括细胞免疫和体液免疫。细胞免疫是T淋巴细胞的分化以及细胞因子的释放，引起不同T淋巴细胞亚型比例的变化和外周细胞因子水平的变化。体液免疫主要通过B淋巴细胞产生针对治疗性蛋白药物的抗药抗体（anti-drug antibody，ADA）来发挥作用。

2. 影响免疫原性的因素　虽然所有治疗性蛋白药物均有诱发免疫反应的潜能，但不同的治疗性蛋白药物发生免疫反应的可能性不同。免疫原性的产生是由多因素共同作用的结果，如：患者背景（遗传、免疫）、药物（结构、尺寸、序列、杂质以及制剂等）、治疗方式（给药方式、频次、持续时间等）等因素均对免疫原性的形成有影响。

很多拟用于人的生物技术药物对动物有免疫原性。因此，这类产品进行重复给药毒性研究时应在给药期间检测抗体以帮助解释研究结果。应明确抗体反应特点（如滴度、出现抗体的动物数量、中和或者非中和抗体），并将抗体的出现与所有药理和/或毒理变化进行综合考虑。药物免疫原性研究有利于优化药物临床使用方案，提高药物的临床应用范围，降低副作用，甚至决定了药物研究的成败。

三、生物技术药物的药代动力学研究

（一）生物技术药物的药代动力学概述

1. 概念　药代动力学研究是药物在体内的动态变化规律，获得药物的基本药代动力学参数，阐明药物的吸收、分布、代谢和排泄（absorption，distribution，metabolism，excretion，简称ADME）的过程和特征。药代动力学的概念，影响着从新的分子实体（NCE）至关键性Ⅲ期临床试验的整个药物开发过程的每个阶段。生物技术药物和小分子药物的药代动力学（PK）研究目的一致，主要目的之一是为患者用药的有效性和安全性提供依据。

2. 药代动力学参数　根据受试药物特性选择合适的动物种属和给药方式确定采样时间点、采血测血中药物浓度，根据测得的各受试动物的血药浓度-时间数据，计算受试物的主要药代动力学参数。静脉注射给药，应提供消除半衰期（$t_{1/2}$）、表观分布容积（V_d）、浓度-时间曲线下面积（AUC）、清除率（Cl）等参数值；血管外给药，除提供上述参数外，还应提供药峰浓度（C_{max}）和达峰时间（t_{max}）等参数，以反映药物吸收、消除的规律。另外，应提供统计矩参数，如：平均滞留时间（MRT）、$AUC_{0\sim t}$和$AUC_{0\sim\infty}$等。

一般不宜在人体进行的药物分布、沉积和代谢的毒理学机制需在动物上进行。需要注意的是，不同动物种属间药代动力学的差异对动物研究的预测性或评价毒性研究中的剂量—效应关系有显著影响。由免疫介导的清除机制引起的药代动力学特征改变，可能会影响药代动力学、药效动力学以及毒性试验的数据。某些产品可能还出现固有药物作用的表达比药代动力学特征明显延迟（如细胞因子）

的现象,或者可能药物作用的持续时间比有效血药浓度水平维持时间更长。

(二)生物技术药物非临床药代动力学研究

由于结构及生理活性的特性,不同的生物技术药物体内代谢动力学特性也不同,很难制定统一的生物技术药物的药代动力学研究指导原则,以下以蛋白质/多肽类药物、单克隆抗体和基因治疗药物为代表进行介绍。

1. 蛋白质/多肽类药物的药代动力学

(1)吸收:治疗性蛋白质/多肽类药物药物由于口服给药生物利用度低,大多数是通过静脉注射、皮下注射或肌内注射途径进行肠道外给药。给药途径的变化可能改变药物的 PK 和免疫原性。静脉给药,给药后在机体系统中可以迅速达到最高浓度,但是不一定能达到预期的维持生物活性的浓度 - 时间效应。皮下给药,给药后药物通过淋巴系统可能会产生体循环前消除,因此获得的生物利用度低于 100%。不同给药部位(如上臂、大腿、腹部)的生物利用度可能有所不同,如果需要不同部位给药,则应针对每个给药部位进行相对生物利用度研究。

(2)分布:稳态分布容积(V_{ss})通常与分子量呈负相关,渗透性与分子量也有类似的关系。蛋白质/多肽类药物分布到组织(即细胞摄取)通常是消除过程的一部分,分布容积较小,因此 V_{ss} 低不一定代表组织渗透性低,可能由于受体介导的摄取,在单一靶器官中已达到足够浓度。建议结合非临床 PK 研究结果,了解药物在体内的主要分布组织,特别是在效应靶器官和毒性靶器官的分布及其通过生物膜屏障的情况。

有些治疗性蛋白质/多肽类药物进入血液后与血液成分结合,例如可溶性受体,可能会通过改变分布和/或清除而改变其 PK 特征,可采用适当的方法,在给药前和给药期间测定可溶性受体的水平,同时区分游离型受体和结合型受体,并评估其对药物 PK 的影响及与临床效应的相关性。

(3)消除:在进行 PK 研究时应首先明确药物的主要消除途径。分子量<69kDa 的小蛋白质通过肾脏滤过被消除(随着分子量的降低,肾滤过作用越来越重要),随后被肾小管重吸收和次级代谢分解;对于分子量较大的治疗性蛋白药物,在水解作用之外主要通过在其他组织和/或靶细胞中受体介导的内吞后再分解代谢进行消除。

治疗性蛋白质/多肽类药物大多以代谢物的形式排出体外,一般极少以原型排出体外,体内降解的终极产物为氨基酸,并参与体内氨基酸循环。所以,物质平衡研究对确定治疗性蛋白质/多肽类药物的代谢及排泄方式一般意义不大。针对其消除和代谢的特定研究(如微粒体、全细胞或组织匀浆研究)以及体外代谢物鉴定的必要性和可行性,应视具体情况而定。

2. 单克隆抗体药物的药代动力学

大多数治疗性单克隆抗体中存在免疫球蛋白 G(IgG)(或者更特异的 IgG1)分子,因而其药代动力学有其特征性。

(1)吸收:单克隆抗体药物给药途径包括静脉注射、皮下注射或肌内注射等,已经批准的或者目前正处于临床开发阶段的绝大多数单克隆抗体都是通过静脉注射途径给药的。静脉注射直接进入血液,无吸收过程,能够快速发挥作用。肌内注射或皮下注射则是通过人体淋巴系统进行吸收的,这些孔道的截留分子量大于单抗分子量的 100 倍。在淋巴管中,单抗被单向运输至静脉系统,由于淋巴系统的流速相对较低,注射单克隆抗体后需要一段时间才能被吸收。吸收速率相对缓慢,生物利用度一般为 50%~100%。

(2)分布:单克隆抗体药物分子量较大,亲水性较强,难以自由扩散透过细胞膜进入组织,在组织中的分布慢、分布容积很小,因此单克隆抗体药物一般局限分布于血管和组织间质空间。静脉注射后,单克隆抗体药物从血管空间到组织间质空间的分布主要是通过对流(从血液到间质空间的流体流动)方式、抗体细胞间的结合作用或通过受体介导的内吞、吞噬、液相胞饮作用发生。影响单克隆抗体药物分布的其他因素还包括扩散、从组织中清除以及单克隆抗体药物的生物物理特性,如分子电荷和疏水性特征等。单克隆抗体药物从血液循环进入组织的比例为 5%~15%,大脑的分布比例则相对更低。

(3)消除：单克隆抗体药物主要通过蛋白水解酶分解代谢消除，产生较小的肽和氨基酸，以蛋白质或能源物质原料的形式被代谢消除。体内的代谢消除途径可分为特异性清除及非特异性清除，包括靶向介导的清除、非特异性胞饮作用以及 IgG Fc 受体（FcγR）介导清除等。

单克隆抗体的特异性或靶向清除是通过抗体与靶抗原的相互作用实现的。首先，抗体与其靶抗原结合后，形成抗原抗体复合物，随后被溶酶体降解以及细胞内蛋白质分解代谢等。靶抗原的分子生物学特征会影响抗体的特异性清除途径。此外，当靶抗原被抗体上调或下调时，可导致抗体的药代动力学发生时间依赖性变化。

单克隆抗体的非特异性途径的清除率较低，主要通过胞饮作用和随后的蛋白质分解代谢实现。FcγR 是介导非特异性清除过程的主要受体，通过与抗体药物 Fc 端结合而发挥作用。

3. 基因治疗药物的药代动力学

(1)暴露量：基因治疗药物应根据产品具体特点考虑非临床研究中的实际暴露情况。基于基因治疗产品的暴露量，对非临床（药理学、药代动力学、毒理学）研究结果进行分析评价。

(2)分布：是指基因治疗产品在体内靶组织和非靶组织的分布、存续和清除。分布特征是基因治疗产品非临床研究的关键部分，有助于解释药理学、毒理学的研究发现，也为临床试验设计提供支持信息。分布研究应在临床试验开始前完成。研究应采用足够的剂量，以临床拟用的给药方式，在相关动物种属中开展，不仅包括导入基因、载体的检测，还包括表达产物的检测。取样时间点的安排应能体现基因治疗产品体内过程的特点，至少包括在靶组织和非靶组织的峰值和稳态阶段。具有体内复制特征的基因治疗产品，取样点至少包括两个峰值和清除阶段。

(3)脱落：是指基因治疗产品通过排泄物（粪便、尿液）、分泌物（唾液、汗液、鼻咽液等）或皮肤（脓疮、伤口等）排出体外。根据基因治疗产品的特点（如复制型基因治疗产品）评估开展脱落分析的必要性。脱落分析应包括对其排出体外成分的感染能力的检测。根据基因治疗产品脱落的特点和感染风险，在临床试验中采取相应的风险控制措施。

（三）生物技术药物临床药代动力学研究指导原则

生物技术药物临床 PK 研究的要求与传统小分子药物相同，但需要对其固有特性予以特殊考虑。建议在相关人群中，采用单剂量和/或多剂量给药方式表示 PK 特征（吸收、分布和消除）。不同的生物技术药物生化类型及适应证不同，PK 要求会有所不同。该部分以治疗性蛋白药物为例介绍临床药物代谢研究原则及特征。

1. 治疗性蛋白药物临床药代动力学研究基本原则

对于样本数量，建议根据不同研究目的，结合产品特征，以可获得目标剂量下稳健的 PK 数据为基本原则，考虑纳入目标受试人群的例数。在健康受试者研究中获得的 PK 结果，外推到目标患者人群时需进行论证。由于某些治疗性蛋白药物的消除在很大程度上取决于靶受体的摄取，健康受试者和目标患者人群之间受体密度的差异（例如肿瘤或炎症组织中受体的过度表达）可能会导致重要的 PK 特征（如半衰期等）产生差异。

2. 治疗性蛋白药物临床药代动力学特征

(1)吸收：大多数治疗性蛋白药物通过静脉注射、皮下注射或肌内注射途径进行肠道外给药。给药途径的变化可能改变药物的 PK 和免疫原性。皮下给药后，药物通过淋巴系统可能会产生体循环前消除，因此获得的生物利用度低于 100%。通过淋巴回流而回收的蛋白质与分子量大小有关，分子量小的蛋白质类药物可能会通过首过效应在组织中发生蛋白质水解性降解；而分子量较大的蛋白药物皮下给药时，在吸收过程中淋巴转运起重要作用。不同给药部位（如上臂、大腿、腹部）的生物利用度可能有所不同，如果需要不同部位给药，则应针对每个给药部位的相对生物利用度进行临床研究。

(2)分布：治疗性蛋白药物分布到组织（即细胞摄取）通常是消除过程的一部分，而非分布过程的一部分,这种看似分布实为消除的过程是其分布容积较小的原因之一。因此,稳态分布容积(V_{ss})低不一定代表组织渗透性低,可能由于受体介导的摄取,在单一靶器官中已达到足够浓度。建议结合非临床 PK 研究结果,了解药物在体内的主要分布组织,特别是在效应靶器官和毒性靶器官的分布及其通过生物膜屏障的情况。

有些治疗性蛋白药物进入血液后与血液成分结合,例如可溶性受体,可能会通过改变分布和 / 或清除而改变其 PK 特征。受试者受体水平有个体差异、受体水平随时间而变化也可能导致药物的 PK 特征呈现时间依赖性变化。在给药前和给药期间测定可溶性受体的水平,同时区分游离型受体和结合型受体,并评估其对药物 PK 的影响及与临床效应的相关性。

(3)消除:在进行 PK 研究时应首先明确药物的主要消除途径。对于治疗性蛋白药物来说,在很大程度上可以通过分子量大小预测消除途径。通常,蛋白质的分解代谢是经水解作用发生。分子量<69kDa 的小蛋白通过肾脏滤过被消除(随着分子量的降低,肾滤过作用越来越重要),随后被肾小管重吸收和次级代谢分解;对于分子量较大的治疗性蛋白药物,在水解作用之外主要通过在其他组织和 / 或靶细胞中受体介导的内吞后再分解代谢进行消除。

治疗性蛋白药物大多以代谢物的形式排出体外,一般极少以原型排出体外,体内降解的终极产物为氨基酸,并参与体内氨基酸循环。

与母体药物相比,代谢物可能具有不同的 PK 特征,应结合研究目的及可行性考虑,对有药效活性的代谢物进行测定。此外,治疗性蛋白药物的活性不仅与血浆中的游离成分有关,还与结合部分以及结合动力学有关,因而需明确生物分析中分析物的具体形态。

3. 药代动力学研究中的其他问题

(1)生物分析方法:相比于小分子化合物,生物技术药物由于分子量大、结构复杂、体内具有与其类似的蛋白质及代谢物,分析方法较复杂。因此,生物分析方法的建立是研究生物技术药代动力学的关键技术手段。除了具备在复杂生物基质中检出和监测(追踪)被分析物(母体药物和 / 或代谢物)的能力外,还应满足特异性、灵敏度、准确度、精密度以及适当的定量范围等要求。选择分析方法的一个重要指标是能够区分外源性给予蛋白及其内源性产生的对应物。

生物样品中治疗性蛋白药物常用的分析方法有:①配体结合分析法,测定与目标分子结合的分析物的量。能够检测结构相关的分析物,包括活性物质和非活性物质。②生物检定法,测定药物在特定生物学过程中的活性。仅能检测活性物质,可以是原型药物或其代谢物,以及任何其他形式的结构相关物质,包括内源性蛋白。③液质色谱—质谱法(LC-MS 法),该法具有高特异性、高重现性以及提供与定量信息相关的结构信息的能力。

在临床研究中可根据研究目的和药物特性选择合适的测定方法,可将几种分析方法结合使用。一般情况下,建议在研发早期开发特定的分析方法,并在整个研发过程尽量使用同一分析方法。拟定的分析方法应根据相关技术指南进行。

(2)标准品:对于生物技术药物尤其是蛋白质 / 多肽类药物,制备高纯度的标准品有时存在一定的难度。但需要注意的是,在不同的分析过程使用的标准品应能够代表临床试验(包括临床 PK)中的产品。

(3)内源性物质浓度:某些治疗性蛋白药物会受到其内源性物质浓度的影响,该影响可能呈现周期变化,或者根据特定信号产生。由于药效学效应与蛋白质的总浓度有关,因此需要厘清外源性治疗性蛋白药物的浓度与内源性物质的关系。试验过程中应尽可能明确内源性物质浓度 - 时间曲线,或者选择能够处理内源性物质的方法。此外,还应关注动物不同种属间的差异,临床则要关注健康受试者和患者之间、亚组人群之间内源性物质浓度的时间曲线差异。

四、生物技术药物的毒理学研究

用合适的动物模型研究潜在的不良药理学活性是药物安全性研究的重要内容,必要时应结合毒性研究。开展毒理学研究应遵从《药物非临床研究质量管理规范》(GLP),对于采用特殊动物模型、药理毒理整合性研究、特殊指标检测等非常规 GLP 试验内容,可以考虑按照非常规 GLP 研究实施,但应保证数据的质量和完整性。

(一)一般毒理学

一般毒理学试验用以评估受试品毒性特征、毒性可逆性、延迟毒性、剂量 - 毒性反应关系等,包括单次给药和重复给药毒性试验。试验设计时应关注动物种属的选择、与受试产品特性相关的检测指示、毒性反应的持续时间和可逆性,考虑设计合适的卫星组动物,以评估生物分布达峰值时的潜在毒性。

1. 剂量选择　给药剂量包括在最合适的非临床药效模型中确定的药效剂量范围或拟推荐的临床剂量范围。最高剂量的设置可能会受到动物种属、模型类型、给药途径、递送组织容量 / 大小、高浓度制剂稳定性等限制。一般应从最高剂量获得严重毒性反应的相关信息,通常为药效学最高剂量的一定倍数或拟推荐临床最高剂量的一定倍数;对于基因治疗产品,基于对转基因产品中载体现有的认知,考虑设计合适的对照组,例如,可能需要设计溶媒组、空载体或含有非功能转基因的载体等作为对照进行研究。当使用疾病动物模型作为试验系统时,应考虑设计模型对照组。

2. 给药方案　与小分子药物临床前毒理评价一致,给药方案应最大程度地模拟临床拟给药方案,给药途径、给药频率和给药期限应能适当地反应临床使用情况。

(1)单次给药的毒性研究:单次给药的毒性研究可能得到剂量与全身和 / 或局部毒性之间的关系的有用数据,这些数据可用于选择重复给药毒性研究的剂量。通过进行单次给药毒性研究(作为药理或动物模型药效研究的一部分)可收集到剂量—效应关系的信息。在这些研究的设计中,应考虑结合安全药理学参数。

对于基因治疗产品,因可能存在延迟毒性,应考虑延长合适的时间进行给药后毒性指标的检测。针对具有长期表达特性的基因治疗产品,毒性观测指标检测时间应足以评估长期或延迟毒性。检测指标和时间点,包括大体病理学、组织病理学、血清生化、血液学等,以及毒性持续时间和可逆性。

(2)重复给药的毒性研究:在重复给药毒性研究前应考虑动物种属的选择,给药途径和方案(如每天给药 vs. 间断给药)应该反映临床拟用途径或者用药(暴露)情况。如果可行,这些研究应该包括毒代动力学评价。

研究设计一般应包括恢复期,以确定药理学 / 毒理学作用的可逆性或潜在恶化和 / 或潜在的延迟毒性效应。对于药理学 / 毒理学作用持续时间较长的生物技术药物,其恢复期实验动物的监测期应延长,直至证实毒性反应的可逆性。重复给药研究的期限应根据临床暴露的预期持续时间和适应证确定。

(二)免疫毒理学

免疫毒理学评价的内容之一是潜在的免疫原性。很多生物技术药物通过刺激或抑制免疫系统而作用,因而不仅影响体液免疫,也影响细胞免疫。注射部位的炎症反应可能是一种刺激性反应,重要的是应认识到单纯注射损伤和 / 或制剂赋形剂的特定毒性作用也可导致注射部位的毒性反应。此外,靶细胞表面抗原的表达可能被改变,这表明有自身免疫的可能。免疫毒理学试验中可能要进行筛查试验,而后进行机制研究以阐明这些问题。但常规的阶梯式试验方法或者标准试验组合不推荐用于生物技术药物的免疫毒性评价。

(三)生殖能力和发育

应根据产品、临床适应证和目标患者人群决定是否需要进行生殖 / 发育毒性研究。具体的研究设计和给药方案可根据种属特异性、免疫原性、生物学活性和 / 或较长的消除半衰期等问题加以修改。例如,当存在某些涉及潜在发育免疫毒性的担忧时,特别是对于某些具有长效免疫作用的单克隆抗体,应对研究设计进行修改,以评价新生动物免疫功能。

(四)遗传毒性

常规用于药物评价的遗传毒性研究的范围和类型并不适用于生物技术药物,因此,不需要进行这些研究,而且给予大量的多肽/蛋白质可能得到无法解释的结果。并且,默认这类物质不直接与DNA 或其他染色体物质发生相互作用。当对产品有疑虑(例如一种结合蛋白产品中含有机连接分子),应考虑采用已有和相关的试验系统,包括新开发的系统进行研究。用标准遗传毒性研究并不适合检测生产过程中的潜在污染物,如果为此目的而进行研究应阐述其合理性。

(五)致癌毒性研究

标准致癌性生物试验一般不适用于评价生物技术药物。但是,可能也需要根据产品(如生长因子、免疫抑制剂等)的临床用药疗程、患者人群和/或生物活性,对其潜在致癌性进行评价。

当存在潜在致癌性风险时,可考虑采用多种方法评价其风险。具有支持或者诱导转化细胞增殖和克隆扩增潜力的产品可能具有致癌性,应采用与研究患者人群可能相关的多种恶性细胞和正常的人体细胞,对其受体表达进行评价。应确定产品刺激表达该受体的正常或恶性细胞生长的能力。当体外数据提示存在潜在致癌性时,要用相关动物模型进一步研究。在长期重复给药的毒性研究中,检测一些灵敏的细胞增殖指标可能会提供有用的信息。

在某些情况下,如果产品在啮齿动物中具有生物活性且无免疫原性,而其他研究又未提供评价潜在致癌性的充分信息,则应考虑使用一种啮齿动物进行试验。在选择用药剂量时,将药代动力学和药效动力学终点与比较性受体特征和拟定人体暴露剂量结合起来考虑,是确定合适剂量的科学的方法,并阐述剂量选择的合理性。

(六)局部耐受性研究

局部耐受性研究是对药品给药过程中,直接接触药物的部位可能发生的反应进行评估,也是评价的内容之一。如注射给药(皮下给药、静脉注射)、皮肤局部给药、黏膜给药,对给药部位进行的皮肤试验评估。动物种属选择可以是标准毒理研究的敏感动物种属,一般不要求性别对比;给药途径按人的给药途径,药物浓度和剂型与临床一致;给药剂量通过给药量和频次控制。

思考题

1. 生物技术药物具有哪些特点?未来发展趋势如何?
2. 生物技术药物的药理学、药代动力学和毒理学临床前研究对实验动物有哪些要求?
3. 生物技术药物药代动力学特性、不同种类药代动力学的差异是什么?
4. 生物技术药物免疫原性研究的意义是什么?
5. 药物靶点发现涉及的生物技术有哪些?
6. 发酵工程在生物技术药物制备中的地位、发酵过程中的影响因素及控制措施有哪些?
7. 如何根据生物技术药物特性选择相应的纯化方法?
8. 生物技术药物常用的剂型和给药方式有哪些?新剂型和递药系统研究对生物技术药物制剂学发展的意义是什么?

第一章
目标测试

(胡昌华　冯美卿　廖国建)

第二章

细胞因子类药物

学习目标

1. **掌握** 细胞因子类药物的概念、分类和生物活性。
2. **熟悉** 常用细胞因子类药物的性质、作用机制和用途。
3. **了解** 细胞因子类药物的发展趋势、常用细胞因子类药物的临床应用。

0201

第二章
教学课件

第一节　概　　述

细胞因子（cytokine,CK）是人类或动物的各类细胞分泌的具有多种生物活性的因子。细胞因子具有广泛的生理活性,包括调节细胞生理功能、介导炎症反应、参与免疫应答和组织修复等多种生物学效应,在某些情况下还可以产生病理作用,参与自身免疫病、肿瘤、移植排斥、休克等疾病的发生和发展。自 1957 年 Issacs 和 Lindenmann 发现第一个细胞因子——干扰素,并发现其具有抑制病毒的功能,迄今已陆续发现了 200 多种细胞因子。20 世纪 80 年代,细胞因子开始用于临床治疗疾病的研究;1986 年,重组人干扰素 α 作为第一个细胞因子类药物得到美国 FDA 的批准用于临床。目前,至少有 20 种的基因工程细胞因子类药物在世界各地用于临床治疗。我国于 1986 年开始了基因工程干扰素药物的研究开发,并在 1992 年由卫生部批准我国自主研发的第一个重组细胞因子类药物——基因工程干扰素 α1b 上市。

现代分子生物学和细胞工程技术的快速发展,为发现更多的细胞因子并为研究其结构与功能提供了技术条件。细胞因子的研究成果也为临床上预防、诊断、治疗疾病提供了科学基础,特别是利用细胞因子类药物治疗肿瘤、感染、造血功能障碍、自身免疫病等。细胞因子类药物具有非常广阔的应用前景。

一、概念

细胞因子是由多种细胞（主要为免疫细胞）合成和分泌的小分子多肽或糖蛋白。细胞因子能介导细胞间的相互作用,具有多种生物学功能,如调节细胞生长、分化成熟、功能维持、调节免疫应答、参与炎症反应、创伤愈合和肿瘤消长等。

重组细胞因子（recombinant cytokine）是利用大肠埃希菌、酵母菌、昆虫细胞、哺乳动物细胞等工程细胞大规模生产重组细胞因子的纯品,其产量、纯度、成本等指标均优于天然来源的细胞因子。

二、分类

（一）根据细胞因子主要功能的不同进行分类

细胞因子根据其功能可被分为白介素、干扰素、集落刺激因子、肿瘤坏死因子、转化生长因子 -β 家族、生长因子、趋化因子等。

1. **白介素** 白介素（interleukin,IL）由淋巴细胞、单核细胞或者其他非单个核细胞分泌的一类具有免疫调节活性的细胞因子,这类物质主要由白细胞合成,在细胞间相互作用、免疫调节、造血以及炎症过程中起重要调节作用,目前获得命名的白介素的 cDNA 均已克隆和表达成功,且有三十余种(IL-1~IL-38)。

2. **干扰素**　干扰素(interferon,IFN)是最先被发现的细胞因子,受病毒感染的细胞能产生一种物质干扰另一种病毒的感染和复制,因此而得名。根据干扰素产生的来源和结构不同,可分为 IFN-α、IFN-β 和 IFN-γ,他们分别由白细胞、成纤维细胞和活化 T 淋巴细胞产生。IFN-α 为多基因产物,存在 23 种不同的亚型,但它们的生物活性基本相同;IFN-β 和 IFN-γ 为单一亚型。各种不同的 IFN 生物学活性基本相同,具有抗病毒、抗肿瘤和免疫调节等作用。

3. **集落刺激因子**　在进行造血细胞的体外研究时,发现一类细胞因子可刺激不同的造血干细胞在半固体培养基中形成细胞集落,因此将这类细胞因子命名为集落刺激因子(colony stimulating factor,CSF)。根据不同细胞因子刺激造血干细胞或分化不同阶段的造血细胞在半固体培养基上形成不同的细胞集落,分别命名为粒细胞集落刺激因子、巨噬细胞集落刺激因子、粒细胞 - 巨噬细胞集落刺激因子、多重集落刺激因子、干细胞因子、促红细胞生成素等。不同 CSF 不仅可刺激不同发育阶段的造血干细胞和祖细胞增殖和分化,还可促进成熟细胞的功能。

4. **肿瘤坏死因子**　肿瘤坏死因子(tumor necrosis factor,TNF)是一类能直接造成肿瘤细胞死亡的细胞因子。根据其产生来源和结构不同,可分为 TNF-α 和 TNF-β 两类,前者由单核 - 巨噬细胞产生,后者由活化 T 淋巴细胞产生,又名淋巴毒素。两类 TNF 的生物活性相似,除具有杀伤肿瘤细胞外,还有免疫调节、参与发热和炎症发生的功能。大剂量的 TNF-α 注射会导致恶液质。

5. **转化生长因子 -β 家族**　转化生长因子-β 家族(transforming growth factor-β family,TGF-β family)由多种细胞产生,主要包括 TGF-β1、TGF-β2、TGF-β1β2 以及骨形成蛋白等。

6. **生长因子**　生长因子(growth factor,GF)对机体细胞具有促生长作用的细胞因子称为生长因子。如表皮生长因子、血小板衍生的生长因子、成纤维细胞生长因子、肝细胞生长因子、胰岛素样生长因子 - Ⅰ、胰岛素样生长因子 - Ⅱ、神经生长因子、抑瘤素、血管内皮细胞生长因子等。

7. **趋化因子**　趋化因子(chemokine)是一类具有趋化作用的细胞因子,主要调节淋巴细胞和巨噬细胞的趋化性,激活巨噬 / 单核细胞、促进定向造血干细胞的增殖,促进内皮细胞和一些转化细胞的机能,在机体炎症反应和抗感染及创伤愈合中发挥重要作用。趋化因子多为小于 100 个氨基酸的小分子多肽,已发现 50 多种。按照 NH$_2$- 半胱氨酸基序的不同,趋化因子家族可分为四个亚族:

(1)C-X-C/α 亚族:主要趋化中性粒细胞,成员有 IL-8、生长调节致癌基因 α/ 黑素瘤生长刺激因子 α 抗原、血小板因子 -4、血小板碱性蛋白、结缔组织激活肽 -Ⅲ 和 β- 血小板球蛋白、炎症蛋白 -10、上皮中性粒细胞激活肽 -78。

(2)C-C/β 亚族:主要趋化单核细胞,包括巨噬细胞炎症蛋白 -1α、巨噬细胞炎症蛋白 -1β、重组人正常 T 淋巴细胞表达和分泌因子、单核细胞趋化蛋白 -1、单核细胞趋化蛋白 -2、单核细胞趋化蛋白 -3。

(3)C 型亚家族:主要有淋巴细胞趋化蛋白。

(4)CX3C 亚家族:对单核 - 巨噬细胞、T 淋巴细胞及 NK 细胞有趋化作用。

(二) 根据产生细胞因子的细胞种类不同进行分类

1. **淋巴因子**　淋巴因子(lymphokine)主要由淋巴细胞产生,包括 T 淋巴细胞、B 淋巴细胞和 NK 细胞等。重要的淋巴因子有 IL-2、IL-3、IL-4、IL-5、IFN-γ、TNF-β、粒细胞 - 巨噬细胞集落刺激因子(granulocyte-macrophage colony stimulating factor,GM-CSF)和神经白细胞等。

2. **单核因子**　单核因子(monokine)主要由单核细胞或巨噬细胞产生,如 IL-1、IL-6、IL-8、TNF-α、粒细胞集落刺激因子(granulocyte colony stimulating factor,G-CSF)和巨噬细胞集落刺激因子(macrophage colony stimulating factor,M-CSF)等。

3. **非淋巴细胞、非单核 - 巨噬细胞产生的细胞因子**　主要由骨髓和胸腺中的基质细胞、血管内皮细胞、成纤维细胞等细胞产生,如促红细胞生成素、IL-7、IL-11、干细胞因子、IL-8 和 IFN-β 等。

三、生物活性

众多细胞因子在体内通过旁分泌(paracrine)、自分泌(autocrine)或内分泌(endocrine)等方式发挥作用,存在于组胞表面的相应高亲和性的细胞因子受体数量不同,数量为每个细胞含 10~10 000 个。根据细胞因子受体基因序列以及受体胞膜外区氨基酸序列、同源性和结构的不同,可将其分为四个类型:免疫球蛋白超家族、造血因子受体超家族、神经生长因子受体超家族和趋化因子受体。细胞因子与受体结合发挥调节作用具有多效性、重叠性、拮抗性、协同性等多种作用特点,形成了十分复杂的细胞因子调节网络,参与人体多种重要的生理功能。

(一) 细胞因子的共有特性

1. 细胞因子多为糖蛋白,分子质量一般为 10~25kDa,有的为 8~10kDa。多数细胞因子以单体形式存在,少数以二聚体、三聚体或四聚体的形式发挥生物学作用,如 IL-5、IL-12、M-CSF、TGF 等以二聚体,TNF-α 以三聚体,IL-16 以四聚体结合相应受体。

2. 细胞因子的产生具有多源性、多样性和自限性的特点。多源性:即体内各种免疫细胞以及血管内皮细胞、成纤维细胞、上皮细胞、肿瘤细胞等非免疫细胞都能产生细胞因子;多样性:一种细胞可分泌多种细胞因子,几种不同类型的细胞也可产生一种或几种相同的细胞因子;自限性:在静息状态下不能产生细胞因子,只有活化后才能合成分泌细胞因子,刺激停止后细胞因子合成分泌也随之终止。

3. 细胞因子以旁分泌或自分泌形式作用于附近细胞或细胞因子产生细胞,在局部以高浓度短暂地发挥作用。在某些炎症性疾病中,部分细胞因子在血中的浓度可明显升高,通过内分泌形式,作用于远处的靶器官,引发全身性效应。

4. 具有高效性的作用特点。细胞因子与存在于细胞表面的高亲和力受体相结合后,通过受体介导的信号转导高效能地行使调节和效应功能。一般在 pmol/L 水平即有明显的生物学作用。

5. 具有时效性和多效性的作用特点。时效性是指由于细胞因子半衰期短,靶细胞对细胞因子的反应通常发生在几个小时之内;多效性是指一种细胞因子可对多种不同类型的靶细胞发生作用,产生多种生物学效应。

6. 具有网络性的作用特点。主要表现为一种细胞因子可诱导或抑制另外一些细胞因子的产生,主要表现为协同效应或拮抗作用,某些细胞因子可对靶细胞表面的某些细胞因子受体的表达产生促进或抑制作用。

(二) 细胞因子的生理活性

细胞因子能促进靶细胞的增殖和分化,增强抗感染和细胞杀伤效应,促进或抑制其他细胞因子和膜表面分子的表达,促进炎症过程,影响细胞代谢等。

1. **免疫细胞的调节剂**　免疫细胞之间存在错综复杂的调节关系,细胞因子是传递这种调节信号必不可少的信息分子。例如,在 T 淋巴细胞和 B 淋巴细胞之间,T 淋巴细胞产生 IL-2、IL-4、IL-5、IL-6、IL-10、IL-13、IFN-γ 等细胞因子刺激 B 淋巴细胞的分化、增殖和抗体产生;而 B 淋巴细胞又可产生 IL-12 调节 Th1 细胞活性和细胞毒性 T 淋巴细胞(cytotoxic T lymphocyte,CTL)活性。许多免疫细胞还可通过分泌细胞因子产生自身调节作用。例如,T 淋巴细胞产生的 IL-2 可刺激 T 淋巴细胞的 IL-2 受体表达和进一步的 IL-2 分泌,Th1 细胞通过产生 IFN-γ 抑制 Th2 细胞的细胞因子产生。而 Th2 细胞又通过 IL-4、IL-10 和 IL-13 抑制 Th1 细胞的细胞因子产生。通过研究细胞因子的免疫网络调节,可以更好地理解完整的免疫系统调节机制,并且有助于指导细胞因子作为生物应答调节剂应用于临床治疗免疫性疾病。

2. **免疫效应分子**　在免疫细胞针对抗原(特别是细胞性抗原)行使免疫效应功能时,细胞因子是其中重要的效应分子之一。例如,TNF-α 和 TNF-β 可直接造成肿瘤细胞的凋亡,使瘤细胞 DNA 断裂,细胞萎缩死亡;IFN-α、IFN-β、IFN-γ 可干扰各种病毒在细胞内的复制,从而防止病毒扩散。另有一些细胞因子通过激活效应细胞而发挥其功能,如 IL-2 和 IL-12 刺激 NK 细胞与 CTL 的杀肿瘤细胞活性。与抗体和补体等其他免疫效应分子相比,细胞因子的免疫效应功能在抗肿瘤、抗细胞内寄生感染、移植排斥等功能中起更重要作用。

3. **造血细胞的刺激剂**   从多能造血干细胞到成熟免疫细胞的分化发育这一漫长道路中,几乎每一阶段都需要有细胞因子的参与。研究表明,CSF 和 IL-3 作用于粒细胞系造血细胞,M-CSF 作用于单核系造血细胞,EPO 作用于红系造血细胞,IL-7 作用于淋巴系造血细胞,IL-6、IL-11 作用于巨核造血细胞等。由此构成了细胞因子对造血系统的庞大控制网络。目前,多种刺激造血的细胞因子已成功应用于临床血液病,有非常好的发展前景。

4. **炎症反应的促进剂**   炎症是机体对外来刺激产生的一种病理反应过程,症状表现为局部的红肿热痛,病理检查可发现有大量炎症细胞如粒细胞、巨噬细胞的局部浸润和组织坏死。在这一过程中,一些细胞因子起到了重要的促进作用,如 IL-1、IL-6、IL-8、TNF-α 等可促进炎症细胞的聚集、活化和炎症介质的释放,可直接刺激发热中枢引起全身发烧,IL-8 同时还可趋化中性粒细胞到炎症部位,加重炎症症状。

5. **其他**   许多细胞因子除参与免疫系统的调节功能外,还参与非免疫系统的一些功能。例如,IL-8 具有促进新生血管形成的作用;IL-1 刺激破骨细胞、软骨细胞的生长;IL-6 促进肝细胞产生急性期蛋白等。

四、主要上市药物

(一) 干扰素类

1. **干扰素 α2a(interferon-α2a)注射液**   干扰素 α2a 是一种重组人干扰素,为 I 型干扰素,含有 165 个氨基酸残基,其中第 23 位为赖氨酸。干扰素 α2a 注射液主要赋形剂为醋酸铵、氯化钠、苯甲醇、吐温 -80、醋酸、氢氧化钠和注射用水。

干扰素 α2a 具有天然 α 干扰素的多种活性,其抗病毒作用是通过在细胞内诱发抗病毒状态和调节免疫系统的效应,从而起到中和病毒或清除受病毒感染细胞的作用。本品抗肿瘤机制尚不明确,但能使人类细胞 DNA、RNA 和蛋白质合成减少并抑制某些人类肿瘤的体外增殖和在裸鼠体内的生长。

干扰素 α2a 注射液的临床应用包括:①淋巴或造血系统肿瘤,白血病、多发性骨髓瘤、非霍奇金淋巴瘤、原发性皮肤外周 T 细胞淋巴瘤、慢性髓细胞性白血病、与骨髓增生性疾病相关的血小板增多。②实体肿瘤,卡波西肉瘤、复发性或转移性肾细胞瘤、转移性恶性黑色素瘤。③病毒性疾病,伴有乙型肝炎病毒(HBV)-DNA、DNA 多聚酶阳性或乙型肝炎 e 抗原(HBeAg)阳性等病毒复制标志的成年慢性乙型肝炎患者,伴有 HCV 抗体阳性和谷丙转氨酶增高但不伴有肝功能代谢失调的成年慢性丙型(非甲、非乙型肝炎)肝炎患者,尖锐湿疣患者。

2. **重组集成干扰素 α**   重组集成干扰素 α,是一种重组的、非自然存在的 I 型干扰素。重组集成干扰素 α 的 166 个氨基酸序列是通过对几种天然 α 亚型干扰素序列的扫描,把最常见的氨基酸转移到各个对应的位置得到的。为了便于分子构造,对其中四个氨基酸进行了改变,利用化学合成方法构造了一个对应的合成 DNA 序列。重组集成干扰素 α 是在大肠埃希菌(E. coli)中表达产生,细胞中转入重组集成干扰素 α 编码的合成基因序列。最终纯化之前,重组集成干扰素 α 氧化成天然状态,通过一系列层析柱后达到最终纯度,分子量约为 19kDa。

重组集成干扰素 α 可上调主要组织相容性复合体(MHC)I 蛋白的表达,使来源于病毒抗原的多肽提呈增加,促进了 CTL 祖细胞 CD8+ T 淋巴细胞的活化,增加了 CTL 介导的杀伤作用。干扰素还可诱导几种关键抗病毒介质的合成,包括 2′-5′ 寡聚腺苷酸合成酶、蛋白激酶 R 和磷酸二酯酶等;

2′-5′ 寡聚腺苷酸合成酶被双链 DNA（dsDNA）激活后，催化生成 2′-5′- 磷酸二酯键连接的寡聚腺苷酸（2-5As），2-5As 激活核酸内切酶 RNase L，降解病毒 RNA，阻断病毒蛋白质合成，从而发挥抗病毒作用。蛋白激酶 R 可以灭活核糖体合成所必需的酶，从而抑制病毒 mRNA 的翻译，使病毒蛋白合成量减少；磷酸二酯酶能降解 2′-5′ 寡聚腺苷酸为腺苷三磷酸（ATP）和腺苷一磷酸（AMP），同时可以除去转移 RNA（tRNA）的 pCpCpA 末端，从而抑制转录。

重组集成干扰素 α 可用于治疗毛细胞白血病、恶性黑色素瘤和艾滋病相关的卡波西肉瘤。

3. 聚乙二醇干扰素 α2b 注射剂　聚乙二醇干扰素 α2b 注射剂是采用酵母表达系统的重组人干扰素 α2b，后经 Y 型聚乙二醇（40kDa）修饰制成，为白色冻干粉末，主要赋形剂为磷酸氢二钠、磷酸二氢钠、蔗糖、聚山梨醇酯和注射用水。

重组人干扰素 α2b 具有抗病毒、抑制肿瘤细胞增殖以及调节人体免疫功能等作用。后者包括增强巨噬细胞的吞噬功能，增强细胞毒性 T 淋巴细胞的杀伤作用和自然杀伤细胞（NK 细胞）的功能。根据文献报道，对肝炎、疱疹、尖锐湿疣、感冒、结膜炎等病毒性疾病、白血病以及多种肿瘤的治疗有确切的疗效。

重组人干扰素 α2b 的临床应用包括：①适用于治疗慢性丙型肝炎。患者年龄须大于 18 岁，并伴有代偿性肝脏疾病。②可用于治疗 HBeAg 阳性的慢性乙型肝炎，并伴有代偿性肝脏疾病。

（二）白介素类

1. 重组 IL-2　重组 IL-2 为重组人 IL-2 高度纯化蛋白，分子量约为 15.3kDa，通过重组 DNA 技术及工程化大肠埃希菌生产。重组 IL-2 与天然 IL-2 的区别在于重组 IL-2 不是糖基化的、无 N- 端丙氨酸、125 位丝氨酸替代了半胱氨酸。重组 IL-2 产品是一种无菌、无防腐剂的白色至灰白色冻干粉，外观呈饼状，以单剂量小瓶供应，静脉给药。

重组 IL-2 具有和天然 IL-2 一致的活性。体外研究表明，重组 IL-2 对人源细胞系具有免疫调节作用，功能主要为：①增强淋巴细胞有丝分裂和刺激人 IL-2 依赖细胞株的长期生长；②增强淋巴细胞的细胞毒性；③诱导杀伤细胞［淋巴因子激活的杀伤细胞（LAK）和 NK 细胞］活性；④诱导干扰素产生。体内试验研究表明，在动物和人体内可以剂量依赖性的产生多种免疫效应，这些作用包括通过淋巴细胞增多、嗜酸性粒细胞增多和血小板减少激活细胞免疫，以及产生包括 TNF、IL-1 和 IFN-γ 在内的细胞因子。在小鼠肿瘤模型的体内试验显示了对肿瘤生长的抑制作用。

重组 IL-2 的临床应用包括：①治疗肾细胞癌、恶性黑素瘤、结肠癌等。②与 LAK（lymphokine-activated killer cell therapy，LAK）疗法、手术、放疗、化疗相结合用于小脑星形细胞瘤、舌癌、喉癌、鼻咽癌、原发性肝癌、肺癌和胃癌手术转移的患者。③对肾细胞癌、恶性黑素瘤、结肠癌等产生的癌性胸腹水有效。④ IL-2 在皮肤科用于治疗恶性黑素瘤、原发性皮肤外周 T 细胞淋巴瘤、获得性免疫缺陷综合征等。⑤用于预防或治疗化疗引起的血小板减少症。可与粒细胞集落刺激因子（G-CSF）合并使用，在骨髓造血干细胞移植时使用可减少血小板静脉滴注次数，缩短外周血血小板恢复时间。

2. 重组 IL-11　重组 IL-11 是一种血小板生成生长因子，可直接刺激造血干细胞和巨核细胞祖细胞的增殖，并诱导巨核细胞成熟，导致血小板生成增加。重组 IL-11 是通过大肠埃希菌生产，分子量约为 19kDa 的非糖基化多肽，含 177 个氨基酸，与天然 IL-11 氨基酸相比缺少氨基末端的脯氨酸（Pro），体内外生物活性无差别。

IL-11 可与多种细胞因子协同维持定向干细胞（committed stem cell，CSC）的持续生长和增殖。IL-11 能抑制脂肪细胞分化，抑制脂蛋白酶的活性，并可诱导肝细胞表达和分泌急性期蛋白质，如纤维蛋白原、α_1- 抗胰蛋白酶、α_2- 巨球蛋白和补体 C3 等。IL-11 还能促进小肠黏膜上皮细胞增殖，诱导多核成骨样细胞的形成和神经元的分化。

重组 IL-11 的临床应用包括：①治疗肿瘤患者放化疗引起的血小板低下症，IL-11 可有效促进化疗后外周血小板恢复；②治疗骨髓造血功能障碍性血小板减少症，IL-11 可缩短血小板减少的持续时间。

3. 血细胞生长因子类

（1）重组 G-CSF：表达人 G-CSF 的基因位于第 17 号染色体上，由巨噬细胞、内皮细胞和成纤维细胞产生，主要作用于中性粒细胞系造血细胞，促进其增殖、分化和活化。重组 G-CSF 分子量约为 20kDa，由 174 个氨基酸组成。

G-CSF 在体外刺激骨髓造血祖细胞中的中性粒细胞前体，使之增殖分化成成熟粒细胞集落，也能作用于完全成熟的终末粒细胞，延长成熟中性粒细胞的存活时间，提高中性粒细胞的吞噬能力，促进超氧化物的产生和碱性磷酸酶的合成。

重组 G-CSF 适用于癌症化疗等原因导致的中性粒细胞减少症。癌症患者使用骨髓抑制性化疗药物，特别是在强烈的、骨髓剥夺性化学药物治疗后，注射本品有助于预防中性粒细胞减少症的发生，减轻中性粒细胞减少的程度，缩短粒细胞缺乏症的持续时间，加速粒细胞数的恢复，从而降低合并感染发热的危险。

（2）血小板生成素受体激动剂：血小板生成素受体激动剂是一种促进血小板生成的二聚体 Fc- 肽融合蛋白，是通过重组 DNA 技术在大肠埃希菌中生产的。romiplostim 通过激活血小板生成素受体来增加血小板生成，它的药理作用与血小板生成素（thrombopoietin，TPO）相似，调节骨髓中血小板的产生。该蛋白有两个相同的单链亚基，每个亚基由 269 个氨基酸残基组成。每个亚基由一个 IgG1 Fc 载体结构域组成，该结构域共价连接到一个多肽序列上，该多肽序列包含两个结合结构域，可与血小板生成素受体相互作用。

romiplostim 可用于治疗血小板减少症。免疫性血小板减少症（immune thrombocytopenic purpura，ITP）的成年患者对皮质类固醇、免疫球蛋白或脾切除术的反应不足。6 个月及以上的儿童患者对皮质类固醇，免疫球蛋白或脾切除术的反应不足，这些患者使用 romiplostim 能取得较好效果。

五、临床应用特点

（一）临床应用广

细胞因子作为人体自身成分，具有广泛的生理活性，如调节细胞的生长分化、调节免疫功能，参与炎症发生和细胞修复等作用，具有活性高、功能多等特点。正是由于这些特点，细胞因子类药物被广泛应用于临床多种疾病的治疗，如感染性疾病、抗肿瘤免疫治疗、恶性血液病、免疫排斥、自身免疫病、代谢性疾病等，基本上涵盖了所有类型的疾病。

（二）治疗朝精准靶向调控方向发展

细胞、细胞因子和细胞信号通路构成了复杂而精细的调节网络，维持了机体的稳态，当这种平衡被打破时，不同的疾病组织，免疫细胞的种类、含量及其响应的细胞因子的种类和水平都存在区别，临床应动态检测这些变化，精准地靶向对因、对症治疗或预防性干预才能发挥更好的疗效而避免不良反应。如 GM-CSF 和 G-CSF 用于再生障碍性贫血的治疗、EPO 用于化疗导致的贫血以及 IFN-γ 用于类风湿关节炎治疗时，应定期检测相关细胞因子水平。

（三）细胞因子用药途径应根据疾病特点来选择

细胞因子临床应用，采用常规静脉注射或肌内注射的方法，效果不好。全身应用，宜采用 8~12 小时静脉滴注方法，剂量应维持在有效阈值以上。局部应用时，①对于全身疾病，可采用胸导管、右淋巴导管、腋淋巴结群和腹股沟淋巴结群注射的方法。②对于局部病灶，如实体瘤、转移瘤，可选择局部病灶区注射，兼用方法①。③对于体腔内病变，最好结合手术，埋置皮下药泵，用介入方法给药。无手术条件者，可在 B 超（CT、X 线）引导下经皮穿刺方法给药。④对于癌性胸腹水，用胸腹腔灌注方法。细胞因子临床治疗效果与机体免疫状态有密切关系，科学的使用方法应该在治疗前后系统检查机体状态，了解细胞因子引起的免疫反应。

六、发展趋势

细胞因子类药物都是源于内源性的生物活性分子,具有亲和力较高、选择性较好、靶点明确、作用机制清楚等优点,但是内源性细胞因子并不能满足药用或临床治疗的需求,如具有稳定性差、半衰期短、给药不便等缺陷。基于细胞因子的结构和功能关系,通过分子改造、剂型开发等手段改进这些缺陷是细胞因子类药物的发展趋势。

(一) 细胞因子的基因改造策略

细胞因子的基因改造是以分子遗传学为理论基础,采用分子生物学技术和微生物发酵工程等现代生物技术,在体外对细胞因子基因进行改造和重组后,构建工程菌(或细胞)进行发酵表达,以制备临床疗效更好而副作用更小的细胞因子类药物。

1. 应用基因重组方法将细胞因子与稳定性较好的蛋白质进行融合表达,如重组 IFN-α2b 在形成融合蛋白后,在保持 IFN-α2b 生物活性的同时,血浆半衰期延长了 13 倍。酵母表达的人 IL-10 与免疫球蛋白 IgG_1 Fc 部分的融合蛋白(IL-10/Fc)在小鼠体内的血浆半衰期由 $t_{1/2}<1h$ 延长至 $t_{1/2}=30h$,同时形成了同型二聚体结构,进一步提高了 IL-10/Fc 的稳定性。

2. 采用定点突变方法改变细胞因子肽链中不稳定氨基酸残基的编码基因,改善细胞因子类药物结构,从而提高稳定性。如去除人 IL-11 中的 1~9 位氨基酸,10 位氨基酸突变为丙氨酸,获得的变异体 mIL-11 既保持了 IL-11 的生物活性,还能耐受化学水解和蛋白水解作用,在体外的稳定性得到提高。试验结果显示,mIL-11 在动物体内的药代动力学特性也有改善。

3. 利用体外分子定向进化,改变其肽链中与受体结合位点的关键氨基酸残基的编码基因,增强其与受体结合的亲和力,从而提高生物学效应。如对 TNF 的研究中发现,TNF 主要通过 $TNFR_1$ 和 $TNFR_2$ 起作用。通过 DNA 文库,构建了能特异性结合 $TNFR_1$ 和 $TNFR_2$,且含有 TNF 12 个氨基酸残基的随机肽库,利用该库筛选获得活性和选择性更强的 TNF 突变体。

(二) 化学修饰策略

化学修饰是采用化学方法对细胞因子的蛋白质结构进行改造,在体外将蛋白质的侧链基团通过人工的方法与一些化学基团,特别是具有生物相容性的大分子进行共价连接,从而改变蛋白质的性质。主要优点是可以延长细胞因子在体内的半衰期,降低免疫原性,减弱蛋白酶的水解作用和增加蛋白质分子的可溶性等。用于蛋白质修饰的大分子很多,常见的有聚乙二醇(PEG)类、多糖类(如葡聚糖、右旋糖酐、肝素等)、人工合成的多肽等,其中以聚乙二醇类最为常用。细胞因子类药物的 PEG 修饰是将 PEG 以酯键或酰胺键形式共价结合于细胞因子类药物表面的赖氨酸、组氨酸或其他氨基酸残基上。目前,PEG 修饰的 IL-2、IFN-α2a 和 IFN-α2b 等多种细胞因子类药物已经应用于临床。

(三) 环化策略

细胞因子类药物是一类由氨基酸通过肽键相连形成的蛋白质类化合物,根据肽键的结构可分为直链肽和环肽。研究发现,许多直链肽在体外具有良好的生物活性和稳定性,但进入体内后,活性很快消失。相对直链肽而言,环肽生物活性和稳定性好,受体选择性高,具有明确的限制性构象,能与受体很好契合。由于分子内没有游离的 N- 端和羧基端(C- 端),环肽对氨肽酶和羧肽酶的敏感性大大降低。通过环化以增强多肽类药物的稳定性是细胞因子类药物开发的一个发展趋势。研究发现,IFN-α2b 在形成环肽后,与其未改构之前的直链肽相比,对人羊膜细胞 WISH 具有相似的抗增殖作用,但在诱导 WISH 凋亡方面,环肽 IFN-α2b 诱导的凋亡率为(23±3)%,而直链肽 IFN-α2b 为(29±5)%。

(四) 细胞因子类药物剂型开发

细胞因子类药物以注射剂为主,但存在使用不便、体内生物半衰期短等问题。根据临床使用目的,目前已将干扰素制成数十种制剂,广泛应用于肝炎、肿瘤、类风湿关节炎等多种疾病的治疗,并取得了良好的效果。如重组人干扰素(rhIFN)α2b 栓剂用于治疗由人类疱疹病毒和人乳头瘤病毒感染引起的宫颈柱状上皮异位,rhIFN-α2b 滴眼剂用于眼部病毒性疾病和单纯性疱疹性眼病的治疗,rhIFN-α1a 凝胶剂用于尖锐湿疣、口唇疱疹和生殖器疱疹等疾病的治疗,rhIFN-α2b 喷雾剂用于治疗由病毒引起的并发或复发性皮肤单纯疱疹,除此之外,还有软膏剂、阴道泡腾胶囊等。

(五)细胞因子类药物新的适应证

细胞因子是天然免疫和获得性免疫的主要调节因子,细胞因子治疗可以激活肿瘤患者的免疫系统,已广泛用于肿瘤的临床治疗研究。IFN-α 已被批准用于完全切除高转移的黑色素瘤患者以及一些难治性的恶性肿瘤的辅助治疗。高剂量 IL-2 已被批准用于转移性的肾细胞癌和黑色素瘤治疗。GM-CSF、IFN-γ、IL-7、IL-12 和 IL-21 都处于肿瘤治疗的临床试验阶段。IL-15 最初临床研究已经完成,和抗肿瘤抗体或检查点抑制剂联合的临床试验已经开始。然而,细胞因子在单一疗法中并没有实现临床前研究中所看到的疗效。它们通常与严重的剂量限制毒性有关,这种毒性通过适当的剂量是可以控制的,现在人们更好地理解了它可以诱导免疫抑制体液因子、抑制细胞和细胞检查点,而且不持续诱导肿瘤特异性反应。为了克服这些障碍,人们正在用新的工程细胞因子突变体(超因子)、嵌合抗体 - 细胞因子融合蛋白(免疫因子)、抗癌疫苗和癌症定向单克隆抗体增加其抗体依赖的细胞毒性或维持细胞反应和抗癌疗效。

第二节   重组人干扰素 β

一、药物发现

β 干扰素(interferon-β,IFN-β)是由病毒和其他干扰素诱生剂诱导生物细胞后所产生的高活性多功能蛋白,也被称为成纤维细胞干扰素,其主要是由活化的成纤维细胞和上皮细胞所产生。与 IFN-α 相比,IFN-β 具有严格的种属特异性。因此,其他种属的 IFN-β 在人细胞上没有活性。

由于 IFN-β 在体内的稳定性差、生产难度大,所以早期对其研究有限。随着近年来科学技术的发展,科学家们用其他氨基酸如丝氨酸(Ser)取代 17 位半胱氨酸(Cys)后,不但对活性没有影响,而且增加了体内稳定性和活性。重组人干扰素 β1a 是 IFN-β 基因在中国仓鼠卵巢细胞(Chinese hamster ovary cell,CHO)表达的蛋白,与人天然的 IFN-β 具有相同的分子结构和初级结构,为 166 个氨基酸,17 号氨基酸为半胱氨酸,1 号为甲硫氨酸,并且被糖基化。重组 IFN-β1b 是大肠埃希菌中表达的 IFN-β,相比于人体 IFN-β,重组 IFN-β1b 分子量变小为 165 个氨基酸,17 号为丝氨酸,1 号无甲硫氨酸,并且不能被糖基化。

(一)药物性质

IFN-β、IFN-α 的基因均定位于人第 9 号染色体,二者连锁在一起,无内含子。二者的氨基酸组成有 26%~30% 的同源性。IFN-β1a 是由 166 个氨基酸组成的糖基化蛋白,分子量约为 23×10^3,肽链中含 3 个 Cys,分别在第 17、31 和 141 位,其中第 31 和 141 位的半胱氨酸之间形成的二硫键对 IFN-β1a 的生物学活性非常重要(图 2-1)。141 位的 Cys 被 Tyr 替代后则完全丧失抗病毒作用。IFN-β1a 第 80 位存在一个 N- 糖基化位点。

干扰素具有以下特点:

1. 正常的情况下,浓度较低,当机体受到病毒感染后,瞬间可产生一定量的干扰素,防止病毒的扩散和蔓延。

2. 具有很高的生物活性,1mg 具有 10 亿个活性单位。

3. 抗病毒作用无特异性,一种诱导剂产生的干扰素可以抑制多种病毒的复制。

H-Met-Ser-Tyr-Asn-Leu-Leu-Gly-Phe-Leu-Gln-Arg-Ser-Ser-Asn-Phe-
　1　　2　　3　　4　　5　　6　　7　　8　　9　10　11　12　13　14　15

Gln-Cys-Gln-Lys-Leu-Leu-Trp-Gln-Leu-Asn-Gly-Arg-Leu-Glu-Tyr-
16　17　18　19　20　21　22　23　24　25　26　27　28　29　30

Cys-Leu-Lys-Asp-Arg-Met-Asn-Phe-Asp-Ile-Pro-Glu-Glu-Ile-Lys-
31　32　33　34　35　36　37　38　39　40　41　42　43　44　45

Gln-Leu-Gln-Gln-Phe-Gln-Lys-Glu-Asp-Ala-Ala-Leu-Thr-Ile-Lys-
46　47　48　49　50　51　52　53　54　55　56　57　58　59　60

Glu-Met-Leu-Gln-Asn-Ile-Phe-Ala-Ile-Phe-Arg-Gln-Asp-Ser-Ser-
61　62　63　64　65　66　67　68　69　70　71　72　73　74　75

Ser-Thy-Gly-Trp-Asn-Glu-Thr-Ile-Val-Glu-Asn-Leu-Leu-Ala-Asn-
76　77　78　79　80　81　82　83　84　85　86　87　88　89　90

Val-Tyr-His-Gln-Ile-Asn-His-Leu-Lys-Thr-Val-Leu-Glu-Glu-Lys-
91　92　93　94　95　96　97　98　99　100　101　102　103　104　105

Leu-Glu-Lys-Glu-Asp-Phe-Thr-Arg-Gly-Lys-Leu-Met-Ser-Ser-Leu-
106 107 108 109 110 111 112 113 114 115 116 117 118 119 120

His-Leu-Lys-Arg-Tyr-Tyr-Gly-Arg-Ile-Leu-His-Tyr-Leu-Lys-Ala-
121 122 123 124 125 126 127 128 129 130 131 132 133 134 135

Lys-Glu-Tyr-Ser-His-Cys-Ala-Trp-Thr-Ile-Val-Arg-Val-Glu-Ile-
136 137 138 139 140 141 142 143 144 145 146 147 148 149 150

Leu-Arg-Asn-Phe-Tyr-Phe-Ile-Asn-Arg-Leu-Thr-Gly-Tyr-Leu-Arg-
151 152 153 154 155 156 157 158 159 160 161 162 163 164 165

Asn-OH
166

图 2-1　IFN-β1a 的氨基酸序列

4. 保护作用具有种属特异性,比如鸡产生的干扰素只保护鸡,不保护兔,但是亲缘关系较近的动物有交叉保护现象。

5. 理化性质较稳定,60℃ 环境中 1 小时不被破坏,在 pH 2~11 范围内不变性。

(二) 靶点发现

IFN 分为Ⅰ型和Ⅱ型 IFN 两大类,Ⅰ型 IFN 家族包括 IFN-α 和 IFN-β,它们共用相同的细胞表面受体,并且有类似的功能。1994 年首次克隆出Ⅰ型 IFN 受体的配体连接成分即 IFN-β 受体,它对 IFN-β 有较好的反应,因此被认为是Ⅰ型 IFN 受体的主要成分。人Ⅰ型 IFN 受体基因定位于第 21 号染色体上,分布于细胞表面,至少含有两个亚单位,命名为 α(IFNAR1) 和 β(IFNAR2)。IFN-β 通过结合细胞表面受体 IFNR-1 和 IFNR-2,诱导细胞内染色体产生抗病毒蛋白,抑制病毒蛋白的合成。随着 IFN 作用机制的阐明,IFN 已成为目前慢性乙型肝炎治疗的主要药物,但其严重的副作用及较低的持续应答率限制了进一步的广泛应用。

IFN-β 通过与细胞表面特异性受体结合,而在其效应细胞中诱导多条信号途径,发挥抗病毒、抗肿瘤和免疫调节等作用。JAK-STAT 信号道路是 IFN-β 信号转导的基本途径。IFN-β 与 IFN 受体 (IFNAR) 结合后,与受体相关的两个酪氨酸激酶 JAK1 和 Tyk2 激活,活化后的 JAK1 和 Tyk2 能使本身和受体磷酸化。磷酸化的 IFNAR1 和 IFNAR2 与信号转导及转录活化因子 1(STAT1) 和 STAT2 结合,并使其磷酸化。磷酸化的 STAT 蛋白形成二聚体,单独或者与干扰素调节因子家族成员 p48 结合形成三聚体分子进入核内,并结合到靶基因的启动子上,激活多基因转录。此外,IFN-β 还可诱导 p33 丝裂原激活的蛋白激酶 (MAPK) 途径、胰岛素受体底物 (insulin receptor substrate,IRS) —磷脂酰肌醇 3 激酶 (PI3K) 途径、核 v-Crk 肉瘤病毒 CT10 癌基因同源物 (鸟类) 样蛋白 (CrkL) 途径。

（三）上市历史

1984 年 9 月 28 日,美国一公司向美国专利与商标局申请了与改变 IFN-β 肽链 N- 端第 17 位氨基酸有关的专利。1993 年美国 FDA 批准了 IFN-β1b 上市销售,用于治疗多发性硬化、神经系统疾病。亚洲的日本、新加坡,欧洲的意大利、西班牙等国家已批准 IFN-β 用于多发性硬化、肝炎或其他病毒性感染的治疗。目前已进入全球销量最大的 200 种药物排名榜,销售额已达 5 亿美元。IFN-β1b 已获准在美国境外的加拿大、欧洲、非洲等国销售。目前有三种上市产品:①天然人 IFN-β,由刺激后的人成纤维细胞产生,目前日本、意大利等国仍在生产;②大肠埃希菌表达的重组突变型 IFN-β(IFN-β1b),其肽链 N- 端第 17 位的半胱氨酸被替换为丝氨酸;③CHO 细胞表达的重组天然人 IFN-β(IFN-β1a),其氨基酸序列与天然人 IFN-β 完全一致,为天然形式的糖基化蛋白。

二、药理作用

（一）作用机制

1. 抗病毒作用　与 IFN-α 一样,IFN-β1a 具有广谱抗病毒作用,但它抑制病毒繁殖的程度会因病毒的种类而千差万别,即便是同一种病毒的不同血清型也可能对病毒的敏感性有所差异(图 2-2)。其作用机制是:①抑制某些病毒的吸附[如水疱性口炎病毒（VSV）]、脱衣壳和最初的病毒核酸转录[如猴空泡病毒 40（SV-40）、单纯疱疹病毒（HSV）-1、VSV 和流感病毒]、病毒蛋白合成(如 VSV、SV-40)以及成熟病毒颗粒的释放(如逆转录病毒、HSV-1)等不同环节;②增强 NK 细胞、单核巨噬细胞对病毒的吞噬作用。干扰素的抗病毒作用不是靠干扰素本身去直接“中和”或“抑杀”病毒,而是间接的通过细胞产生“抗病毒蛋白”发挥作用的。干扰素的抗病毒活性有相对的种属特异性。干扰素的抗病毒作用表现在病毒繁殖量的减少,以及由此引起的细胞损伤的减少。对于一般病毒性感染,干扰素可促进机体的恢复,缩短病程。

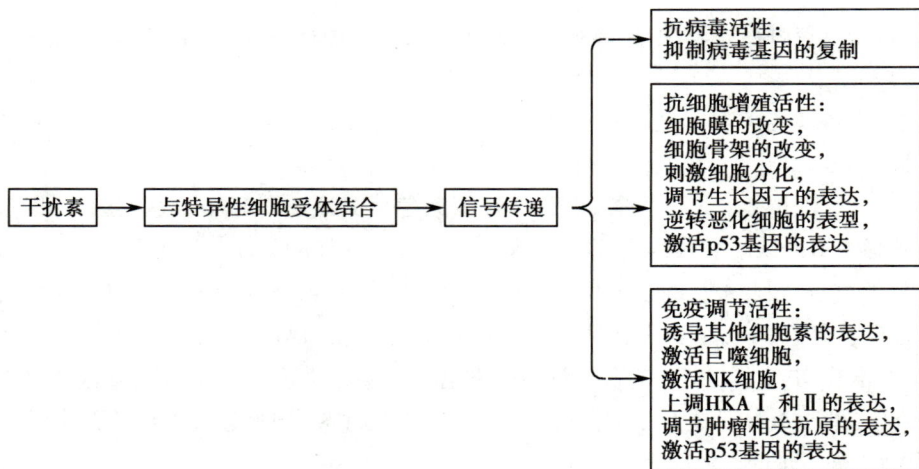

图 2-2　干扰素的生物学活性示意图

2. 抑制某些细胞的生长　IFN-β 可抑制如成纤维细胞、上皮细胞、内皮细胞以及造血细胞的增殖,其机制可能是通过使细胞分裂停留在 G_0/G_1 期,降低 DNA 的合成,下调细胞原癌基因的转录水平,下调某些生长因子受体表达。

3. 免疫调节作用　促进大多数细胞主要组织相容性复合体(major histo-compatibility complex,MHC)- Ⅰ 类抗原的表达,活化 NK 细胞和细胞毒性 T 淋巴细胞(又称为杀伤性 T 细胞)。它对巨噬细胞的功能有增进作用,并可调节 T 淋巴细胞、B 淋巴细胞的功能。

4. 抑制和杀伤肿瘤细胞　IFN-β 杀伤肿瘤细胞主要是通过促进机体的免疫功能,提高巨噬细胞、NK 细胞和 CTL 的杀伤水平。它能刺激 NK 细胞对肿瘤细胞系和新分离的肿瘤细胞的细胞毒作用,保护正常细胞免受 NK 细胞的杀伤。

(二)药效学效应

IFN-β 用于慢性乙型肝炎的治疗已长达 20 余年,因此治疗方案已日渐规范化。只有在乙型肝炎病毒患者体内病毒复制以及 IFN-β 治疗感染丙型肝炎病毒的患者时,有部分患者出现 IFN-β 抵抗现象。而且对抵抗 IFN-β 的丙型肝炎病毒患者,临床上进行再治疗时困难很大。IFN-β、利巴韦林联合治疗方案能够逆转 IFN-β 丙型肝炎病毒的抵抗状态。

(三)药代动力学

通过不同途径将 60μg 的 IFN-β1a 注射到 24 位健康志愿者后的药代动力学和药效动力学参数(表 2-1)。

表 2-1 IFN-β1a 的药代动力学参数(数值为平均值 ± 标准偏差)

给药途径	药代动力学参数			生物响应参数	
	C_{max}/(IU/ml)	AUC/(IU/ml)	$t_{1/2\beta}$/h	β₂- 微球蛋白	新蝶呤 E_{max}(nmol/L)
静脉注射 (n=8)	262(±45)	537(±40)	4.0(±1.6)	559(±70)	NA
肌内注射 (n=8)	44(±4)	1352(±111)	10.0(±0.8)	796(±58)	16.0(±2)
皮下注射 (n=8)	20(±7)	478(±119)	8.6(±1.0)	628(±39)	12.4(±1.5)

注:AUC 为血药浓度 - 时间曲线下面积;C_{max} 为最大血药浓度;E_{max} 为血清水平较基线的最大变化;NA 为未能获得有效数据;$t_{1/2\beta}$ 为消除半衰期。新嘌呤:由人类单核细胞来源的巨噬细胞和树突状细胞受到干扰素刺激后产生,是反映细胞免疫活化程度敏感的标记物。

三、临床应用

(一)主要适应证

IFN-β 可抑制病毒的复制,使得有效生化指标恢复正常。目前,IFN-β 已在临床上用于治疗以下疾病,包括尖锐湿疣、丙型肝炎、慢性乙型肝炎及相关肝癌、黑色素癌、类风湿关节炎、多发性硬化、脱髓鞘性疾病等。美国 FDA 早在 1993 年就批准了 IFN-β(17Ser)可用于治疗多发性硬化(multiple sclerosis,MS),也是目前唯一应用在该神经系统疾病的有效药物,可明显延缓 MS 病情的进展、降低恶化率。IFN-β 还在临床上用于治疗多种癌症,如在前列腺癌方面,能增加雄性激素受体的表达,抑制前列腺癌细胞的生长,提高雄性激素受体上不灵敏的前列腺癌细胞的附着能力。干扰素还可用于治疗类风湿关节炎、肝纤维化等。

(二)注意事项

干扰素是一种较安全的生物制剂,无明显毒性反应。但是长期应用也会带来不良反应,常见的有发热、肌痛、头痛、乏力及胃肠反应和低血压等约有一半可出现骨髓抑制现象,表现为白细胞、血小板、网织红细胞减少等。干扰素还有如下特殊不良反应,危害较大。

1. 精神神经症状 以精神抑郁为主,是最严重且发生率高的特殊反应,临床症状复杂,表现多样,如感觉异常、神经性肌萎缩、末梢神经炎等,日本甚至有自杀者。

2. 甲状腺异常 主要症状为甲状腺炎、甲状腺功能亢进症或甲状腺功能减退症等多发生于用药 16~20 周,自身抗体阳性者及女性易发病。

3. **代谢异常**　表现为糖尿病加重,血糖不易控制。

4. **严重出血**　多继发于血小板显著下降,大剂量可致颅内出血,亦偶见难治性血小板减少性紫癜并发皮下和子宫出血。

5. **自身免疫病**　可诱发类风湿关节炎、系统性红斑狼疮、银屑病等,多见于女性。

6. **重要器官受损**　表现为心肌炎、传导阻滞、心动过缓等心血管损害和椎底动脉供血不足的脑血管损害,部分患者可出现眼底出血、白斑。

7. **间质性肺炎**　晚期患者可因呼吸衰竭而死亡,应及早停药。

干扰素所致不良反应多数可逆,患者多可耐受,停药后可自行缓解。

(三) 药学监护

1. 监测患者有无过敏反应出现,如荨麻疹、血管神经性水肿、过敏性休克等。

2. 监测患者血常规、肝肾功能、电解质水平以及甲状腺功能。

3. 慢性肝炎肝脏失代偿期、自身免疫性肝病及使用免疫抑制剂的肝移植患者不应使用干扰素。

四、研究进展

(一) 相同或类似靶点药物

1. **IFN-α**　IFN-α、IFN-β 均属于Ⅰ型,它们与相同受体结合,生物学功能也相似。IFN-α 是由单核细胞产生的相对分子量为 18kDa 的多肽。IFN-α 及 PEG-IFN-α 治疗慢性乙型肝炎的机制相似,主要通过细胞表面受体产生抗病毒蛋白和免疫调节作用来抑制乙型肝炎病毒复制。

2. **干扰素类似物**　干扰素类似物也可称为新型干扰素,包括 IFN-ω、IFN-λ、清蛋白干扰素等,另一种控释型 IFN-CR2b 也在研究中。

(二) 国内上市情况

目前在我国上市的有 rhIFN-β1a 注射液,被批准的干扰素相关产品有 92 个,包括 α1b、α2a、α2b 和 γ,以及长效干扰素 PEG-IFN-a2b。

(三) 新适应证与新剂型

IFN-β1a 具有调节骨质自稳的功能,NF-κB 受体激活蛋白配体(RANKL)的被激活可引起破骨祖细胞分化为成熟破骨细胞导致骨质吸收,同时也诱导基因片段 *c-fos* 依赖性破骨细胞表达的内源性 IFN-β 的产生。继发的 IFN-β 信号激活能抑制破骨细胞生成,部分还能抑制 *c-fos* 的负反馈通路,这表明 IFN-β 在调控 RA 患者骨平衡中发挥着重要作用。

在临床上应用的 IFN 有许多剂型,主要为注射剂,用于治疗乙型肝炎、丙型肝炎、尖锐湿疣等病毒感染,也可用于某些肿瘤的治疗。另外,IFN 还有一些外用或局部给药剂型,如凝胶、软膏、滴眼液、滴鼻剂和喷雾剂等。

第三节　重组人白介素 -2

一、药物发现

白介素 -2(interleukin-2,IL-2),作为白介素家族的重要成员,它是在研究 T 淋巴细胞长时间生长条件的过程中被发现的。因 IL-2 主要生理功能是维持和促进 T 淋巴细胞的增殖与分化,故又称之为 T 淋巴细胞生长因子(T cell growth factor,TCGF)。研究表明,自 20 世纪 90 年代初重组白介素 -2 在美国首次问世以来,人们已经在大肠埃希菌、酵母菌、昆虫细胞等多种表达体系中成功表达并获取有活性的 IL-2,其生物活性与天然 IL-2 相同,且已被批准上市。

(一) 药物性质

人 IL-2 基因定位于 4 号染色体,约 5kb,由 4 个外显子和 3 个内含子组成。成熟人 IL-2 是由 133 个氨基酸构成的多肽分子,其分子量约为 15.5kDa,等电点在 6.5~8.0。实际上,人 IL-2 基因表达的前体蛋白包含 153 个氨基酸残基,其在分泌出细胞过程中,切除了一段含 20 个氨基酸残基的信号肽,最终形成成熟的 IL-2。研究表明,成熟 IL-2 需要经过一定的翻译后加工过程,在第三位苏氨酸(Thr)位点发生糖基化修饰,其变化很大,但糖基化与否并不影响 IL-2 的生物学活性,这也是生产中可以利用大肠埃希菌表达体系生产重组人 IL-2 的重要原因。同时,人 IL-2 分子中含有 3 个半胱氨酸(Cys58、Cys105、Cys125),其中 Cys58 和 Cys105 之间形成的二硫键对维持 IL-2 的生物活性发挥重要作用。而 Cys125 一般以游离状态存在,它的存在易造成二硫键的错配,形成二聚体,降低甚至失去 IL-2 的活性。将 Cys125 突变为丝氨酸或丙氨酸后,可改善其活性和稳定性(图 2-3)。

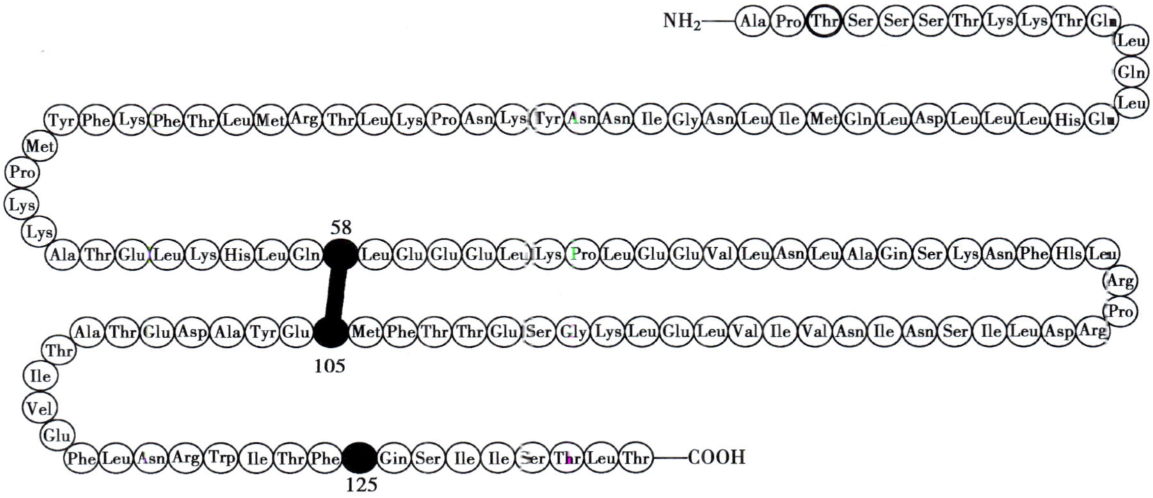

实心圆表示半胱氨酸,粗圈表示可能的糖基化位点。

图 2-3　IL-2 蛋白质的一级结构

此外,IL-2 的热稳定性和 pH 稳定性较好。首先,它是一种相对比较耐热的蛋白质,其在 2~8℃的条件下可保存 1 年以上,56℃处理 1 小时或 37℃处理 15 分钟后仍保留活性;其次,IL-2 的 pH 适应范围广,其活性在 pH 2~9 范围内基本可保持稳定,冻干制剂较为稳定。IL-2 对蛋白酶敏感,对 DNA 酶、RNA 酶和神经氨酸酶不敏感。

(二) 靶点发现

研究显示,IL-2 药物主要是通过与白介素 -2 受体(IL-2R)的结合发挥其生物学功能。该受体由 α、β 和 γ 三条链组成,其中 IL-2Rα 链(或 α 亚单位)分子量为 55kDa,又称 p55、CD25,主要分布于 B 淋巴细胞上,α 链在静止 T 淋巴细胞中表达,激活后显著提高表达水平,是活化 T 淋巴细胞的标志;IL-2Rβ 链分子量为 70kDa,故又称 p70,在人白细胞分化抗原中编号为 CD122,该链主要分布于 T 淋巴细胞、大颗粒淋巴细胞(LGL)、B 淋巴细胞和 pre-T 淋巴细胞中;IL-2Rγ 链,又称为 CD132,分子量为 64kDa,是一种包含 347 个氨基酸的糖蛋白,其胞质区含 86 个氨基酸,第 288~321 位氨基酸区域可以与磷酸化蛋白质中的磷酸化酪氨酸残基相连,参与信号转导,其主要表达于多种淋巴细胞表面。三个亚单位可组成不同亲和力的受体,单独的 IL-2Rα 可形成低亲和力受体(1Kd ≈ 10nmol/L),但不参与信号转导;单独的 IL-2Rβ 亲和力极低(1Kd ≈ 100nmol/L),但 IL-2R β 和 γ 亚单位可形成中等亲和力复合体(Kd ≈ 1nmol/L);单独 IL-2Rγ 链不能结合 IL-2,但对于中亲和力 IL-2R(βγ 链)和高亲和力 IL-2R(αβγ 链)的组成、IL-2 的内化及信号转导是必需的;而 IL-2Rα、IL-2Rβ 和 IL-2Rγ 亚单位形成的三聚体复合物是 IL-2 的高亲和力受体(1Kd ≈ 10pmol/L)。

人体内同时存在两种 IL-2R,一种位于细胞膜,即细胞膜 IL-2R(membrane interleukin-2 receptor, mIL-2R);另一种存在于血液中,即可溶性白介素 -2 受体(soluble interleukin-2 receptor,sIL-2R)。mIL-2R 和 sIL-2R 具有相同的 IL-2 位点,并存在竞争关系,即 sIL-2R 从细胞膜上脱落进入血液循环,降低了细胞膜表面的 IL-2R 的相对数量,使 IL-2 的目标细胞减少;同时,sIL-2R 可与 mIL-2R 竞争性结合免疫活化 T 淋巴细胞周围的 IL-2,发挥类似封闭因子的功能。sIL-2R 是 T 淋巴细胞活化的特征性指标之一,是一种重要的免疫抑制剂。

(三)上市历史

1976 年,Morgan 等人在小鼠脾细胞培养上清时首次发现一种能够促进和维持 T 淋巴细胞分化增殖的细胞生长因子,并于 1979 年统一将其正式定名为 IL-2。自 IL-2 活性受到广泛关注以来,起初人们主要从血液中分离制备 IL-2,但该方法获得的 IL-2 价格十分昂贵,难以得到应用。直至 1983 年,Taniguchi 等首次克隆出人 IL-2 的 cDNA,使得运用基因重组技术批量生产 IL-2 成为可能。1992 年,美国 FDA 批准重组人白介素 -2(rIL-2)作为治疗转移性肾癌的药物而上市,此后相继在中国、日本、丹麦等国家上市。

二、药理作用

(一)作用机制

IL-2 是调控免疫系统细胞增殖和分化的一种重要的细胞因子,通过与细胞表面 IL-2 受体(IL-2R)结合激活胞质内多种非受体型蛋白质酪氨酸激酶(PTK),继而启动 3 种主要信号转导途径向下游传递信息,调节免疫细胞的活化、增殖、凋亡以及介导免疫反应。

1. **控制基因转录的 JAK-STAT 信号通路**　IL-2 与 IL-2Rβγ 相结合,迅速激活与 β 链和 γ 链各自相连的 JAK1 和 JAK3,使 STAT5a/b 磷酸化并形成二聚体,暴露核定位信号,由胞质进入胞核调控转录。

2. **控制基因转录的 RAS-MAPK-ERK 信号通路**　IL-2 与 IL-2R 触发 RAS 结合并活化 GTP,后者激活丝氨酸 / 苏氨酸激酶(RAF-1),磷酸化 MAPK 和调节细胞外信号调控的蛋白激酶(ERK)活性,在肿瘤细胞增殖、分化和存活方面发挥重要作用。

3. **与抗凋亡和细胞骨架布局有关的 PI3K-Akt-mTOR 信号通路**　IL-2 与 IL-2R 结合激活磷脂酰肌醇 3 激酶(PI3K),催化磷脂酰肌醇 4,5- 双磷酸(PIP2)成为磷脂酰肌醇(3,4,5)三磷酸(PIP3),后者结合丙酮酸脱氢酶激酶(PDK1)和 Akt,促使 PDK1 磷酸化 Akt,活化的 Akt 可通过调节下游的哺乳动物雷帕霉素靶蛋白(mTOR)和 p70 核糖体蛋白 S6 激酶(p70s6K)调节细胞由 G_1 期进入 S 期,调控其生长发育。该通路存在同源性磷酸酶(PTEN)将 PIP3 还原为 PIP2,蛋白磷酸酶 PHLPP(pH 域和亮氨酸丰富重复蛋白磷酸酶)使 Akt 脱磷酸化,两者可负性调控 PI3K 通路活性。

(二)药效学效应

IL-2 具有广泛的免疫学功能,目前临床上主要用于抗肿瘤疾病的治疗,尤其是在肾癌和癌性积液治疗方面疗效明显。然而,研究表明,IL-2 并不能直接干预肿瘤细胞的生长或杀死肿瘤细胞,其抗肿瘤机制主要在于刺激、活化大量的效应细胞如细胞毒性 T 淋巴细胞(CTL)、B 淋巴细胞、NK 细胞和 LAK 等产生杀肿瘤效应。由于恶性肿瘤患者体内的 IL-2 水平低,以此为基础的免疫活性细胞不能被诱导和增殖,造成免疫监视功能低下,肿瘤细胞得以逃逸。因此,通过提供外源性 IL-2,帮助患者完成免疫监视,调节和改善机体免疫功能,从而清除肿瘤细胞是 IL-2 治疗肿瘤的主要机制。

(三)药代动力学

目前国内生产的 rIL-2 以注射液形式为主,一般通过静脉滴注、皮下注射、胸腹腔注射和肿瘤灶局部给药等方式使用。研究表明,单次静脉注射 rIL-2 后,其在人体内经历血浆内和血管外两个时相:第 1 相的生物半衰期为 6~7 分钟,第 2 相的生物半衰期为 30~120 分钟,8 小时后,仍能测出 IL-2

活性。皮下注射、肌内注射或腹腔内注射可显著延长其半衰期(2~6 小时)。IL-2 进入人体内后主要分布于肝脏、肾脏、脾脏和肺脏,其中肾脏是主要的清除代谢器官。

三、临床应用

(一)主要适应证

IL-2 是机体免疫调节网络中的核心物质,与其他细胞因子有协同或拮抗作用,共同完成机体免疫机能的平衡与调节。近年来研究发现,rIL-2 在抗肿瘤、抗病毒、抗细菌感染、治疗免疫缺陷性疾病、抗高血压以及治疗恶性胸腹水等方面得到广泛应用。目前,国内外 IL-2 正在进行临床研究的适应证有:①与抗癌药联合用于治疗恶性肿瘤,提高抗癌药物的疗效;②用于人类艾滋病的有效治疗,能够有效减少病毒的总量,降低发病率;③辅助治疗乙型肝炎,提高治疗效果;④辅助治疗肺结核;⑤辅助治疗麻风病;⑥治疗骨髓发育不良症;⑦恶性间皮瘤;⑧晚期成神经细胞瘤。

综合来看,IL-2 的临床应用主要包括两个方面:一方面是 IL-2 单独或与其他细胞因子及化疗药物联合使用治疗疾病,另一方面是用 IL-2 诱导的淋巴细胞(LAK)或肿瘤浸润淋巴细胞(TIL)进行过继免疫疗法。

(二)注意事项

近年来,尽管 IL-2 在基础研究和临床应用方面取得了可喜的成绩,却也存在着一定的副作用。有报道显示,患者在长时间、大剂量使用 rIL-2 后,会出现发热、寒战、呕吐、头晕等不良反应,严重时可能会产生血压下降、肺间质水肿,有时还会出现呼吸窘迫,甚至急性充血性心衰、严重心律失常等症状。同时,当大剂量应用 IL-2 时,容易增加金黄色葡萄球菌、表皮葡萄球菌等细菌感染的概率,对毛细血管的通透性、心肺功能、肝肾功能、内分泌代谢以及造血系统均有一定的负面影响。因此,IL-2 药物必须在医生的科学指导下,按照规定剂量安全用药;同时,不断改进 IL-2 用药方式亦可降低药物带来的不良反应,如:选用少量多次、短时间内静脉滴注的方法;肝动脉内给药、胸腹腔内、淋巴回路及瘤体内给药等局部注射的方法。

(三)药学监护

1. 监护用药期间是否出现发热、肌肉疼痛等症状。
2. 监护用药期间是否有过敏反应发生。
3. 药品应储存在 2~8℃。

四、研究进展

(一)相同或类似靶点药物

以白介素家族成员为靶点的药物包括融合蛋白、抗体等多种形式,甚至白介素本身也是很好的药物。目前已经上市的靶向 IL-2 或其受体的主要有两种药物:①巴利昔单抗(basiliximab),它是一种具有高度特异性的人/鼠嵌合抗体,可通过抗体鼠源性可变区竞争性地与 IL-Rα 亚基结合而发挥作用;②达利珠单抗(daclizumab),它是用于器官移植的第一个人源化单克隆抗体,含 90% 人 IgG 序列和 10% 鼠序列,由于抗体可变区大部分是人源性的,因此其与 CD25 的亲和力较巴利昔单抗低。这两种药物均属于抗 IL-2R 单克隆抗体,可用于抵扩器官移植排斥反应,如肾移植。

(二)国内上市情况

国内学者从 20 世纪 90 年代开始对 IL-2 展开研究。1991 年,rhIL-2 作为国家"八五"重点攻关课题项目,由中国科学院上海生物化学研究所和中国人民解放军军事医学科学院共同承接并开展相关研究;并在 1994 年获得国家的一类相应新药证书,后经卫生部批准,开始按照《药品生产质量管理规范》(GMP)试生产,并进入临床试验阶段,随后成为首批获得国家正式批准生产文号的新药。这是我国继干扰素后第二个正式进入市场的基因工程药品。自此,rhIL-2 实现国产化,年均产值已过亿元人民币。目前,我国已有若干厂家生产基因重组 IL-2——第 125 位半胱氨酸突变为丙氨酸的新型重组 Ala125 IL-2 和第 125 位半胱氨酸突变为丝氨酸的新型重组 Ser125 IL-2。随着新适应证和新剂型的开发,特别是长效剂型的发展,IL-2 的市场份额必定还会进一步上涨。

(三)新适应证与新剂型

除在抗肿瘤治疗应用中发挥重要作用外,重组白介素 -2 还可作为增强机体免疫和多种病毒感染的辅助治疗,并可用于系统性红斑狼疮、类风湿关节炎等多种自身免疫病的治疗。我国市场中常见的 rhIL-2 药物主要有注射剂和冻干粉针剂两种剂型。

第四节   重组人促红细胞生成素

一、药物发现

1906 年,Carnot 和 Deflandre 发现,将放血后兔子的血浆注射给正常的兔子,正常兔子的外周血中的红细胞数量增多。他们认为贫血兔血浆中存在一种体液因子能够刺激红细胞生成,并称其为生成素。1948 年,Bonsdorff 和 Jalavisto 等将这种调控因子命名为促红细胞生成素(erythropoietin,EPO)。1950 年,Reissman 用连体鼠试验观察到,给连体之一呼吸低氧空气,另外一只鼠呼吸正常空气,结果两只均呈现同样程度的骨髓红细胞增生现象,这是由于 EPO 从低氧鼠进入非低氧鼠从而刺激红细胞的生成,这大大鼓舞了人们对 EPO 的兴趣。1977 年,Miyake 等人从再生障碍性贫血患者的尿液中成功分离提纯人促红细胞生成素(hEPO)。在基因工程技术出现以前,人们就是一直利用从贫血患者尿中、山羊和兔子血中提取的 EPO 治疗贫血,通过这种方法提取 EPO 效率非常低,而且极不稳定,临床应用范围窄。1985 年,Lin 和 Jacobs 等人分离了人 EPO 基因的 cDNA 和基因组 DNA,并将 EPO 基因成功转入中国仓鼠卵巢细胞得到高效表达,加快了人们对 EPO 的基础研究,为重组人促红细胞生成素(rhEPO)进入临床提高可能。1989 年,美国 FDA 批准 rhEPO 上市,主要应用于肾功能衰竭贫血患者的治疗。

(一)药物性质

EPO 属肽类激素,是一种单链的酸性糖蛋白,生理状态下的 EPO 是一个由 165 个氨基酸组成的单链多肽,分子量为 30.4kDa。其中肽链骨架约为 18kDa,肽链上有两个二硫键和三个 N- 连接、一个 O- 连接糖基化位点,两个二硫键分别位于 Cys7 和 Cys161、Cys29 和 Cys33 之间;三个 N- 连接、一个 O- 连接糖基化位点分别位于 Asn24、Asn38、Asn83 和 Ser126。肽链通过四个糖基化位点与四个富含唾液酸的糖链相连,糖链由岩藻糖、甘露糖、N- 乙酰葡糖胺、半乳糖和 N- 乙酰神经氨酸所组成。N- 连接糖链主要形成四分枝的复合物,而 O- 连接糖链只有四个糖基。糖链约占分子总重的 40%(图 2-4),糖链对于维持 EPO 的体内活性至关重要,去除末端唾液酸部分或去除 N- 连接的寡糖链都将造成 EPO 体内活性的完全丧失,而对其体外活性无影响。EPO 对热、碱、还原剂等较为稳定,其疏水性极强。EPO 对热的稳定性在很大程度上依赖于糖链的完整性,早期研究表明,酶切除人尿源 EPO 的大部分糖基,可导致这种蛋白的凝聚。但去除糖基的 EPO 仍能在骨髓培养中刺激红系组细胞生成,表明糖基化在受体结合和激活红系祖细胞时并非必需。对人血浆 EPO 进行等电聚焦时发现,其糖基部分有细微差异,造成等电聚焦时的数个组分,主要组分的等电点在 pH 3~4,rhEPO 与尿源性 EPO 具有相同的氨基酸序列、二级结构、二硫键位置、糖基化位点等,但 rhEPO 缺乏 N- 乙酰神经氨酸半乳糖连接。末端唾液酸的差异,可能导致二者在体内活性的差异,尿源性 EPO 的比活为 70 000~80 000U/mg 蛋白,rhEPO 比活为 200 000IU/mg 蛋白。

EPO 的测定方法总的说来有四种,目前包括体内和体外生物活性测定,放射免疫测定和酶联免疫测定。其结果以国际单位(IU)表示,1IU 定义为对啮齿动物促红细胞生成活性与 5μmol 氯化钴相同。EPO 比活新的国际标准为 130 000IU/mg 完全糖基化的蛋白。

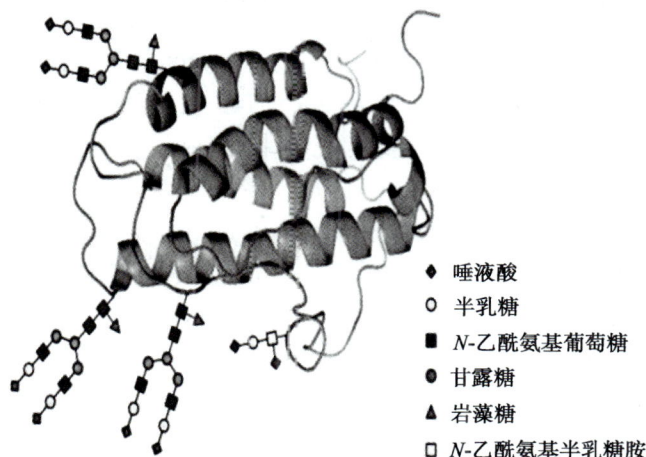

◆ 唾液酸
○ 半乳糖
■ N-乙酰氨基葡萄糖
● 甘露糖
▲ 岩藻糖
□ N-乙酰氨基半乳糖胺

图 2-4　EPO 三级结构图

(二) 靶点发现

1989 年,麻省理工学院 Loish 小组发现了 EPO 受体(EPOR),这引发了对 EPO-EPOR 相互作用和下游信号过程的进一步研究。人的 EPOR 基因位于 19 号染色体断臂 24 区(19p24),长度为 5~6.5kb,由 8 个外显子和 7 个内含子构成,它编码的蛋白质 EPOR 是细胞因子受体超家族的一员,分子量为 6.2×10^4 Da,由 507 个氨基酸组成,其结构可分为三个部分,细胞外部分、跨膜区域、胞质部分,胞质部分缺少酪氨酸酶激酶的特征排列序列,所以不具有酪氨酸激酶活性。研究发现,一个 EPO 分子通过两个不同位点结合于 EPOR 同源二聚体,从而活化 EPOR,引起细胞质内酪氨酸激酶 2 的激活,进而诱导包括信号转导子和转录激活子在内的多条分子信号通路,最终抑制红系祖细胞的凋亡、促进其增殖和分化。

(三) 上市历史

EPO 产品由瑞士某公司首先开发研制,于 1988 年在瑞士首次上市,以后陆续在法国、英国和美国以不同商品名上市。1990 年,美国某公司研制成功的 EPO,为它带来了巨额利润。EPO 是目前世界上销售量最大的基因工程产品。但应用其治疗需要大剂量频繁给药,给患者的生活带来不便,并造成较大经济负担。因此,人们开始研制长效 EPO 药物。2001 年,长效 EPO 获 FDA 批准,2002 年初正式上市,2003 年销售额即达到 15.4 亿美元,迅速抢占了 EPO 的市场。长效 EPO 的市场前景十分广阔,仍将是占据世界血液病治疗中的主要品种。我国自主研发的重组人 EPO 产品自 1997 年正式上市以来,发展迅猛,目前国产 EPO 已基本垄断国内市场。但我国企业在长效 EPO 药物研发方面远远落后于发达国家。在国家"十二五重大专项"资助下研发的高糖基化 EPO 融合蛋白(与人 IgG 的 Fc 片段融合)在临床前测试中表现出高生物活性与超长半衰期(为传统 EPO 药物 5.4 倍),达到国际先进水平,未来有望成为填补国内空白的先进品种。

二、药理作用

(一) 作用机制

EPO 是一种抗凋亡因子,介导多种细胞的抗凋亡作用,从而发挥器官保护作用。而其功能的发挥依赖 EPO-EPOR 信号转导机制,亦称为经典理论。EPO 与其特异性受体 EPOR 结合,形成二聚体,触发邻近的 JAK2 酪氨酸激酶分子磷酸化,使其激活,进一步引发下游信号转导通路,从而发挥生物学效应。磷酸化后的 JAK2 至少通过 3 种不同的通路进一步激活:

1. 信号转导子及转录激活子信号转导及转录活化因子通路　活化的信号转导及转录活化因子(STAT)进入胞核后通过刺激 Bcl-2 和 Bcl-xL 抗凋亡基因转录,产生大量 Bcl-2 和 Bcl-xL 抗凋亡蛋白,这些抗凋亡物质可阻止细胞色素 C 从线粒体释放,因此可发挥抗凋亡作用。

2. **磷脂酰肌醇 3 激酶(phosphoinostide 3-kinase,PI3K),PI3K-AKT [phosphoinositide 3-kinase(PI3K)-serine-threonine kinase(AKT)]通路** PI3K 激活后随即诱导蛋白激酶 B Akt,Akt 通过磷酸化而调节下游的底物如 Bad、p53、caspase-9 和 GSK-3β 等的转录,激活多种细胞内信号转导通路而发挥多重生物学效应。

3. **核因子 NF-κB(nuclear factor,NF-κB)** NF-κB 可诱导凋亡抑制蛋白(inhibitor of apoptosis protein,IAP)家族,如 C-IAP1,C-IAP2 和 X-染色体相关的 IAP(XIAP)的表达,这些凋亡抑制蛋白能特异性抑制激活的 caspase-3、caspase-7 和 caspase-9。NF-κB 也能通过直接激活 Bcl-xl 而抑制凋亡。

(二)药效学效应

肾脏产生 EPO 的速度受血液携氧能力的调节,健康个体中,EPO 水平相对稳定,血浆浓度维持于 8~18mU/ml;贫血导致的乏氧环境刺激 EPO 产生,循环中 EPO 水平和血细胞压积成反比关系,EPO 水平可达数千 mU/ml。对于红细胞稳态的影响,EPO 能诱导定向前体红细胞的增殖和分化,rhEPO 的使用可以刺激骨髓红细胞增殖。rhEPO 对末梢血红蛋白的直接作用体现在红细胞生成速度上,主要由 EPO 剂量及骨髓敏感性决定。

血浆 EPO 水平一过性升高($t_{1/2}$ 约 5 小时),会刺激成熟红细胞的生成,由于 EPO 半衰期与红细胞寿命间的明显差距,一个短时间的 EPO 暴露可以导致红细胞水平长时间的增加,当血清 EPO 水平达到某一水平,所有红系祖细胞都已经分化为祖细胞,其作用已经最大化,继续增大剂量可进一步提高血清浓度,但刺激红细胞生成的能力不再提高。这就证实了 rhEPO 刺激红细胞生成存在疗效饱和现象。因而患者对 EPO 的治疗反应不取决于 EPO 的峰值而是取决于其维持在最低有效浓度以上的时间。

(三)药代动力学

EPO 在成人体内的药代动力学具有非线性药代动力学特征,随着给药剂量的增加,EPO 的清除速度下降,半衰期为 4~8 小时。EPO 不与血浆蛋白结合,不易透过血脑屏障,主要排泄器官为肾。

rhEPO 治疗通常为皮下注射和静脉注射 2 个途径,无论哪种途径,治疗时需将基础 EPO 水平升高 30~100mU/ml 才能有效促进红细胞生成。透析结束前静脉给药是维持性血液透析(MHD)患者常见的给药方式,静脉给药后 rhEPO 的生物利用度接近 100%,但其半衰期很短约(6.83±0.3)小时,在循环中很快清除,维持 EPO 在最低目标范围以上的时间不足 2 天。皮下给药因其延长并减慢了药物吸收,峰值只有静脉给药的 10%,达到峰值的时间延长至(22.6±3.4)小时,在循环中可持续存在 90 小时,维持 EPO 水平在最低目标范围以上达 3~4 天。这种低峰浓度,高谷浓度,持续维持 EPO 水平在有效范围内的药代动力学特点更符合红细胞生成的生理学特点。

三、临床应用

(一)主要适应证

1. 用于治疗肾功能不全合并的贫血、获得性免疫缺陷综合征/艾滋病本身所致贫血或因治疗引起的贫血、恶性肿瘤伴发的贫血、风湿病引起的贫血以及类风湿关节炎及严重的寄生虫病患者的慢性贫血、镰状红细胞性贫血等。

2. 用于为择期手术储存自体血而反复采血的患者。

3. 用于预防贫血,如预防新生儿贫血等。

4. 适于慢性肾衰竭伴有贫血的患者,包括靠透析和不靠透析的患者,提高或维持红细胞的水平,减少输血。促红细胞生成素可避免对输血的依赖,但不能代替急救输血。

5. 也可用于齐多夫定所致的贫血;用于改善珠蛋白生成障碍性贫血(地中海贫血)或早熟性贫血患者的贫血症状;可加速骨髓移植后患者造血功能的恢复;还可用于铝负荷过重所致贫血。

(二) 注意事项

1. 高剂量 rhEPO 作用于上述细胞上的 EPO 受体,导致血管平滑肌增生,RAS 系统激活,内皮素 -1 及血栓素增加,前列环素及 NO 减少,引起高血压发生;同时可能引起血管平滑肌细胞、内皮细胞增殖,血管增生,导致血管通路狭窄。

2. 对促红细胞生成素、人白蛋白或哺乳动物细胞衍生物过敏患者,血液透析难以控制的高血压患者,铅中毒等患者,孕妇及哺乳期妇女禁用。

3. 在治疗初始前,应提高患者的铁贮存,转铁蛋白饱和度至少应为 20%,血清铁蛋白至少 100ng/ml。择期手术的患者,术前使用可促进自体造血。

4. 潜在感染、叶酸或维生素 B_{12} 缺乏、隐性失血、溶血性疾病、甲状旁腺功能增高、卟啉病等患者慎用,孕妇慎用。

(三) 药学监护

1. 对于高血压患者,用药期间监测患者血红蛋白水平;如在任何 2 周的时间内,血红蛋白上升超过 1g/dl,应当减少 EPO 剂量。

2. 对于用药前 90 天内有癫痫发作病史的患者,用药期间应监测血压和先兆神经症状。

3. 对于血透患者,用药期间应加强肝素抗凝治疗,预防人工肾脏凝血栓塞。

4. 监测肝肾功能和电解质水平。

5. 包装一旦拆封,不得分次多次使用。

四、研究进展

(一) 相同或类似靶点药物

1. EPO 受体持续活化剂　第一代红细胞生成刺激剂(erythropoiesis-stimulating agent,ESA),包括 epoetin alpha 和 epoetin beta,半衰期较短,临床上每周注射 2~3 次。第二代 ESA,即高度糖基化的 epoetin alpha(又称 darbepoetin alpha),半衰期是一代 ESA 的 3 倍,可以实现每两周或每周注射一次,受体亲和力比一代 ESA 稍差。第三代 ESA,为 PEG 化 epoetin beta,又称为 CERA(continuous erythropoiesis receptor activator)。半衰期比 darbepoetin alpha 更长,达到 130 小时,可实现每月注射一次。

2. EPO 模拟肽　EPO 模拟肽(epo mimetic peptides,EMP)是一种人工合成的肽类,其结构虽与内源性 EPO 或 rhEPO 不同,但它可以结合并激活 EPO 受体,促进红细胞生成。目前 EPO 模拟肽的药物包括以下三种:

(1)peginesatide:peginesatide 是一种聚乙二醇肽,在 2012 年被 FDA 批准用于透析患者贫血的治疗。peginesatide 最常见的不良反应为腹泻、咳嗽和呼吸困难。该药上市后不久,有 3 人因使用该药产生严重的过敏反应而死亡,FDA 要求临床医生和透析中心立即停止使用该药,并将药品返回给厂家。

(2)erythropoietin-018B(pegolsihematide):它是一种 peginesatide 的类似物,由两个合成的 EMP 连接到 PEG,以增加多肽的溶解性和稳定性,并降低肾脏清除率。

(3)AGEM400(hydroxyethyl starch):AGEM400(HES)是新型 EMP,它是一种由两分子 EMP 通过连续的 N-C 键连接形成的二聚体,并与可生物降解的羟乙基淀粉(HES)结合。将 AGEM400 与 HES 结合后,可提高该肽的体外疗效,与 epoetin alpha 和 darbepoetin alpha 的功效相当。AGEM400(HES)的作用机制与 EPO 和 peginesatide 相似,这些药物以高亲和力与 EPO 受体结合,引起 UT7/EPO 细胞中信号转导子和转录激活子 5 的磷酸化,并刺激缺乏细胞因子的 UT7/EPO 细胞的存活、增殖。

(二) 国内上市情况

国内已上市 EPO 品种以短效 EPO 品种为主,近两三年已有长效 EPO 上市。制约国内的 EPO 市场主要有如下因素:

1. 国内的常规 rhEPO 市场竞争企业较多,产品高度相似,导致竞争激烈,药价较低。

2. 短效 EPO 品种需持续给药。

3. EPO 品种尚未进入医保。

(三) 新适应证与新剂型

1. 重组人促红细胞生成素缓释微球　rhEPO 是目前所有重组蛋白药物中全球销售额最大,用于治疗肾病、癌症化疗以及 HIV 感染引起的多种原因的贫血的药物,同时也是最易发生聚集、变性失活和严重抗体反应的蛋白。因此,实现 rhEPO 的缓释具有客观的临床需求。通过制备缓释微球,可以便于用药,对各种慢性贫血,可以减少给药频率,延长药效,保持蛋白活性,解决 rhEPO 全球市场最大的处方药的长效缓释问题。

2. EPO 融合蛋白　EPO 融合蛋白可用于治疗肾性贫血,有明显的长效作用,预计应用于临床,可以减少给药次数,而达到相同治疗效果。有些研究者试图构建表达 EPO 与其他细胞因子的融合蛋白,如血小板生成素与 EPO 的融合蛋白,希望能作为肿瘤化疗的辅助治疗药物,同时纠正红细胞贫血和血小板减少症。

3. EPO 胶原蛋白双层微条　治疗某些肾性贫血和恶性肿瘤贫血时,双层微条具有安全、缓释、载药量大的优点,可以达到提高在制剂中的稳定性,减少给药次数等目的。在一定程度上减轻了患者的不适感,提高了患者的治疗依从性。

4. 重组人促红细胞生成素联合蔗糖铁治疗消化道肿瘤相关性贫血　重组人促红细胞生成素可有效治疗消化道肿瘤相关性贫血,改善临床症状。有研究报道,缺铁在很大程度上降低 rhEPO 的治疗效果,提供足量 rhEPO 治疗后,红细胞上升缓慢,难以长期维持。而采用 rhEPO 联合蔗糖铁治疗消化道肿瘤相关性贫血可积极改善患者的生存质量。

5. EPO 模拟肽　EPO 模拟肽的分子量远小于 EPO 的分子量,但其生物功能与 EPO 基本相同,能与 EPO 受体结合,激活后能引起一个与 EPO 本身完全相同的细胞内信号机制,国内学者还研制了 EPO 的四聚体、八聚体,以增加其稳定性及表达量。

第五节　重组人粒细胞－巨噬细胞集落刺激因子

一、药物发现

Burgess 等在 1977 年于鼠的肺条件培养液中首次发现粒细胞－巨噬细胞集落刺激因子(granulocyte macrophage-colony stimulating factor,GM-CSF),因其在体外半固体培养基中可刺激骨髓前体细胞形成粒细胞集落、巨噬细胞集落,故被命名粒细胞－巨噬细胞集落刺激因子。

随着人类 *GM-CSF* 基因在 1985 年被首次成功克隆表达,重组人粒细胞－巨噬细胞刺激因子(rhGM-CSF)逐渐应用于临床。张智清等人在国内于 1993 年首次克隆出了人的 GM-CSF cDNA,并在大肠埃希菌中获得表达。

(一) 药物性质

GM-CSF 也被称为 CSF-α 或多能生成素 α。人的 *GM-CSF* 基因位于染色体 5q21-31,长约 2.5kb,包括 4 个外显子和 3 个内含子。mRNA 长 0.7kb,编码 144 个氨基酸的前体蛋白,包含 17 个氨基酸的信号肽,成熟的人 GM-CSF 是含有 127 个氨基酸的单链糖基化多肽,有 2 个 N 糖基化位点和 3 个 O- 糖基化位点,天然 GM-CSF 由于糖基化程度不同,分子质量为 14.5~32kDa,糖基化程度高的比活性反而降低,人 GM-CSF 含有 2 个链内二硫键,其中 51 位与 93 位之间形成的二硫键对该因子的生物学活性有重要的作用,三维结构有 4 个 α 螺旋和 1 个双股反向平行 β 折叠。人 GM-CSF 分子中第 21~31 和 78~94 氨基酸残基对刺激造血功能极为重要(图 2-5)。

```
ATG TGG CTG CAG AAC CTG CTT CTC CTG GGC GCT GTG GTC TGC AGC ATC TCC  51
 M   W   L   Q   N   L   L   L   L   G   A   V   V   C   S   I   S   17

GCT CCC ACC CGC CTG CCC AGC CCT GTC ACC CGG CCC TGG CAG CAT GTG GAT 102
 A   P   T   R   L   P   S   P   V   T   R   P   W   Q   H   V   D   34

GCC ATC AAA GAA GCC CTG AGC CTT CTA AAC AAC AGT AAT GAC ACA GCG GCT 153
 A   I   K   E   A   L   S   L   L   N   N   S   N   D   T   A   A   51

GTG ATG AAT GAA ACC GTA GAC GTC GTC TGT AAA ATG TTT GAC CCC CAG GAG 204
 V   M   N   E   T   V   D   V   V   C   K   M   F   D   P   Q   E   68

CCG ACA TGC GTG CAG ACT CGC CTG AAC CTG TAC AAG CAG GGC CTG CGG GGC 255
 P   T   C   V   Q   T   R   L   N   L   Y   K   Q   G   L   R   G   85

AGC CTC ACT AGG CTC AAG AGC CCC TTG ACT CTG TTG GCC AAG CAC TAT GAG 306
 S   L   T   R   L   K   S   P   L   T   L   L   A   K   H   Y   E   102

CAG CAC TGC CCC CTC ACC GAG GAA ACT TCC TGT GAA ACC CAG TCT ATC ACC 357
 Q   H   C   P   L   T   E   E   T   S   C   E   T   Q   S   I   T   119

TTC AAA AGT TTC AAA GAC AGT CTG AAC AAA TTT CTT TTC ACC ATC CCC TTT 408
 F   K   S   F   K   D   S   L   N   K   F   L   F   T   I   P   F   136

GAC TGC TGG GGG CCA GTC AAA AAG TAA                                  435
 D   C   W   G   P   V   K   K                                       144
```

图 2-5　GM-CSF 氨基酸序列

GM-CSF 药物稳定性差,在酸碱环境或体内酶存在下极易失活;分子量大,时常以多聚体形式存在,很难透过胃肠道黏膜的上皮细胞层,所以吸收很少,不能口服给药,一般只有注射给药一种途径,这对于长期给药的患者而言,是很不方便的。

(二) 靶点发现

GM-CSF 受体 GM-CSFR 广泛表达于多能造血干细胞、髓系造血干/祖细胞以及成熟白细胞(中性粒细胞、单核巨噬细胞等)上。此外,也可表达于某些非造血组织细胞(人类胎盘、上皮、中枢神经系统少突细胞、某些实体瘤细胞等)上。

GM-CSFR 由两条 α 链(GMRα)和两条 β 链(GMRβ)组成,前者以低亲和力的方式直接与 GM-CSF 特异性结合,后者在提高前者亲和力的基础上主要发挥信号转导作用。进一步研究发现,GMRβ 也是 IL-3 和 IL-5 的共同受体,并参与各自的信号转导,因此,IL-3、IL-5 和 GM-CSF 是同属于 β 家族的造血生长因子,但由于各自所结合的亚单位不同,决定了三者在功能上既有相似之处,又存在差异。

(三) 上市历史

FDA 于 1991 年 3 月批准重组 GM-CSF 上市。此药可用于治疗正在接受自体骨髓移植的霍奇金病、非霍奇金淋巴瘤或急性成淋巴细胞白血病患者,以促进患者的自体骨髓恢复。

二、药理作用

(一) 作用机制

1. GM-CSF 对树突状细胞(dendritic cell,DC)成熟的作用机制　GM-CSF 是主要的 DC 活化

因子,对 DC 的成熟具有明显的作用。当 GM-CSF 基因转入 DC 时,刺激 DC 持续分泌 GM-CSF,转染后的 DC 在形态上更趋成熟,其细胞表型也发生相应的改变包括细胞呈悬浮状,细胞核大而深染,细胞体积大而形态不规则,细胞形成树突状。

2. GM-CSF 免疫增强作用机制 GM-CSF 的免疫增强作用通过提高抗原提呈细胞(antigen-presenting cell,APC),尤其是树突状细胞(dendritic cell,DC)的抗原提呈能力来实现的,GM-CSF 吸引 APC 到免疫反应部位,促进抗原被 APC 捕获。GM-CSF 与外源疫苗一起或者预先注入体内后,作为免疫原刺激并聚集 DC,增强其捕获、提呈和加工抗原的能力;同时诱导脾细胞分泌 IFN-γ,其增强巨噬细胞、T 淋巴细胞、NK 细胞和 CTL 的活性;同时 IFN-γ 诱导 MHC Ⅰ 和 Ⅱ 类分子的表达,巨噬细胞表面的 MHC Ⅱ 分子促进巨噬细胞更有效地提呈抗原;活化的 DC 进一步成熟、迁移,使其免疫调节能力加强,在疫苗注射部位产生炎症。上述一系列活动的结果会导致静止的 T 淋巴细胞和 B 淋巴细胞的激活,包括 CD4$^+$ T 淋巴细胞的激活,使其分泌抗体的能力增强,同时亦可增强 CD8$^+$ T 淋巴细胞的功能,从而诱导强烈的细胞免疫。

3. GM-CSF 在诱导自身免疫病中的机制 通过病原体相关分子模型(pathogen-associated molecule pathogen-associated molecular pattern,PAMP)诱导 DC 的活化和成熟,促进细胞因子 IL-6、GM-CSF 和 IL-23 的分泌。巨噬细胞与 PAMP 接触就产生 GM-CSF。GM-CSF 进一步增强 DC 和巨噬细胞产生 IL-6 和 IL-23。IL-6 一方面增强 Th1 和 Th17 的存活能力,另一方面,与 TGF-β 共同促进转录因子视黄酸相关的孤儿受体 γt 表达使 Th17 进一步分化。Th17 是诱导自身免疫病的细胞,IL-23 在促进 Th17 细胞维持或致病性方面发挥重要作用。

4. GM-CSF、IL-3 及 IL-5 与受体的结合激活受体偶联的 JAK 激酶,主要是 JAK2,对下游信号转导和受体功能至关重要。JAK2 激活导致 β- 连环蛋白中六个关键酪氨酸残基的磷酸化,其与 β- 连环蛋白中 ser585 的磷酸化一起作为信号分子的停靠位点和 JAK-STAT 的活化。这些途径共同调节细胞的存活、增殖和分化等生物学行为。

(二) 药效学效应

GM-CSF 属于一组称为集落刺激因子的生长因子,可支持造血祖细胞的存活,克隆扩增和分化。GM-CSF 诱导部分定型的祖细胞在粒细胞 - 巨噬细胞途径(包括嗜中性粒细胞、单核巨噬细胞和髓样来源的树突状细胞)中分裂和分化。GM-CSF 还能够激活成熟的粒细胞和巨噬细胞。GM-CSF 是一个多谱系因子,除了对骨髓单核细胞谱系具有剂量依赖性外,还可以促进巨核细胞和红系祖细胞的增殖。但是,还需要其他因素来诱导这两个谱系完全成熟。通过 GM-CSF 与靶细胞表面表达的特异性受体结合,诱导了各种细胞反应(即分裂、成熟、激活)。

GM-CSF 的生物活性是物种特异性的。因此,已经在人细胞上进行了体外研究以表征 GM-CSF 的药理活性。浓度为 1~100ng/ml 的人骨髓细胞体外暴露于 GM-CSF 会导致造血祖细胞的增殖以及纯粒细胞、纯巨噬细胞和混合粒细胞 - 巨噬细胞集落的形成。粒细胞和单核细胞的趋化,抗真菌和抗寄生虫活性通过体外暴露于 GM-CSF 而增加。GM-CSF 增加了单核细胞对某些肿瘤细胞系的细胞毒性,并激活了多形核中性粒细胞,从而抑制了肿瘤细胞的生长。

1. 可促进髓系干细胞向粒系(包括中性粒细胞、嗜酸性粒细胞系)、红细胞系、巨核细胞系、粒单细胞系和单核细胞系的共同祖细胞分化,并促进以上各系造血定向干细胞的增殖与成熟,对嗜碱性粒细胞的作用不明显,对红系晚期造血细胞的作用也较小。

2. 对中性粒细胞、嗜酸性粒细胞、单核细胞的功能有增强作用。

3. 激活成熟粒细胞及单核巨噬细胞的功能,提高抗感染和免疫功能。

4. 在炎症部位,GM-CSF 通过募集髓样细胞并增强其存活和活化而具有促炎作用。

5. 体内和体外的大量研究表明,当 GM-CSF 作为佐剂时,能够对机体的免疫系统产生明显的影响。

6. rhG-CSF 和 rhGM-CSF 均为 FDA 批准用于造血干细胞动员的细胞因子。

7. 由于 rhG-CSF/rhGM-CSF 可动员白血病细胞从静止期进入增殖期,当 G-CSF/GM-CSF 提前或同步与化疗周期特异性药物联合应用,可增强后者的抗白血病效应,即"预激方案"。

(三) 药代动力学

rhGM-CSF 的半衰期($t_{1/2}$)与用药剂量有关。对健康男子进行的静脉滴注和皮下注射给药的研究表明,用量为 1μg/kg 时,$t_{1/2}$ 为 1.4 小时;用量小于 1.5μg/kg 时,$t_{1/2}$ 为 (1.4 ± 0.3) 小时,并有随剂量的增加而延长的现象,AUC 为每小时 21.6ng/ml;皮下注射,血药峰浓度(C_{max})出现在给药后 3.5~4.5 小时,$t_{1/2}$ 为 2.15 小时,AUC 为每小时 21.6ng/ml,生物利用率为 0.54。用量在 5μg/kg 或以上时,机体清除力达到饱和,$t_{1/2}$ 稳定在 (3.7 ± 0.3) 小时。相同剂量皮下注射给药 4 小时后血药浓度比静脉点滴同一时间的为高。连续给药 6 天以上血药浓度与单次给药时无明显差异。

三、临床应用

(一) 主要适应证

1. 周围血造血干细胞移植前的干细胞动员。
2. 可用于治疗骨髓增生异常综合征(MDS)与再生障碍性贫血等骨髓衰竭性疾病。
3. 获得性免疫缺陷综合征(艾滋病)继发的白细胞减少。

(二) 注意事项

1. 对酵母制品或大肠埃希菌蛋白过敏的患者,应用此药可出现交叉过敏反应。
2. 重组人粒细胞 - 巨噬细胞集落刺激因子对 18 岁以下患者的有效性和安全性尚未建立。
3. 对人类孕期的安全性尚未进行研究,但灵长类动物在给予重组人粒细胞 - 巨噬细胞集落刺激因子每天 6~10μg/kg 剂量下可发生自发性流产,故孕妇不宜使用。
4. 由于迅速分化的造血细胞对放化疗敏感,故重组人粒细胞 - 巨噬细胞集落刺激因子不宜在化疗前后 24 小时及放疗前后 12 小时内应用。
5. 重组人粒细胞 - 巨噬细胞集落刺激因子用药后有时可产生中和性抗体,重复使用时应注意观察与监测。
6. 体外实验证实,重组人粒细胞 - 巨噬细胞集落刺激因子对某些肿瘤细胞尤其是髓性白血病细胞有刺激作用。用药过程中若肿瘤病情进展或原始细胞增多,应停用此药。

(三) 药学监护

1. 监测是否出现发热、骨痛及关节肌肉酸痛、面部潮红、出汗、皮疹或瘙痒、腹痛及腹泻等症状。
2. 监测血常规、血压、血氧饱和度。
3. 监测是否有急性过敏反应、过敏性休克、血管神经性水肿及支气管痉挛等。

四、研究进展

(一) 相同或类似靶点药物

以 GM-CSFR 为靶点的细胞因子类药物目前均为 GM-CSF,有沙格司亭(sargramostim)、莫拉司亭(molgrastim)、生白能等。但是以 GM-CSFR 为靶点的抗体药物 mavrilimumab 于 2020 年 9 月获 FDA 罕用药认证,用于治疗巨细胞动脉炎、类风湿关节炎和因新冠病毒所引发的肺炎及炎症等。

(二) 国内上市情况

国内上市的重组人粒细胞 - 巨噬细胞集落刺激因子是一种水溶性的非糖基化的蛋白质,由 127 个氨基酸组成,分子量为 14.477kDa。重组人粒细胞 - 巨噬细胞集落刺激因子系由一株带有人 *GM-CSF* 基因的质粒的大肠埃希菌所产生,通过纯化、制备而成。

(三) 新适应证与新剂型

作为佐剂增强疫苗所引发的免疫应答。GM-CSF 已作为佐剂在各种疫苗中与抗原共同参与免疫反应,并对免疫应答的增强起积极作用。

第六节 重组人表皮生长因子

一、药物发现

表皮生长因子(epidermal growth factor,EGF)是 Cohen 于 1962 年首次在小鼠的颌下腺中发现的一种小分子蛋白。1979 年,Carpenter 等人公布了人表皮生长因子(hEGF)的氨基酸序列。同年,Gregory 从人尿中发现了能够抑制胃酸分泌的抑胃素,称为尿抑胃素(urogastrone,UG),并发现 EGF 与 UG 的化学结构与生物活性极为相似,于是人们把 EGF 和 UG 这两种多肽看成同一物质,一般称为上皮生长因子——尿抑胃素(EGF-UG)。EGF 的发现者 Cohen 荣获了 1986 年的诺贝尔生物学或医学奖。

随后,在大白鼠、猪等生物体中均发现了表皮生长因子 mEGF 和 pEGF。人们对 EGF 的生物学功能开展了大量研究发现,EGF 可促进细胞分裂,与某些癌性病变密不可分,对呼吸系统、生殖系统也有重要作用,尤其是可以促进上皮细胞分裂增殖。

(一)药物性质

hEGF 基因位于染色体 4q25-27,mRNA 约长 4.75kb,编码含 1 217 个氨基酸残基(130kDa)的 EGF 前体。EGF 是最早确立结构的生长因子,是一种水溶性非糖基化小分子蛋白质。其等电点(pI)为 4.6,分子量为 6.0kDa,是由 53 个氨基酸残基组成的单链多肽,含 3 个链内二硫键。成熟的 hEGF 来源于其前体(hEGF precursor)的水解释放。在结构上,hEGF 前体分为 N 端延伸区、EGF-like 基序、短的近膜茎、疏水区以及 C 末端,其中,疏水区即跨膜结构域,用于固定 hEGF 前体位于细胞膜表面。细胞在合成 hEGF 过程中,先合成不溶性的前体,经细胞膜表面蛋白酶切割修饰之后,"释放"出可溶性 hEGF,即成熟的 hEGF。hEGF 氨基酸序列中含有 6 个半胱氨酸残基(图 2-6),形成的 3 对分子内二硫键(C6-C20,C14-C31 和 C33-C42)是 hEGF 的活性中心;同时分子内产生了 A、B、C 三个环,被认为是结构中最稳定的区域。

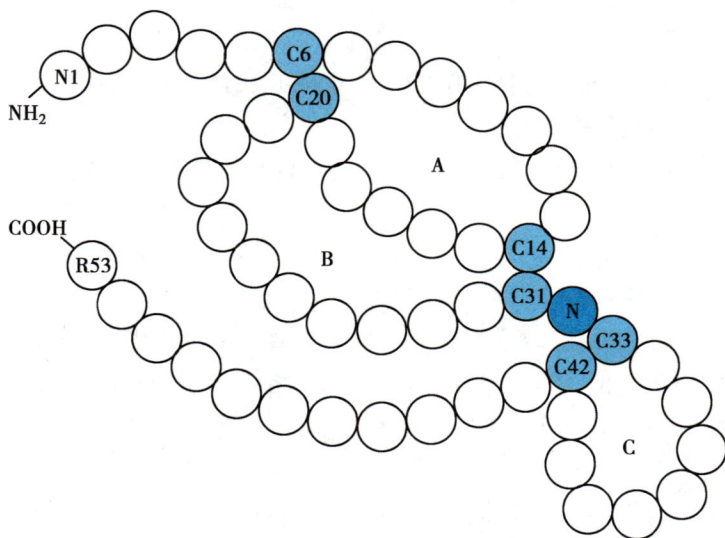

图 2-6 hEGF 结构图

rhEGF 对酸、碱、热等理化因素均较稳定。rhEGF 在人工胃肠环境下的稳定性,结果表明其有一定的耐热、酸性,但在酶的存在下含量明显下降。rhEGF 作为蛋白质 / 多肽类药物失活的原因极其复杂,除了羧基端酸的水解之外,还包括 Asp11 的琥珀酰亚胺化,Met21 的氧化和 Asn1 的脱氨基等。

(二)靶点发现

EGF 的受体 EGFR 具有酪氨酸激酶活性,EGFR 基因位于人第七号染色体 p11.2,其与 EGF 一同调节细胞增殖和信号转导。EGFR 属于 ErbB 受体家族,是一种非常经典的受体,同时也被称为 HER1 或者 ErbB1,与 HER-2/c-neu(ErbB-2)、HER3(ErbB-3)、HER4(ErbB-4)共同构成 ErbB 受体家族。

EGFR 通常与 EGF 或转化生长因子 -α(transforming growth factor,TGF-α)结合,结合后激活的 EGFR 会从单体转化为二聚体,此时受体的构象也会随之发生较大的改变(图 2-7),结构域Ⅱ二聚体臂(黑色)暴露,两个结构域Ⅱ互相接触,导致 EGFR 二聚体结构形成。在二聚化构象中,EGFR 酪氨酸激酶区域能在 ATP 的存在下磷酸化,且磷酸化后的酪氨酸残基可以介导 ERK 的活化,从而调控细胞的增殖、分化过程。

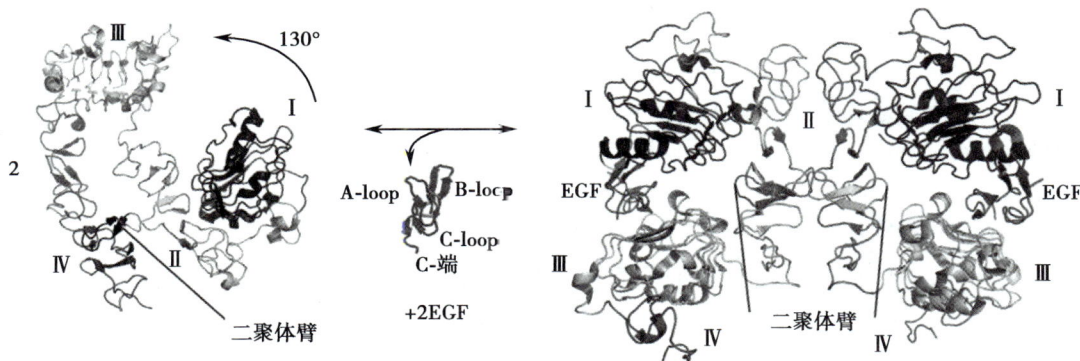

图 2-7　hEGF 诱导的 EGFR 二聚体形成

(三)上市历史

rhEGF 已经在临床上用于治疗各种急性和慢性伤口,还被化妆品行业用于改善肤质,应用前景十分广泛,市场需求量大。早在 1988 年,瑞士成功上市 rhEGF 用于治疗眼科疾病。1997 年,香港两公司合作开发了含 hEGF 的美容品。另外,原中科院上海生物化学所、暨南大学和中国医学科学院基础医学研究所等单位率先在国家"八五""九五"计划中取得进展,并已有多个产品获得国家一类新药证书。在皮肤科常用的产品有 rhEGF 凝胶。外用重组人表皮生长因子衍生物,在分子结构、生物学活性及生理功能上与 hEGF 高度一致,且 hEGF 与其细胞受体的结合反应存在饱和机制,因而不会引起靶细胞的过度增殖。

二、药理作用

(一)作用机制

EGFR 存在于人体除造血系统之外的几乎所有组织中。在生物体内,EGF 与靶细胞膜上的 EGFR 特异性结合后发挥生物学效应。EGFR 与核内染色体相连,可通过直接诱导特殊核蛋白的磷酸化而发挥其生理功能。EGF 与靶细胞上特异性的 EGFR 结合能激活并维持一系列细胞生长、增殖、转化等有关的生化过程,其作用机制是受体酪氨酸激酶被激活,导致多种生化改变。在过表达 EGFR 的人表皮癌细胞 A431 中,EGF 能够迅速促进钙的内流,刺激磷脂酰肌醇 -4,5- 二磷酸的水解。此外 EGF 还能促进糖酵解与增加蛋白质合成,促进一系列基因(包括表皮生长因子受体基因)的表达,最终导致 DNA 合成和细胞增殖,调节组织修复。

(二)药效学效应

创面愈合是受包括表皮生长因子在内的许多调控因子控制的过程,EGF 是一种可促进细胞增殖分化的肽类生长因子。在创面愈合过程中,EGF 与受体结合后发挥活性,EGFR 几乎在所有细胞都有表达,以表皮细胞最为丰富。皮肤损伤后,局部聚集的血小板和受损的角化细胞可释放 EGF。EGF 不仅加速表皮生长,而且有增加基质形成和结缔组织收缩的作用。它可以促进表皮细胞增殖,成纤维细胞增殖分化,新生毛细血管形成,促进新生肉芽组织形成和伤口的再上皮化,加速皮肤、角膜及胃肠道等多种组织的创伤愈合。

(三) 药代动力学

作为生物制剂,EGF 的稳定性已有许多相关报道,并认为 EGF 是已知的最稳定的蛋白质之一。有研究发现,rhEGF 以固体形态存在时稳定性远优于水溶液,其固态稳定性可以符合制剂的一般要求。EGF 在水溶液中的稳定性随着温度升高而下降,但不同温度时下降曲线变化规律不同。在 4℃ 与 20℃ 保存时,EGF 的活性以接近零级的一级速率方程下降。在 37℃ 和 60℃ 保存时,EGF 的降解更趋向于符合一级速率方程。80℃ 时,EGF 活性下降的速率大大加快,可能此时已经超过 EGF 的熔点。这预示 EGF 在不同条件下的降解机制不同。相比较而言,EGF 在中性溶液中的稳定性优于在酸性或碱性溶液中。此外,酸性越强,稳定性越差。在胃中,EGF 预计可以保持一定时间的活性($t_{1/2}$=25min),这预示着只要剂型稳定可靠,可将其制成治疗消化道溃疡的口服制剂并使其在消化道内保持足够的持效时间。

三、临床应用

由于 EGFR 在人体内分布的普遍性,所以 rhEGF 对机体的作用极为广泛,具有极大的临床应用潜力。EGF 的具体临床应用主要有以下几点:

(一) 适应证

1. 适用于烧烫灼伤创面,残余小创面,供皮区创面等的治疗。
2. 适用于各类慢性溃疡创面(包括糖尿病性、血管性、放射性溃疡)等。
3. 适用于各类新鲜及难愈性皮肤创面的治疗。如:普通创面、足坏疽、角膜炎、鼓膜穿孔、褥疮、口腔溃疡、黄雀斑、激光手术防护等。

(二) 注意事项

在应用 rhEGF 药物时,应注意先清创和除痂;感染性创面在用药同时,应外敷 1% 磺胺嘧啶银霜纱布,或与其他合适的抗感染药物配合使用;供皮区创伤创面用药同时,可外敷凡士林油纱。rhEGF 药物应冷藏运输保存,开封后尽快使用。另外,本药物不宜与蛋白变性剂或蛋白水解酶类外用药物同时使用。

(三) 药学监护

监测创面是否存在感染情况。EGF 有较好的生物学功能,可以加速和促进创面愈合。rhEGF 用于体表慢性溃疡的临床诊治,能够诱导表皮细胞增殖,使其移行直至肉芽组织表面,以便将整个创面予以覆盖,预防伤口感染,促进创面愈合,使肉芽组织无法快速地生长,抑制各类瘢痕组织,提升同期治愈率。同时,它可以减少治愈天数,是体表慢性溃疡较为理想的用药。

四、研究进展

(一) 相同或类似靶点药物

现在已经发现,在许多蛋白质分子中存在着类似 EGF 的结构域,即大小在 50 个氨基酸残基左右,内部具有完全保守的三对二硫键。这类分子分布广泛,从低等动物到哺乳动物均有发现。EGF 家族成员是一些重要的功能小分子,如神经调节因子(neuregulin,NRG)、β- 细胞素(betacellulin,BTC)、表皮调节素(epiregulin,EREG)等。它们通过与其受体的结合打开了细胞内的 Ras 信号转导途径,从而促进 DNA 合成并刺激细胞的增殖。

1. **神经调节因子**　NRG 是类表皮生长因子家族重要成员,可以通过激活相应受体,启动抗凋亡程序,促进细胞周期改变和细胞分化,并参与泌乳素调节。其成熟分子中的一段序列显示出与 EGF 家族其他成员的同源性,包括三对二硫键。其对神经系统的发育和维持具有重要作用,在来源于神经元的细胞中有大量表达,并且具有神经营养活性。

2. **β- 细胞素**　1993 年,Shing 等在生长小鼠胰腺 β 癌细胞株的培养基中分离到一种对鼠纤维原细胞 3T3 有促分裂作用的物质,他们将此命名为 β- 细胞素(BTC)。随后发现这种物质对视网膜色素上皮细胞和血管平滑肌细胞的增殖也有刺激作用,而对内皮细胞无作用。

3. **表皮调节素**　Toyoda 等于 1995 年首先从生长小鼠 3T3 细胞的培养基中分离出 EREG,两年后他们又克隆了人的 *EREG* 基因。成熟的 EREG 是一个 46 肽,分子量 5 200Da,是从一个 162 肽的前体加工而来。前体中有两段高疏水性序列,推测为信号肽和跨膜区。EREG 很可能是在膜上加工成熟的,这一特点为 EGF 家族成员所共有。EREG 能够激活 ERK 和 p38MAPK 信号通路并作为去差异的关键调节剂。

(二)国内上市情况

中国医学科学院基础医学研究所生物化学与分子生物学研究室核酸结构研究室在原国家科学技术委员会"八五""九五"攻关课题及原卫生部的资助下完成了酵母体系表达人表皮生长因子的基础研究,并进行了中试生产和动物学有关试验,表皮生长因子滴眼液获原卫生部批准进行并完成了临床试验,CDE 于 2000 年 5 月 16 日颁发了国药证字 2000s-12 号新药证书。这是我国自行研制的利用酵母体系表达的第一个基因工程药物。

已有多种 rhEGF 制剂,如重组人表皮生长因子外用溶液、重组人表皮生长因子衍生物滴眼液;重组牛碱性成纤维细胞生长因子外用溶液(液体制剂)、外用重组牛碱性成纤维细胞生长因子(冻干制剂);重组人表皮生长因子滴眼液(滴眼剂);重组人表皮生长因子凝胶(凝胶剂)等。

(三)新适应证与新剂型

随着对 EGF 研究的深入,许多研究者探索将 EGF 包载于不同材料中,形成创新性新剂型,以此达到不同的治疗效果。通过采用壳聚糖纳米粒包封 EGF,再将其加入到纤维蛋白胶中,形成药物贮库的同时与羊膜胶联,制备出能负载 EGF 的复合羊膜生物材料,在羊膜移植的同时进行有效眼表给药。通过对一系列表皮生长因子受体进行筛选的同时评估其体内外抗肿瘤活性和选择性,为治疗突变型非小细胞肺癌提供了极大的开发前景。应用重组人表皮细胞生长因子(rhEGF)凝胶联合重组牛碱性成纤维细胞生长因子(bFGF)治疗复发性口腔溃疡,取得了满意的效果。通过筛选制备了 rhEGF 的 pH 敏感性丙烯酸树酯溶液,可以在胃内固化之后推迟药物在消化道内的排空,并延缓药物在体内的释放,从而延长药物在消化道的作用时间,达到预防和治疗胃溃疡的效果。将白芨胶作为外用 rhEGF 的载体,可延长 rhEGF 的作用时间,弥补其极易分解失活的弊端,为临床治疗难愈性创面提供新的思路。

思考题

1. 根据功能进行分类,细胞因子可以分为哪些类型?
2. 细胞因子具有哪些共有特性?
3. 细胞因子具有哪些生理活性?
4. 细胞因子主要上市药物有哪些?
5. 细胞因子类药物临床应用具有哪些特点?
6. 重组人促红细胞生成素有哪些新的研究进展?
7. 细胞因子类药物有哪些新的发展趋势?

第二章
目标测试

（尹登科）

第三章

激素类药物

学习目标

1. **掌握** 激素类药物的概念与分类、代表药物与临床应用。
2. **熟悉** 激素类药物的药物性质和药理作用,包括作用机制、药代动力学和药效学内容。
3. **了解** 激素类药物的发现历史和研究进展,包括相同或类似靶点药物、新适应证和新剂型的发展情况。

0301

第三章
教学课件

　　激素是由内分泌腺或器官组织内的内分泌细胞产生的含量极少的一类物质,这些物质可作为一种化学信使或信号分子,参与机体多种生命活动,由于生理或病理原因引起体内激素浓度或作用变化可引起相应疾病的发生。大多数激素通常由下丘脑、垂体、甲状旁腺、胰岛、胃肠道等部位合成分泌,但体内激素含量一般较少,天然提取此类激素相对困难,生物技术和人工合成技术使大量生产人体内源性激素成为可能,在临床上主要用于诊断或治疗多种疾病,目前国内外上市的激素类药物达数十种。本章节重点介绍有关生物技术生产的激素类药物的药物发现、药理作用、临床应用与研究进展。

第一节　概　　述

一、概念与分类

　　激素类生物技术药物就是通过生物技术生产与人体或动物激素结构相同或相似、作用原理相同、能发挥内源性激素生理作用的一类药物,包括胺类(如甲状腺激素类)、多肽或蛋白质类(如胰岛素类、生长激素类)、脂类(如性激素类)。多肽和蛋白质类生物技术药物大多通过基因重组技术在哺乳动物细胞、CHO 细胞、酵母细胞或大肠埃希菌中生产,根据氨基酸残基的数量分为蛋白质类激素和多肽类激素。多肽类激素指的是由 50 或 50 个以下氨基酸残基组成的化合物,如甲状旁腺激素活性片段(1~34)。蛋白质类激素为氨基酸残基数目 50 个以上的化合物,包括垂体蛋白质激素如重组人生长激素、重组人促黄体生成激素、重组人促卵泡激素;胰岛素类如重组人胰岛素。本章节主要介绍蛋白质激素类药物,包括重组人胰岛素、重组人生长激素、重组人促黄体生成激素和重组人促卵泡激素。

二、生理作用

　　激素类药物主要是模拟内源性激素对机体的生理作用,可归纳为以下四个方面:①维持机体稳态:激素与神经系统、免疫系统协调互补参与调解水、电解质和酸碱平衡、维持体温和血压的相对稳定、参与应激等过程。②调节新陈代谢:多数激素参与调节组织细胞的物质代谢和能量代谢,调控机体的能量平衡,维持机体生命活动的正常运行。③促进生长发育:参与组织细胞的生长、增殖、分化、凋亡等过程,维持各系统的生长发育。④调节生殖过程:促进生殖器官的发育、成熟和生殖的全过程。

61

三、主要上市药物

目前上市的蛋白质激素类药物达几十种,通过基因重组技术合成的蛋白质激素类药物根据其临床应用主要包括以下几类:

1. **调节糖代谢类**　如重组人胰岛素及其类似物类,主要用于治疗糖尿病。
2. **调节生长发育类**　如重组人生长激素,主要用于生长激素缺乏引起的生长发育迟缓等情况。
3. **调节钙磷代谢类**　如重组人甲状旁腺激素(1~84),主要用于甲状旁腺功能减退症患者的低钙血症。
4. **调节生殖功能类**　如重组人促黄体激素、重组人绒毛膜促性腺激素,主要用于无排卵患者或辅助生殖技术方面。

通过补充相应激素,可发挥内源性激素的生理作用。激素类药物临床使用时药物方案需加强个体化用药,应综合患者年龄、体重、疾病状态等情况制订初始方案,并根据临床反应再行方案的调整,包括给药剂量。激素用量过多或过少均会导致不良反应发生,或替代不足不能有效发挥生理作用,因此需密切根据患者情况及时调整药物方案。大多激素类药物为注射剂型,有些患者拒绝注射,依从性差,给临床使用该类药物带来不便;使用过程中也有引起注射部位红肿、出血、硬结等情况发生,且多数激素类药物半衰期短,需要每日多次给药,因此临床使用中需加强患者合理使用该类药物的用药教育。

四、研究进展

人体内激素含量较低,获取不易,种族间具有特异性,给临床认识激素和研发激素类药物带来挑战,1921 年动物胰岛素的发现和 20 世纪 70 年代基因重组技术的发展,开启了激素类药物的研发历程。1944 年华裔学者成功解析了人生长激素的分子结构并成功地在体外化学合成人生长激素。1965 年中国科学家首次人工合成牛胰岛素,成为世界上第一个人工合成的蛋白质。1982 年获批与人胰岛素结构完全相同的重组人胰岛素应用于临床。与化学类药物相比,激素类药物临床使用过程中,其稳定性易受温度、pH 等影响,在体内易降解,半衰期较短,临床上主要为注射剂型,影响患者接受度和依从性。因此,研究者们正在向以下几个方向发展,包括:

1. **结构改造**　如改变胰岛素一级结构中氨基酸种类,或通过增加脂肪酸链等方式,改变胰岛素的药代动力学特点。
2. **化学修饰**　如通过增加聚乙二醇、TransCon 技术、聚合物生物材料、融合蛋白技术等,改变激素类药物在体内的半衰期、增加稳定性、增强活性、提高疗效等性质。
3. **改变给药途径**　如通过吸入器将激素类药物通过吸入方式给药,或通过渗透促进剂、酶抑制剂、透皮释药系统从胃肠道或皮肤给予激素类药物,提高患者的依从性。
4. **拓展临床应用**　随着对激素生理作用和激素类药物药理作用的进一步认识,其临床应用也得到拓展,如重组人生长激素用于特发性矮小(ISS)和小于胎龄儿(SGA)等疾病的治疗。

随着基因重组技术的发展,未来的激素类药物将向疗效更佳、安全性更高、使用更便捷、应用更广的方向发展。

第二节　重组人胰岛素

一、药物发现

(一) 药物性质

重组人胰岛素(recombinant human insulin)是通过重组 DNA 技术生产的与人体胰岛 β 细胞自身

分泌的胰岛素有相同结构的蛋白质类激素。胰岛素分子由 A、B 两条多肽链组成,其中 A 链有 21 个氨基酸残基,B 链有 30 个氨基酸残基,A、B 两条链通过两个二硫键连接起来,A 链内还有一个二硫键,分子结构式为 $C_{257}H_{383}N_{65}O_{77}S_6$,相对分子量为 5 807.69Da,是等电点为 5.3 的酸性蛋白质(图 3-1)。胰岛素制剂通常以两个胰岛素单体形成二聚体,再由三个相同的二聚体与两个锌离子形成六聚体的形式存在,其干燥品为白色或类白色的结晶性粉末,在水、乙醇和乙醚中几乎不溶,在稀盐酸和稀氢氧化钠溶液中易溶。注射液为无色澄明液体,pH 在 6.9~7.8 之间。还原剂、紫外线、超声波、多种重金属等可使胰岛素变性。重组人胰岛素注射液需在 2~8℃冷藏保存,不可冰冻,避免过热和阳光照射。

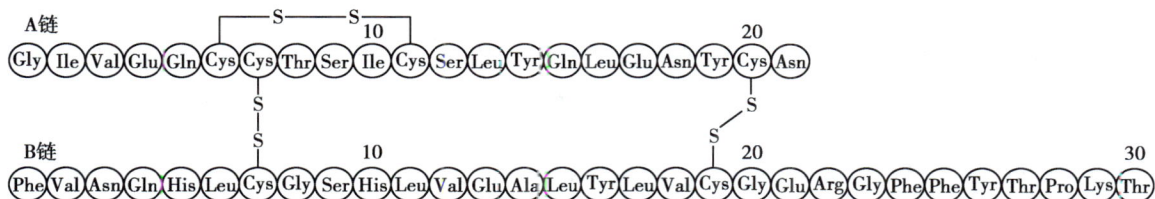

图 3-1　人胰岛素的氨基酸序列

(二) 靶点发现

公元前 335 年至公元前 280 年希腊解剖学家、外科医生 Herophilus 发现胰腺,在 1909 年,比利时科学家 J. de Meyer 提出了"胰岛素"一词,用来描述胰腺内部分泌的这种被认为具有调节血糖功能的物质。随后的十余年里,众多医学和生物研究者们开始在各自的研究室开展胰腺分泌物的提取试验,并尝试将提取液应用于糖尿病患者身上。直到 1921 年 7 月加拿大外科医生 Frederick Grant Banting 成功获取了狗胰腺提取物,他们将提取物静脉注射给因切除胰腺而患有糖尿病的狗后,发现血糖和尿糖均有降低,且使其在切除胰腺后存活了 70 多天。生物化学家 James Bertram Collip 加入团队并改进了胰腺分泌物的提取、提纯方法。1922 年 1 月该团队开启了胰岛素的临床研究,将提取的分泌物注射给一位生命垂危的 14 岁男孩,其血糖可下降至正常水平,该男孩最终在 26 岁因肺炎去世。这一研究开创了人类使用胰岛素治疗糖尿病的历史,后与制药公司合作研发了大规模纯化胰岛素的方法,在 1923 年开始大量提取胰岛素并应用于临床。

此后的 50 年间,胰岛素药物来源于动物胰脏的提取和提纯,包括猪和牛的胰腺。1955 年,英国生物化学家 Sanger 成功地完成牛胰岛素一级结构的测定,即 A 链含有 21 个氨基酸残基,B 链有 30 个氨基酸残基,A、B 两条链通过二硫键相连,A 链内部另含一个二硫键,从而为胰岛素的实验室合成奠定了基础。我国从 1959 年开始人工合成胰岛素,并于 1965 首次人工合成了牛胰岛素的六面体结晶体。然而,临床需求的增加和烦琐的提取过程难以满足增长的糖尿病患者的需求,同时接受动物胰岛素的糖尿病患者中有 5%~10% 产生了不同程度的过敏反应。随着分子生物学的发展,人类对胰岛素结构的不断深入研究和认识,研究者们开始利用重组 DNA 技术生产人类胰岛素。1960 年,Nicol 和 Smith 从人尸体胰脏中首次获得少量的人胰岛素,经化学分析,首次得到人胰岛素的氨基酸组成,发现人胰岛素与动物胰岛素的差别。1978 年 8 月 24 日,David Goeddel,Arthur Riggs 和他们的同事利用重组 DNA 技术和大肠埃希菌(E. coli)生产出了第一个完整的重组人胰岛素,实现了基因工程技术对人胰岛素的开发。1978 年 9 月 6 日宣布上市人胰岛素的计划并展开相应的临床研究,包括免疫原性研究。

(三) 上市历史

1982 年 5 月,美国 FDA 收到了人工基因生物合成人胰岛素(humulin R)的上市申请。在 1982 年 8 月 26 日,重组人胰岛素在英国批准上市,10 月 13 日在法国获批上市,10 月 28 日美国 FDA 批准上市。生物合成人胰岛素(novolin R)于 1991 年 7 月 1 日获得美国 FDA 批准上市,insuman R 于 1997 年上市。生物合成人胰岛素 novolin R 在 1993 年进入中国市场,humulin R 于 1997 年在中国上市。

1998 年由甘李药业生产出中国第一支基因重组人胰岛素,并于同年 10 月正式通过国家药品监督管理局审批获得新药证书和生产文号,填补了中国生产人胰岛素的空白。

二、药理作用

(一)作用机制

胰岛素主要促进肝脏、脂肪、肌肉等靶组织糖原和脂肪的储存。其作用机制为与肌肉或脂肪细胞上的胰岛素受体(insulin receptor,IR)结合,IR 属于酪氨酸激酶受体家族成员,IR 是由完全暴露在细胞膜外的两个 α 亚单位和两个 β 亚单位组成的四聚体糖蛋白,α 亚单位是与胰岛素结合的部位。当胰岛素和位于胞外的 α 亚单位结合后,将引起 β 亚单位的酪氨酸激酶自身磷酸化,进而激活 β 亚单位,由此引起自身或细胞内多种信号蛋白的进一步磷酸化反应,使细胞内多种信号蛋白之间相互作用,产生一系列的级联反应引起细胞内包括代谢、生长等有关基因表达或酶的活性改变等,进而发挥调控糖、脂肪、蛋白质、电解质代谢的作用。在肌肉和脂肪组织中,胰岛素通过增加细胞膜上的葡萄糖转运体(glucose transporter,GLUT)的数量促进葡萄糖的摄取、储存和利用。在肝脏中胰岛素可通过四种方式促进肝脏摄取、储存和利用葡萄糖:①提高葡萄糖激酶的活性,促进葡萄糖的磷酸化,进而促进肝脏摄取葡萄糖;②增强糖原合酶的活性,促进肝糖原合成;③减弱磷酸化酶活性,阻止糖原分解;④抑制糖异生有关酶的活性,进而抑制糖异生,通过以上作用起到降低血糖的作用。

(二)药效学效应

胰岛素的降糖作用受多种因素的影响(如:注射剂量、注射途径和部位、皮下脂肪的厚度、糖尿病类型等),因此其降糖作用存在个体内和个体间差异。以 0.05~0.4U/kg 皮下注射重组人胰岛素注射液后,药理效应大约在 30 分钟后开始出现(范围:10~75 分钟),持续大约 3 小时(范围:20 分钟~7 小时)。在一项肥胖受试者皮下注射 50U 和 100U 重组人胰岛素的研究中,药效终止的平均时间延长到大约 18 小时(范围:12~24 小时)。以 0.1~0.2U/kg 静脉注射重组人胰岛素时,10~15 分钟开始起效,持续时间约 4 小时(范围:2~4 小时)。在一项 21 位 1 型糖尿病患者中静脉注射重组人胰岛素研究中显示:在 6 小时观察期内给予初始剂量为 0.5U/h 的重组人胰岛素,血糖可维持在接近正常水平(100~160mg/dl)。

(三)药代动力学

胰岛素在血液中的半衰期只有几分钟,所以,胰岛素制剂的时效特征完全由其吸收特点所决定。胰岛素的药代动力学受多种因素的影响(如:注射剂量、注射途径和部位、皮下脂肪的厚度、糖尿病类型等),因此其药代动力学也存在个体内和个体间差异。重组人胰岛素注射液在健康成人的药代动力学如下:

1. 吸收　在健康受试者皮下注射 0.05~0.4U/kg 的重组人胰岛素后,平均血药峰浓度出现在 36~150 分钟。1 型糖尿病患者皮下注射 12U 剂量后,血清中位峰浓度出现大于 2 小时(范围:20 分钟~6 小时)。在一项健康肥胖受试者皮下注射 50U 和 100U 后,血清峰浓度中位数延长至约 3 小时(范围:1~8 小时)。给予单次皮下注射 0.1~0.3U/kg 的重组人胰岛素,绝对生物利用度为 48%~89%。经皮下注射后在 1.5~2.5 小时之内达到最大血药浓度,此后血胰岛素水平逐渐下降,在给药后 8 小时左右基本回落至基线水平。

2. 分布　重组人胰岛素与血浆蛋白结合率较低,但可与胰岛素抗体相结合,胰岛素抗体将会使胰岛素作用时间延长。静脉注射给予 0.1~0.2U/kg 的重组人胰岛素后,平均分布体积在 0.32~0.67L/kg 之间。

3. 代谢　胰岛素的降解主要在肝脏、肾脏、肌肉和脂肪细胞,肝脏是胰岛素清除的主要器官。胰岛素蛋白酶或胰岛素降解酶会降解人胰岛素,蛋白二硫异构酶也可能降解人胰岛素。人胰岛素分子上有若干个裂解(水解)位点,裂解产生的所有代谢物均没有活性。

4. 清除 皮下注射 0.05~0.4U/kg 的重组人胰岛素后，表观半衰期的中位数约为 1.5 小时（范围：40 分钟 ~7 小时）。健康肥胖受试者皮下注射高剂量（50U 和 100U）重组人胰岛素，平均表观半衰期约为 3.6 小时（范围：1.6~8.6 小时）。

三、临床应用

（一）主要适应证

1. 1 型糖尿病 包括成人隐匿性自身免疫糖尿病。

2. 2 型糖尿病 糖化血红蛋白 ≥9.0% 或空腹血糖 ≥11.1mmol/L 同时伴明显高血糖症状的新诊断 2 型糖尿病患者可考虑实施短期（2 周 ~3 个月）胰岛素强化治疗；经生活方式和口服降血糖药物联合治疗的基础上，血糖仍未达到控制目标的 2 型糖尿病患者。

3. 合并糖尿病的特殊人群 妊娠或妊娠期糖尿病、哺乳期糖尿病、糖尿病合并严重肝肾功能不全者。

4. 糖尿病合并急性疾病 如糖尿病酮症酸中毒、高渗性非酮症糖尿病昏迷、乳酸性酸中毒、糖尿病视网膜病变、肾病、神经病变、糖尿病足等严重并发症；糖尿病合并严重感染、慢性消耗性疾病、创伤、手术、急性心肌梗死及脑血管意外等应激情况。

5. 特殊类型糖尿病 如继发于严重胰腺疾病的糖尿病。

6. 其他 糖尿病合并营养不良、消瘦等疾病；患有需用糖皮质激素治疗的疾病。

（二）注意事项

1. 不良反应 使用过程中需注意可能发生以下不良反应：

（1）过敏反应：胰岛素制剂具有抗原性，在注射部位可能出现疼痛、红肿、皮疹、瘙痒等情况，一般为轻度反应，通过更换注射部位可以减少或预防这些反应的发生。偶可引起过敏性休克，应及时对症治疗。

（2）低血糖：胰岛素最常见的不良反应为低血糖，需警惕患者低血糖相关症状，如心慌、心悸、手抖、出汗等情况的发生，需密切监测血糖。

（3）胰岛素抵抗：分为急性型和慢性型。急性型主要发生在合并感染、创伤、手术等应激状态时，一般需要更大剂量的胰岛素，但诱因解除后，往往需要减少剂量。慢性型主要见于胰岛素与受体结合的异常、注射部位脂肪萎缩等情况，需要及时调整剂量或更换注射部位。

（4）低血钾：胰岛素可引起钾从细胞外转移到细胞内，可能导致低钾血症。未经治疗的低钾血症可能导致呼吸麻痹、室性心律失常和死亡。在低血钾高风险患者中，如使用降钾药物的患者和服用对血清钾浓度敏感药物的患者中需监测血钾水平。

2. 相互作用 注意某些药物可增强胰岛素的降糖作用（如抗凝血药、水杨酸类药物、非选择性 β 受体拮抗剂等），或者减弱胰岛素的降糖作用（如糖皮质激素、甲状腺激素、口服避孕药等），此时需加强血糖监测，必要时调整胰岛素剂量。重组人胰岛素与噻唑烷二酮类药物联用时需注意水钠潴留的发生，可能会导致或增加心衰的风险，联合使用时需监测心衰相关体征和症状。

3. 配伍禁忌 重组人胰岛素为蛋白质类激素，受 pH 等多种因素影响，因此需选择可配伍的溶剂进行配制，同时建议对配制胰岛素现配现用，避免配制后长时间存放影响胰岛素的稳定性。另外还需注意重组人胰岛素与静脉用药物配伍使用，尤其是中成药制剂，根据《中成药临床应用指导原则》中规定：中药注射剂严禁混合配伍，应单独使用，禁与其他药品混合使用。

4. 特殊人群

（1）妊娠：现有数据尚未证实妊娠期间使用重组人类胰岛素与重大出生缺陷、流产或孕产妇或胎儿不良结局之间的关联。妊娠期糖尿病控制不佳会给母亲和胎儿带来风险，尚未进行动物繁殖相关研究。

（2）哺乳：重组人胰岛素可分泌入乳汁，研究中未见母乳喂养婴儿不良反应的报道。

（3）儿童：重组人胰岛素可用于儿童糖尿病的血糖控制，剂量需个体化。

（4）肝肾功能不全：影响重组人胰岛素的代谢，需适当减少胰岛素剂量。

5. 药物储存　已开封的重组人胰岛素注射液可在室温下保存（保存期为开启后 4 周内，且不能超过保质期）；未开封的应储藏在 2~8℃的环境中，切勿冷冻；避免受热或阳光照射，防止震荡。

（三）药学监护

1. 告知患者重组人胰岛素的注射剂量、注射时间和储存方法。皮下注射需在餐前 30 分钟进行，若某一餐不进餐，则本餐前暂不注射重组人胰岛素注射液，后续根据情况再行方案调整。

2. 胰岛素皮下注射部位可选择腹部、上臂三角肌、臀部或者大腿外侧，应注意轮换注射点；注射后应让针头在皮下停留至少 10 秒，并压住笔芯按钮直至针头拔出，注射笔用针头应一次性使用，并按要求处置针头。

3. 监护有无低血糖、过敏、注射部位不适等情况发生，主要内容见注意事项中的不良反应。

4. 监测血糖、糖化血红蛋白、糖尿病并发症等相关指标，了解使用重组人胰岛素后相关指标的变化。

5. 注意合并使用药物有无影响血糖或者掩盖相关低血糖或高血糖症状的情况，此时需要密切监测血糖，必要时调整重组人胰岛素的方案。

6. 静脉使用重组人胰岛素时注意选择的配伍溶媒是否合适，是否将重组人胰岛素注入其他药物中混合使用；输液袋中使用重组人胰岛素时需注意容器对胰岛素的吸附作用，在配制和输液过程中需加强巡查并充分混合药物和溶媒。

7. 加强患者的综合管理，包括糖尿病的疾病宣教、生活方式指导、低血糖防治、自我监测指标与随访计划。

四、研究进展

（一）相同或类似靶点药物

根据起效时间和作用时间，将胰岛素制剂分为以下几大类（表 3-1），也可根据发展的历程将胰岛素分为三代，一代为动物胰岛素，二代为人胰岛素，三代为胰岛素类似物。胰岛素制剂均是通过与胰岛素受体结合后发挥相应的药理效应，进而降低血糖。近几年上市的胰岛素制剂主要为基础胰岛素类似物和双胰岛素。

表 3-1　国内现有胰岛素种类及其皮下注射后作用时间

胰岛素制剂	起效时间 /h	峰值时间 /h	作用持续时间 /h
短效动物胰岛素			
胰岛素注射液	0.25~1.00	2~4	5~8
短效人胰岛素			
重组人胰岛素	0.25~1.00	2~4	5~8
中效人胰岛素			
精蛋白锌重组人胰岛素	2.5~3.0	5~7	13~16
预混人胰岛素			
精蛋白锌重组人胰岛素 70/30	0.5	2~12	14~24
速效胰岛素类似物			
赖脯胰岛素	0.17~0.25	1.0~1.5	4~5
门冬胰岛素	0.17~0.25	1~2	4~6
谷赖胰岛素	0.17~0.25	1~2	4~6

续表

胰岛素制剂	起效时间 /h	峰值时间 /h	作用持续时间 /h
长效胰岛素类似物			
甘精胰岛素 U100	2~3	无峰	30
甘精胰岛素 U300	6	无峰	36
地特胰岛素	3~4	3~14	24
德谷胰岛素	1	无峰	42
预混人胰岛素类似物			
精蛋白锌重组赖脯胰岛素混合注射液(25R)	0.25	0.50~1.17	16~24
精蛋白锌重组赖脯胰岛素混合注射液(50R)	0.25	0.50~1.17	16~24
门冬胰岛素 30 注射液	0.17~0.33	1~4	14~24
门冬胰岛素 50 注射液	0.25	0.50~1.17	16~24
双胰岛素			
德谷门冬双胰岛素	1	无峰	42

1. 基础胰岛素类似物 通过去除人胰岛素 B 链 30 位苏氨酸,29 位增加谷氨酸并连接 1 个 16 碳的脂肪酸链侧链,皮下注射后形成多六聚体长链,并与白蛋白可逆性结合,获得了作用时间长达 42 小时的德谷胰岛素,于 2012 年在日本获批上市,其日内血糖变异性和低血糖风险更低(图 3-2)。2015 年,新一代长效胰岛素类似物甘精胰岛素 U300 获批,与甘精胰岛素 U100 相比,甘精胰岛素 U300 为浓缩剂型,注射体积减少 2/3。皮下注射后形成的皮下贮库表面积更小,吸收速度更慢,作用时间可达 36 小时,日内血糖变异性和低血糖风险均降低。

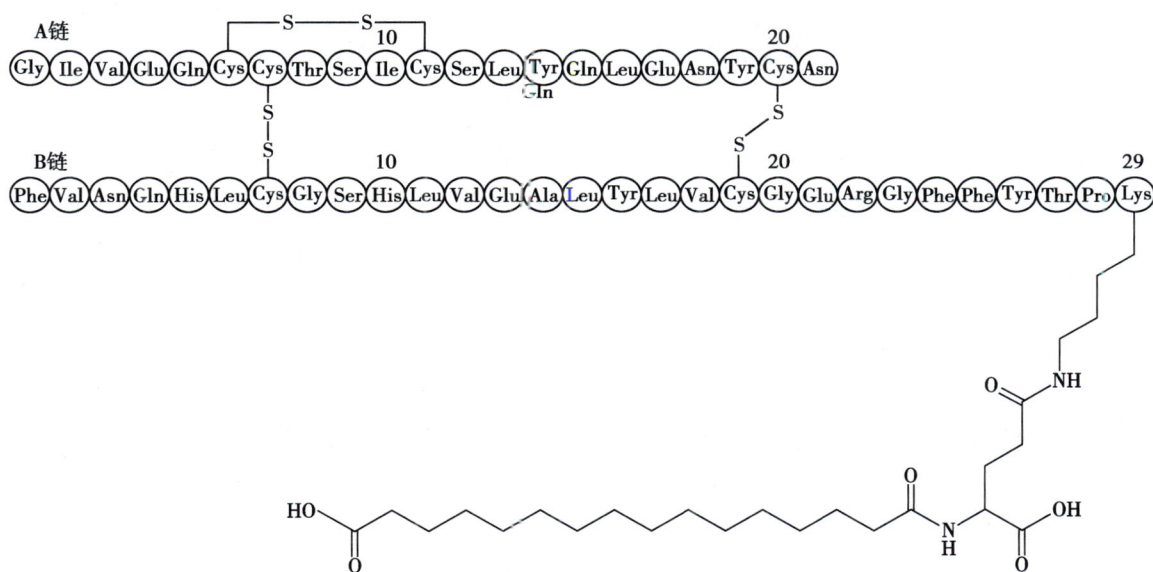

图 3-2 德谷胰岛素的结构式

2. 双胰岛素 2015 年上市了首个长效和速效胰岛素组成的双胰岛素,即德谷门冬双胰岛素注射液,该胰岛素为完全可溶的澄明液体,克服了长效和速效胰岛素共存出现混合六聚体、血糖控制变异大的问题。德谷门冬双胰岛素按德谷胰岛素和门冬胰岛素固定配比 7:3 构成,溶解在一定浓度的锌和苯酚中形成的预混胰岛素。该制剂中德谷胰岛素和门冬胰岛素分别以高度稳定的双六聚体和单六聚体形式存在。皮下注射后,随着苯酚扩散,德谷胰岛素在注射部位发生构象改变,形成可溶长链多六聚体。随着锌的扩散,单体从其中缓慢解离,达到长效平稳降糖作用。门冬胰岛素单六聚体迅速分解成可被循环吸收的单体,发挥餐时胰岛素的降糖作用。

（二）国内上市情况

现国内胰岛素上市种类较为齐全,主要种类和上市时间,如表 3-2 所示。从胰岛素种类各自的特点分析,目前动物胰岛素仅有普通的胰岛素注射液,临床主要用于急性并发症如酮症酸中毒等的治疗,第三代胰岛素类似物因其药代动力学和药效学特点,也在广泛使用。

表 3-2　国内现有主要胰岛素种类与上市时间

分类	代表药物	中国上市时间
中效人胰岛素	精蛋白锌重组人胰岛素	2006 年
	精蛋白生物合成人胰岛素	2003 年
预混人胰岛素	精蛋白锌重组人胰岛素 70/30	2013 年
	精蛋白生物合成人胰岛素(预混 30R)	2009 年
速效胰岛素类似物	赖脯胰岛素	2005 年
	门冬胰岛素	2002 年
	谷赖胰岛素	2012 年
长效胰岛素类似物	甘精胰岛素	2002 年
	地特胰岛素	2009 年
	德谷胰岛素	2017 年
双胰岛素	德谷门冬双胰岛素	2019 年
预混人胰岛素类似物	精蛋白锌重组赖脯胰岛素混合注射液(25R)	2010 年
	精蛋白锌重组赖脯胰岛素混合注射液(50R)	2008 年
	门冬胰岛素 30 注射液	2004 年
	门冬胰岛素 50 注射液	2007 年

（三）新剂型

随着糖尿病管理理念的不断更新,胰岛素制剂也在不断的发展,科学家们一直在突破原有的结构和功能限制,进而为糖尿病患者提供更安全、有效、便捷的治疗方案。现有胰岛素仍无法满足应用中的诸多需求,如仍为注射剂型、不能完全模拟生理性胰岛素的分泌模式、存在过敏、增加体重和引起低血糖的风险。因此,新型胰岛素制剂正在向多个方向发展,包括超速效胰岛素、胰岛素周制剂、口服胰岛素、吸入性胰岛素、肝选择性胰岛素与智能胰岛素等(表 3-3)。

表 3-3　新型胰岛素制剂的结构特点

新剂型研究方向	新剂型结构特点或新增技术
超速效胰岛素	门冬胰岛素的基础上增加了 L- 精氨酸和烟酰胺
胰岛素周制剂	脂化类似物
吸入性胰岛素	使用专用吸入器
口服胰岛素	渗透促进剂、微针递送装置、酶抑制剂
透皮胰岛素制剂	微针阵列、透皮贴剂、透皮释药系统
智能胰岛素	聚合物生物材料

1. **超速效胰岛素**　为了更好地模拟餐时胰岛素的生理分泌曲线,新一代的餐时速效胰岛素(亦称超速效胰岛素)在门冬胰岛素的基础上增加了 L- 精氨酸和烟酰胺,改变了门冬胰岛素的药代动力学和药效学特性,在 1 型和 2 型糖尿病的研究中显示:与门冬胰岛素相比,超速效门冬胰岛素组中血清门冬胰岛素浓度 - 时间和降糖效果曲线左移;皮下注射 30 分钟后,超速效门冬胰岛素初次暴露量增加 1 倍,降糖效果增加 2.5 倍,使用持续皮下胰岛素输注(CSII)也显示了类似的结果。因此,超速

效门冬胰岛素的药理特性更接近餐后胰岛素的生理性分泌模式,使超速效门冬胰岛素有进一步改善糖尿病患者餐后血糖控制的潜力。

2. 胰岛素周制剂　减少胰岛素的注射次数驱动着长效胰岛素,即胰岛素周制剂的发展。2020年9月,Julio Rosenstock 等在 *The New England Journal of Medicine* 杂志上发表了一项每周注射一次 icodec 胰岛素,为期26周的随机、双盲、双模拟的Ⅱ期临床试验,研究显示:在使用二甲双胍血糖控制不佳的2型糖尿病患者中(联用或不联用 DPP-Ⅳ 抑制剂,且未接受过长效胰岛素治疗),每周注射一次 icodec 胰岛素与每日注射一次甘精胰岛素具有相似的降糖效果和安全性。icodec 胰岛素为长效的脂化类似物,在后续的多项研究中也证实了每周一次基础注射的概念,减少了患者的注射负担,且与传统的每日一次基础注射同样安全有效。icodec 胰岛素半衰期可达196小时,注射进入人体后,icodec 胰岛素与白蛋白可逆的紧密结合,使 icodec 胰岛素在一周内连续、缓慢且平稳地降低血糖水平,该产品已在中国申报临床试验。

3. 吸入性胰岛素　早在2006年美国 FDA 和欧洲 EMA 批准了一款非注射胰岛素制剂 exubera,为重组人胰岛素的吸入粉剂,由胰岛素粉剂和专用吸入器组成,胰岛素粉剂是通过重组人胰岛素和适宜辅料制备的溶液经喷雾干燥后获得,患者使用专用吸入器,将雾化的胰岛素经口腔吸入送达肺部。exubera 能有效控制餐后血糖,且降低糖化血红蛋白(HbA1c)程度与皮下注射胰岛素相似,但是 exubera 的生物利用度仅相当于皮下注射人胰岛素的10%。吸入给药相比皮下注射可减少患者的痛苦,但应用后使咳嗽发生率增加3~4倍,并导致肺功能轻度恶化,令糖尿病患者和医生都难以接受,于2007年退出市场。2014年6月,美国 FDA 批准上市了另一种吸入型胰岛素制剂(afrezza),但该药使用仍存在诸多缺陷,如不能替代长效胰岛素,对于1型糖尿病患者,必须与长效胰岛素合用,使用前需进行肺功能的测定,不可用于哮喘和慢性阻塞性肺部疾病患者。在临床试验中也发现该药可引起低血糖、支气管痉挛、咳嗽等,因此该药上市后使用情况并不理想。

4. 口服胰岛素　胰岛素能够口服使用可能是所有糖尿病患者最期待的。近年来采用了各种口服药物递送系统来研发口服胰岛素,如渗透促进剂、微针递送装置、酶抑制剂等。例如,由麻省理工学院的 Robert Langer 和 Giovanni Traverso 研究团队研发了一种胰岛素口服胶囊制剂,通过仿生"豹龟"龟壳,开发了一种可吞咽的自定向毫米级涂抹器(self-orienting millimeter-scale applicator,SOMA),它可以自主定位,与胃肠道组织接触。然后,在避免穿孔的情况下,将活性药物成分制成的微柱直接通过胃黏膜展开。该胰岛素胶囊制剂通过 SOMA 包裹已经压缩成针的胰岛素,当胶囊到达胃部,SOMA 会始终垂直于胃壁,而内部的胰岛素针将插入胃壁,进而胰岛素吸收入血发挥降糖作用,SOMA 为口服胰岛素提供了发挥潜力的平台,但仍需要进一步的研究来确定其安全性和有效性。

5. 透皮胰岛素制剂　采用透皮给药方式可使药物不断地经皮肤扩散、渗透吸收入血,避免了肝脏和胃肠道对药物的破坏,可使血药浓度相对长时间保持稳定。一般将生物大分子用脂质体或药物载体包裹,辅以一定的物理促渗透方法。目前以色列一家制药公司开发了利用微针阵列和透皮贴剂组成的 Viaderm 系统正处于Ⅱ期临床阶段,此系统可显著降低胰岛素用药后的低血糖发生率和严重程度,必要时还可以撕去贴片以终止给药。另一家公司的 PassPort 透皮释药系统则利用温和的热脉能量在皮肤表面形成微孔,以提高胰岛素的透支效果,目前正处于Ⅰ期临床研究阶段。可以看出,大部分透皮胰岛素制剂仍处于实验室研究阶段,距离上市还有很长的路。

6. 智能胰岛素　早在1979年,由 Brownlee 和 Cerami 提出了葡萄糖反应性胰岛素(glucose-responsive insulin,GRI)给药的概念,其含义就是能够根据血糖水平精确地提供胰岛素的剂量。正在探索的大多数 GRI 系统利用聚合物生物材料将胰岛素嵌入基质中,该基质含有葡萄糖反应元件,例如葡萄糖结合蛋白(GBP)、葡萄糖氧化酶(GOx)和苯硼酸(PBA),它们可以通过调节基质结构的变化、聚合物降解或葡萄糖结合竞争来释放胰岛素,但其调节血糖的情况仍在进一步探索与研究中。

随着人类对糖尿病的进一步认识和科学技术的进步,新型胰岛素制剂的研究将更加丰富,且更能满足糖尿病患者的需要。

第三节　重组人生长激素

一、药物发现

(一) 药物性质

人体的生长激素(growth hormone,GH)是由垂体前叶生长激素细胞(组织切片中呈嗜酸性染色)分泌的一种单链、非糖化蛋白激素,具有刺激新陈代谢,促进个体生长发育的重要功能。大部分 GH 为 22kDa 单体,含有 191 个氨基酸(图 3-3),其等电点 pI=4.9,少量为 20kDa 单体,含有 176 个氨基酸。循环中的生长激素可以单体、二聚体或聚合体的形式存在。

重组人生长激素(recombinant human growth hormone,rhGH)系通过基因工程技术由哺乳动物细胞或大肠埃希菌产生,与天然人生长激素具有相同氨基酸序列及空间构象。GH 空间构象含 4 个 α- 螺旋、非螺旋链、2 个二硫键和 1 个疏水核心,共有 2 个生长激素受体(GHR)或生长激素结合蛋白(GHBP)的结合位点(图 3-4)。

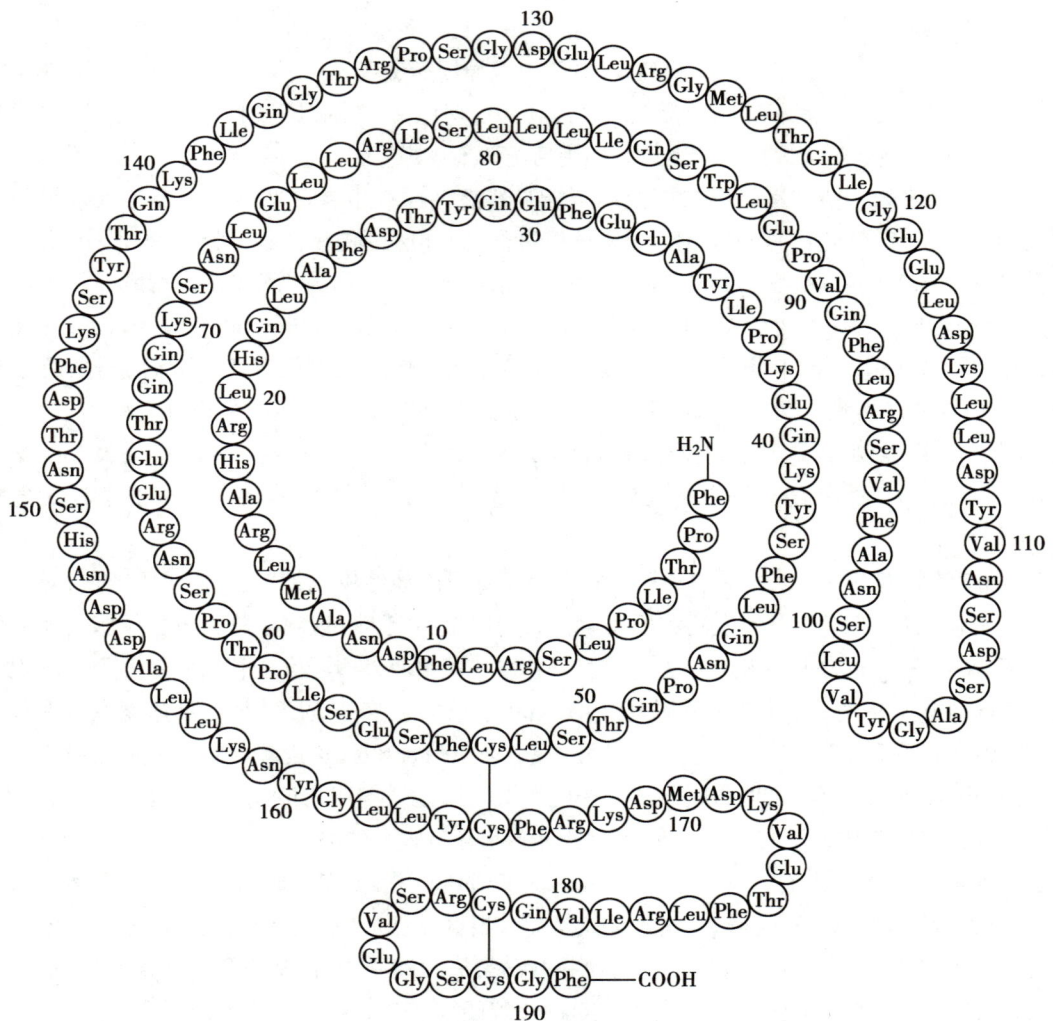

图 3-3　人生长激素的结构式

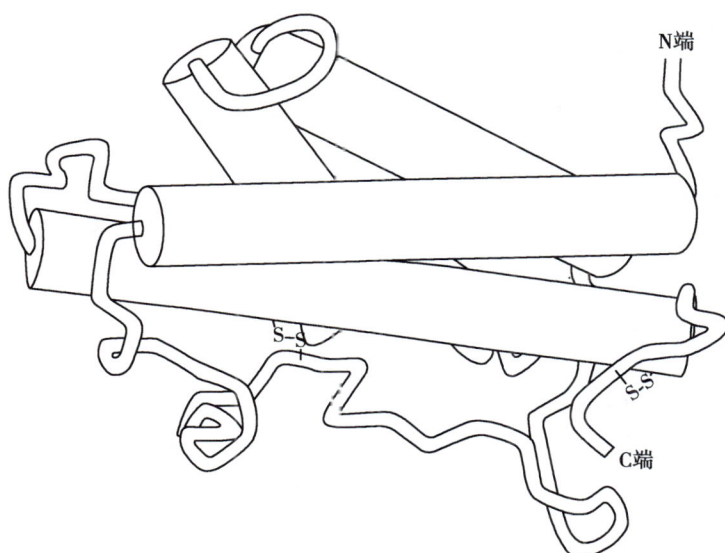

1. 所示圆柱代表 α- 螺旋,细管代表非螺旋多肽;
2. 氨基末端(N 端)位于右上角,而羧基末端(C 端)位于右下角。

图 3-4　人生长激素三维结构图

(二) 靶点发现

GH 通过与靶组织上特异性膜受体——生长激素受体(GHR)相互作用而产生效应。GHR 最早从兔的肝脏中提取纯化而得到,其氨基酸序列、cDNA 以及分子量随之成功分析获得。此后多位科学家相继克隆出了人、猴、大鼠、小鼠、牛等多个物种的 GHR cDNA,并解析出了人 GHR 氨基酸组成及空间结构。

GHR 为单一基因编码的跨膜单链糖蛋白,广泛分布于细胞表面。该受体属于细胞因子受体超家族成员,因此与红细胞生成素、瘦素、粒细胞 - 巨噬细胞集落刺激因子以及某些白介素受体具有结构相似性。这些受体含有 1 个细胞外激素结合域,1 个单次跨膜区和 1 个介导信号转导的胞内结构域(图 3-5)。人类 GH 受体以同源二聚体形式存在,与 1 分子 GH 结合后形成三元复合物。

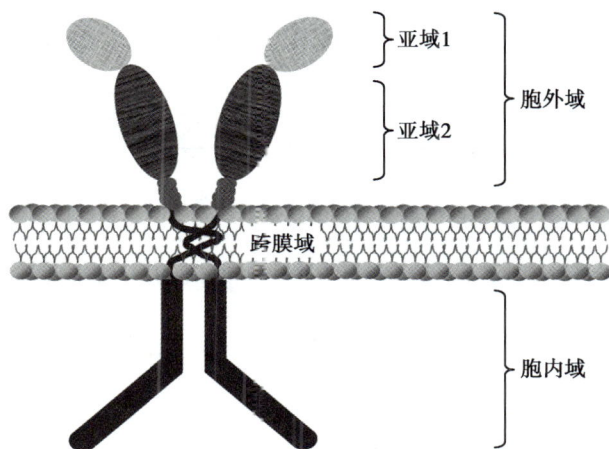

图 3-5　生长激素受体结构示意图

(三) 上市历史

自 1884 年起,科学家逐步发现肢端肥大症和巨人症患者大多与垂体肿瘤相关。1912 年 Cushing 提出了垂体"生长激素"的概念,设想垂体存在肿瘤可能会引起某种促进生长的激素——"生长激素"

持续不受控制地释放,从而导致肢端肥大症和巨人症的发生。此后近30年间多种动物体内的生长激素陆续被发现。

1944年华裔学者成功解析了人生长激素(hGH)的分子结构并成功地在体外化学合成人生长激素。1958年垂体源性生长激素(pit-hGH)首次临床应用于治疗生长激素缺乏(GHD)的患者并取得了良好疗效。但因垂体源性生长激素提取自人类尸体的脑垂体,其临床应用受到了来源稀缺性的限制。

1979年生物合成的人生长激素通过基因重组技术成功制备,该生长激素可大量生产,并较好的应用于临床。1985年美国FDA批准大肠埃希菌包涵体技术表达的rhGH用于治疗儿童GHD,pit-hGH于同年正式退出市场。重组人生长激素的生产技术不断更新,由包涵体表达技术生产的rhGH因其中和抗体产生率较高且疗效较差逐渐被淘汰,利用哺乳动物细胞表达和大肠埃希菌分泌表达技术生产的rhGH具有较高的生物学活性和较低的抗体产生率成为了目前的市场主流。

中国合成人生长激素的典范(拓展阅读)　随着对身材矮小病因和生长激素作用机制的深入研究,rhGH应用的范围已扩展到治疗非生长激素缺乏所致身材矮小,如特纳综合征(turner syndrome,TS)、小于胎龄儿(SGA)、Prader-Willi综合征等。

二、药理作用

(一) 作用机制

hGH的合成与分泌受到生长激素释放激素(GHRH)和生长抑素(somatostatin)的双向调控。其绝大多数的生理学作用都是通过生长激素-胰岛素样生长因子(IGF)轴来实现的。GHRH促进垂体生长激素细胞合成和分泌hGH,hGH与肝脏或其他靶组织上GHR结合后激活复杂的信号通路并增强基因表达,其促生长作用主要是通过GHR-JAK-STAT信号通路启动细胞核内的应答基因表达产生IGF、IGF结合蛋白3(IGFBP3)和酸不稳定性亚单位(acid-labile subunit,ALS),三者结合组成的三元复合物通过血管输送到各个靶器官,经蛋白酶降解去除IGFBP3和ALS后,释放出IGF作用于靶器官产生生物学作用。GH也可与骨细胞表面GHR结合后直接产生刺激骨细胞生长的作用(图3-6)。

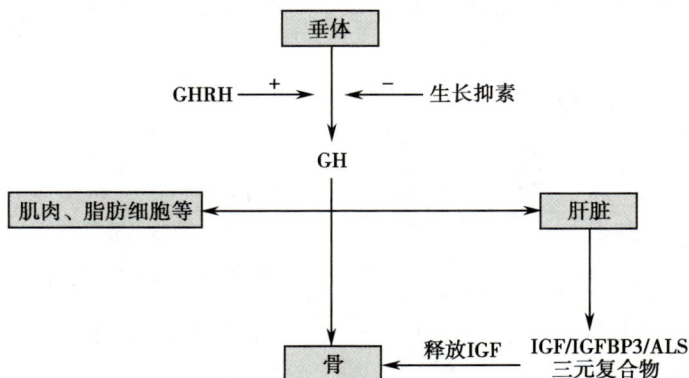

图3-6　生长激素的作用机制

(二) 药效学效应

rhGH不仅有促进生长的作用,也是一种强效的调节代谢的激素,对脂质、碳水化合物和蛋白质的代谢均具有重要的作用。rhGH给药后,人体内的IGF-1水平显著升高。对于儿童GHD、特纳综合征等疾病,hGH治疗能刺激身高的生长,并加快儿童的生长速度;在成人及儿童中,可通过促进正氮平衡、刺激骨骼肌的生长和促进机体脂肪动员来维持成人和儿童的正常机体构成。

1. **骨骼生长**　GH及IGF-1可刺激骨骺板细胞的生长和代谢,使线性生长加速及骨骼变宽。生长激素缺乏症并伴有骨量减少的患者,使用生长激素长期治疗可使承重部位骨骼中矿物质的沉积和骨密度增加。

2. 蛋白质代谢　促进氨基酸进入细胞,加速蛋白质合成,减少蛋白质分解,改善负氮平衡;促进重度感染及肝硬化等所致的低蛋白血症恢复;刺激免疫球蛋白合成。

3. 碳水化合物代谢　生长激素对碳水化合物代谢作用较复杂。GH 可减少外周组织对葡萄糖利用,降低细胞对胰岛素的敏感性,表现为抗胰岛素样作用,可改善 GH 分泌不足患者发生空腹低血糖的状况。短期应用 GH 具有降低血糖、抑制脂肪分解作用,表现为类胰岛素作用。此外,GH 治疗可引起血液循环中胰岛素浓度升高。

4. 脂代谢　促进脂肪动员,减少体内脂肪储存,升高血浆脂肪酸。生长激素缺乏的患者使用 hGH 治疗通常可使血清 LDL,载脂蛋白 B 及血清总胆固醇水平降低。

5. 水和矿物质代谢　伴有血浆和细胞外容积降低的患者经生长激素治疗后,血浆和细胞外容积可快速增加。生长激素可增加钠、钾和磷的潴留。

6. 其他　促进心肌蛋白合成,增强心肌功能;长期用药后可改善肌力和身体活动能力;刺激手术切口及烧伤创面成纤维细胞分裂和胶原形成,刺激巨噬细胞分化成熟,加速伤口愈合。

(三) 药代动力学

皮下或肌内注射两种方式给药的效果相同。肌内注射本品 3 小时后达到血药峰浓度;皮下注射本品后,生物利用度接近 80%,达峰时间推迟到 4~6 小时。两种给药途径的曲线下面积(AUC)十分相近。皮下注射通常比肌内注射能带来更高的血清 GH 浓度,但所产生的胰岛素样生长因子 -1(IGF-1)的浓度却是一致的。

GH 在肝脏、肾脏代谢,通过胆汁排泄,且成人清除快于儿童。从尿中直接排出的未经代谢的 GH 极少。皮下或肌内给药后清除半衰期一般为 2~3 小时;静脉给药半衰期约 0.4 小时。

在血液循环中几乎所有 GH 都与高亲和力的 GH 结合蛋白(GHBP)结合在一起,这种复合物使 GH 在血清中的半衰期得以延长。注射时间不同并不会影响血清中 GH 的浓度。

儿童与成人患者体内药代动力学相似。男性和女性在皮下注射生长激素后的绝对生物利用度大体相似。老年患者、不同种族患者、以及肝脏、肾脏功能不全患者的药代动力学数据暂无或不完整。

三、临床应用

(一) 主要适应证

1. 儿童

(1)用于因内源性生长激素缺乏所引起的儿童生长缓慢。

(2)Noonan 综合征所引起的儿童身材矮小。

(3)*SHOX* 基因缺陷所引起的儿童身材矮小或生长障碍。

(4)软骨发育不全引起的儿童身材矮小。

(5)特纳综合征引起的生长障碍。

(6)慢性肾功能不全引起的生长障碍。

(7)对 Prader-Willi 综合征(PWS),用于促进生长和改善机体的构成。

2. 成人

(1)成人生长激素缺乏症。

(2)用于接受营养支持的成人短肠综合征。

3. 用于重度烧伤治疗　可提高创面愈合百分率,缩小创面面积,缩短创面愈合时间。

(二) 注意事项

1. 不良反应　常见不良反应包括注射部位疼痛、麻木、红肿及头痛等。成年人使用生长激素替代治疗时可能发生与剂量相关的一过性液体潴留,水肿、关节肿胀、关节痛、肌肉疼痛和感觉异常都可能是液体潴留的临床表现,通常为轻到中度,多在治疗开始和剂量增加期间出现,可自愈或在剂量减少后缓解。这些不良反应在儿童中不常见。

生长激素可引起一过性高血糖现象,通常随用药时间延长或停药后恢复正常,糖尿病患者可能需要调整降血糖药的剂量;用药后可能发生甲状腺功能低下,应及时纠正;患内分泌疾患的患者可能发生股骨头骺板滑脱;特纳综合征患者发生中耳炎的风险增加;部分患者体内会产生抗生长激素抗体,但很少会影响生长;治疗期间还可能会观察到血碱性磷酸酶、甲状旁腺激素、IGF-1 升高。

2. 禁忌证及注意事项

(1)不得用于活动性肿瘤和 / 或活动性颅内损伤,或有任何进展或复发迹象的原有的颅内损伤患者;接受心内直视手术、多发性损伤、急性呼吸衰竭、严重全身性感染等急性危重症患者;增生期或增生前期糖尿病视网膜病变患者;孕妇和哺乳期妇女。

(2)禁用于骨骺已完全闭合儿童的促生长治疗。

(3)患有慢性肾脏疾病的儿童在肾移植时应停止使用。

(4)生长激素及其类似物被认定为兴奋剂,运动员慎用。

(5)注射部位应常更换以防止脂肪萎缩。

3. 药物相互作用

(1)同时使用糖皮质激素会抑制本品的促生长作用,故在生长激素治疗期间通常不应使用超过相当于 10~15mg 氢化可的松 /m^2 体表面积的糖皮质激素。

(2)生长激素可以抑制可的松转化为氢化可的松,故接受糖皮质激素治疗的肾上腺皮质功能减退症患者在起始生长激素治疗时可能需要增加其糖皮质激素的剂量。

(3)口服雌激素的患者可能需要更高的生长激素剂量。

(4)生长激素可能对经 CYP450 酶代谢的药物有一定影响。

4. 药物贮存　于 2~8℃避光保存。粉针剂用生理盐水溶解后应立即使用,未用完的药液通常应弃去,部分生产厂家药品复溶后可于 2~8℃避光保存 48 小时至 4 周。以含苯甲醇的生理盐水溶解的药液可于 2~8℃下保存 14 天。

(三) 药学监护

1. 该药可能引起外周性水肿,其症状可表现为组织膨大,肌肉、关节疼痛等,使用时需监护患者是否出现水肿、关节疼痛等症状。

2. 该药可能导致糖耐量异常、新发糖尿病或糖尿病加重,需指导患者报告低血糖或高血糖的症状、体征并注意血糖监测,特别是糖尿病患者,必要时及时调整降糖方案。

3. 该药可能引起甲状腺功能低下,可表现为乏力、畏寒等症状,定期监测甲状腺功能,必要时补充甲状腺素。

4. 同时接受糖皮质激素治疗的患者应注意根据患者病情及时调整生长激素和糖皮质激素的用量。

四、研究进展

(一) 相同或类似靶点药物

1. 聚乙二醇重组人生长激素(PEG-rhGH)　由重组人生长激素(rhGH)与分支型聚乙二醇(PEG)共价偶联而成,为长效生长激素,可每周给药一次。用于治疗内源性生长激素缺乏所引起的儿童生长缓慢。PEG 修饰可提高蛋白质类药物的稳定性,延长其半衰期,与单次皮下注射重组人生长激素相比,单次皮下注射聚乙二醇重组人生长激素注射液能明显延迟血浆 GH 达峰时间、延长药物在体内的半衰期,消除半衰期约 30 小时,呈现明显的长效特征。临床试验结果表明,患生长激素缺乏症

的儿童接受聚乙二醇重组人生长激素治疗疗效与重组人生长激素相当。

2. 隆培促生长素（lonapegsomatropin-tcgd）　是一种人生长激素的长效前体药物，每周皮下注射一次，用于治疗儿童内源性生长激素（GH）分泌不足而导致的生长障碍。该药物中的 GH 通过一种链接分子"TransCon Linker"连接到甲氧基聚乙二醇载体（mPEG）。皮下注射隆培促生长素后，TransCon Linker 按一级反应动力学自剪切，断开链接并释放出活性生长激素而发挥效应。甲氧基聚乙二醇载体通过肾脏清除，生长激素通过肝脏、肾脏清除，其半衰期约 25 小时。

3. somapacitan-beco　是一种人生长激素（hGH）的长效类似物（图 3-7），用于治疗成人生长激素缺乏症（AGHD）。该药于人生长激素氨基酸骨架 101 位引入白蛋白结合序列以增强其与血浆白蛋白的结合，使得生长激素清除率降低，其血浆蛋白结合率大于 99%，消除半衰期为 2~3 天，适合每周给药一次。

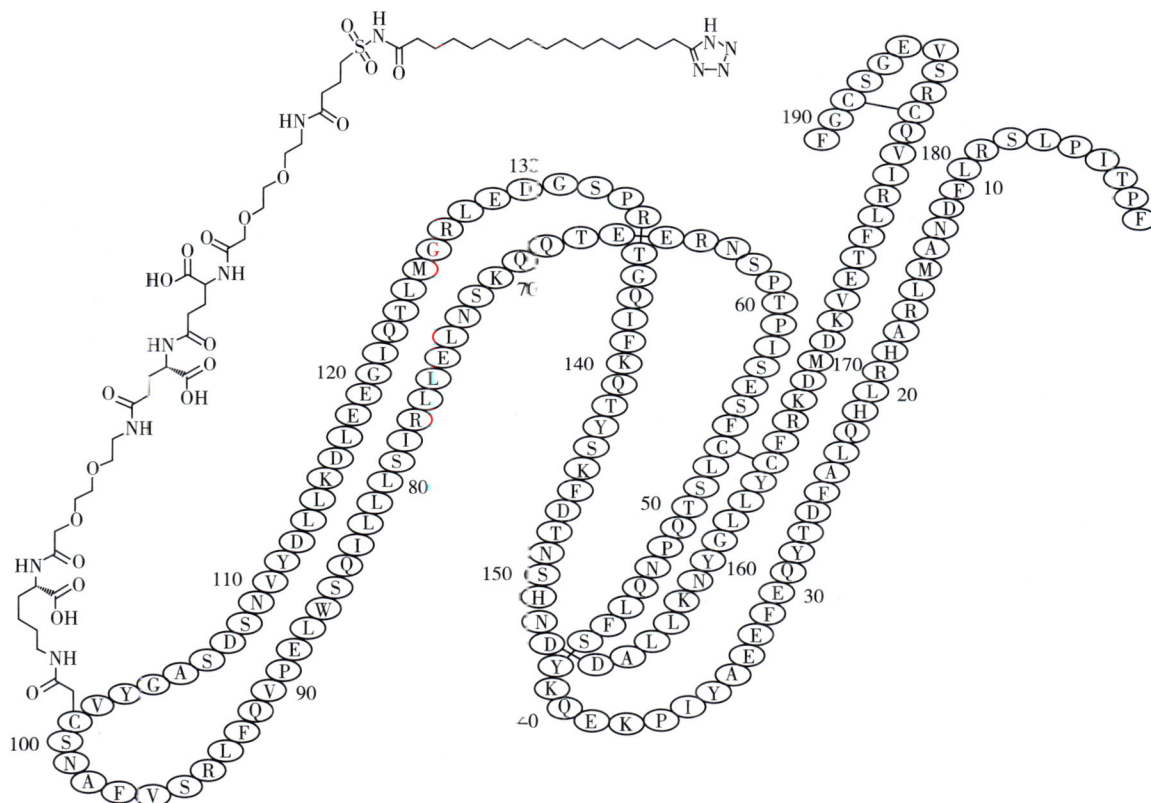

图 3-7　somapacitan-beco 的结构式（含白蛋白结合部位）

4. 培维索孟（pegvisomant）　是一种 GH 受体拮抗剂，由与人生长激素相似的 191 个氨基酸及聚乙二醇分子组成（表 3-4），通过竞争性地与 GH 受体结合而阻断 GH 刺激 IGF-1 生成作用。用于对手术或放射治疗不能充分控制病情的肢端肥大症患者，或不适合这些治疗的患者。用药剂量需根据血浆 IGF-1 浓度调整，用药期间应关注药物的肝毒性和低血糖风险。

表 3-4　培维索孟与人生长激素氨基酸序列对比

氨基酸位点	18 位	21 位	120 位	167 位	168 位	171 位	172 位	174 位	179 位
hGH	His	Ala	Gly	Arg	Lys	Asp	Lys	Glu	Ile
培维索孟	Asp	Asn	Lys	Asn	Ala	Ser	Arg	Ser	Thr

5. 美卡舍明（mecasermin）　是通过重组 DNA 技术制备的人 IGF-1，与内源性 IGF-1 一样含有

70 个氨基酸,分子量为 7.6kDa。用于严重原发性 IGF-1 缺乏症或生长激素(GH)基因缺失的儿童生长障碍。美卡舍明可促进葡萄糖、脂肪酸和氨基酸的摄取,促进软骨细胞和骨骼生长。因抑制肝脏葡萄糖生成,刺激外周葡萄糖利用,因此具有降血糖潜力。IGF-1 还有抑制胰岛素分泌的作用。血液中 80% 的 IGF-1 与 IGF 结合蛋白 3 和 ALS 形成复合物,使得 IGF-1 在体内保留的时间更长,其清除率与 IGFBP-3 水平成反比。

6. 美卡舍明 - 林菲培(mecaserminrinfabate) 是由重组人胰岛素样生长因子 -1(rh-IGF-1)与重组人胰岛素样生长因子结合蛋白 -3(rh-IGFBP-3)以 1:1 的摩尔比组成的一种二元蛋白复合体。其中 IGFBP-3 含 264 个氨基酸残基,分子量约 29kDa,与内源性 IGFBP-3 相比,基因工程产生的 IGFBP-3 是非糖基化的蛋白质,但对 IGF-1 具有近似的亲和力。IGFBP-3 并不能直接促进生长,其主要功能是对 IGF-1 的作用进行调节。美国 FDA 曾批准该药用于患有严重原发性 IGF-1 缺乏症(primary IGFD)儿童的治疗,但现已退市。

(二)国内上市情况

目前我国上市的生长激素及类似靶点药物包括重组人生长激素粉针及水针剂,以及聚乙二醇重组人生长激素水针剂(表 3-5)。

表 3-5　生长激素及类似靶点药物国内上市情况

药品	类别	作用靶点	国内上市情况
重组人生长激素	生长激素	GH 受体	已上市
聚乙二醇重组人生长激素	长效生长激素	GH 受体	已上市
lonapegsomatropin-tcgd	长效生长激素	GH 受体	未上市
somapacitan-beco	长效生长激素	GH 受体	未上市
培维索孟(pegvisomant)	生长激素受体拮抗剂(GHRA)	GH 受体	未上市
美卡舍明(mecaser)	胰岛素样生长因子 -1(IGF-1)	IGF-1 受体	未上市
美卡舍明 - 林菲培(mecaserminrinfabate)	胰岛素样生长因子 -1(IGF-1)与胰岛素样生长因子结合蛋白 -3(IGFBP-3)组成的二元复合物	IGF-1 受体	未上市

(三)新适应证与新剂型

1. 新适应证

(1)用于特发性矮小(ISS)和小于胎龄儿(SGA)的治疗:特发性矮小是指身高低于同性别、同年龄、正常儿童平均身高的 2 个标准差,并且排除了 GHD、小于胎龄儿、系统性疾病、其他内分泌疾病等导致的矮身材。美国 FDA 2003 年已批准 rhGH 用于 ISS 的治疗,国内上市药品尚未获批该适应证。经 rhGH 治疗的 ISS 患者的生长速率和终身高得到改善,部分患者可达到目标身高,且长期使用 ISS 并未使骨龄明显提前,安全性较好。长效 GH 在 ISS 中的应用目前仍处在临床试验阶段。

美国 FDA 于 2001 年批准 rhGH 用于小于胎龄儿的治疗,其目标是在儿童早期追赶生长,维持儿童正常生长,达到成人正常身高。临床数据显示 rhGH 治疗小于胎龄儿是安全有效的。但并非所有出生时诊断 SGA 的患儿均需使用 rhGH 治疗,国际上关于 SGA 患儿启动 rhGH 治疗的年龄尚存在一些争议。

(2)用于辅助生殖:子宫和卵巢也是 GH 的靶器官,GH 对生殖系统具有重要作用。近年来 GH 在辅助生殖技术领域体现了一定价值。研究表明,GH 不仅能够提高卵母细胞的发育潜力、增强卵巢的反应性,从而提高受精率,还能刺激孕母胎盘生长。尤其是对于高龄患者、卵巢反应差的患者以及多囊卵巢综合征患者,妊娠率得到提高。此外,GH 治疗还可增加男性精子活动力。但 GH 在辅助生殖临床实际应用中的疗效获益仍存有争议,相应的不良反应分析缺乏,故有待更高质量的临床试验加以支持。

（3）用于神经保护：近年来研究发现，GH 可通过血脑屏障直接作用于神经细胞上的 GH 受体而发挥神经保护作用。GH 在缺血缺氧性脑病、脑外伤、脑性瘫痪、阿尔茨海默症等疾病中均体现出一定的神经保护作用，但多为临床前研究数据或个案报道，其临床价值仍需进一步探索。

2. 新剂型

（1）长效制剂研究进展：相比普通生长激素每日一次的给药方法，长效制剂给药间隔时间更长，有利于提高患者的依从性。除已上市的聚乙二醇化制剂、前体药物、与白蛋白非共价结合的 GH 分子外，目前研究较多的是 GH 融合蛋白。MOD-4023 是 GH 与 hCGβ 亚基的羧基末端肽（CTP）融合的产物，GH 半衰期延长至 18~24 小时，可每周给药 1 次，该药目前已完成儿童和成人的 Ⅲ 期临床研究，已公布的研究数据显示 MOD-4023 具有较好的疗效和安全性。此外，将 GH 与人白蛋白、人免疫球蛋白的 Fc 片段以及 GH 结合蛋白融合等方法制备的长效制剂也在研究和试验中（表 3-6）。

表 3-6　进入临床试验阶段的 GH 融合蛋白

药品	结构特点	给药间隔 /d
somavaratan（VRS-317）	采用 XTEN 专利技术，在 GH 分子的 C 末端和 N 末端分别融合一段亲水氨基酸序列	7~14
somatrogon（MOD-4023）	将人绒毛膜促性腺激素（hCG）的羧基末端肽（CTP）连接到 GH 分子上	7
eftansomatropin（TJ101）	采用 HyFc 技术，将 GH 与 IgD 和 IgG4 组成的杂合 Fc 融合	7~14
TV1106	GH 与人白蛋白融合	7
HM10560A6	GH 与人 IgG4 的 Fc 片段融合	7~14

（2）其他制剂：通过鼻内、吸入或透皮途径给予 GH 的制剂尚未进入临床试验阶段，利用 GHRH、口服 ghrelin 类似物和其他 GH 刺激剂治疗 GHD 也同样处在临床前研究阶段。

第四节　重组人促卵泡激素

人体内分泌系统中腺垂体分泌的促性腺激素（gonadotropic hormone，Gn），包括促黄体生成素（luteinizing hormone，LH）和促卵泡激素（follicular stimulating hormone，FSH），属糖蛋白激素，含有 α 与 β 两个亚基，其中 α 亚基相同（由 92 个氨基酸组成），β 亚基决定激素抗原特异性及生理功能，两者以非共价键结合形成异二聚体，从而发挥其特异的生物学效应。Gn 诱导性腺产生多种激素，如雌二醇、雄激素、孕酮等，受下丘脑 - 垂体 - 性腺轴的调控，它们在生殖功能调节中起着重要作用。随着人类辅助生殖技术的发展，诱导排卵或控制性卵巢刺激是其中的重要环节之一，而 Gn 类药物在其中具有重要的应用价值。Gn 类药物分为两大类：天然 Gn 和基因重组 Gn，其中基因重组 Gn 包括重组人促卵泡激素（recombinant human follicle stimulating hormone，rhFSH）、重组人促黄体生成素（recombinant human lutropin alfa，rhLH）和重组人绒毛膜促性腺激素（rhHCG）。本节介绍药物 rhFSH。

一、药物发现

（一）药物性质

促卵泡激素（FSH）是脑垂体前叶嗜碱性细胞合成和分泌的一种异源二聚体糖蛋白类激素，由 α 和 β 亚基组成。FSH 的 α 亚基因是由 4 个外显子和 3 个内含子组成，该基因位于人类第 6 号染色体，β 亚基基因位于人类第 11 号染色体，由 3 个外显子和 2 个内含子组成。其中 β 亚基含有 111 个氨基酸，2 个 N- 糖链、6 个二硫键。FSH 的分子量为 35.5kDa，主要成分包括己糖、半乳糖、甘露糖、葡糖胺和岩藻糖等,易溶于水、乙醇,并能在 60℃ 环境下保持 30 分钟活性。FSH 骨架上糖链数目的多少及单糖组成在一定程度上决定其体内生物活性和半衰期差异。FSH 糖基侧链上的唾液酸分子含量降低,FSH等电点升高,体内活性降低。FSH 在人体内呈脉冲式分泌,其分布与性别、年龄等相关,并随着女性月经周期而改变。在哺乳动物细胞内,复杂糖蛋白能很好地进行折叠、组装和翻译后修饰,中国仓鼠卵巢细胞(CHO)是生产蛋白质类药物的首选宿主细胞。重组人促卵泡激素(rhFSH)就是用 CHO 细胞经基因工程生产的 FSH,与内源性 FSH 类似,是目前人类辅助生殖技术中常用的药物。

人 FSHα 亚基前体氨基酸序列为:MDYYRKYAAI FLVTLSVFLH VLHSAPDVQD CPECTLQEN PFFSQPGAPI LQCMGCCFSR AYPTPLRSKK TMLVQKNVTS ESTCCVAKSY NRVTVMGGFK VENHTECHCS TCYYHKS。

人 FSHβ 亚基前体氨基酸序列为:MKTLQFFFLF CCWKAICCNS CELTNITIAI EKEECRFCIS INTTWCAGYC YTRDLVYKDP ARPKIQKTCT FKELVYETVR VPGCAHHADS LYTYPVATQC HCGKCDSDST DCTVRGLGPS YCSFGEMKE。

(二) 靶点发现

在人类不孕症治疗的历史上,应用药物诱导单卵泡或少数卵泡发育,或在可控范围内诱发多卵泡发育和成熟是一个巨大的进步。20 世纪 30 年代,随着垂体 - 卵巢轴的早期研究及 FSH、LH 的发现,人们开始使用 Gn 类药物来治疗不孕症。最早的 Gn 药物是从孕马血清或动物脑垂体中提取获得,含有 FSH 和 LH 成分,由于非人源性,卵巢对该药物反应的维持时间较短,临床应用价值有限。1958年,Gemzel 从人尸体脑垂体中提取出 Gn,并成功使卵泡发育。但该类药物由于供应不足及存在克雅氏病风险而退出市场。1962 年,第一种尿源 FSH 制剂问世,该药物从绝经妇女的尿液中提取,含有 1:1 的 FSH 和 LH,但纯度相对较低,混合有其他尿蛋白成分。随着蛋白纯化技术的进步,FSH 制剂中的 LH 含量及杂质蛋白不断降低,使其能够配制更小体积的注射量,可以皮下注射,目前高纯度人尿促卵泡激素(HP-uFSH)纯度已可达 99% 以上。但尿源 FSH 制品仍无法摆脱来源不均一的限制,产品批次间差异较大,由尿液供体带来的安全风险也倍受关注。因此,人们开始尝试利用基因工程技术开发新型 FSH 产品——重组人促卵泡激素。rhFSH 具有很多优点,纯度高,批次间一致性更好,可大批量生产,但结构固定、无法模拟自然产生的 FSH 在月经周期中结构和活性的变化。rhFSH 与尿源 FSH 蛋白结构相同,但存在翻译后修饰的差异,尿源 FSH 由垂体前叶嗜碱性细胞合成和分泌到体内后,将这些自然产生的 FSH 从绝经期妇女尿液中分离和纯化,保留了自然的人类糖基化方式;而CHO 细胞来源的 FSH 表现出不同的糖基化方式。然而,这些微小差异几乎可以忽略,大多数临床证据表明 HP-uFSH 和 rhFSH 产品的临床疗效和安全性相当。

(三) 上市历史

目前,市场上有 3 种 rhFSH 产品:①重组人促卵泡激素 α;②重组人促卵泡刺激素 β;③重组人促卵泡激素 δ。以上仅代表命名的差异,跟 FSH 亚基没有关系。rhFSHα 和 β 产品是运用基因工程技术将编码 FSH 的基因导入 CHO 细胞中制得的,而 rhFSHδ 则来源于人胚胎视网膜细胞。rhFSHα和 β 产物的氨基酸序列都与内源性的人类 FSH 相同,由于在生产和纯化过程中的差异,翻译后的修饰不同,在 FSH 糖基化水平、唾液酸含量、等电点方面也有所区别,从而在生物活性、半衰期方面略有差异。尽管存在这些差异,但目前研究证据均表明两者的临床疗效和安全性相似。rhFSHδ 是第一个基于女性血清抗米勒安激素水平(AMH,用于评估卵巢储备的生物标志物)和体重制订个体化给药方案的 rhFSH 药物,与传统 rhFSH 制剂相比,疗效相似,安全性更高。

1995 年,瑞士制药公司开发的全球第一个 rhFSHα 产品在欧洲上市,2000 年在中国上市,该剂型为粉针剂;随后于 2004 年上市 rhFSHα 预充注射笔,该剂型为水针剂;1996 年,rhFSHβ 原研药在欧洲上市,2006 年在中国上市;2016 年,rhFSHδ 原研药在欧洲上市,2017 年在澳大利亚上市,目前,该药在我国的上市申请正在审理中。

二、药理作用

(一)作用机制

FSH 通过 FSH 受体作用于性腺,能够促进女性卵巢颗粒细胞的增殖,合成和分泌雌激素。促进卵泡发育成熟,卵泡液分泌增加。

(二)药效学效应

对于女性,胃肠外使用促卵泡激素的最主要作用是产生成熟格拉夫卵泡。无排卵的妇女中,本品治疗的目的是使单个卵泡发育成熟,在注射人绒毛膜促性腺激素(hCG)后该卵泡能释放出卵子。

(三)药代动力学

静脉给药时,rhFSHα 分布于细胞外液间隙。初始半衰期约 2 小时,从机体清除的终末半衰期约 1 天。稳态时分布容积和总清除率分别为 10L 和 0.6L/h。本品剂量的 1/8 经尿液排出体外。皮下给药后,本品绝对生物利用度约为 70%。重复给药 3~4 天,本品蓄积 3 倍达到稳态。对于内源性 Gn 分泌受抑制的妇女,即使体内未检测出 LH 水平,本品仍能有效地刺激卵泡发育和类固醇生成。

rhFSHβ 肌内注射或皮下注射后,达峰时间为 12 小时,半衰期约 40 小时,绝对生物利用度约 77%。重复给药后,FSH 的血药浓度比单次用药高 1.5~2.5 倍。

三、临床应用

(一)主要适应证

1. 无排卵(包括多囊卵巢综合征)且对枸橼酸氯米芬治疗无反应的妇女。

2. 在辅助生育技术如体外受精、配子输卵管内移植和合子输卵管内移植中进行超排卵的妇女,使用本品可刺激多卵泡发育。

3. 严重缺乏 LH 和 FSH 的患者,即内源性的血清 LH 水平<1.2U/L 的患者。推荐 LH 与 FSH 联合使用以刺激卵泡的发育。

(二)注意事项

1. 不良反应　本品是一种强促性腺激素,需特别注意不良反应的发生。用药期间可能发生轻度至重度的注射部位反应(表现为疼痛、红肿、淤血、肿胀和 / 或注射部位不适)、头痛、胃肠道症状(如恶心、呕吐、腹泻等)、轻至中度卵巢过度刺激综合征、多胎妊娠、生殖系统肿瘤等。治疗过程中需定期超声监测卵巢的反应,并进行血清雌激素水平的检测,可降低不良反应的发生风险。

2. 禁忌证

(1)有下列情况时禁用:

1)对本品过敏。

2)下丘脑或垂体肿瘤。

3)非多囊卵巢综合征引起的卵巢增大或囊肿。

4)不明原因的妇科出血。

5)卵巢、子宫或乳腺癌。

(2)当不能达到有效反应时禁用,例如:

1)原发性卵巢功能衰竭。

2)性器官畸形不可妊娠者。

3)子宫纤维瘤不可妊娠者。

3. 特殊人群　本品用于肝、肾功能不全患者的安全性、有效性和药代动力学尚缺乏数据,因此不推荐这些患者使用。孕妇、哺乳期妇女、儿童、老年人等特殊人群不适用。卟啉症患者或有卟啉症家族史的患者在治疗时应给予严密监测。如果在治疗过程中卟啉症恶化或首次出现卟啉症症状,应该终止治疗。运动员慎用。

4. 配伍禁忌　除 LH 外,不得与其他药物混合在一起使用。

5. 药物储存　需注意冻干粉剂型和预充注射液剂型的贮藏区别。冻干粉剂型应于原包装贮于不高于 25℃的环境中。未开启的预充注射笔应于原包装内,避光存放于 2~8℃冷藏,不得冷冻;首次开启后,应存放于 25℃以下保存,在有效期内最多放置 28 天。

(三) 药学监护

1. 开始治疗前告知患者使用促卵泡激素有多胎妊娠、妊娠失败、先天畸形的潜在危险。

2. 指导患者按照正确的方法步骤进行促卵泡激素自我皮下注射,如准备注射液、选择注射部位、处理用过的物品等。

3. 告知患者需按医嘱定期进行超声检查卵泡大小及测定血清雌激素水平,监护患者用药依从性及相关检查结果以便及时调整用药方案。

4. 当与 LH 一起使用时,监护患者是否按照先溶解 LH 再溶解 FSH 的顺序准备注射液。

5. 用药期间可能发生轻度至重度的注射部位反应(表现为疼痛、红肿、淤血、肿胀和或注射部位不适)、头痛、腹痛和胃肠道症状(如恶心、呕吐)等,需密切监护并尽早进行干预。

四、研究进展

(一) 相同或类似靶点药物

欧洲 EMA 共批准了 2 个 rhFSHα 生物类似药,分别于 2013 年 9 月和 2014 年 3 月在欧洲上市;两个生物类似药目前均未在美国获得批准。临床研究表明两者有效性不劣于原研药,并具有相似的安全性。2015 年,我国自主研发的 rhFSHα 产品在国内上市,打破了长期以来原研药的垄断格局,是唯一国产 rhFSH 制剂,在生产工艺上进行了技术提升,体内生物活性最高可达到 12 000IU/mg 以上,优于原研药的 10 000IU/mg。其疗效和安全性与原研药相似,但达到排卵效果的总剂量更小,总疗程更短。

(二) 国内上市情况

目前,我国上市 rhFSH 产品有两种,rhFSHα 和 rhFSHβ 制剂。rhFSHα 制剂包括进口原研药、进口生物类似药和国产原研药。原研药为冻干粉针剂型和预充式注射笔,粉针剂规格为 5.5μg(75IU)/瓶,预充式注射笔规格有 22μg(300IU)、33μg(450IU)、66μg(900IU)三种;进口生物类似药为预充式注射笔,规格有 75IU(0.15ml)/ 支、150IU(0.3ml)/ 支、225IU(0.45ml)/ 支、300IU(0.6ml)/ 支;唯一国产 rhFSHα 制剂是水针剂,规格为 5.5μg(75IU)/瓶。rhFSHβ 制剂为原研,剂型为水针剂,规格 50IU/0.5ml/ 支,另有 300IU(0.36ml)/ 支、600IU(0.72ml)/ 支的预充式注射笔。

(三) 新适应证与新剂型

关于 FSH 的新适应证主要集中在男性的研究中。在男性,FSH 与睾丸 Sertoli 细胞和生精小管上 FSH 受体结合,促进精子成熟。协同睾丸促进睾丸精曲小管的生长及精子生长。FSH 对男性生育能力是必需的,但它在不育男性中的药物应用研究仍然有限。2018 年,意大利男科和性医学学会(SIAMS)发布的专家共识建议对特发性少精症或少弱畸形精子症(OAT)的男性(促性腺激素正常),使用 FSH 制剂增加精子的浓度和活力。同年,欧洲男科学会(EAA)发布的 OAT 指南也提出使用 FSH 制剂可改善此类患者精子常规参数,提高妊娠率。但由于相关循证证据质量较低,推荐等级属于弱推荐。

无论是基因工程重组药物还是尿源性 FSH 制剂,这些药物共同的特点为半衰期短、人体代谢清除速度快,因此需每日注射。研究者研发出一种新型长效促排卵针剂,是目前唯一的长效 FSH 制剂,EMA 批准该药与促性腺激素释放激素拮抗剂联用,对患者进行控制性促排卵。2010 年在欧洲上市,该药注射一剂有长达 7 天的药效。其结构异于 rhFSH,除原本 FSH 分子结构中的 α 亚基,将糖蛋白家族成员中 hCG 的 CTP 序列融合在 β 亚基的 C 末端,得到 rhFSH-CTP 分子,CTP 可延长蛋白在体内的半衰期。该药吸收缓慢,半衰期 60~75 小时,是 rhFSH 的 2~3 倍,因此可提供较长时间足够 FSH 血药浓度来刺激卵泡的生长。与传统 rhFSH 相比,研究数据表明在受精率、胚胎移植、获得的胚胎数量和质量、活产率、激素水平等方面没有显著差异。临床使用耐受性良好,最常见的不良事件是头痛、盆腔疼痛或不适、操作痛和妊娠相关并发症(如流产)等,卵巢过度刺激综合征发生风险较高。此外,通过引进 N-连接糖基化位点增加糖基化程度,以及与免疫球蛋白 G1 的恒定区片段(Fc)融合形成 FSH-Fc 融合蛋白等方式,可生成长效蛋白分子,制备长效制剂。目前,多项具有潜力的药物临床试验正在进行中。

第五节　重组人促黄体生成素

一、药物发现

(一)药物性质

人体促黄体生成素(luteinizing hormone,LH)与 FSH 同属于糖蛋白激素,由 α 和 β 亚基组成,其中 α 亚基结构与 FSH 相同,而 β 亚基结构不同。β 亚基由 121 个氨基酸组成,由 19 号染色体上的基因所编码。LH 的分子量约为 30kDa,等电点范围为 6.4~9.9。重组人促黄体激素 α(recombinant human lutropin alfa,rhLH)是通过基因工程技术由中国仓鼠卵巢细胞生产,与人体 LH 相似。

人 LHβ 亚单位前体氨基酸序列:MEMLQGLLLL LLLSMGGAWA SREPLRPWCH PINAILAVEK EGCPVCITVN TTICAGYCPT MMRVLQAVLP PLPQVVCTYR DVRFESIRLP GCPRGVDPVV SFPVALSCRC GPCRRSTSDC GGPKDHPLTC DHPQLSGLLF L。

(二)靶点发现

随着科技的发展,人们对 LH 的作用逐步深入理解。最初,市场并没有单纯的 LH 制剂,而是作为促性腺激素制剂中的一种成分。促性腺激素制剂最开始来源于孕马血清、人体脑垂体提取物,存在来源限制和安全性风险问题。到 20 世纪 60 年代,从绝经期妇女尿液中提取的尿源性促性腺激素制剂,纯度仅 5%,含等量的 FSH 和 LH,其中 LH 活性只有 FSH 的三分之一,所以添加了人绒毛膜促性腺激素(hCG),使 FSH 与 LH 的活性比为 1:1。随后由于研究发现 LH 对卵泡发育存在不良影响,因此制剂中逐渐剔除了 LH。1959 年,Falck 提出“两种细胞,两种促性腺激素”学说,阐明了 LH 和 FSH 对于卵泡正常发育和雌二醇的生物合成均具有重要作用。随着研究的深入,人们也逐渐认识到 LH 的重要性。尿源性促性腺激素制剂的制备纯度也在不断提高,几乎不含有杂质尿蛋白,含相同效价 FSH 和 LH 的尿源性制剂在很长时间内是唯一的 LH 药物,至今仍在广泛使用中。由于 LH 含量在制剂中的波动以及尿源供应等问题,随着基因重组技术的发展,利用基因工程技术从 CHO 细胞表达的 rhLH 药物逐渐应用于临床。Balasch 等人于 2002 年提出了“LH 治疗窗”的理论,认为体内 LH 水平需维持在一定范围内才能使卵泡正常发育、卵母细胞成熟、子宫内膜生长等。目前,在辅助生殖促排卵过程中,普遍采用促性腺激素释放激素激动剂进行垂体降调节,由于个体差异,可能会引起 LH 的过度抑制而导致不良结局。对于该类人群是否补充外源性 LH 仍有争议。

(三)上市历史

原研 rhLH 产品是第一个也是唯一一个重组人促黄体生成素,在许多国家都被批准上市。2000 年在欧洲获批使用,其用于严重缺乏 LH 和 FSH 的成年女性患者中刺激卵泡发育。2004 年在美国获批上市,适应证为在患有严重缺乏 LH(<1.2IU/L)的低促性腺激素性性腺功能减退的不孕症妇女中,与 rhFSH 联用以刺激卵泡发育。2009 年,在中国获批上市。

二、药理作用

(一)作用机制

rhLH 能与卵巢膜(及粒层)和睾丸间质细胞膜上的促黄体素 / 绒毛膜促性腺激素(LH/hCG)受体

结合。在卵泡期,LH 刺激卵泡膜细胞分泌雄激素,进而提供了雄烯二酮作为雌激素合成的底物。雄激素通过颗粒细胞的芳香化作用形成雌二醇,以支持 FSH 诱导的卵泡发育。在中期,高水平的 LH 启动黄体形成并且排卵。排卵后,LH 促进黄体产生黄体酮。

(二)药效学效应

rhLH 与女性卵泡膜细胞上 LH 受体结合,促进卵巢源性雄激素及雌激素前体合成和分泌。协同 FSH 使卵泡成熟、排卵。在卵泡发育末期,高水平的 LH 启动黄体形成并且排卵。对缺乏 LH 和 FSH 的不排卵妇女,使用 LH 可促使卵泡分泌的雌二醇水平升高,刺激卵泡发育。

(三)药代动力学

对垂体不敏感的女性志愿者给予 75~40 000IU 的本品,其药代动力学与尿源性的 hLH 相似。皮下注射时,其绝对生物利用度约为 60%。静脉给药后,促黄体生成素以约为 1 小时的初始半衰期迅速分布,稳态分布容积约为 10~14L。平均滞留时间约为 5 小时。皮下注射本品后,促黄体生成素从体内消除的终末半衰期约为 10~12 小时,终末半衰期略有延长。总清除率约为 2L/h,小于 5% 的剂量通过尿液排泄。

三、临床应用

(一)主要适应证

严重缺乏 LH 和 FSH 的患者,即内源性的血清 LH 水平<1.2IU/L 的患者。推荐本品与 FSH 联合使用以刺激卵泡的发育。

(二)注意事项

1. **不良反应**　通常与 FSH 联合应用以刺激卵泡发育,外源性添加 LH 可能发生注射部位反应、头痛、胃肠道症状、轻至中度卵巢过度刺激综合征、多胎妊娠、生殖系统肿瘤等。治疗过程中需定期超声监测卵巢的反应,并进行血清雌激素水平的检测,可降低不良反应的发生风险。

2. **禁忌证**

(1)有下列情况时禁用:

1)对本品过敏。

2)下丘脑或垂体肿瘤。

3)非多囊卵巢综合征所引起的卵巢增大或囊肿。

4)不明原因的妇科出血。

5)卵巢、子宫或乳腺癌。

(2)以下情况通常无法正常妊娠,应禁用:

1)原发性卵巢功能衰竭。

2)生殖器官畸形所致的不孕。

3)子宫肌瘤所致的不孕。

3. **特殊人群**　本品用于肝、肾功能不全患者的安全性、有效性和药代动力学尚缺乏数据,因此不推荐这些患者使用。孕妇、哺乳期妇女、儿童、老年人等特殊人群不适用。卟啉症患者或有卟啉症家族史的患者在治疗时应给予严密监测。如果在治疗过程中卟啉症恶化或首次出现卟啉症症状,应该终止治疗。运动员慎用。开始治疗前,对甲状腺功能低下、肾上腺皮质功能不全、高催乳素血症和垂体或下丘脑肿瘤的患者应进行评估,并给予相应的治疗。

4. **配伍禁忌**　除了 FSH,不得与其他药物混合在一起使用。与 FSH 混合使用时,应注意按照要求先溶解 LH,再溶解 FSH 的顺序。

5. **药物储存**　于原包装中避光保存,并于 25℃以下室温保存。

（三）药学监护

1. 开始治疗前告知患者使用重组人促黄体生成素有多胎妊娠、妊娠失败、先天畸形的潜在危险。

2. 该药需与 FSH 同时使用,因其剂型为冻干粉,使用前需溶解于所提供的溶剂中,应告知患者正确的溶解顺序,并对使用、操作和处置进行说明。

3. 告知患者需按医嘱定期进行超声检查卵泡大小及测定血清雌激素水平,监护患者用药依从性及相关检查结果以便及时调整用药方案。

4. 用药期间可能发生轻度至重度的注射部位反应(表现为疼痛、红肿、淤血、肿胀和或注射部位不适)、头痛、腹痛和胃肠道症状(如恶心、呕吐)等,需密切监护,尽早进行干预。

四、研究进展

（一）相同或类似靶点药物

除了 rhLH 之外,目前外源性 LH 药物还有人绝经期尿促性素(uhMG),其中有效成分为 1:1 的 FSH 和 LH(以效价计)。进口高纯度 uhMG,纯度>95%,其 LH 活性较非 hCG 驱动的 LH 活性具有更长的半衰期和更高的生物活性。

（二）国内上市情况

目前,我国 rhLH 上市品种只有进口原研药,剂型为粉针剂,其规格为 75IU/瓶。

（三）新适应证与新剂型

目前对添加外源性 LH 的适应人群、LH 添加的最佳时机和合适剂量仍有争议,需大量临床试验来验证。

一种新的 rhFSH(150IU)和 rhLH(75IU)的固定比例复方制剂(2:1)产品于 2007 年在欧洲上市,被批准用于严重缺乏 LH 和 FSH 的成年妇女刺激卵泡发育。在临床试验中,这些患者的内源性血清 LH 水平<1.2IU/L。研究证实该药与单独使用相同剂量的 rhFSH 和 rhLH 具有生物等效性,且安全性相似,该药的使用可明显简化治疗和降低患者注射次数。研究证据表明,对于 35 岁以上,卵巢低反应的女性患者添加外源性 LH 可能获益。目前,该药尚未在美国和中国上市,其冻干制剂和液体制剂正在中国进行生物等效性研究。

思考题

1. 简述激素类药物的临床应用特点。
2. 重组人胰岛素药学监护要点包括哪些内容?
3. 聚乙二醇重组人生长激素与普通生长激素相比有何特点? 药学监护的要点有哪些?
4. 简述重组人促黄体生成素的主要适应证和禁忌证?
5. 重组人促黄体生成素的作用机制是什么?

第三章
目标测试

（赵春景）

多 肽 药 物

> **学习目标**
>
> 1. **掌握** 多肽药物的概念、分类和功能,降钙素、利拉鲁肽、奥曲肽及特立帕肽的结构、药物靶点及药理作用。
> 2. **熟悉** 降钙素、利拉鲁肽、奥曲肽及特立帕肽及其他主要上市多肽药物的研究现状与发展前景。
> 3. **了解** 降钙素、利拉鲁肽、奥曲肽及特立帕肽的临床应用。

第一节 概 述

多肽是由氨基酸通过肽键缩合而成的一类化合物。一般定义氨基酸残基数量在 20 个以下的化合物称为寡肽,超过 20 个称为多肽,多于 50 个称为蛋白质。天然多肽普遍存在于生物体内,具有广泛的生理活性。生命活动中的细胞分化、神经激素递质调节、免疫调节及肿瘤病变等生理、病理过程均与活性多肽密切相关。多肽多样的生物活性及良好的安全性显示出广泛的应用前景,其药物研发日益受到重视。20 世纪 90 年代以来,伴随着生物化学和分子生物学技术的飞速发展及多肽合成技术的日臻成熟,越来越多的活性多肽在生物医药领域得到广泛应用。

一、概念

多肽可以看作是各种氨基酸分子间通过脱水形成的肽键相连的聚合型有机化合物,肽链基本构建的单元是各种氨基酸残基,其侧链结构各不相同。多肽的共价键形成的链结构与蛋白质相同,因此,多肽与蛋白质之间存在许多相似的理化性质,但是多肽的肽链长度及分子量远远小于蛋白质,因此,二者的性质也存在一定的差别。

与普通有机化合物相比,多肽在物理、化学、生物活性及制备方法等方面具有自身的特性与特点。组成多肽的氨基酸残基的种类、数量各不相同,因此多肽间的化学性质与功能也有所不同,甚至存在很大差别,但也具有一定的共性。

1. 多肽的两性离解和等电点 多肽在水溶液中是以兼性离子存在的,其酸碱性主要取决于肽链 N 端和 C 端的自由氨基、自由羧基以及 R 基上可解离的官能团。多肽在溶液中所带的电荷既取决于其分子组成中碱性和酸性氨基酸的含量,也受溶液的 pH 影响。当多肽溶液处于某一 pH 时,多肽解离成正、负离子的趋势相等,即成为兼性离子(zwitterion,净电荷为 0),此时溶液的 pH 称为多肽的等电点(pI)。

2. 旋光性 除 Gly 外的氨基酸均具有旋光性。一般短肽的旋光度约等于组成该多肽的各个氨基酸的旋光度之和,长链多肽的旋光度一般大于组成该多肽的各个氨基酸的旋光度之和。

3. 颜色反应 氨基酸中的 α- 氨基、α- 羧基及侧链取代基可与多种化合物作用,产生颜色反应,用于多肽的定性或定量分析。

(1)茚三酮反应:多肽与过量的水合茚三酮混合在水溶液中加热,其末端 α- 氨基酸残基(Tyr 除外)会氧化脱氨形成游离的氨,并将茚三酮还原成还原型茚三酮,生成紫色化合物,颜色的深浅与氨基酸的浓度成正比。它可以定性和定量测定微克数量级的氨基酸,是一种简单、精确和灵敏的氨基酸测定方法。

(2)黄色反应:硝酸可与氨基酸的苯基(如 Phe、Trp 和 Tyr)反应生成硝基苯衍生物而显黄色。

(3)双缩脲反应:两分子的尿素经加热失去一分子 NH_3 而得到双缩脲,能够与碱性硫酸铜作用产生蓝色的铜 - 双缩脲络合物,称为双缩脲反应。肽键具有与双缩脲相似的结构特点,也可发生双缩脲反应。双缩脲反应是多肽特有的颜色反应,游离的氨基酸不存在此反应。多肽水解时,双缩脲呈色深度下降,该反应可检测多肽水解程度。

4. 水溶性 除了少数疏水多肽以外,多数多肽分子具有许多极性侧链基团,如—OH、—NH₂、—COOH 等。它们可与水分子形成氢键缔合或与正、负离子形成极性区,所以很多多肽具有水溶性。研究表明,构成多肽的 20 种天然氨基酸的水溶性相对系数按下列顺序递增:Trp<Phe<Tyr<(Ile、Leu)<(Val、Cys、Met)<(Ala、His、Thr)< Gly<Pro<(Asn、Gln)<Ser<(Lys、Asp、Glu、Arg)。因此分子中含 Lys、Glu、Asp、Arg 和 Ser 等残基越多的多肽,水溶性越强。

5. 酸碱性 当肽链中含有的 Asp 及 Glu 残基数多于 Lys、Arg 及 His 的残基数时,该多肽为酸性多肽,反之为碱性多肽。分子量大的多肽,酸碱性的存在不但直接影响其水溶性及分离纯化条件(如等电点沉淀法和电泳法等),而且存在由离子键介导的三级结构,因而对其生物活性也产生影响。

6. 酶解性 多肽是许多蛋白水解酶的天然底物,从药物研发角度看,多肽的易酶解性是其致命的弱点。首先,多肽药物不能口服,否则就会被消化道的各种蛋白水解酶消化、破坏而失去活性;其次,即使是经注射进入体内,多肽化合物在到达作用靶点之前也会被血液及组织中的蛋白酶降解,使其生物利用度大大降低。因此多肽用于临床治疗受到一定限制。各种蛋白水解酶对多肽的水解往往具有一定的特异性,仅选择性作用于某些氨基酸位点,因此利用多肽的酶解性可得到小分子多肽片段;也可利用酶解的专一性,对多肽主链进行改造,使其避免某些酶的酶解;还可将多肽用于前体药物,在特定酶的作用下使多肽酶解,释放出活性成分,在一定程度上提高药物靶向性。

二、分类

一般多肽的分类都是相对的,可依据多肽的大小、结构特征以及其来源或功能等几个方面对活性多肽进行分类。

(一)按照多肽的大小分类

根据多肽所含氨基酸的数目对多肽进行分类,由 n 个 α- 氨基酸缩合而成的多肽称为 n 肽,可以加前缀 di-(二肽)、tri-(三肽)、tetra-(四肽)、penta-(五肽)、hexa-(六肽)、hepta-(七肽)、octa-(八肽)、nona-(九肽)、deca-(十肽)等表示;对于较长的多肽,可以直接用阿拉伯数字表示,如 dodecapeptide 也可直接称为 12 肽。

根据目前的命名法则,一般由 20 个以下氨基酸缩合成的多肽统称为寡肽(oligopeptide)。本质上,多肽和蛋白质没有明确的划分界线,一般以含 51 个氨基酸残基、分子量为 5 733Da 的胰岛素作为划分标准,大于此分子量的为蛋白质,小于此分子量的为多肽。本章所述多肽主要指含氨基酸残基 ≤50 个的多肽。

(二)按照多肽的结构分类

根据肽链的结构分为同聚肽(homomeric)和杂聚肽(heteromeric),然后还可根据连接键的不同进一步划分为直链肽和环肽,以及糖肽和脂肽等。

(三)按照多肽的来源分类

1. 天然生物活性多肽

(1)来源于动物的活性多肽:包括哺乳动物、禽类、两栖动物、昆虫和海洋动物的活性多肽,其种类繁多,是进行多肽药物研究的天然宝库。如来自哺乳动物中性粒细胞及皮肤和黏膜的上皮细胞的防御素和抗菌多肽 cathelicidins;从铃蟾皮肤分离出的铃蟾肽(bombinin),类似于调节肽作用强而范围广;从海洋腹足纲软体动物芋螺中发现的芋螺毒素,可使动物出现惊厥、颤抖及麻痹等症状,具有很强的镇痛作用。

(2)来源于植物的活性多肽:植物生物活性多肽主要存在于叶和种子中,大多富含 Cys 并都形成分子内二硫键。其中植物环肽一般是指高等植物中存在的一类环状多肽化合物,具有多方面生物活性,包括抗肿瘤、抗 HIV、抗菌、抗疟、镇静、抑制血小板聚集、抑制酪氨酸酶/胰蛋白酶/环氧合酶、免疫抑制及免疫调节等。植物环肽在植物体内可能与其金属离子的代谢和防御反应有关。

(3)微生物活性多肽:具有抗菌和抗病毒的活性多肽通常由细菌和真菌产生,包括环形肽、糖肽和脂肽,如短杆菌肽、杆菌肽、多黏菌素肽和乳酸链球菌肽等。细菌素是最常见的一类细菌生物活性多肽,能特异性杀死竞争菌而对宿主菌本身无作用,其中革兰氏阳性菌产生的细菌素 lantibiotic,具有广谱抗菌活性,已应用于食品保藏剂及抗感染药物研究等。

2. 基因重组多肽　利用基因重组的方法生产多肽是降低生产成本的有效途径,但多肽对原核细胞存在毒性,在一定程度上限制了原核表达系统在基因重组多肽生产中的应用;而真核表达系统表达效率较低,也不利于工业化生产。为克服多肽对细菌细胞的毒性,常采用融合表达或选择对多肽药物具有抗性的株系进行原核表达。目前对于短肽一般不需要采用基因重组技术进行生产。

3. 化学合成多肽　化学合成多肽最重要的进展是美国化学家 Vincent du Vigneaud 先后完成了两个环九肽缩宫素及加压素的全合成,证实了这两个内源性多肽的结构,并作为药物应用于临床。20 世纪 60 年代初,美国化学家 Merrifield 创建的固相合成多肽技术不但改变了传统液相多肽合成冗长、复杂的困难局面,而且为多肽合成实现自动化、仪器化提供了客观条件。20 世纪 80 年代至今,由于多肽合成技术、结构改造研究及肽库高通量合成等新领域技术的快速发展,多肽研究与药物研究已经融合为一门新的边缘学科,多肽与药学研究的密切结合将给人类社会带来更多的福祉。

人工全合成结晶牛胰岛素的历史故事(拓展阅读)

4. 按照发现部位分类的多肽　部分天然活性多肽可按照发现部位进行分类,如神经肽可分为脑肠肽、下丘脑神经肽、垂体肽和内源性阿片肽(表 4-1)。

表 4-1　不同发现部位的神经肽

发现部位及类别	名称
脑肠肽	P 物质(substance P,SP)
	生长抑素(somatostatin,SS)
	神经降压肽(neurotensin,NT)
	缩胆囊素(cholecystokinin,CCK)
	血管活性肠肽(vasoactive intestinal peptide,VIP)
	胰高血糖素(glucagon,G)
	胰肽(pancreatic polypeptide)
	铃蟾肽(bombesin)
	胰岛素(insulin)
下丘脑神经肽	促皮质激素释放激素(corticotropin releasing hormone,CRH)
	生长激素释放激素(growth hormone releasing hormone,GHRH,GRH)
	生长抑素(somatostatin,SS)
	促性腺激素释放激素(gonadotropin releasing hormone,GnRH,LHRH)
	促甲状腺激素释放激素(thyrotropin releasing hormone,TRH)

发现部位及类别	名称
垂体肽	加压素（vasopressin，VP）
	缩宫素（oxytocin，OT）
	促皮质素（adrenocorticotropic hormone，ACTH）
	α-促黑激素（α-melanocyte-stimulating hormone，α-MSH）
	催乳素（prolactin，PRL）
	垂体腺苷酸环化酶激活多肽（pituitary adenylate cyclase activating polypeptide，PACAP）
内源性阿片肽	甲硫-脑啡肽（Met-enkephalin，M-ENK）
	亮-脑啡肽（Leu-enkephalin，L-ENK）
	α-内啡肽（α-endorphin，α-EN）
	β-内啡肽（β-endorphin，β-EN）

三、功能

活性多肽的生物功能多样，在人体内参与多种重要生理功能的调控。

（一）作为激素和调节激素的作用

多肽激素是细胞合成的具有调节生理和代谢功能的活性分子，可作为激素或调节激素反应发挥多种生理作用。某些多肽激素有前体（激素原）存在，不表现出激素的生物活性，在专一酶作用下特定肽键断开，生成具有活性的多肽激素后才能通过血液到达靶细胞发挥作用。目前，上市及进入临床试验的多肽药物中有许多即是这类多肽的模拟物。依据多肽激素的作用和分泌部位，常见多肽激素及代表性多肽药物如下：

1. 加压素及其衍生物　加压素又称抗利尿激素或血管升压素，具有抗利尿和升高血压两种作用。它能促进肾小管对水分的重吸收，使尿量减少，尿液浓缩，口渴减轻，临床上适用于抗利尿激素缺乏所致尿崩症的诊断和治疗，近年来发现其也有增加记忆的作用。我国已上市的加压素药物包括鞣酸加压素、去氨加压素等。

2. 促皮质素及其衍生物　促皮质素即促肾上腺皮质激素，是维持肾上腺正常形态和功能的重要激素。它的合成和分泌是垂体前叶在下丘脑促皮质素释放激素的作用下，在腺垂体嗜碱细胞内进行的。糖皮质激素对下丘脑及垂体前叶有长负反馈作用，抑制促皮质素释放激素及促皮质素的分泌。在生理条件下，下丘脑、垂体和肾上腺三者处于相对的动态平衡中，促皮质素缺乏会引起肾上腺皮质萎缩、分泌功能减退。促皮质素还有控制本身释放的短负反馈调节。该类多肽还有锌促皮质素、磷锌促皮质素、明胶促皮质素、丝赖促皮质18肽、甘精促皮质18肽、锌促皮质24肽、促皮质24肽、25肽及28肽等。目前已上市药物包括人促皮质素等。

3. 下丘脑-垂体多肽激素　生长激素释放激素是下丘脑-垂体多肽激素中的一种。生长激素释放肽（growth hormone releasing peptide，GHRP）是20世纪90年代研发的一类合成生物活性多肽，在动物体中具有促进生长激素（growth hormone，GH）释放的生物活性。目前已合成的GHRP有四种形式：GHRP-6、GHRP-2、GHRP-1和海沙瑞林（hexarelin），它们均具有Ala-Trp-Asp-Phe-Lys-NH$_2$的氨基酸序列。这类多肽还有促性腺素释放激素、促甲状腺素释放激素、生长激素抑制素、促黑色素细胞抑制激素、促黑色素细胞释放激素、催乳素释放激素、催乳素抑制激素、促皮质素释放激素等。该类上市多肽药物有很多，如重组人生长激素、戈那瑞林等。

（二）调节免疫

免疫活性肽是一类存在于生物体内具有免疫功能的多肽，通过内分泌、旁分泌及神经分泌等多种方式发挥其生物学功能,沟通各类细胞间的相互联系。免疫活性肽具有多方面的生理功能,不仅能增强机体免疫力,在动物体内发挥重要的免疫调节作用;而且能刺激机体淋巴细胞的增殖,增强巨噬细胞的吞噬能力,提高机体对外界病原微生物的抵抗能力。如阿片肽中的甲硫脑啡肽(M-ENK)能使脂多糖刺激的小鼠腹腔巨噬细胞产生白介素 -1,促进小鼠脾淋巴细胞增殖及白介素 -2 和白介素 -6 的产生。

　　免疫活性多肽有内源性和外源性两种,内源性多肽包括干扰素、白介素和 β- 内啡肽等,它们是激活和调节机体免疫应答的中心。外源免疫活性多肽根据来源可分为微生物来源、植物来源及动物来源免疫活性多肽。临床上微生物来源的免疫活性多肽如胞壁酰二肽可以作为弗氏全佐剂的活性部分,增强机体非特异性免疫;动物来源的多肽如胸腺肽可用于治疗胸腺发育不全综合征、运动失调性毛细血管扩张症、慢性皮肤黏膜真菌病等免疫缺陷病。

(三) 抗菌和抗病毒作用

　　1. 抗菌多肽　又称抗微生物多肽(antibacterial peptide)或多肽抗生素(peptide antibiotic),可抑杀多种病原细菌和真菌,以及某些寄生虫,甚至对有包膜的病毒也有抑杀作用。抗菌多肽是非专一性的免疫应答产物,微生物和其他一些理化因素均可诱导产生抗菌多肽。与传统抗生素相比,抗菌多肽具有作用部位有效性和作用对象选择性的特点。传统抗生素是通过消除微生物生长或生存必需的功能,如阻断细菌蛋白质的合成或改变酶的活性发挥杀菌作用,而细菌通过改变一种基因就足以对抗抗生素的这种作用。抗菌多肽则作用于细菌的细胞膜,导致膜通透性增大,以此穿透、杀灭细菌。细菌必须改变膜的结构,即改变相当部分的基因才能抵抗抗菌多肽的进攻,因此抗菌多肽产生耐药性的可能性较小。抗菌多肽只对原核生物细胞和真核生物病变细胞有抗菌作用,对正常的真核生物细胞不起作用。原因在于原核生物和真核生物的细胞膜结构不同,真核细胞膜中含有大量的胆固醇,而胆固醇的存在使膜结构趋于稳定。同时肿瘤细胞的细胞骨架系统与正常细胞相比不发达,这可能是抗菌多肽对肿瘤细胞也具有抑制作用的原因之一。

　　抗菌多肽多由 12~50 个氨基酸组成,分子量小,不同来源、不同结构的抗菌多肽的一级结构具有较强的保守性,且具有以下共同特点:N 端富含极性氨基酸,这一特征使抗菌多肽具有表面活性剂作用;绝大多数抗菌多肽的第二位氨基酸是 Trp,它对抗菌多肽杀菌活性起着至关重要的作用;C 端通常酰胺化,可能与抗菌多肽的广谱抗菌活性有关;抗菌多肽通常富含 Pro,与其杀菌活性直接相关。抗菌多肽的二级结构是其攻击病原体的关键。在一定条件下,其 N 端易形成 α- 螺旋,中间易形成 β- 折叠,具有两亲性,易于对病原体及病灶细胞的细胞膜进行攻击。目前临床上使用的抗菌多肽药物包括杆菌肽、多黏菌素等。

　　2. 抗病毒多肽　病毒感染一般要经过吸附、穿入、脱壳、核酸复制、转录、翻译及包装等多个阶段,因此阻止任一过程均可防止病毒复制。最有效的抗病毒药物应该是作用在病毒吸附及核酸复制两个阶段。病毒通过与宿主细胞上的特异受体结合吸附细胞,依赖其自身的特异蛋白酶进行蛋白加工及核酸复制。因此可从肽库内筛选与宿主细胞受体结合的多肽或能与病毒蛋白酶等活性位点结合的多肽,用于抗病毒的治疗。恩夫韦地是美国 FDA 批准上市的全球第一个抗 HIV 的多肽药物。同时,以第一代抑制剂为基础开发的第二代和第三代的抗 HIV 吸附融合的多肽抑制剂的研究目前也已取得良好进展。

(四) 调节神经活性

　　神经活性多肽包括内源性类阿片、内啡肽、脑啡肽和其他调控多肽,如生长激素抑制因子和促甲状腺激素释放激素等。它们能够作为激素和神经递质与体内的 μ、δ、γ- 受体相互作用,发挥镇痛、调节呼吸及体温等功能。

四、代表性药物

　　多肽作为药物应用的研发时间虽然较短,但到目前为止,全球已有至少 90 多种人工合成或基因重组的小分子多肽药物被批准应用于临床,其口多数多肽源于天然多肽的活性片段或根据蛋白质结构域设计而成。临床前研究中及进入临床试验的多肽药物数量也正在逐年递增。

(一)激素及激素调节类多肽药物

1. 去氨加压素(desmopressin) 去氨加玉素是人工合成的环状九肽,是天然精氨酸加压素的结构类似物,通过 1 位 Cys 脱氨及 8 位采用 D-Arg 置换 L-Arg 后得到的衍生物,其药效增强,抗利尿作用时间延长,而血管收缩活性明显降低,其已在临床应用 40 多年。研究显示,去氨加压素是血管加压素 V2 受体的特异性激动剂,其可通过升高肾集合管的 cAMP,使肾血管舒张,从而发挥抗利尿作用;可使血浆中凝血因子Ⅷ的活性增加 2~6 倍,增加 Von Willebrand 因子和纤维蛋白溶酶原激活剂的浓度,并显著增加血小板的黏附性。此外,研究报道去氨加压素用于治疗急性肾绞痛,可迅速缓解疼痛,且与双氯芬酸等镇痛药物联用时,能够增加此类药物的镇痛效果。去氨加压素于 1978 年已在美国批准上市,目前已有口服固体制剂、注射剂及鼻喷雾剂等多种剂型。其主要适应证为中枢性尿崩症、多尿、多饮、夜间遗尿症、血友病 A 及冯 - 威利布兰德病等。目前该药国内也已上市。

2. 缩宫素(oxytocin) 缩宫素是一种人工合成的九肽,具有天然缩宫素相同的氨基酸序列及其相似的药理活性。1953 年,美国化学家 Vincent du Vigneaud(1955 年诺贝尔化学奖获得者)等首次完成其人工合成。缩宫素于 1980 年 4 月美国 FDA 批准上市。目前主要用于催产、分娩时子宫收缩无力及产后出血等;给药途径包括经鼻给药、静脉注射及肌内注射等。该药在国内也已上市。

3. 促肾上腺皮质激素(corticotropin) 促肾上腺皮质激素是由脑垂体前叶分泌的多肽激素,在中枢神经系统具有十分广泛的生理作用,包括学习记忆、体温调节、心血管功能调节、神经损伤修复与再生以及抗阿片镇痛作用等。1950 年至今,美国 FDA 已批准多家企业的促肾上腺皮质激素产品上市,主要剂型为注射剂,其中一些产品被批准用于治疗婴儿痉挛。国内已上市。

4. 舍莫瑞林(sermorelin) 舍莫瑞林是生长激素释放激素的 1~29 氨基酸残基片段,能够促进脑下垂体生长激素的释放,可用于生长激素缺乏引起的身材矮小症。其与生长抑素存在相互作用,因此舍莫瑞林刺激生长激素释放的方式是间断式的。舍莫瑞林于 1990 年 12 月在美国批准上市,用于治疗儿童原发性生长激素缺乏引起的身材矮小症,其主要的给药途径为皮下注射。

(二)免疫调节类多肽药物

1. 环孢素(ciclosporin) 环孢素是一种免疫抑制剂,对体液免疫、细胞介导的免疫反应(如器官移植排斥反应、迟发型过敏反应、实验性变应性脑脊髓炎、弗氏佐剂诱发的关节炎及银屑病等)具有抑制作用。其免疫抑制作用与其对免疫活性淋巴细胞(尤其是 T 淋巴细胞)G_0 和 G_1 周期的可逆特异性抑制作用有关。其眼用乳剂对干眼症有一定的治疗作用,但确切作用机制尚不明确。近年研究显示,环孢素对严重的难治性肠炎也有治疗作用。1983 年 11 月,美国 FDA 批准一制药公司的环孢素产品用于抑制器官移植排斥反应,其后多家公司的环孢素产品先后在美国上市。目前产品剂型已有口服固体制剂、注射剂及眼用乳剂等多种剂型。环孢素在国内也已上市。

2. 罗莫肽(romurtide) 罗莫肽是一种胞壁酰二肽衍生物,具有免疫促进作用,能刺激 CSF、IL-1 和 IL-6 的生成,改善放疗或化疗导致的粒细胞及血小板减少症状。罗莫肽目前在日本已上市,用于治疗放化疗引起的白细胞减少症,给药途径为皮下注射。

(三)抗菌多肽和抗病毒多肽药物

1. 杆菌肽(bacitracin) 杆菌肽最初由美国 Balbina A. Johnson 于 20 世纪 40 年代初从枯草杆菌中分离得到。已报道的杆菌肽组分包括 A、A'、B、C、D、E、F1、F2、F3 和 G 等,其中 A 组分含量最高,生物活性最强。其对革兰氏阳性菌包括金黄色葡萄球菌和脑膜炎球菌有较强的杀菌作用,对淋病奈瑟菌、脑膜炎奈瑟菌等革兰氏阴性球菌和某些螺旋体、放线菌属等也具有极强的抑制作用,在抗菌剂中应用较多。此外,杆菌肽在畜牧业中也得到了广泛应用,1960 年美国 FDA 已批准杆菌肽锌作为饲料添加剂使用。杆菌肽于 1948 年 7 月获美国 FDA 批准上市。目前主要用于治疗葡萄球菌属、溶血性链球菌、肺炎球菌等敏感菌所致的皮肤软组织感染等疾病,给药途径以外用为主。该药国内有上市。

2. 恩夫韦肽(enfuvirtide) 恩夫韦肽是一种新型抗逆转录病毒药物,可结合于 HIV-1 细胞膜糖蛋白 gp41 亚单位,阻碍其构象变化,抑制病毒与细胞膜融合,从而阻止 HIV-1 进入宿主细胞,抑制 HIV-1 复制。体外研究表明,恩夫韦肽可减少病毒 p24 的产生和 HIV-1 RNA 的水平。体内研究显示,恩夫韦肽可降低血浆 HIV-1 RNA 拷贝数和平均病毒负荷,增强 HIV-1 感染患者的免疫力。2003 年 3 月,美国 FDA 批准其用于治疗 HIV 感染,给药途径为皮下注射。恩夫韦肽是全球第一个被批准用于临床的 HIV-1 膜融合抑制剂,但由于其易产生耐药,限制了其临床应用。国内依据 HIV-1 膜融合蛋白 Gp41 的空间结构,自主设计和研发的膜融合抑制剂类抗艾滋病多肽药物西夫韦肽目前已完成 II 期临床试验。

五、临床应用特点

人体内存在各种各样的天然多肽,它们参与调控人体多种生理和病理过程。生命活动中的细胞分化、神经激素递质调节、免疫调节及肿瘤病变等生理和病理过程均与活性多肽密切相关。到目前为止,全球已有超过 90 种多肽药物被批准上市,这些多肽药物在治疗糖尿病、骨质疏松症、肿瘤、胃肠道疾病、心血管疾病、中枢神经系统疾病、肢端肥大症、免疫性疾病以及抗病毒、抗细菌及抗真菌等方面具有良好效果。

1. 糖尿病 目前,临床用于治疗糖尿病的多肽药物主要有艾塞那肽(exenatide)、利拉鲁肽(liraglutide)和普兰林泰(pramlintide)等,前两者主要用于 2 型糖尿病的治疗。

2. 骨质疏松症 临床治疗骨质疏松的多肽药物有依降钙素(elcatonin)和特立帕肽(teriparatide),前者用于治疗骨质疏松及其引起的疼痛,而后者则主要用于绝经后妇女骨质疏松及男性原发性骨质疏松症的治疗。

3. 肿瘤 在肿瘤治疗方面,多肽药物阿巴瑞克(abarelix)可用于前列腺癌的姑息疗法;硼替佐米(bortezomid)能够治疗多发性骨髓瘤和套细胞淋巴瘤;西曲瑞克(cetrorelix)可治疗前列腺癌和子宫肌瘤;戈那瑞林(gonadorelin)和亮丙瑞林(leuprorelin)能够治疗前列腺癌和乳腺癌;米伐木肽(mifamurtide)用于治疗可切除的骨肉瘤;乌苯美司(ubenimex)则用于白血病的治疗等等。

4. 胃肠道疾病 在胃肠道疾病治疗方面,多肽药物肌肽锌(zinc L-carnosine)能够治疗胃溃疡;五肽胃泌素(pentagastrin)可用于胃酸分泌功能的诊断。

5. 心血管疾病 在心血管疾病治疗方面,多肽药物比伐卢定(bivalirudin)能够预防血管成型介入治疗不稳定型心绞痛前后的缺血性并发症;卡培立肽(carperitide)用于治疗急性失代偿性心力衰竭;而依替巴泰(eptifibatide)则可治疗急性冠脉综合征。对于中枢神经系统疾病,多肽药物施普善(cerebroprotein hydrolysate)能够治疗早老性痴呆和血管性痴呆等疾病。

6. 肢端肥大症 临床用于治疗肢端肥大症的多肽药物主要有兰瑞肽(lanreotide)和奥曲肽(octreotide),兰瑞肽主要治疗外科手术和放疗效果不佳及不适合外科手术和放疗的肢端肥大症患者,而奥曲肽除了可以治疗肢端肥大症之外,还能够用于类癌瘤及血管活性肠肽瘤的治疗。

7. 免疫性疾病 在免疫性疾病方面,多肽药物胸腺五肽(thymopentin)可用于治疗慢性乙型肝炎、原发或继发性 T 淋巴细胞缺陷病、自身免疫病(如类风湿关节炎、系统性红斑狼疮等)、细胞免疫功能低下及肿瘤辅助治疗。

8. 抗病毒及细菌等病原微生物 在抗病毒方面,多肽药物恩夫韦肽(enfuvirtide)可用于治疗 HIV 感染。在抗细菌方面,多肽药物肌肽(carnosine)可用于治疗细菌或病毒感染导致的角膜疾病;多黏菌素(colistimethate sodium)治疗革兰氏阴性杆菌感染;达托霉素(daptomycin)治疗严重皮肤感染及葡萄球菌引起的菌血症;杆菌肽(bacitracin)治疗葡萄球菌属、溶血性链球菌以及肺炎球菌等敏感菌所致的皮肤软组织感染。在抗真菌方面，多肽药物阿尼芬净（anidulafungin）能够治疗食管念珠菌病；卡泊芬净（caspofungin）治疗真菌感染、念珠菌感染和侵袭性曲霉病。

9. 其他疾病及辅助治疗　除此之外，在其他一些疾病的治疗及辅助治疗方面，多肽药物同样发挥了重要的作用，如丙氨酰谷氨酰胺（alanyl glutamine）可用于肠外营养，补充氨基酸溶液；精氨酸加压素（arginine vasopressin）用于预防和治疗术后腹胀和尿崩症；阿托西班（atosiban）用于抑制宫缩、推迟早产；环孢素（ciclosporin）用于抑制器官移植排斥反应等。

国内上市的多肽药物品种中，从动植物及昆虫中提取的多肽占很大比例，如氨肽素是由猪蹄甲经提取制得的活性物质，用于治疗原发性血小板减少性紫癜、白细胞减少症和再生障碍性贫血；蜂毒注射液主要成分为蜂毒腺和副腺分泌的一种微黄色透明液体，用于治疗风湿性关节炎、类风湿关节炎及强直性脊柱炎等；鹿瓜多肽是从鹿科动物梅花鹿的骨骼和葫芦科植物甜瓜的干燥成熟种子中分别提取后制成的，主要用于治疗关节炎、促进骨折愈合、抗炎镇痛等。除此之外，国产上市多肽药物还有骨肽、尿多酸肽注射液、脾氨肽、胎盘多肽注射液、蝎毒注射液、心肌肽、眼氨肽等。

六、研发现状和发展趋势

（一）多肽药物研发及市场现状

回顾过去的几十年，多肽在医学和生物技术方面得到了极其广泛的应用。治疗用多肽的研究正在经历一场革命，各种多肽药物如雨后春笋般出现。目前全球药物市场上有超过 90 种多肽药物销售，并有望迅速增长，另有超过 200 种药用多肽正处在临床试验阶段，而在临床前研究阶段的治疗用多肽则超过 500 种。

目前多肽药物主要用于治疗代谢相关的重大疾病及肿瘤，代谢相关疾病包括 2 型糖尿病及糖尿病并发症，而肿瘤则包括前列腺癌、乳腺癌、骨肉瘤及白血病等。因此多肽药物拥有非常广阔的消费市场。基于多肽药物的潜在价值，全球多肽药物市场还将持续扩大，与此同时，新型创新多肽药物的市场份额也将进一步增加。

（二）多肽药物发展趋势

尽管多肽药物的研发势头迅猛，但依然存在一些关键性的技术障碍需要克服。首先，合成小肽需要依靠昂贵的螯合试剂、树脂和保护氨基酸，所以需要寻找更加廉价的合成及纯化方法。其次，需要发展新的修饰方法来促进多肽药物的膜渗透性，而不影响多肽的构象及生物学活性；减少肠道、血浆、细胞蛋白酶和肝细胞色素酶 P450 及 P- 糖蛋白对多肽的代谢；减少多肽的高清除率。再次，随着进入临床试验的多肽数量的增加，需要发展更多的方法优化多肽的传递和转运。目前，多肽或小分子药物同抗体结合能够提高靶向性，同碳水化合物连接可以提高溶解性，抑制降解和构象重排，同 PEG 和脂类结合可以增加摄入和渗透性。除此之外，大多数多肽药物的给药方式为注射给药，因此，改变给药途径也将是多肽药物发展所面临的关键性课题。多肽药物口服给药、鼻腔给药或皮肤给药的实现将大大促进多肽药物的应用和市场推广。

多肽药物的制备方法主要有化学合成法、分离纯化法和基因工程法等，目前 90% 以上的多肽药物主要通过化学合成制备。在化学合成类多肽药物快速增长之际，利用基因重组技术制备的多肽药物也备受关注。与化学多肽合成相比，基因重组方式更适于长肽的制备；而且随着技术的进步，以基因重组方式生产多肽药物的成本也在不断降低。化学多肽合成和基因重组方式将在很长一段时间内成为互为补充的多肽药物生产方式。与此同时，随着其他现代生物技术如生物信息学、系统生物学方法和噬菌体展示等技术的进步并与多肽药物研发结合，如将生物信息和系统生物学方法应用于多肽药物开发、将结构与计算化学应用于多肽药物设计、利用多肽的免疫原性来设计和开发多肽类疫苗等，也将会极大促进多肽药物的发展。

第二节 降 钙 素

一、药物发现

(一) 药物性质

降钙素(calcitonin,CT)是甲状腺滤泡旁细胞(C 细胞)所分泌的一种 32 肽激素,在 20 世纪 60 年代由加拿大生理学家 Copp 首次发现,并证明它具有调节细胞内钙 - 磷代谢的功能。降钙素具有单链、排列顺序不同的 32 个氨基酸残基(图 4-1),其氨基酸的排列顺序取决于物种,其生物活性基本相似。降钙素在临床上主要用于骨质疏松、高血钙和与骨相关的如佩吉特病、骨肿瘤引起疼痛的治疗等。目前能够人工合成的 CT 有 4 种,即鲑鱼降钙素(sCT)、鳗鱼降钙素(eCT)、人降钙素(hCT)和猪降钙素(pCT),临床上前两种更为常用且活性比人降钙素更强。

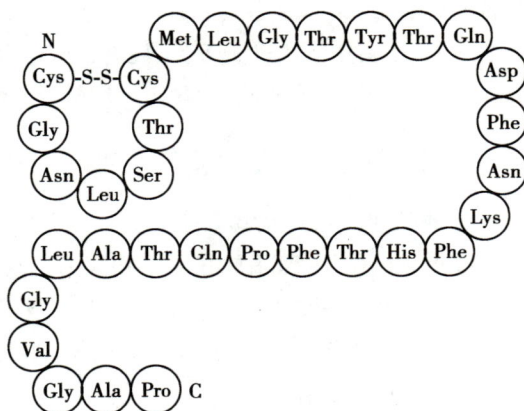

图 4-1 人降钙素一级结构

(二) 靶点发现

1961 年 Copp 等在对甲状旁腺功能的研究中,发现用高钙血灌注离体狗的甲状腺和甲状旁腺时,狗全身循环中血清钙浓度迅速下降,其速率较之切除甲状腺和甲状旁腺后血钙的下降更快。为此,Copp 等首先提出有一种能降低血钙的激素存在,并命名为"降钙素"。1963 年,研究发现降钙素为甲状腺所分泌,此后又进一步证实其是由甲状腺滤泡旁细胞(parafollicular cell)或称之为 C 细胞所分泌。1968 年研究人员首先确定了猪降钙素的氨基酸顺序,几乎同时人工合成人降钙素的工作完成;1969 年科研人员用液相片段法合成了鲑鱼降钙素。由于鲑鱼降钙素的特殊结构,其稳定性及生物活性均强于人降钙素,如鲑鱼降钙素结合人降钙素受体后,细胞内所产生的第二信使 cAMP 的量远大于人降钙素,因此,临床上作为药用的降钙素经常使用鲑鱼降钙素替代人降钙素。此后鲑鱼降钙素广泛应用于临床,并被英国、德国、法国、意大利等欧洲国家药典收入。

(三) 上市历史

1985 年美国 FDA 批准了合成鲑鱼降钙素用于治疗骨质疏松症。1995 年美国完成了鲑鱼降钙素鼻喷剂疗效的研究工作。我国于 1988 年开始进口合成鲑鱼降钙素,随后国产鲑鱼降钙素注射剂陆续上市。由于注射剂给患者带来不便,且价格相对较高,该鲑鱼降钙素注射剂在我国的临床应用受到限制。2003 年 9 月,我国首家鲑鱼降钙素喷鼻剂上市,为鲑鱼降钙素在我国的广泛应用创造了条件。目前,国内外均在加紧对鲑鱼降钙素口服剂的研制,将更大范围的满足临床需求。

二、药理作用

(一) 作用机制

1. 降钙素受体   降钙素受体属于与 G 蛋白偶联的细胞膜受体超家族,这类受体的共同特点是氨基酸的组成相似,有 7 个跨膜结构,受体 N 端胞外段与配体结合有关。其中 8 个半胱氨酸可能对维持受体的空间构象有关。降钙素受体位于破骨细胞膜上,分子量约为 85~90kDa,其氨基酸序列形成 7 个跨膜区及连接这些跨膜区的 4 个细胞外功能区和 4 个细胞内功能区,其 N 端位于细胞外,C 端位于细胞内,已经证明 N 端功能区是受体结合降钙素分子的位点,第 3、第 6 跨膜区是受体激活的关键部位。

2. **降钙素信号通路** 目前研究发现降钙素的细胞内信号转导途径有两条：一是作用于 G 激活蛋白（Gs），活化腺苷酸环化酶产生 cAMP，后者作为第二信使，激活细胞内的蛋白激酶 A，并进一步作用于下游的信号分子；另一条途径是作用于信号转导蛋白（Gq），激活磷脂酶 C，产生二酰甘油（DAG）。DAG 可激活蛋白激酶 C 的几种同工型以及 1,4,5- 三磷酸肌醇，引起细胞内钙库中 Ca^{2+} 释放。近年来，研究发现降钙素和细胞外信号调节激酶（如 Erk1/2 和 p42/44 MAPK）在整合细胞外信号方面发挥重要的作用，可影响细胞的分化、转化及增殖等多种生理功能。

3. **降钙素信号的生物活性** 破骨细胞上的降钙素受体与降钙素相结合后，可抑制 Na^+、K^+、ATPase，使波状缘的伸展活动受限，导致破骨细胞不能附着骨面；此外还可抑制碳酸酐酶，减少酸的分泌；还可以促进骨组织中 cAMP 水平升高，从而增强降钙素对破骨细胞抑制骨吸收的作用。除此以外，研究还发现降钙素与其他多种生理现象，如组织发生、细胞增殖和凋亡等过程密切相关。

（二）药效学效应

1. **降低血钙** 高钙血症时降钙素分泌增加，能抑制骨钙释放入血液和细胞外液，而血钙仍继续进入骨内，从而降低血钙。

2. **抑制骨吸收，降低骨转换** 研究发现体外培养的破骨细胞加入不同浓度的降钙素后，破骨细胞的数量减少且呈剂量依赖关系。其作用机制是：降钙素可使破骨细胞分裂为单核细胞，使破骨细胞寿命缩短，或通过阻止骨髓单核细胞（即前破骨细胞）的融合而降低破骨细胞的形成率。目前认为降钙素对破骨细胞的作用是通过其与破骨细胞膜上高亲和力降钙素受体结合，并且降钙素受体的基因多态性影响骨密度。降钙素抑制骨吸收的作用明显，因而在临床上被广泛应用于以骨吸收增加及骨量丢失为特点的原发性及继发性骨质疏松症。

3. **调节钙磷代谢** 降钙素抑制肾脏近曲小管对钙、磷的重吸收，使尿钙 / 磷排泄增加，血钙 / 磷降低，降钙素还可以增加钠、镁和氯的排泄；小剂量降钙素可抑制肠钙的吸收，而大剂量则能增加肠钙吸收。

4. **止痛作用** 降钙素是中等以上骨痛患者的首选药物，但其抑制骨痛的机制尚不完全明确。有研究认为，降钙素止痛作用可能与其能抑制前列腺素的合成有关，后者可以刺激组织产生炎性反应，导致疼痛的发生。另外，降钙素能降低血钙进而调节疼痛受体的敏感性从而提高痛阈。还有研究认为降钙素能通过中枢神经系统直接导致中枢性镇痛作用。也有研究发现其止痛作用与其具有 β- 内啡肽作用有关。除此以外，降钙素也能抑制柠檬酸和乳酸溶酶体酶等疼痛诱导因子的释放，并能增强其他止痛剂的效果。

5. **对软骨的作用** 生长板（骺板）和二次骨化中心软骨内骨化是骨生长的主要部位。关节软骨在肌肉骨骼系统中也具有重要作用，其黏弹性在活动及肌肉功能中能减轻振荡。软骨的另一种功能是形成骨痂，除了应用坚强内固定外，骨折愈合均通过软骨内骨化而完成。研究证实在动物体内给予降钙素处理后，其生长板厚度、生长板细胞柱的软骨细胞数目、胫骨长度及体重均较对照显著增加。另有临床研究显示，应用降钙素治疗后，患者骨基质成分中胶原增多。对已成熟的骨，降钙素作用于干骺端可提高骨干皮质骨的质量。

6. **对骨折愈合的促进作用** 研究显示降钙素能刺激软骨内骨化，增加软骨性骨痂并加快成熟。临床应用降钙素治疗四肢骨折，能促进骨痂快速形成。对骨移植、骨囊肿充填植骨及骨折迟延愈合局部注射降钙素也能取得一定疗效，特别是对发生不久的椎体骨折止痛效果更为明显。

7. **其他作用** 降钙素对一些代谢性骨病的疗效也很明显，特别是佩吉特病、高钙血症、骨转移瘤及多发性骨髓瘤等。还有研究发现，降钙素通过其"血液分流"机制，能缓解椎管狭窄症的神经症状，改善患者行走能力。

（三）药代动力学

本品口服后迅速被灭活。注射后迅速被吸收，主要分布在肾脏，也分布于血液的周围组织，原药和失活的代谢物随尿液排出。人降钙素的 $t_{1/2}$ 约为 60 分钟,鲑鱼降钙素的 $t_{1/2}$ 为 70~90 分钟。本品还可通过鼻黏膜和直肠黏膜吸收。静脉注射本品后可立即发挥作用,持效时间为 0.5~12 小时,皮下或肌内注射则在 15 分钟后显效,最大作用时间为 4 小时,持效 8~24 小时。

三、临床应用

(一)主要适应证

1. 佩吉特病(Paget disease)　本品对中、重度该病患者给药后,大多数患者在治疗 2~8 周内可见到血碱性磷酸盐和尿羟基脯氨酸的浓度下降,骨痛获得减轻。在持续用药 6~9 个月后,临床症状和生化指标持续得到改善,最后可能停留在一个稳定的水平上。有资料表明用药 2~18 个月后,机体可能出现降钙素抗体,但无证据说明疗效会因此而下降。停药后几个月内生化指标可能恢复到原来未用药的水平,但一般疗效可持续 1 年或更久。

2. 高钙血症　多种原因引起的高钙血症早期,尤其高钙血症出现危象之时,应尽快使用本品,以迅速降低血钙水平。待导致高钙血症的病因确定后,再对原发疾病对症治疗。

3. 绝经后骨质疏松和恶性肿瘤引起的骨痛可使用本品,随血钙降低,骨吸收缓解,骨痛可见减轻。

(二)注意事项

1. 可见恶心、呕吐、面红、手麻,可在继续用药中得到减轻。睡前给药,或提前使用止吐药物可使恶心、呕吐不出现或明显减轻。

2. 还可能出现皮疹、异味感、腹痛、尿频和震颤。

3. 注射局部可能出现炎症反应。

4. 其他还可能出现头痛、发冷、胸部压迫感、虚弱、头昏、鼻塞、眼痛、气促和下肢水肿。

5. 有时还会发生低血钙,表现为四肢抽搐。

6. 对本品过敏者禁用。

7. 对所含蛋白或明胶稀释液过敏者禁用。

8. 有过敏病史者应慎用。

9. 哺乳期妇女使用时,应暂停哺乳。

(三)药学监护

1. 监护患者用药期间相关适应证疾病进展及症状缓解情况。

2. 监测患者用药期间可能出现的不良反应。

3. 由于降钙素长期使用可增加恶性肿瘤的发生率及加快恶性肿瘤疾病进展,因此在制订治疗方案时,应遵循“小剂量短疗程”原则。

4. 使用降钙素注射液时,应注意不同适应证的注射途径,对于急性高钙血症,应当采用静脉注射的方式;对于其他适应证则推荐采用皮下或肌内注射。

5. 使用降钙素喷雾器时,应注意喷雾剂使用方法。

6. 药物使用期间应定期监测血钙、血清碱性磷酸酶、血磷指标的变化;终止治疗后有可能发生骨代谢紊乱,故停药后亦当继续监测相关电解质及生化指标。

7. 降钙素注射液应当放置在 2~8℃保存;喷雾器一旦开启必须室温放置,最长使用 4 周。

四、研究进展

(一)相同或类似靶点药物

目前临床上所使用的降钙素类药物,除鲑鱼降钙素外还有依降钙素。依降钙素(elcatonin)是鳗鱼降钙素结构修饰产物,是采用乙烯键基代替天然产物双硫键的衍生物,其分子结构稳定,生物效价高达 6 000U/mg,是促进骨形成、改善骨组织的药物,并具有迅速改善炎症和中枢性镇痛的作用,有效率为 60%。1982 年日本批准依降钙素上市,用于治疗骨质疏松及引起的疼痛,给药途径为肌内注射。

(二)国内上市情况

预防和治疗骨质疏松症的药物有二膦酸盐类、钙制剂、雌激素、雄激素、维生素 D 类、降钙素及激素替代疗法等。在国内,鲑鱼降钙素在降钙素市场中销售领先,国产鲑鱼降钙素注射剂于 1997 年开发成功并上市。

依降钙素也称为合成鳗鱼降钙素,1999 年日本进口在我国获注册后用于临床。国内目前已开发出依降钙素,并具备了国产化能力。依降钙素喷鼻剂目前正在进行临床研究。

(三)降钙素药物研究现状与趋势

1. 降钙素合成途径和基因表达　目前人工合成降钙素的途径有两条:一条通过基因工程方法,通过生物表达系统表达降钙素而得到;另一条是通过化学合成。研究人员目前已利用昆虫杆状病毒系统表达重组鲑鱼降钙素,开发出利用真核细胞表达生物活性重组鲑鱼降钙素的新途径。

2. 降钙素融合蛋白的表达和提纯　由于降钙素为 32 肽的小分子多肽激素,直接在细胞内表达易被宿主细胞的蛋白酶降解。因此目前一般采用将降钙素与一个大的载体蛋白相连的方法,形成融合蛋白或进行分泌表达。研究人员将鲑鱼降钙素基因与载体串联,并在大肠埃希菌中表达串联多拷贝基因,可使表达产物免遭蛋白酶降解,又避免了与大分子蛋白融合表达时因目的产物只占表达产物的一小部分而致使产率低下的问题,提高了重组降钙素基因工程产品的生产率。

3. 降钙素药物发展方向　人工合成的重组鲑鱼降钙素或鳗鱼降钙素制品,其药效强且作用较持久,是一种较为安全、有效的多肽药物,但与人降钙素相比鲑鱼降钙素有 16 个氨基酸不同,其中 N 端 17 个氨基酸中有 8 个不同,故可能对人具有免疫原性。如临床试用表明,50% 的患者应用鲑鱼降钙素半年后出现低滴度抗体。然而人降钙素的生物学活性较低,仅为鲑鱼降钙素活性的 1/3,且在体内易于降解,严重影响其临床应用。因此研制具有低免疫原性和高生物活力的新型人降钙素类似物,或具有与人降钙素较高同源性的新型鲑鱼降钙素制品,成为当前肽类药物研究的热点之一。

(1)提高生物活性:无论是哺乳动物的还是鱼类降钙素分子都有 3 个结构域:①N 端 1~7 有二硫键形成的环状结构;② 8~22 的两性 α- 螺旋结构;③ 23~32 的 C 末端无规则亲水结构。不同来源的降钙素分子的结构域性质、特点具有一定的差异。例如鲑鱼在 8~22 残基间形成两性 α- 螺旋的能力比人降钙素大,同时鲑鱼降钙素的 C 末端亲水性也较人降钙素强,但两者 N 端性质相似。经大量实验后发现,新分子设计时则应综合考虑以下因素:①构象的柔顺性,因为降钙素在体内发挥生物学效应必须与受体结合,存在一个相互诱导契合的过程。②形成 α- 螺旋的能力,研究人员发现鲑鱼降钙素与其受体结合的可逆性差是由其受体和配体构象所决定的,而在影响配体的解离率的因素中,形成 α- 螺旋的能力是非常重要的,至少部分是依赖于肽 α- 螺旋内氨基酸残基之间的相互作用。③肽链的亲水性或疏水性,实验人员根据降钙素的活性与其结构相关的刚柔性设计出人降钙素类似物,在动物整体药效作用上该类似物与人降钙素具有相似的效果。除此以外,研究人员还以人和鲑鱼降钙素为先导,提出了提高分子等电点并增加人降钙素 C 末端亲水性可提高新型降钙素活性的假设,同时借助多肽蛋白质计算机分析软件辅助设计了一种新型人降钙素类似物,并利用基因工程法表达制备了该新型降钙素。动物体内试验表明其活性比人降钙素活性更高,且抗原性与天然人降钙素非常相似。

(2)降低免疫原性:根据降钙素结构与功能关系分析,科学研究人员认为降钙素对人体产生不良反应的序列在 N 端,而活性部分主要在 C 端,并认为动物来源降钙素的 N 端 16 个氨基酸残基至少要被人降钙素序列取代 10 个才能消除其不良反应。据此,科技工作者设计合成了一系列杂种降钙素分子,其原则是包含两个多肽系列片段,其一是人降钙素 N 端的残基序列,其二包括动物降钙素的 C 端序列。经过一系列优选,目前普遍认为人降钙素 N 端 1~16 位序列和鲑鱼、鳗鱼等动物的 17~32 位序列组成的杂种降钙素较为理想。有研究人员据此设计了 11~17 位人源化的杂种降钙素,合成基因并克隆于表达载体中并在大肠埃希菌细胞中表达,得到纯化的可溶性融合肽段,保留了动物降钙素大部分的活性,而其免疫原性则比天然鲑鱼降钙素降低了 55% 左右。

(3)靶点机制的进一步研究:降钙素的研究和应用历史已有多年,人们要想设计出活性高、半衰期长、无抗原性的新型降钙素,除了对降钙素分子的结构与功能进一步深入研究外,还应加强对降钙素受体的研究,以期为有效的、符合临床要求的新型降钙素设计提供理论依据。近年来,人们对降钙素受体的结构、功能及作用机制已经进行了大量研究,并对编码降钙素受体的基因进行了克隆、测序和表达。目前已有科学研究人员通过人工合成了氚示踪的支链淀粉和鲑鱼降钙素类似物,提供了有利于降钙素受体研究的放射性核素标记的配体,还有实验人员利用光标记法研究了降钙素氨基酸残基与受体结合的空间立体构象,从降钙素及其受体结合的角度为设计活性更高的新型降钙素类似物提供了重要线索。而关于降钙素及其受体更深入的研究目前还在不断进行中,如基因疫苗将降钙素基因构建在载体上注入动物体内并在体内表达,使降钙素作为一种抗原在体内调节降钙素的分泌和作用。此外在药学研究中,关于利用中药或其他新药来刺激 C 细胞分泌降钙素,以替代目前降钙素的补偿疗法的研究工作也正在积极开展中,并取得了一系列重要的成果。

第三节　利 拉 鲁 肽

一、药物发现

(一)药物性质

胰高血糖素样肽 -1(GLP-1)是由胃肠道分泌的一类参与血糖调节的重要激素,于 20 世纪 80 年代首次发现。目前已知 GLP-1 在人体摄食后分泌,可促进胰岛素的释放,降低血糖。GLP-1 在体内可与其在胰岛上的受体特异性结合,实现增强胰岛素分泌、抑制胰高血糖分泌的功能,具有良好控制糖尿病患者病情的作用,同时对降低收缩压改善患者心脑血管症状也有显著功效。在 2 型糖尿病患者中的研究显示,GLP-1 改善血糖控制的作用不仅仅是保护 β 细胞功能,调节胰岛素分泌,还可以增加 β 细胞的数量。目前已上市药物利拉鲁肽(liraglutide)和艾塞那肽(exenatide)等 GLP-1 受体激动剂,同属肠促胰素类多肽药物,均具有与人 GLP-1 相似的作用机制和类似功效,广泛应用于常规降血糖药不耐受或控制血糖不理想的 2 型糖尿病患者。

虽然 GLP-1 能够促进胰腺 β 细胞分泌胰岛素并保护 β 细胞,具有良好的降糖作用,然而天然 GLP-1 分子在体内易被灭活导致其半衰期极短,限制了其在临床的应用,临床上多使用人工改造的 GLP-1 类似物。利拉鲁肽为一种人工合成的酰化 GLP-1 类似物 31 肽,与人体天然 GLP-1 相比具有高度序列相似性,并保留了天然 GLP-1 的全部生物活性。其分子结构的变化主要包括以下两点:一是 GLP-1 分子第 28 位赖氨酸被精氨酸所取代;二是第 20 位赖氨酸上增加了由谷氨酸介导的 16 碳棕榈酰脂肪酸侧链(图 4-2),脂肪酸链的酰化能促进其与血清清蛋白的结合,掩盖 DPP-Ⅳ 蛋白酶剪切位点,降低体内降解,而且其相对分子量较大不易被肾脏清除。结构的改变使其在保留天然功效的同时延长其酰化产物与蛋白结合时间,另一方面明显克服了 GLP-1 易降解的缺点。而正是由于此种独特的分子改变,可提高其临床治疗效果,每日仅行皮下注射 1 次即取得良好的降糖作用,并在治疗糖尿病方面获得突出的临床优势。

(二)靶点发现

1932 年有研究人员提出,肠道中可能存在一种影响血糖的激素,并将其命名为肠促胰岛素分泌激素。1967 年,研究人员在实验中观察到了肠促胰岛素分泌激素效应(incretin effect)。实验分别让受试者饮用糖水或静脉注射葡萄糖,使其血糖达到一定浓度,再测量血液中的 C 肽(C 肽与胰岛素同

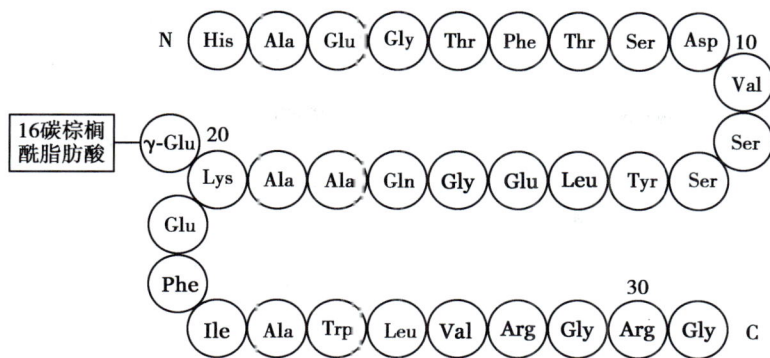

图 4-2　利拉鲁肽一级结构

为胰岛 β 细胞分泌的分子，不受胰岛抗体干扰，能真正反映由患者自身产生的胰岛素的量）。结果发现，60 分钟后饮用糖水的受试者血液中的 C 肽含量是注射葡萄糖受试者的 2 倍；而在 80 分钟左右 C 肽达到峰值时，二者差距则扩大到近 2.5 倍。前者血液中 C 肽的升高表明，胃肠道中必定存在一种刺激胰岛素分泌的特殊物质。

研究发现，这种特殊物质就是回肠 L 细胞分泌的胰高血糖素样肽 -1（glucagon-like peptide-1，GLP-1）和空肠 K 细胞分泌的糖依赖性胰岛素释放肽（glucose-dependent insulinotropic peptide，GIP）。最重要的是，GLP-1 具有葡萄糖依赖性，只有葡萄糖水平升高时才会发挥作用，血糖正常的人注射 GLP-1 对血糖无影响。这一显著特性有别于可以将血糖无限降低的胰岛素和磺酰脲类药物，也优于同样存在低血糖风险的胰岛素增敏剂类药物，使得 GLP-1 有可能成为一种理想的全新作用机制的降血糖药。

（三）上市历史

在全球糖尿病市场上，GLP-1 类药物仅次于胰岛素位居第二，并且呈现高速增长且加速实现胰岛素替代的态势。2005 年，首个 GLP-1 受体激动剂 - 艾塞那肽被 FDA 批准上市，应用于服用口服降血糖药无法控制的 2 型糖尿病患者的血糖辅助控制。艾塞那肽的发现掀开了 GLP-1 激动剂的上市热潮，为从根本上治疗 2 型糖尿病提供了可能，具有里程碑式的意义。目前全球已有包括利拉鲁肽、度拉糖肽等在内的多款 GLP-1 类似物制剂上市，并且销售额都赶超了艾塞那肽。

二、药理作用

（一）作用机制

GLP-1 及其受体激动剂在体内主要通过与 GLP-1 受体结合，激活下游相关信号通路，从而发挥其生物学功能。GLP-1 受体属于 7 次跨膜的 G 蛋白偶联受体 B 家族（分泌素家族）中的胰高血糖素受体亚家族，不仅表达于胰腺，也表达于胰腺外组织，包括中枢神经系统、心血管、胃肠道、肺、肾脏、甲状腺、皮肤、淋巴细胞、间充质干细胞等。现已证实在胰腺组织，人胰岛 β 细胞正常高表达 GLP-1 受体，GLP-1 与其结合可促进胰岛素的合成与分泌，同时也刺激 β 细胞增殖，抑制其凋亡。研究显示 GLP-1 受体广泛表达于胰腺及胰腺外组织，被 GLP-1 激活后，介导胞内不同的信号通路，在机体多部位发挥不同的生物学效应。而在胰腺，GLP-1 信号通路主要具有促进胰岛细胞增殖、抑制胰岛细胞凋亡的生物学功能。

1. GLP-1 调控胰岛细胞增殖　GLP-1 作为 β 细胞的有丝分裂因子，具有诱导 β 细胞增殖和分化的直接作用。*PDX-1* 基因的表达产物是胰腺生长发育的主要调控因子，在胚胎发育时可促进胰腺小芽生长与发育，使其具有正常的形态和细胞数量，随后移向内分泌部位，诱导胰腺干细胞分化为不同的内分泌细胞，是 β 细胞分化和成熟的核心调控因子。GLP-1 可以影响 PDX-1 的 DNA 结合活性、反式激活潜能以及 PDX-1 的基因表达。如 GLP-1 作为化学信息可与细胞膜上的 G 蛋白偶联受体相结合,使 Gs 变构后与 ATP 结合激活,进而激活细胞膜上的腺苷酸环化酶,生成 cAMP,cAMP 作为第二信使,在细胞质内激活蛋白激酶 A(PKA),刺激 PDX-1 和依赖半乳糖的激活蛋白 4(GAL4)的活性,上调 PDX-1 的基因表达。GLP-1 还可以通过 cAMP/PKA 使 Ras 超家族中的 GTP 酶活化,激活丝裂原激活的蛋白激酶(MAPK);另外 cAMP 还可以以不依赖 PKA 的方式,通过与 β 细胞中 cAMP 调节的鸟苷酸交换因子(GEF)相互作用,激活 Ras/MAPK 信号通路,促进 β 细胞的生长和分化。除此以外,GLP-1 信号可以激活 Wnt 通路,促进 β 细胞的生长和存活。GLP-1 结合受体后激活 PI3K-AKT通路,使糖原合成酶 3β 激酶(glycogen synthase kinase-3β,GSK3β)磷酸化失活而稳定 β- 环连蛋白(β-catenin),促进 β-catenin/TCF7L2 表达,诱导 β 细胞增殖。

2. GLP-1 调控胰岛细胞凋亡   GLP-1 可降低血糖和游离脂肪酸,抑制糖毒性和脂肪毒性,间接保护 β 细胞,维持 β 细胞量。研究显示 GLP-1 抑制 β 细胞凋亡主要通过以下几个途径:①降低血糖,间接减少促凋亡基因如 *Bad*、*Bid*、*Bik* 的表达,增加 *Bcl-xl* 抗凋亡基因的表达;②抑制活性氧簇(ROS)、活性氮簇(RNS)等细胞损伤相关分子对 DNA、蛋白质、脂质等生物大分子的损伤;③下调死亡受体相关信号分子 Fas/FasL 的表达,从而下调凋亡基因 *Caspase* 表达;④抑制酰基鞘氨醇产物、NF-κB 等。

(二) 药效学效应

利拉鲁肽激活 GLP-1 受体,根据体内葡萄糖水平高低,按需促进胰岛 β 细胞分泌胰岛素,抑制胰岛素拮抗激素胰高血糖素的分泌,改善 β 细胞对葡萄糖的应答性,控制空腹和餐后血糖,发挥降糖作用。GLP-1 受体除分布于胰腺外,还分布于肾脏、心脏、胃、肺、垂体、内皮以及中枢和外周神经系统,具有多靶点、多效性生理作用。利拉鲁肽还具有延迟胃排空、增加饱腹感、降低食欲、减轻体重、降低收缩压等功效。

1. 降糖作用   当葡萄糖浓度升高时,利拉鲁肽与胰腺 GLP-1 受体结合,激活受体偶联的 G 蛋白并活化腺苷酸环化酶,诱导 β 细胞内第二信使 cAMP 合成增加,进而激活 cAMP 依赖的蛋白激酶 A,使相关蛋白磷酸化,提高 β 细胞内胰岛素基因的转录水平;cAMP 升高的同时致细胞膜 K$^+$ 通道关闭,细胞膜去极化,诱发电压依赖的 Ca^{2+} 通道开放,Ca^{2+} 内流,刺激胰岛 β 细胞分泌胰岛素,增加肝脏、肌肉和脂肪组织对葡萄糖的利用,降低餐后血糖水平;抑制胰岛 α 细胞分泌胰高血糖素,抑制糖原异生,减少肝糖原释放,降低空腹高血糖;增强中枢性饱食感及延迟胃排空,导致主动进食量减少而降低血糖活化。当血糖浓度降低时,胰岛素分泌减弱并接近正常水平。

2. 改善胰岛 β 细胞功能   利拉鲁肽直接激活胰岛 β 细胞膜上的 GLP-1 受体,通过信号转导改善 β 细胞功能,促进 β 细胞增殖分化,减少 β 细胞凋亡。研究显示,利拉鲁肽能增加 C 肽分泌,降低胰岛素原 / 胰岛素比值,显著增加 β 细胞数量。除此以外,利拉鲁肽还可抑制白介素 -1β 和游离脂肪酸介导的 β 细胞凋亡,其抑制细胞凋亡的效果优于天然 GLP-1。

3. 抑制食欲,减轻体重   利拉鲁肽激活下丘脑食欲中枢的 GLP-1 受体,减少饥饿感,增加饱食感,减少进食量。利拉鲁肽可激活胃壁的 GLP-1 受体,调节交感神经与迷走神经作用,延长胃排空,减少食欲和主动进食。单独应用或与其他降血糖药联合应用,均能减轻 2 型糖尿病患者的体重,且患者体重指数(BMI)越大,减重效果越显著。临床证据显示利拉鲁肽在减轻患者体重方面的作用是长期有效的,并体现出了稳定及持久等特点,说明利拉鲁肽可对脑内食欲信号产生长期的抑制作用,为降低体重的重要机制之一。

4. 降低心血管疾病的风险   利拉鲁肽激活 GLP-1 受体的多靶点效应,能够干预多种心血管危险因素。临床证据显示利拉鲁肽可有效防治因高血糖可能造成的心脑血管损伤,减少心血管疾病的发生。此外,利拉鲁肽可通过降低体重,减少体内游离脂肪酸的含量,从而有效减少糖尿病合并心脑血管事件的发生。

5. 保护肝脏   有研究显示 2 型糖尿病患者在经过利拉鲁肽治疗后,其谷丙转氨酶水平明显降低,表现出一定的肝脏保护效果。

(三) 药代动力学

1. **吸收**　利拉鲁肽经皮下注射后的吸收比较缓慢,在给药后 8~12 小时达到最大浓度。单次皮下注射利拉鲁肽 0.6mg 之后,利拉鲁肽的最大浓度估计值为 9.4nmol/L。在 1.8mg 的利拉鲁肽剂量水平下,利拉鲁肽的平均稳态浓度达到约 34nmol/L。利拉鲁肽的暴露程度随剂量成比例增加。单次给予利拉鲁肽,药时曲线下面积(AUC)的个体内变异系数为 11%。利拉鲁肽皮下注射后的绝对生物利用度约为 55%。

2. **分布**　皮下注射后的表观分布容积为 11~17L。利拉鲁肽静脉注射后的平均分布容积为 0.07L/kg。利拉鲁肽可与血浆蛋白广泛结合(>98%)。

3. **代谢**　单次给予健康受试者放射标记的利拉鲁肽的 24 小时内,血浆中的主要成分为利拉鲁肽原型药物。检测到两种少量血浆代谢产物(分别为总血浆放射性暴露的 ≤9% 和 ≤5%)。利拉鲁肽以一种与大分子蛋白类似的方式进行代谢,尚无特定器官被确定为主要的代谢途径。

4. **消除**　利拉鲁肽给药后,在尿液和粪便中没有检测到完整的利拉鲁肽。所给予的放射性标记的利拉鲁肽中仅有少部分作为利拉鲁肽相关的代谢产物经尿液或粪便排泄(分别是 6% 和 5%)。尿液和粪便中的放射性代谢产物主要在前 6~8 天内排泄。利拉鲁肽单次皮下注射后的平均清除率约为 1.2L/h,消除半衰期约为 13 小时。

三、临床应用

(一) 主要适应证

利拉鲁肽适用于成人 2 型糖尿病患者控制血糖;适用于单用二甲双胍或磺酰脲类药物可耐受剂量治疗后血糖仍控制不佳的患者,与二甲双胍或磺酰脲类药物联合应用。

(二) 注意事项

利拉鲁肽常见的不良反应有恶心、呕吐、腹泻、上呼吸道感染、头疼等。胃肠道反应常见于治疗的第 1 周,腹泻和恶心发生频繁,多数可耐受,并与其剂量相关。利拉鲁肽治疗期间低血糖发生率较低,因其降血糖效应呈葡萄糖浓度依赖性,体内高血糖时才促进胰岛素分泌和抑制胰高血糖素发挥作用,在低血糖时并不起效。

(三) 药学监护

1. 给药方案制订前应明确患者既往病史及现病史,不得用于既往有甲状腺髓样癌、2 型多发性内分泌肿瘤综合征患者、妊娠患者以及诊断为 1 型糖尿病患者。

2. 监测患者肝肾功能,严重肝肾功能不全患者不推荐使用。

3. 用药期间及每次注射前后均应当仔细检查患者注射部位局部情况,如是否出现硬结、淤斑、疼痛等。

4. 与磺酰脲类降血糖药联用且在调整剂量时,应更加注意自我血糖监测。

5. 应告知患者该药应当放置在 2~8℃保存,不可冷冻;首次使用后 1 个月内有效。

四、研究进展

(一) 相同或类似靶点药物

目前临床上常用的短效 GLP-1 受体激动剂(如艾塞那肽和利司那肽)半衰期较短,且促胰岛素分泌的作用较弱,但减慢胃排空作用较强,因此主要降低餐后血糖。长效 GLP-1 受体激动剂(如阿必鲁肽、利拉鲁肽、度拉糖肽和司美格鲁肽)半衰期相对较长,其降糖机制主要依赖于胰岛素分泌,而延缓胃排空作用较弱,因此降低空腹血糖的作用更佳。

1. **艾塞那肽(exenatide)**　为了解决天然 GLP-1 体内半衰期极短的问题,研究人员从一种毒巨蜥的唾液中发现 39 肽 exendin-4 激素,其结构与人 GLP-1 相似,具有 GLP-1 类似的降糖作用,但是相比 GLP-1 分子不易被 DPP-Ⅳ 降解。艾塞那肽是天然肽 exendin-4 的合成形式,与内源性人 GLP-1(7-37)有约 53% 的同源氨基酸序列。艾塞那肽在体内可有效刺激人 GLP-1 受体,促进胰岛素释放和抑制胰高血糖素的分泌,有效控制患者的餐后血糖。艾塞那肽不易被 DPP-Ⅳ 降解,其半衰期为 2~4 小时,需每日皮下注射 2 次。艾塞那肽可显著改善 2 型糖尿病患者的血糖情况,且血脂谱也得到显著改善。因此,艾塞那肽不仅能控制血糖,也适用于合并高血脂的患者。但每日 2 次注射艾塞那肽导致的低血糖的发生率高于安慰剂,需警惕低血糖的发生。与长效 GLP-1 受体激动剂如利拉鲁肽等相比,艾塞那肽对餐后血糖的作用更显著。在心血管获益方面,使用艾塞那肽的人群表现出 HbA1c 和几种心血管危险因素的显著改善,如体重、三酰甘油、低密度脂蛋白胆固醇和高密度脂蛋白胆固醇等,进一步证明了其在保护心血管方面的优势,因此艾塞那肽更适用于 2 型糖尿病合并肥胖和 / 或有心血管疾病的患者。由于艾塞那肽是通过肾小球滤过在肾脏中清除的,因此对于中度肾功能不全的患者应谨慎使用,对于严重肾功能不全者禁用。

2. 利司那肽(lixisenatide) 利司那肽是在 exendin-4 的基础上去掉了第 38 位的 Pro,而在第 39 位的 Ser 连接有 6 个 Lys,从而具有对抗 DPP-Ⅳ 降解的能力。利司那肽主要是通过皮下注射,最初剂量为 10mg,2 周后可增加至 20mg。其代谢途径与艾塞那肽类似,主要是降解后在肾脏中清除。尽管利司那肽的半衰期较短(3~4 小时),但只需每日 1 次,这主要是因为利司那肽与 GLP-1 受体的高亲和力以及慢解离延长了其药理效应。利司那肽可使糖尿病患者 HbA1c 水平降低,并减轻体重。临床证据显示利司那肽无论是作为单药治疗,还是与胰岛素联合治疗,在降低糖尿病患者 HbA1c、空腹血糖及餐后血糖方面均疗效显著。利司那肽加入基础胰岛素的强化策略是难治性 2 型糖尿病患者的有效选择,尤其适用于肥胖且胰岛素抵抗的患者。利司那肽与艾塞那肽在血糖控制方面相近,但利司那肽在心血管获益方面不如艾塞那肽。利司那肽最常见的不良反应是恶心,低血糖事件很少见。

3. 阿必鲁泰(albiglutide) 阿必鲁泰于 2014 年被美国 FDA 批准用于 2 型糖尿病的辅助治疗。阿必鲁泰是由 GLP-1 二聚体与重组人白蛋白融合而成的一种长效 GLP-1 受体激动剂,主要是通过将人 GLP-1 氨基酸序列的第 8 位 Ala 替换为 Glu,延长 GLP-1 半衰期,每周只需给药 1 次。阿必鲁泰与内源性人 GLP-1 的氨基酸序列有 97% 的同源性。临床研究显示阿必鲁泰可显著降低患者 HbA1c 和空腹血糖水平,但阿必鲁泰在心血管方面的获益还需要进一步探索。总之,阿必鲁泰有明确的降低血糖和降低体重的作用,但与其他的 GLP-1 受体激动剂如利拉鲁肽相比,其优势并不显著。阿必鲁泰不能穿过血脑屏障,因此很少发生恶心、呕吐等不良反应事件。

4. 度拉糖肽(dulaglutide) 度拉糖肽是一种长效 GLP-1 受体激动剂,于 2014 年获美国 FDA 批准用于治疗 2 型糖尿病。度拉糖肽与人 GLP-1 的氨基酸序列有 90% 的同源性,具有两条相同的 GLP-1 类似肽链,与免疫球蛋白 4 重链相连,结构的改变提高了其溶解度并降低了其免疫原性,同时限制了其肾脏清除,延长其体内半衰期。度拉糖肽的初始剂量为 0.75mg,每周皮下注射 1 次,最大剂量为 1.5mg。度拉糖肽在降低患者 HbA1c 和体重方面均显著优于甘精胰岛素,且低血糖发生风险更低,但度拉糖肽引起恶心、呕吐等胃肠道不良事件的发生率更高。与国内其他 GLP-1 受体激动剂相比,度拉糖肽性价比较高,只需每周 1 次,不仅增加了患者的依从性,也能减少各种不良反应。但与其他长效 GLP-1 受体激动剂相比,度拉糖肽在降低心血管不良事件发生风险方面优势不显著,其安全性还需进一步证实。

5. 司美格鲁肽(semaglutide) 司美格鲁肽包含 31 个氨基酸残基,在结构上与人 GLP-1 有 94% 的同源性。司美格鲁肽是一种 GLP-1 的酰化类似物,结构的修饰改善了其与受体结合的能力,并使司美格鲁肽不易被 DPP-Ⅳ 降解,延长了血浆半衰期,减少了肾脏对药物的清除率。目前市售司美格鲁肽有每周 1 次的皮下注射剂和每日 1 次的片剂。研究显示司美格鲁肽在降低患者 HbA1c 和体重方面,均优于西格列汀,另外,与艾塞那肽相比,应用司美格鲁肽的患者其 HbA1c 和体重的降低程度更大。临床证据显示司美格鲁肽组所致肾病的发生率较低,但患者视网膜病变并发症的发生率却相对较高。因此,2型糖尿病合并眼病的患者需要慎用司格美鲁肽。

(二)国内上市情况

2009年8月,美国首个GLP-1受体激动剂多肽药——艾塞那肽在国内批准上市。2011年,来自丹麦药企的利拉鲁肽获批进入中国市场,并在2017年通过谈判进入医保之后实现销售额大增。之后另外两款进口长效GLP-1激动剂药物度拉糖肽和司美格鲁肽分别于2019年6月和2021年4月被批准于国内上市。

(三)GLP-1受体激动剂药物的新剂型研究及结构修饰进展

1. 新剂型研究 GLP-1受体激动剂的应用极大地提高了糖尿病患者的生活质量和生命预期。然而作为一类多肽药物,GLP-1受体激动剂目前大都只能注射给药,为了提高患者顺应性,长效缓释注射剂和非注射给药系统成为该类药物研发的热点。在药物制剂途径方面,有制药公司和研究者通过制成GLP-1受体激动剂的缓释微球或其他缓释制剂,将药物浓缩以达到长期释放以及缓释控释的目的,实现1周或数周1次的给药,如艾塞那肽的微球缓释剂。另外,目前还有公司或研究者避开注射给药的弊端,开发口服、透皮和吸入之类的产品,其中口服给药是最理想的给药途径,但是需要解决GLP-1受体激动剂被胃酸、酶降解和肠胃吸收难的问题,以提高生物利用度,降低个体差异。目前,口服GLP-1受体激动剂研究走在最前沿的是口服司美格鲁肽,其应用了N-(8-[2-羟基苯甲酰基]-氨基)辛酸钠(SNAC)作促进剂,用来解决口服给药中肠溶、酶解和促渗透的难题。然而目前口服制剂生物利用度仍然不高,同时成本问题也仍待解决,药效和不良反应也需进一步检验。

2. 结构修饰研究 GLP-1受体激动剂通过结构修饰,掩盖DPP-Ⅳ酶降解位点,延长体内半衰期,是目前采用的最主流策略。这种结构修饰策略包括连接大尺寸蛋白或聚乙二醇,1周1次的阿必鲁泰和度拉糖肽就属于前者;尽管已有多个聚乙二醇修饰蛋白或多肽药物上市,但聚乙二醇修饰GLP-1类似物起步较晚,尚没有一个完全基于聚乙二醇修饰的GLP-1类似物应用于临床。此外,对GLP-1受体激动剂的结构修饰,虽然延长了其在体内的循环半衰期,但是也不可避免影响其在体内的生物活性,使得许多GLP-1受体激动剂仍然需要通过增加药物剂量来达到治疗效果。因此,通过功能高分子载体等现代化的制药技术提高药物体内的生物利用度、降低药物的副作用可能也是未来开发GLP-1受体激动剂药物的发展方向之一。

第四节 奥 曲 肽

一、药物发现

(一)药物性质

生长抑素是一种广泛分布于人体各个部位的抑制性激素,为14肽,分子内带有一对二硫键(图4-3),具有强烈抑制生长激素分泌的作用。研究显示天然生长抑素主要在肝脏中经肽链内切酶和氨肽酶的作用被分解代谢,其血浆半衰期非常短。为选择性增强和延长其生物学活性,研究人员随后陆续开发出多种人工合成的生长抑素类似物,通常是在其天然结构中加入或替换某种氨基酸残基以增强其抗酶解的能力,从而延长其体内半衰期增强活性。根据需要,生长抑素已衍生出许多不同活性的类似物,其半衰期更长作用也更强,目前人工合成的类似物包括:奥曲肽、伐普肽、兰瑞肽及司格列肽等多种上市药物,在临床上得到广泛应用。

天然生长抑素分子极易被降解,体内半衰期仅有1~2分钟,因而应用于临床受到限制。人工合成的长效生长抑素类似

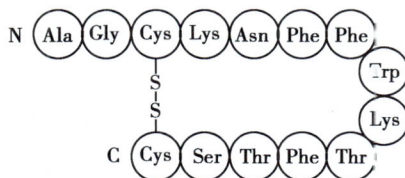

图4-3 生长抑素一级结构

物奥曲肽则可弥补这一缺点。奥曲肽(octreotide)是一个以生长抑素活性片段为骨架合成的环形 8 肽 (图 4-4),其分子结构中决定生物学活性的 4 个氨基酸残基的序列与生长抑素相同。它可与广泛存在于中枢神经系统、垂体和胰腺 β 细胞上的生长抑素受体结合产生生物学效应,而且其抑制生长激素、胰岛素、胰高血糖素、胃酸分泌的作用均比生长抑素更强,特异性也较高。同时,由于其 1,4 位的 L- 氨基酸分别被相应 D- 氨基酸取代(图 4-4),故奥曲肽不易被蛋白酶迅速水解,其体内半衰期可延长至 80~160 分钟。

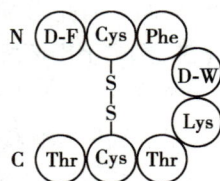

图 4-4　奥曲肽一级结构

(二)靶点发现

生长抑素最早由研究人员在 1973 年于下丘脑中分离得到并阐述其结构,随后发现其在脑组织、胰腺、肠胃、肾上腺、甲状腺等组织亦有分布。广泛的分布为生长抑素多样的生物活性奠定了基础,并吸引科学家对其生理作用开展深入研究。研究表明,生长抑素可以抑制多种激素的释放,包括生长激素、促甲状腺激素、胰岛素、胰高血糖素、胃泌素等;同时也能抑制激素和很多生长因子对靶细胞的作用;改变肝脏血流动力学状况,用于门静脉高压、上消化道出血的治疗;还有广泛的抑制细胞增殖活性。最早发现生长抑素对生长激素瘤、胰岛素瘤、胰高血糖素瘤等内分泌瘤有抑制作用,进一步研究发现,生长抑素及其类似物对胃癌、结肠癌、肺癌、乳腺癌、黑色素瘤、白血病等多种肿瘤均有抑制作用。

(三)上市历史

1980 年 10 月,美国 FDA 批准奥曲肽上市。目前 FDA 批准的适应证为肢端肥大症、类癌瘤及血管活性肠肽瘤等,也可用于治疗食管静脉曲张出血;给药途径为静脉注射或皮下注射。

二、药理作用

(一)作用机制

生长抑素及其类似物主要是通过生长抑素受体发挥其生理学功能,包括抑制生长激素,抑制胰腺激素分泌和胰腺的外分泌,抑制胃泌素导致胃酸及胃蛋白酶减少,调节正常细胞和肿瘤细胞的分化增殖等。

生长抑素受体属于 G 蛋白偶联的细胞膜受体,由 7 个跨膜 α- 螺旋结构、细胞外 N 末端和胞内 C 末端片段及连接这些结构的结构域所构成。生长抑素受体包括 6 种不同亚型(SSTR1、SSTR2A、SSTR2B、SSTR3、SSTR4、SSTR5),各种亚型受体相互间的氨基酸序列有 45%~50% 的相似性,而 SSTR1 与 SSTR4 间、SSTR2 与 SSTR5 间的氨基酸序列有更多的相似性,故它们之间的配体结合特性亦更相似。不同的配体与不同亚型受体的亲和力不同,人工合成的 6 肽及 8 肽类似物与 SSTR1 亲和力弱,但与 SSTR2 的亲和力却较强,因此可作为 SSTR2 的选择性受体激动剂。各亚型受体在不同组织中的分布也有差异,SSTR3、4、5 主要在脑组织中分布,而 SSTR1、2 分布范围较广,在脑、甲状腺、肾上腺、胃肠、肝、胰等组织中均有不同程度的表达。由于各亚型受体在组织中分布不同,以及各种不同的配体与各亚型受体间有一定的选择性,所以不同的生长抑素及其类似物的生物学活性也有差异。

生长抑素受体介导的信号通路主要通过抑制腺苷酸环化酶活性和三磷酸肌醇的释放,从而抑制各种细胞激素刺激细胞所产生的 cAMP 和 Ca^{2+} 等第二信使的信号传递,进而抑制细胞进入细胞周期。研究发现生长抑素受体信号通路还参与调控酪氨酸激酶的激活,可以通过去磷酸化抑制各种生长因子受体的酪氨酸激酶活性,从而抑制生长因子的促细胞增殖作用。如生长抑素及其类似物能结合表皮生长因子受体(EGFR)并抑制其磷酸化,从而阻断 EGFR 激活下游 MAPK 信号通路,抑制细胞增殖。另外有研究显示生长抑素受体信号还可影响 Ca^{2+} 通道,调控胞内 Ca^{2+} 浓度,抑制细胞增殖。

(二)药效学效应

1. 抑制腺体分泌　奥曲肽可以抑制体内大部分内、外分泌功能,如生长激素、催乳素、促甲状腺激素、促肾上腺皮质激素、胰岛素、胰高血糖素、血管活性肠肽、胰多肽、胃液素、缩胆囊素、胃动素、儿茶酚胺、神经降压素、甲状腺素、降钙素、醛固酮、肾素等,还能够抑制胃酸、胰液的分泌以及胰酶和胆汁的释放。

2. 抑制平滑肌收缩 奥曲肽具有减少内脏血流,抑制平滑肌收缩的作用,如胃收缩、肠和胆系收缩、胃排空、肝胰壶腹括约肌收缩,延长食物通过胃肠的时间;减少葡萄糖及其他碳水化合物、氨基酸及三酰甘油的吸收。

3. 对神经系统的影响 抑制乙酰胆碱自肠壁神经丛的释放以及中枢神经的活动。

4. 其他 可抑制细胞增殖、肿瘤生长、血小板聚集及免疫活性细胞的功能等。亦可刺激水和电解质的吸收,激活阿片受体。

(三) 药代动力学

皮下和静脉给药,可迅速和完全吸收。皮下注射,30 分钟血浆浓度达到峰值,其消除半衰期为100 分钟。静脉注射后,4 分钟达到峰值,其消除呈双相性,半衰期分别为 10 分钟和 90 分钟。药物的分布容积约为 0.27L/kg,总体廓清率为 160ml/min,血浆蛋白结合率达 65%。

三、临床应用

(一) 主要适应证

1. 奥曲肽用于肝硬化所致食道 - 胃静脉曲张出血的紧急治疗,与特殊治疗(如内镜硬化剂治疗)合用。

2. 预防胰腺手术后并发症。

3. 缓解与胃肠内分泌肿瘤有关的症状和体征,有证据显示,本品对下列肿瘤有效:具有类癌综合征的类癌瘤、VIP 瘤、胰高糖素瘤。本品对下列肿瘤的有效率约为 50%(至今应用本品治疗的病例有限):胃泌素瘤 /Zollinger-Ellison 综合征、胰岛瘤、生长激素释放因子瘤。

4. 经手术、放射治疗或多巴胺受体激动剂治疗失败的肢端肥大症患者,可控制症状,降低生长激素(GH)及生长素介质 C 的浓度。也适用于不能或不愿手术的肢端肥大症患者,以及放射治疗尚未生效的间歇期患者。

(二) 注意事项

1. 注射局部反应 包括疼痛,注射部位针刺或烧灼感,伴红肿。这些现象极少超过 15 分钟。注射前使药液达室温,则可减少局部不适。

2. 胃肠道反应 包括食欲减退、恶心、呕吐、痉挛性腹痛、胀气、稀便、腹泻及脂肪痢。在罕见的病例中,胃肠道反应可类似急性肠梗阻伴进行性严重上腹痛、腹部触痛、肌紧张和腹胀。

3. 长期使用可能导致胆结石的形成。

4. 由于本品可抑制 GH、胰高糖素和胰岛素的释放,故本品可能引起血糖调节紊乱。由于可降低患者餐后糖耐量,少数长期给药者可引致持续的高血糖症,曾观察到低血糖的出现。

5. 其他 少数报道出现急性胰腺炎,停药后可逐渐消失;罕见情况下,曾报道醋酸奥曲肽治疗引起患者脱发;长期应用本品且发生胆结石者也可能出现胰腺炎;个别患者发生肝功能失调,包括缓慢发生的高胆红素血症伴碱性磷酸酶、γ- 谷氨酰转移酶和转氨酶轻度增高。

(三) 药学监护

1. 长期使用奥曲肽患者应监测甲状腺功能。

2. 与溴隐亭联用时应监测后者疗效及不良反应。

四、研究进展

(一) 相同或类似靶点药物

1. 兰瑞肽(lanreotide) 是一种长效生长抑素八肽类似物,是第一个用于治疗肢端肥大症及类癌临床症状的生长抑素类似物,适用于对于手术和 / 或放疗法不应答或者不适合的肢端肥大症患者的长期治疗。兰瑞肽与腺垂体细胞上的生长抑素受体结合力强于奥曲肽。研究表明,兰瑞肽可能主要通过

SSTR2 和 SSTR5 发挥作用,对外周生长抑素受体具有很好的亲和力,而对中枢受体的亲和力较弱。兰瑞肽在生长激素分泌和消化道激素分泌方面具有良好的特异作用,比天然生长抑素更具活性,而且作用时间更长。兰瑞肽对生长激素分泌的抑制作用较对胰岛素分泌的抑制作用具有明显的选择性,对肠道外分泌、消化道激素和细胞增殖也有抑制作用。临床试验显示,兰瑞肽能显著降低体内生长激素及类胰岛素的生长因子的水平。兰瑞肽常见的不良反应包括:注射部位有轻度、暂时的疼痛,有时伴有局部红斑;胃肠反应有腹泻或软便、腹痛、胃肠胀气、厌食、恶心和呕吐;罕有患者出现血糖调节紊乱。兰瑞肽有诱发胆结石的危险性,对于糖尿病患者需要调整糖尿病治疗药物的剂量。兰瑞肽最早由法国制药公司研制,于 1994 年首先在法国用于临床,2002 年在我国上市。由于该产品具有很好的剂型优势,每月只需注射 2 次,可避免一日多次皮下注射,注射次数明显减少,使患者更容易接受,市场前景良好。

2. **伐普肽(vapreotide)**　是人工合成的生长抑素八肽类似物分子,临床上用于治疗肢端肥大症和神经内分泌肿瘤等病症。伐普肽与 SSTR2 和 SSTR5 两种生长抑素受体亚型具有高度亲和性,其作用机制主要包括直接作用和间接作用两方面。直接作用:通过与特异性受体结合并激活受体,并通过抑制 $cAMP/Ca^{2+}$ 信号通路以及激活蛋白磷酸酶通路抑制肿瘤细胞增殖;间接作用:多种生长因子及胃肠激素如表皮生长因子、生长激素、胰岛素样生长因子、胆囊收缩素、胃泌素等能刺激肿瘤生长,伐普肽通过抑制这些生长因子的释放以及与宿主体内正常细胞的生长抑素结合,间接抑制瘤体生长。伐普肽的不良反应见于长期应用的患者,主要为糖尿病、胆结石、腹泻、吸收不良等,还有注射部位疼痛、恶心、头痛、头晕、腹胀等。上述症状出现频率不高,且多轻微,患者基本均能耐受,一般在用药后 1~2 周内自行缓解而不影响正常治疗。停药后迅速消失,不会引起损害性病变。伐普肽生物半衰期长,使用方便,抗肿瘤作用广泛,毒副作用小,能更好地发挥抗肿瘤作用。目前带有放射性标记的伐普肽介导的靶向放疗已应用于临床治疗某些胃肠胰神经内分泌肿瘤,但对实体肿瘤的研究基本是空白,因此利用生长抑素类似物介导的靶向放疗治疗消化系实体肿瘤将是以后研究的方向之一。2004 年伐普肽已被墨西哥卫生部批准上市,目前国内尚未上市。

3. **帕瑞肽(pasireotide)**　是一种长效的环己肽生长抑素类似物,通过结合生长抑素受体发挥生物学活性。帕瑞肽与受体的结合具有更广泛的特性,可与 SSTR1、SSTR2、SSTR3 和 SSTR5 相结合,与奥曲肽相比,帕瑞肽对 SSTR1、SSTR3 和 SSTR5 的功能活性分别增加 30 倍、11 倍和 158 倍,但是对 SSTR2 的活性降低 7 倍。研究发现与奥曲肽相比,帕瑞肽诱导 SSTR2 的内化作用较弱,但是诱导 SSTR3 和 SSTR5 内化的能力较强。帕瑞肽抑制生长激素分泌的能力强于奥曲肽,这可能与帕瑞肽能更快的促使 SSTR2 再循环至细胞表面,并且抵抗 SSTR2 二聚化引起的脱敏作用有关。帕瑞肽在临床上用于治疗不能通过手术治疗的库欣综合征患者。除此以外,帕瑞肽还被批准用于不适合手术治疗或尚未治愈以及第一代生长抑素类似物控制不佳的肢端肥大症成人患者的治疗。帕瑞肽每月肌内注射一次,该药能够结合患者体内的生长激素抑制素受体,进而下调患者体内的生长激素和胰岛素类似生长因子 -1(IGF-1)的表达水平,从根本上改善肢端肥大症患者的病情,为第一代生长抑素类似物药物控制不佳的肢端肥大症患者提供了首个可供选择的治疗方案。目前帕瑞肽用于治疗库欣综合征、促性腺激素腺瘤、神经内分泌瘤及脑(脊)膜瘤等的多项临床试验正在进行中。

(二)国内上市情况

目前奥曲肽国内已上市,药品申请机构包括多家外国药企和国内制药公司。

(三)新适应证和新剂型

1. **新适应证**　除上述提到的主要适应证以外,目前奥曲肽在临床上还被广泛应用于治疗系统性硬化症、肠易激综合征、癌瘤恶病质、倾倒综合征、银屑病、体位性低血压、手术中低血压等。此外,近年来有临床研究将奥曲肽作为靶向肿瘤细胞的工具分子,用于肿瘤的早期诊断和局部的放疗和化疗。

2. **新剂型**　虽然奥曲肽相比天然生长抑素其半衰期显著延长,然而在临床使用上仍然不够稳定,必须长期给药且一天注射三次,患者依从性较差。注射用醋酸奥曲肽微球是奥曲肽的长效注射剂,利用载药微球技术将奥曲肽包裹至聚合物材料中形成微小球状实体,通过聚合物基质的溶蚀和降解控制奥曲肽在体内长期稳定释放。该药一个月仅需给药一次,能显著降低副作用、提高患者用药依从性,已成为治疗肢端肥大症和胃肠胰神经内分泌肿瘤的首选药物。该药1998年首先在美国上市,2003年进入中国市场。由于注射用微球制剂产品技术壁垒高、研发周期长且费用投入巨大,目前国内尚未有仿制药上市。2021年底,国内首家注射用醋酸奥曲肽微球上市申请获得CDE受理。除此以外,帕瑞肽微球也于2014年12月获批在美国上市,用于不适合手术治疗或尚未治愈以及第一代生长抑素类似物控制不佳的肢端肥大症,给药周期4周一次。

第五节　特 立 帕 肽

一、药物发现

(一) 药物性质

甲状旁腺素(parathyroid hormone,PTH)分子全长含有84个氨基酸残基,其中具有生物活性的片段主要在其氨基端,即PTH(1~34)。特立帕肽(teriparatide)即重组人甲状旁腺激素(recombinant human parathyroid hormone,rhPTH)的1~34片段(图4-5)。与天然甲状旁腺激素相比,特立帕肽对甲状旁腺激素和甲状旁腺激素相关蛋白受体的亲和力有所降低,但却保留了相同的生物活性,同时克服了甲状旁腺激素C端对骨代谢的不利影响。特立帕肽主要通过特异性地与甲状旁腺激素受体作用,调节骨、肾中钙和磷酸盐的代谢,其药理作用包括调节骨代谢、肾小管对钙和磷酸盐的再吸收以及肠内钙吸收等。

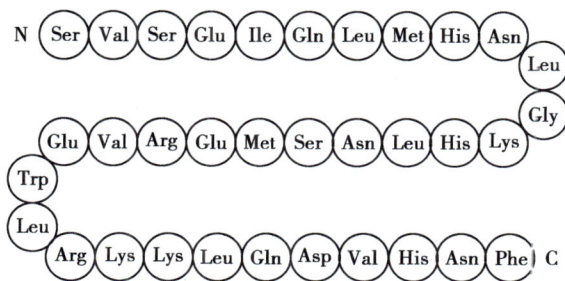

图4-5　特立帕肽一级结构

(二) 靶点发现

与重组人甲状旁腺激素一样,作为甲状旁腺素受体激动剂类药物,特立帕肽的作用靶点是甲状旁腺素受体。早在20世纪70年代,就有研究显示PTH水平与骨质疏松症的发病具有重要关系,绝经后及老年性骨质疏松症患者通常伴有PTH水平下降。随后的研究证实,以PTH片段治疗骨质疏松症患者可明显增加患者骨小梁体积,提示PTH及其片段具有治疗骨质疏松症的临床应用潜力。

(三) 上市历史

特立帕肽可以刺激骨形成、改善骨密度与质量,降低患者椎骨和非椎骨骨折风险,被FDA批准用于治疗具有高骨折风险的绝经后妇女及男性骨质疏松症患者,于2002年在美国上市,2011年在国内获批。据统计,2018年特立帕肽全球市场规模达到19.29亿美元。

二、药理作用

(一) 作用机制

PTH是调节血液中钙磷代谢的主要激素,由甲状旁腺主细胞分泌,是一种由84个氨基酸组成的多肽,其结构不含半胱氨酸,可与PTH受体结合,对骨代谢发挥双向作用。PTH受体属于G蛋白偶联受体超家族,受体分为Ⅰ型和Ⅱ型两种。PTH-Ⅰ受体主要分布于骨骼及肾,PTH-Ⅱ受体分布于脑和胰腺。PTH通过与两种类型受体的结合,从而双向调节骨代谢。首先PTH可通过其N端肽链与PTH-Ⅰ受体结合发挥其促进骨细胞生长的作用;同时PTH也可通过C端肽链与PTH-Ⅱ受体结合,从而诱导骨细胞发生凋亡。

特立帕肽是 PTH 的 N 端活性片段,是目前临床上用以促进骨合成代谢的一线药物。该药物由美国制药公司通过生物合成技术,以大肠埃希菌为宿主研发的甲状旁腺激素的衍生物。其 34 个氨基酸序列与人体 PTH 的 N 端氨基酸序列一致,保持了 PTH 完整的生物活性。与天然 PTH 相比,保存了与 PTH-Ⅰ受体结合调节成骨细胞的作用,同时也消除了 PTH 的 C 端所引起的骨凋亡影响。

特立帕肽可通过抑制成骨细胞凋亡、激活骨衬细胞和增强成骨细胞分化来介导骨代谢,目前研究显示其作用机制较为多样。特立帕肽通过间歇性刺激成骨细胞、骨衬细胞和骨髓基质干细胞表面 PTH-Ⅰ受体,调节腺苷酸环化酶 -cAMP- 蛋白激酶 A 信号通路,促进成骨细胞的分化、延长成骨细胞寿命;也可以通过磷酯酶 C- 胞浆钙离子 - 蛋白激酶 C 信号通路,刺激成骨细胞系增殖;同时可通过抑制 PPARγ 的反式激活活性,减少基质细胞向脂肪细胞系分化,使成骨细胞数量增加;特立帕肽还能通过调节细胞因子间接调节骨的成长,例如通过诱导胰岛素样生长因子与成骨细胞结合、通过 Wnt 信号通路调节骨形成的过程,从而促进骨的形成。

(二)药效学效应

1. 对钙和磷代谢的影响　特立帕肽可提高血清钙浓度,增加尿钙的排泄和降低血清磷浓度。

2. 调节骨代谢　特立帕肽可刺激骨形成,降低骨折的危险,增加患者的腰椎、股骨颈、全髋和全身的骨密度。

(三)药代动力学

本品经肝脏消除并且可在肝外清除(女性约为 62L/h,男性约为 94L/h),分布容积约为 1.7L/kg。皮下给药时本品的半衰期约为 1 小时,这反映了从注射部位吸收所需要的时间。尚未进行本品代谢和排泄的研究,但甲状旁腺激素的外周代谢主要是在肝脏和肾脏中进行。

三、临床应用

(一)主要适应证

本品适用于有骨折高发风险的绝经后妇女骨质疏松症的治疗。本品可显著降低绝经后妇女椎骨和非椎骨骨折风险,但对降低髋骨骨折风险的效果尚未证实。

(二)注意事项

1. 该药不得用于严重肾功能不全患者,有中度肾功能不全患者应慎用本品。

2. 肝功能不全患者应在医生指导下慎用。

3. 不得用于小于 18 岁的青少年和开放性骨骺的青年。

4. 高钙血症患者、孕妇、哺乳期妇女、恶性肿瘤或伴骨转移患者均不得使用该药品。

5. 使用该药品后可能出现头晕,高空作业或驾驶职业者应注意。

(三)药学监护

1. 监测药物使用疗程,最长时间为 24 个月。

2. 用药期间及每次注射前后均应当仔细检查患者注射部位局部情况,如是否出现硬结、淤斑、疼痛等。

3. 给药后应监测血压,防止低血压发生。

4. 使用洋地黄类药物的患者在给药后应注意监测血钙水平。

5. 有肿瘤病史的患者还应监测肿瘤进展情况。

四、研究进展

(一)相同或类似靶点药物

1. 重组人甲状旁腺激素(recombinant human parathyroid hormone,rhPTH)　rhPTH 是通过基因重组技术生产的甲状旁腺激素,其一级结构与内源性甲状旁腺激素氨基酸序列一致,因此也具有相同的受体活性和生理作用。rhPTH 含有 84 个氨基酸残基,为直链多肽类蛋白质激素,又被称为

rhPTH（1~84）。rhPTH（1~84）于 2006 年被欧洲 EMA 批准上市，主要适应证为高骨折风险的绝经后女性骨质疏松症，后由于某些商业原因被撤销。rhPTH（1~84）随后于 2015 年初通过美国 FDA 的批准及 2017 年通过欧洲 EMA 的批准，用于成人慢性甲状旁腺功能减退症患者的辅助治疗。

2. 阿巴洛肽（abaloparatide）　最初由法国制药公司研制，后授权给美国制药公司开发，负责在美国上市和销售。阿巴洛肽是人工合成的 34 氨基酸多肽，代号 BA058，为甲状旁腺激素相关蛋白（parathyroid hormone-related protein，PTHrP）的类似物，与人 PTH 的 1~34 氨基酸有 41% 同源性，与人 PTH 相关肽 1~34 氨基酸有 76% 同源性。阿巴洛肽通过选择性激活 PTH-I 型受体的信号通路，起到调节代谢和促进骨骼形成的作用。该药用于有骨质疏松症风险的绝经后女性。2017 年 4 月 28 日获美国 FDA 批准上市。

（二）国内上市情况

2002 年特立帕肽在美国上市，上市后持续放量，2018 年全球销售额超过 16 亿美元。特立帕肽在 2011 年在国内获批；2017 年 3 月，首个国产特立帕肽生物类似药获批。2019 年，第二家国产重组特立帕肽获国家 CDE 批准，适应证为有骨折高发风险的绝经后妇女骨质疏松症的治疗。

（三）新适应证和新剂型

甲状旁腺功能减退症（HP）是一种严重影响患者生活的罕见内分泌失调性疾病，在美国、欧洲、日本和韩国，HP 影响到约 200 000 名患者。HP 的常规标准护理疗法维生素 D 和钙补充剂并不能完全控制疾病，并可能因尿钙增加引起渐进性肾脏钙化和肾结石，导致肾脏疾病。而 PTH 替代治疗与常规治疗相比则不会发生高尿钙、肾结石和肾钙质沉着症，具有更好的临床应用前景。目前唯一获批上市的 PTH 替代疗法为一家日本制药公司生产的重组人甲状旁腺激素（recombinant human parathyroid hormone）。

目前由丹麦药企开发的甲状旁腺激素（PTH1~34）的缓释长效前药 TransCon PTH，已获得美国 FDA 授予的实验性药物治疗甲状旁腺功能减退症的罕用药资格。TransCon PTH 是一种甲状旁腺激素长效前药，旨在恢复 PTH 至生理水平，使血液和尿液钙水平、血清磷酸盐水平、骨转换正常化，并解决 HP 的短期症状和长期并发症。临床研究显示，在治疗 4 周后 TransCon PTH 增加了患者血清钙水平、降低了尿钙排泄量，使活性维生素 D 停用并持续减少补钙。TransCon PTH 消除了最高剂量组 100% 患者和所有剂量组 82% 患者的标准护理，显示出了良好的疗效和安全性，也为 HP 患者带来了新的希望。

思考题

1. 多肽药物的种类和来源有哪些？
2. 多肽药物相比蛋白质药物其优点和不足之处在哪里？
3. 为什么抗菌多肽相比传统抗生素不易产生耐药性？
4. 降钙素的未来发展趋势有哪些？
5. 与胰岛素和磺酰脲类药物相比，利拉鲁肽在临床应用上具有哪些优势？
6. 奥曲肽相较于生长抑素其结构做了哪些优化？其优势有哪些？
7. 与天然甲状旁腺激素相比，特立帕肽的分子结构具有什么特点？

第四章
目标测试

（刘欣然）

第五章

重组酶类药物

学习目标

1. **掌握** 重组酶类药物的生物活性特点,药理作用和临床用途。
2. **熟悉** 重组酶类药物的分类,药物性质和重组表达体系。
3. **了解** 代表性重组酶类药物的研发历史和研究进展,以及应用中的注意事项和药学服务。

第一节 概 述

一、生物活性与分类

(一)概念

酶(enzyme)是生物体内具有催化活性的大分子。人类最早利用酶酿酒和制醋等活动可以追溯到 4 000 多年前。18 世纪人们开始了对酶的最初研究,发现胃的分泌物能消化肉类食物,唾液能够将淀粉转变成糖。1878 年,Frederick Kuhne 首次提出了 "enzyme" 的词语。1926 年,人们首次纯化了尿素酶(urease)并进行了结晶解析,证明其是一种蛋白质。在 20 世纪 30 年代,胃蛋白酶、胰酶以及其他消化酶也都陆续获得了纯化和结构解析。除了少数酶是具有催化活性的 RNA 外,绝大多数酶是蛋白质。它们是球形的可溶性蛋白质,分子量从 13~500kDa 不等。

(二)生物活性

酶与一般催化剂一样,不能改变反应的平衡常数,酶在反应前后其自身的结构与性质也不改变。酶作为生物催化剂,与普通催化剂相比,具有反应条件温和、催化效率高、专一性强、催化作用受到调节控制等显著特点。

绝大部分酶都是蛋白质,容易受到外界条件(例如高温、高压、强酸、强碱、紫外线、重金属离子等不利的物理或化学条件)的影响而使蛋白质结构发生变化,蛋白质变性而失去催化活性,因此酶催化作用一般在生理温和条件下进行。当超出适宜的温度或酸碱度范围后,酶活性会显著下降。

酶的催化效率高,其比一般的催化剂催化的反应效率高 10^6~10^{13} 倍。酶具有高度的底物特异性,其催化反应具有专一性强的特点,一般情况下一种酶只催化一种物质、发生一种反应,或者化学结构类似物质的相同反应,对其他物质则不会产生催化作用。

酶分子通常比需要进行反应的底物大得多,其具有催化底物反应的活性中心(又名活性位点,active site)只占酶分子结构中的一小部分。酶的活性可以被其他分子所调节,如酶抑制剂能降低酶的活性,而酶激活剂能提高酶的活性。许多药物都是酶的抑制剂,通过抑制肿瘤发生发展中关键的酶可以治疗肿瘤,例如抑制酪氨酸激酶的药物,包括伊马替尼、吉非替尼和埃克替尼等。

(三)分类

时至今日,已经发现的酶有数千种。基于不同的标准,酶可以被分为很多家族。根据催化底物反应的类型分类,如表 5-1 所示;根据酶在疾病治疗、疾病诊断、分析测试、工业生产等领域中的用途分类,如表 5-2 所示。

表 5-1　根据酶的催化反应类型分类

分类	催化反应
氧化还原酶 (oxidoreductase)	催化氧化还原反应,从还原分子转移电子到氧化分子,典型反应为 $A^- + B \longrightarrow A + B^-$
转移酶 (transferase)	介导化学基团,例如醛基、酮基、酰基、糖基、磷酰基等,从一个分子(供体)转移到另一个分子(受体),典型反应为 $A + BX \longrightarrow AX + B$
水解酶 (hydrolase)	催化化学键的水解,将各种功能基团转移至水分子,典型反应为 $A - B + H_2O \longrightarrow A - OH + B - H$
裂合酶/裂解酶 (lyase)	以非氧化还原和水解的方式催化化学键的断裂,常形成新的双键,典型反应为 $A - B \longrightarrow A + B$
异构酶 (isomerase)	催化生成异构体反应,典型反应为 $A - B \longrightarrow B - A$
连接酶 (ligase)	催化两个大分子形成化学键,例如 C—C,C—O,C—N,C—S,常需要水解 ATP 获得能量,典型反应为 $A + B \longrightarrow A - B$

表 5-2　根据酶的用途分类

分类	用途
疾病治疗	用于疾病的治疗,包括溶栓、促凝、抗癌、消炎、助消化等,特异性强,疗效显著
疾病诊断	正常器官和组织中的血清酶大多数时候含量较低,当发生疾病(如糖尿病、肝病、心肌梗死和癌症等)时,血清中一些酶的活性异常升高,用于帮助诊断疾病
分析检测	以酶对底物的专一性为基础,利用酶与底物反应后的化学和光学变化等,对物质进行检测和定量分析,具有快速、灵敏、精确的优点,酶法检测包括单酶反应、多酶偶联反应和酶标免疫反应等
工业生产	用于食品饮料、肉类加工、皮革生产、制药等。例如凝乳酶使酪蛋白凝固用于奶酪生产,木瓜蛋白酶用于软化肉质,在啤酒生产过程中加入蛋白酶水解不溶性蛋白质使酒质澄清,在面包烘焙中加入真菌蛋白酶改变面团的质地,在抗生素生产中利用固定化的 D- 氨基酸氧化酶将头孢烷菌素 C 转化为戊二酰 -7- 氨基头孢霉烷酸

二、主要上市药物

自 20 世纪 60 年代提出了治疗用酶(therapeutic enzyme)的概念以来,酶已广泛用于各种类型疾病的治疗。酶类药物的传统生产方法是从人、动植物组织或天然微生物发酵液中提取纯化,如表 5-3 所示。随着生物技术的发展,利用基因工程技术重组表达蛋白酶药物是未来的趋势,表 5-4 列举了主要通过重组表达获得的酶药物。

表 5-3　主要来源于组织或微生物发酵提取的酶药物

品种	来源	用途
尿激酶	人尿液	溶解血栓
链激酶	乙型溶血性链球菌	溶解血栓
葡激酶	金黄色葡萄球菌	溶解血栓
蚓激酶	蚯蚓	溶解血栓
降纤酶	蛇毒液	溶解血栓
蛇毒血凝酶	蛇毒液	止血

续表

品种	来源	用途
凝血酶	人血浆/畜血浆	止血
抑肽酶	牛胰、肺	减少术中、术后渗血和术后肠粘连
胰酶	猪、牛胰	助消化
胰蛋白酶	猪、牛胰	助消化
胰淀粉酶	猪、牛胰	助消化
胰脂肪酶	猪、牛胰	助消化
纤维素酶	黑曲霉菌	助消化
乳糖酶	米曲霉菌	助消化
麦芽淀粉酶	麦芽	助消化
芦笋菠萝蛋白酶	芦笋、菠萝	助消化
胃蛋白酶	猪、牛胃黏膜	助消化
弹性酶	猪胰	降血脂
玻璃酸酶	哺乳动物睾丸	促进药物注射液扩散、渗透、吸收
溶菌酶	酵母等	抗菌
胶原酶	梭状芽孢杆菌等	清创
木瓜酶	木瓜	抗炎、消肿
门冬酰胺酶	大肠埃希菌、菊欧文氏菌	抗白血病、抗肿瘤
辅酶 A	酵母等	促进糖、脂肪及蛋白质代谢,用于辅助治疗
辅酶 Q_{10}	酵母等	改善心肌代谢

表 5-4　代表性的重组表达的酶药物

通用名(英/中)	成分	表达体系	用途	上市时间
alteplase(阿替普酶)	重组组织型纤溶酶原激活剂(rt-PA)	CHO 细胞	溶解血栓	1987
reteplase(瑞替普酶)	重组 t-PA 缺失型突变体	大肠埃希菌	溶解血栓	1996
tenecteplase(替奈普酶)	重组 t-PA 氨基酸突变体	CHO 细胞	溶解血栓	2000
recombinant human prourokinase(重组人尿激酶原)	重组人尿激酶原	CHO 细胞	溶解血栓	2011
rhThrombin(重组人凝血酶)	重组人凝血酶	CHO 细胞	止血	2008
imiglucerase(伊米苷酶)	重组人酸性 β- 葡糖脑苷脂酶	CHO 细胞	治疗戈谢病	1994
velaglucerase alpha(阿葡糖苷酶 α)	重组人酸性 α- 葡糖脑苷脂酶	HT-1080 细胞	治疗戈谢病	2010
taliglucerase alpha(阿法他利苷酶)	重组人酸性 α- 葡糖脑苷脂酶	胡萝卜根细胞	治疗戈谢病	2012
agalsidase alpha(阿加糖酶 α)	重组 α- 半乳糖苷酶	HT-1080 细胞	治疗法布里病	2001
agalsidase beta(阿加糖酶 β)	重组阿加糖酶 -β	CHO 细胞	治疗法布里病	2001
alpha-L-iduronidase(艾杜糖醛酸酶)	重组人 α-L- 艾杜糖醛酸酶	CHO 细胞	治疗黏多糖贮积症 I 型	2003

续表

通用名(英/中)	成分	表达体系	用途	上市时间
galsulfase(加硫酶)	重组 N-乙酰半乳糖胺 4-硫酸酯酶	CHO 细胞	治疗黏多糖贮积症Ⅵ型	2005
elosulfase alpha(依洛硫酸酯酶 α)	重组 N-乙酰半乳糖胺 -6-硫酸酯酶	CHO 细胞	治疗黏多糖贮积症Ⅳ型	2014
vestronidase alpha(维屈尼达酶 α)	重组人溶酶体 β-葡萄糖醛酸酶	CHO 细胞	治疗黏多糖贮积症Ⅶ型	2017
alglucosidase alpha(阿糖苷酶 α)	重组人 α 葡糖苷酶	CHO 细胞	治疗糖原贮积症Ⅱ型(又称为蓬佩病或酸性麦芽糖酶缺乏症)	2006
idursulfase(艾杜硫酶)	重组人艾杜糖醛酸 -2-硫酸酯酶	HT-1080 细胞	治疗肌阵挛性小脑协调障碍	2006
sebelipase alpha(色贝脂酶 α)	重组溶酶体酸性脂肪酶	转基因鸡的鸡蛋清	治疗溶酶体脂肪酶缺乏症	2015
asfotase alpha(阿法酸酶)	重组碱性磷酸酶	CHO 细胞	治疗低磷酸酯酶症	2015
cerliponase alpha(塞利蛋白酶 α)	重组人三肽基肽酶 1	CHO 细胞	治疗婴儿型神经元蜡样脂褐质沉积症	2017
pegvaliase(培伐利酶)	聚乙二醇化重组苯丙氨酸解氨酶	大肠埃希菌	治疗苯丙酮尿症	2018
elapegademase-lvlr(艾拉培加酶)	聚乙二醇化重组腺苷脱氨酶	大肠埃希菌	治疗腺苷脱氨酶缺乏所致的重症联合免疫缺陷	2018
asparaginase(recombinant)(重组大肠埃希菌天冬酰胺酶)	重组 L-门冬酰胺酶	大肠埃希菌	治疗急性淋巴细胞白血病	2016
asparaginase(erwinia)(重组菊欧文氏菌天冬酰胺酶)	重组 L-门冬酰胺酶	菊欧文氏菌	治疗急性淋巴细胞白血病	2021
rasburicase(拉布立酶)	重组尿酸氧化酶	酿酒酵母	治疗高尿酸血症	2002
pegloticase(聚乙二醇重组尿酸酶)	聚乙二醇化重组尿酸氧化酶	大肠埃希菌	治疗高尿酸血症	2010
dornase alpha(重组人脱氧核糖核酸酶 α)	重组脱氧核糖核酸酶Ⅰ	CHO 细胞	减少肺分泌物,改善肺囊性纤维化	1993
hyaluronidase recombinant human(重组人透明质酸酶)	重组人透明质酸酶	CHO 细胞	促进其他药物吸收和扩散	2005
glucarpidase(谷卡匹酶)	重组羧肽酶	大肠埃希菌	甲氨蝶呤解毒药	2012

注:同一类型药物只列举了首次获批的药物。人新生儿肾(human neonatal kidney,HNK)细胞;中国仓鼠卵巢(Chinese hamster ovary,CHO)细胞;HT-1080 细胞:人纤维肉瘤细胞系(human fibrosarcoma cell line)。

三、临床应用特点

　　酶在临床应用中具有用量少、疗效显著、副作用低的特点。酶可以用于不同种类疾病的治疗,如表 5-5 所示。在溶栓治疗中,酶可以快速激活体内溶栓系统。在促凝止血治疗中,利用酶可以在短时间内达到显著的止血效果。在抗肿瘤治疗中,利用肿瘤细胞和正常细胞的代谢差异,酶解一些必需氨基酸来达到抑制肿瘤细胞生长的效果。在助消化治疗中,机体内自身酶的量不能满足机体所需,利用酶类药物进行额外补充。在伤口愈合中,酶可以水解变性蛋白质和核酸,清除坏死组织,减轻炎症。由于酶的基因突变引起的遗传性酶的缺乏或功能缺失,采用酶替代疗法(enzyme replacement therapy,ERP),通过补充外源性的、有功能的酶,恢复机体正常生理机能。

　　重组来源的酶药物(表 5-4)在各方面均有应用,特别是在溶血栓和治疗酶功能不足(或酶缺乏)引起的遗传性疾病方面具有不可替代的重要作用。随着基因工程、蛋白质工程和发酵工程的飞速进步,重组酶类药物以其自身的优势,将在酶药物中的占比越来越大。

表 5-5　酶的临床应用

分类	用途
溶血栓	激活血浆纤溶酶,溶解血栓,包括组织型纤溶酶原激活剂、尿激酶、链激酶、葡激酶、蚓激酶等
抗出血	促进局部创面快速止血,如凝血酶;补充凝血因子,治疗因其缺乏引起的自发性出血(血友病)
抗肿瘤	正常细胞能合成必需氨基酸,而肿瘤细胞却不能合成一些必需氨基酸,如天冬酰胺,酶可以通过水解破坏肿瘤细胞生长所需的氨基酸来达到抗癌效果,如 L-门冬酰胺酶等
助消化	促进食物消化,包括蛋白酶、淀粉酶、脂肪酶、纤维素酶、胰酶、乳糖酶等,通过水解作用使底物分解、消化
抗炎,促进伤口恢复	分解引起炎症的变性蛋白质和核酸等,去除创面的坏死组织;增加抗炎因子、减少促炎因子产生。包括溶菌酶、木瓜酶、枯草杆菌蛋白酶、胶原酶、脱氧核糖核酸酶等
遗传性代谢病	遗传性基因突变引起体内一些酶的功能缺失,引起机体代谢异常,通过补充外源性酶而恢复机体正常功能(酶替代疗法),如利用酸性 β-葡糖脑苷脂酶治疗戈谢病
心血管病	弹性酶,溶解动脉壁上弹性纤维蛋白、阻碍胆固醇生成,用于治疗高脂血症,防止动脉粥样硬化、脂肪肝;辅酶 Q_{10},改善心肌代谢、增加心输出量,并降低外周血管阻力,用于高血压、冠心病和心力衰竭患者辅助治疗
解毒	胆碱酯酶,用于解救多种有机磷酸酯类杀虫剂的中毒;阿托品酯酶和硫氰酸酶,用于阿托品中毒解救;可卡因酯酶,用于可卡因中毒解救;β-内酰胺酶,用于治疗青霉素过敏反应
其他	超氧化物歧化酶,用于治疗因活性氧自由基损伤而导致的炎症性疾病;溶组织梭菌胶原酶,用于治疗胶原沉积引起的掌腱膜挛缩[又称为迪皮特朗挛缩(Dupuytren contracture)]和阴茎海绵体硬结症[又称为佩伦涅病(Peyronie disease)]

四、发展趋势

(一) 酶的重组表达

　　早期酶的生产方法是从动植物组织分离纯化(表 5-3),目前仍然有不少酶通过此法获得,然而这种传统的方法已经不能满足不断扩大的酶的需求,并且动植物来源、酶的产量、纯化工艺、成本等都有待提高。微生物发酵提取酶,具有时间短、成本低、工艺稳定、酶的质量高等优势,目前工业用酶大多以此法进行生产。

利用基因工程技术，在细菌或细胞中高产量的重组表达蛋白酶类药物（表 5-4）成为未来的发展趋势。一方面，动植物和天然微生物中酶含量较低，需要重组表达提高产量，降低成本；另一方面，许多临床应用所需的酶在动植物和微生物发酵液中没有，只能通过重组表达的方式实现。

血栓堵塞血管引起血栓性疾病，如心肌梗死、脑卒中和深静脉血栓等，发病率、致死率和致残率都很高。重组来源的酶药物，最早有 20 世纪 80 年代批准的阿替普酶，以及后来上市的瑞替普酶和替奈普酶，用于解决临床急需的溶栓药物需求。需要酶替代疗法进行治疗的罕见病患者所用的酶都为重组表达，例如治疗戈谢病的伊米苷酶、阿葡糖苷酶 α 和阿法他利苷酶，以及治疗黏多糖贮积症的艾杜糖醛酸酶、加硫酶和依洛硫酸酯酶 α 等。这类用于罕见病治疗的酶药物占据了重组酶类药物的很大比例，很大一部分原因在于这类疾病使用重组酶类药物进行治疗是唯一或者最好的办法。国内罕见病患者目前依赖进口重组酶类药物，其价格高昂，因此开发具有自主知识产权的重组酶类药物具有重要意义，可以在一定程度上降低药物价格，挽救更多的罕见病患者。

（二）酶的聚乙二醇修饰

大多数临床使用的酶来源于动植物提取或细菌细胞重组表达，其进入人体后是一种异源蛋白质，所以酶类药物都存在不同程度的免疫原性问题，有可能引起过敏反应。特别是细菌重组表达的酶本质上属于细菌蛋白，免疫原性高，聚乙二醇修饰可以遮蔽酶的抗原位点，减少免疫识别，从而降低免疫反应。另外，聚乙二醇修饰还可以显著增加酶在人体内的半衰期，减少酶的用量和副作用。使用聚乙二醇修饰的酶药物进行治疗也越来越多，例如聚乙二醇化苯丙氨酸解氨酶用于治疗苯丙酮尿症，聚乙二醇化腺苷脱氨酶治疗腺苷脱氨酶缺乏所致的重症联合免疫缺陷，聚乙二醇化尿酸氧化酶治疗高尿酸血症，聚乙二醇化 L- 门冬氨酸酶治疗急性淋巴细胞白血病。

（三）酶的体内递送

将酶以纳米载体等形式进行体内递送，并增加靶向精准释放等特性，降低酶在体内循环中的免疫原性和快速清除。目前还没有使用纳米方式递送酶的相关药物品种，但具有继续深入研究的巨大潜力。例如，有研究报道使用两亲性聚合物载体可与蛋白质（包括酶）共组装在水中形成稳定的纳米粒子，在体内递送超氧化物歧化酶治疗溃疡性结肠炎方面表现出较好的效果。

第二节　尿　激　酶

一、药物发现

（一）药物性质

尿激酶（urokinase，UK），又名尿激酶型纤溶酶原激活剂（urokinase-type plasminogen activator，uPA），是一种丝氨酸蛋白酶。尿激酶可以激活纤溶酶原（plasminogen），将其活化成纤溶酶（plasmin），能溶解纤维蛋白（fibrin），参与溶栓或细胞外基质降解。

尿激酶具有三种形式，包括单链尿激酶（single chain urokinase，scuPA）、高分子量双链尿激酶（high molecular weight urokinase，HMW-UK）和低分子量双链尿激酶（low molecular weight urokinase，LMW-UK）。单链人尿激酶（EC 3.4.21.73）由 *PLAU* 基因编码，是一个单链糖蛋白，由 411 个氨基酸组成，如图 5-1 所示，其分子内部有 12 对二硫键，包含 3 个结构域：表皮生长因子结构域〔epidermal growth factor（EGF）-like domain，Ser1-Thr49〕介导尿激酶和尿激酶受体（urokinase receptors，uPAR）结合，环状结构域（kringle domain，Cys50-Lys135）介导尿激酶和整合素（integrin）受体结合，这种膜表面受体结合的尿激酶可以促进纤溶酶原在膜表面局部活化；丝氨酸蛋白酶域（serine protease domain，Lys136-Leu411），是尿激酶催化活性区域。

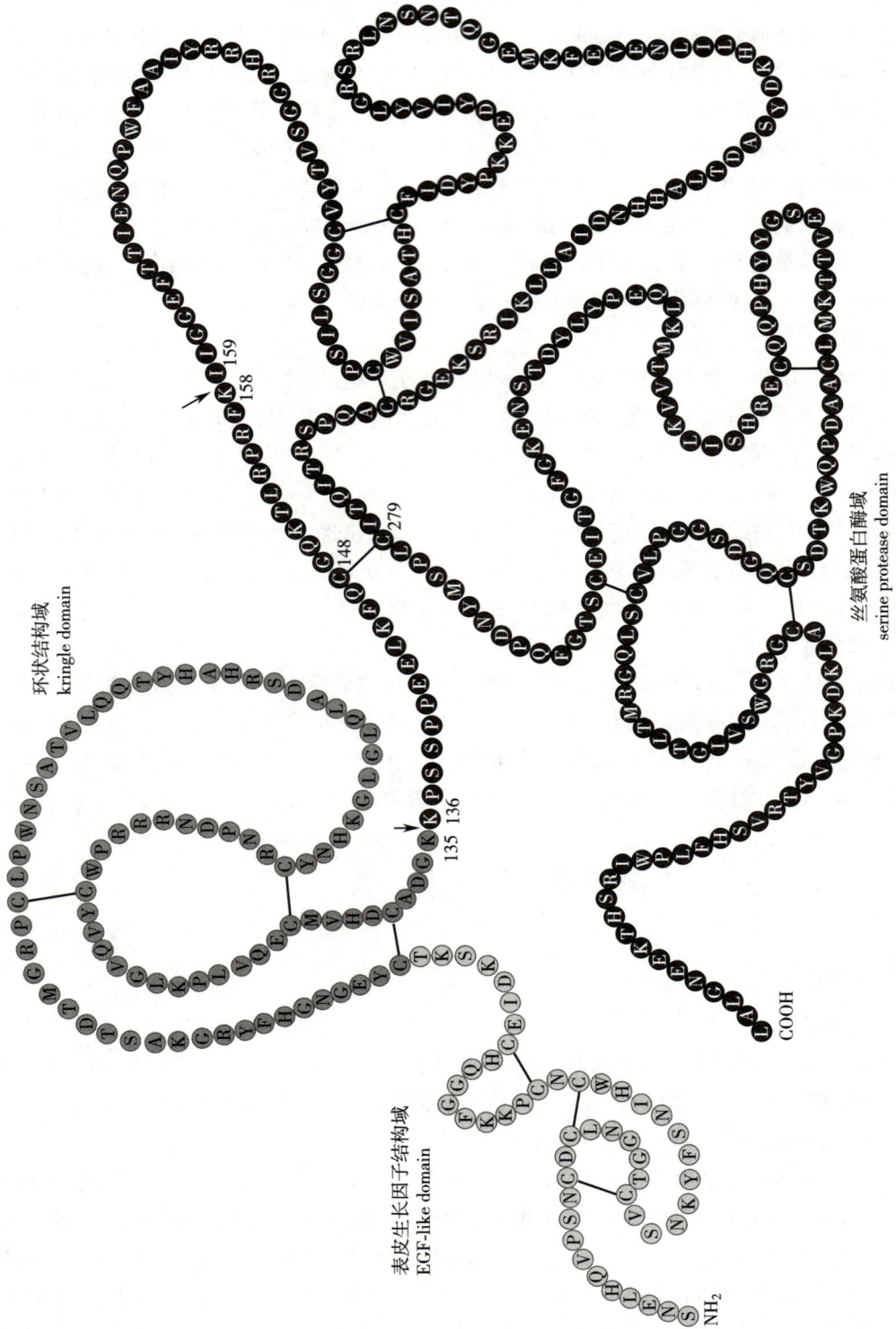

图 5-1　尿激酶氨基酸序列和结构构域示意图

环状结构域
kringle domain

丝氨酸蛋白酶域
serine protease domain

表皮生长因子结构域
EGF-like domain

单链尿激酶从细胞分泌出来后活性很低，又称为尿激酶原（prourokinase，pro-UK），可以被纤溶酶、激肽释放酶和组织蛋白酶 B 等激活而转化成双链尿激酶（two-chain urokinase，tcuPA）。这些酶将单链尿激酶 Lys158-Ile159 之间的肽键水解，形成含 157 个氨基酸的 A 链（Lys158 脱落）和 253 个氨基酸的 B 链，A 链和 B 链通过 C148-C279 的链间二硫键连接在一起，称为高分子量双链尿激酶，分子量 54kDa，具有很强的催化活性。

如果纤溶酶继续水解 A 链 Lys135-Lys136 之间的肽键，A 链 N 端 135 个氨基酸以及 Phe157 都脱落，形成一个仅含 21 个氨基酸的短肽链 A′，A′ 链与 B 链通过二硫键连接形成的双链分子，称为低分子量双链尿激酶，分子量为 34kDa。

（二）靶点发现

1885 年人们首次观察到人的尿液可以溶解纤维蛋白块，1947 年 MaFarlane 和 Pilling 首次正式报道了该现象，1952 年 Sobel 等从尿液中分离纯化了这种溶栓的物质，命名为尿激酶，其在血液和其他组织的细胞外基质中也存在。

（三）上市历史

国内临床使用的尿激酶主要来源于人尿液分离提取纯化，典型的步骤包括：过硫酸铵沉淀得到尿激酶的粗品，离子交换、亲和纯化和分子筛等色谱柱纯化得到尿激酶纯品。

有公司开发的尿激酶（abbokinase）是人胎肾细胞培养产物，为 HMW-UK 和 LMW-UK 的混合物，最早于 1978 年 FDA 批准上市。但该产品来源极其受限，胎肾细胞来自于流产胎儿原代细胞，不能无限传代，溶栓治疗中几乎很少使用该药物。

研制基因工程尿激酶进行替代是一种理想的选择。单链尿激酶已经在许多表达系统中获得重组表达，包括大肠埃希菌、哺乳动物细胞、酵母等，但不同表达系统中表达获得的尿激酶的溶栓特性并不一样。大肠埃希菌表达获得的重组非单链尿激酶是非糖基化的，然而其与天然的单链尿激酶相比，具有更高的纤溶酶原激活效率。研究发现，尿激酶中的糖成分对于其溶栓活性并不重要，但是对于纤维蛋白的选择性很重要，其直接决定溶栓时候的系统性出血风险，影响着工业生产中选择哪一种表达系统进行重组尿激酶的表达。20 世纪 90 年代，德国一公司用大肠埃希菌表达的非糖基化 pro-UK 开展了治疗心肌梗死的临床试验，但是由于不良反应问题，未能获批。目前，世界上唯一获批的注射用重组尿激酶原由上海一公司与中国人民解放军事医学科学院生物工程研究所共同研制，使用 CHO 细胞重组表达，2011 年上市。

二、药理作用

（一）作用机制

尿激酶是一种丝氨酸蛋白酶，其将血液循环中的纤溶酶原活化成纤溶酶，溶解纤维蛋白，如图 5-2 所示。尿激酶原在循环中处于相对非活性状态，对血浆内源性纤溶酶原影响较小，主要在血栓表面被激肽释放酶或纤溶酶激活，部分变成双链尿激酶，后者激活结合在血栓表面的纤溶酶原变成纤溶酶，使血栓纤维蛋白部分溶解；当血栓纤维蛋白暴露出 E- 片段，尿激酶原能直接激活结合在该片段 C- 端两个赖氨酸残基上的纤溶酶原，其活性增加约 500 倍，产生大量纤溶酶使血栓纤维蛋白迅速降解，溶解血栓。

（二）药效学效应

尿激酶将血液中的纤溶酶原活化成纤溶酶，后者降解纤维蛋白凝块以及纤维蛋白原等，从而发挥溶栓作用。患者静脉注射尿激酶（或尿激酶原）后，体内纤溶酶活性迅速升高，15 分钟达峰，对心肌梗死等患者的梗塞动静脉有较高的开通作用。尿激酶对形成时间短的血栓溶解效果较好，对于陈旧性血栓难以起到溶栓作用。

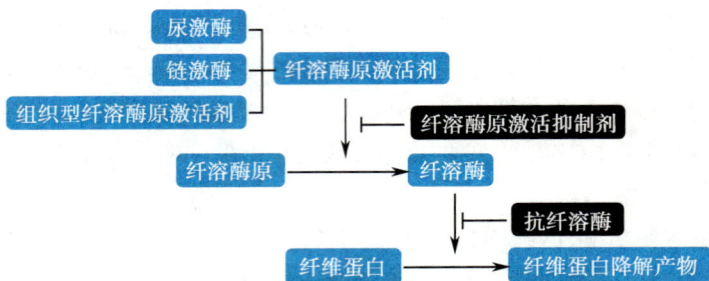

图 5-2   纤维蛋白溶解过程

（三）药代动力学

静脉注射尿激酶后，其主要在人体内肝脏中代谢清除，被蛋白酶降解为小分子量的蛋白质和氨基酸，少量药物从尿液和胆汁排出，半衰期约为 20 分钟，在肝功能不全的患者中其半衰期有所延长。

静脉注射重组人尿激酶原，其主要也是在肝脏代谢，少量经尿液排出。健康志愿者接受 20、35、50、65、75 和 85mg 剂量后，其半衰期分别为 2.6、2.4、1.9、0.67、0.66 和 0.59 小时。半衰期随剂量增加而减少，表明重组人尿激酶原静脉注射后在体内存在非线性动力学过程。

三、临床应用

（一）主要适应证

尿激酶临床用于血栓性疾病的溶栓治疗，包括治疗肺栓塞、深静脉血栓、外周动脉堵塞、急性心肌梗死，以及症状短于 3~6 小时的急性期脑血管栓塞，另外其还应用于患者体外循环装置（如血液透析）和导管中的血栓清除。

（二）注意事项

尿激酶属于第一代溶栓药物，使用尿激酶溶栓具有较高出血风险，原因在于尿激酶对于血循环中的游离纤溶酶原和与血栓纤维蛋白结合的纤溶酶原具有相同的激活作用，无血栓纤维蛋白特异性，因此会引发系统性纤溶，引起皮下/黏膜出血，甚至严重的颅内出血等不良反应。

尿激酶原（单链尿激酶）属于第二代溶栓药物，具有一定的血栓纤维蛋白特异性，出血风险小于尿激酶。

（三）药学监护

1. 用药前及给药后均应监测血小板计数、红细胞压积及凝血功能。

2. 用药期间应密切监测患者体征，如呼吸频率、心率、血压，特别是是否出现内脏及头颅出血现象。

3. 对于急性内脏出血、急性颅内出血、凝血功能异常、严重难控制高血压患者、活跃性溃疡病史及严重肝脏疾病患者不得使用尿激酶溶栓。

4. 应明确患者目前是否使用抗血小板药物及抗凝药物，以免增加出血风险。

四、研究进展

（一）相同或类似靶点药物

具有溶栓作用的纤溶酶原激活剂除了尿激酶以外，还包括葡激酶、链激酶、组织型纤溶酶原激活剂。

天然葡激酶（staphylokinase，SaK）由德国科学家 Much H 于 1908 年首次发现并命名，其是金黄色葡萄球菌分泌的一种蛋白质，由 136 个氨基酸组成的单链，能够高效的激活溶解血栓周围的纤溶酶原，特异性溶解血栓而不诱发系统性纤溶状态，其纤溶活性对纤维蛋白具有专一性。重组葡激酶一般利用大肠埃希菌表达系统进行重组表达。但葡激酶是细菌成分,免疫原性高,进入人体后引起过敏反应的风险更高。

链激酶(streptokinase,SK)是一种由溶血性链球菌合成的蛋白水解酶。1933年Tillett等发现溶血性链球菌的培养滤液能产生一种可以溶解人血凝块的物质,1945年Christensen等发现该物质能激活纤维蛋白酶原转变为纤维蛋白酶,因而命名为链激酶。SK是最早作为临床药品治疗血栓性疾病的溶栓酶,但其和尿激酶都同属于第一代溶栓药物,没有血栓纤维蛋白特异性,会导致出血等严重不良反应。

重组人组织型纤溶酶原激活剂及其衍生物(本章第三节)和尿激酶相比,具有更高的血栓特异性、更好的溶栓效果和更低的出血风险。

(二)国内上市情况

国内临床注射用尿激酶有许多企业生产,除一家公司使用CHO细胞生产重组尿激酶原外,其余产品均以新鲜健康人尿为原料,采用柱层析等蛋白质分离纯化技术提取,产物是由高分子量和低分子量尿激酶组成的混合物。由于大部分尿源来自学校,生产成本较低;并且是人尿纯化,不良免疫反应相对较低;但含量较低,且存在一定程度的病原微生物污染风险,需进行病原去除。

(三)其他

尿激酶和尿激酶原的缺点在于血栓纤维蛋白特异性不够好引起的出血副作用,利用基因工程和蛋白质工程技术,对其氨基酸序列和结构进行改造(例如有研究报道了抗纤维蛋白单链抗体——尿激酶融合蛋白),有可能研发出血栓纤维蛋白特异性高、半衰期长、出血副作用低的重组尿激酶原。

我国研发全球唯一获批的注射用重组人尿激酶原(拓展阅读)

第三节 重组人组织型纤溶酶原激活剂及衍生物

一、药物发现

(一)药物性质

组织型纤溶酶原激活剂(tissue-type plasminogen activator,t-PA)是一个由527个氨基酸组成的单链糖基化蛋白质,分子量约70kDa,有17对二硫键和3个糖基化位点。t-PA含有5个结构域(图5-3):一个指型区[finger(F)区,Ser4-Ser50],一个表皮生长因子区[epidermal growth factor(EGF)区,Cys51-Asp87],两个环状结构区[kringle 1(K1),Thr88-Gly176;Kringle 2(K2),Asn177-Ser262],一个丝氨酸蛋白酶域(serine protease domain,Ile276-Pro527)。F区、K2区与纤维蛋白结合有关,是t-PA具有纤维蛋白特异性溶栓作用的关键部位。EGF区及K1区介导受体结合,与t-PA经肝脏清除有关。丝氨酸蛋白酶域是t-PA的酶催化活性区域,His322、Asp371和Ser478组成酶活性中心。

(二)靶点发现

血栓是血液循环系统中形成的血凝块,主要成分包括血小板、红细胞、白细胞和血浆蛋白,部分或完全阻塞血管,引起组织器官缺血缺氧损伤。降解血栓的过程称为溶栓,其是一种蛋白水解过程:t-PA活化纤溶酶原生成纤溶酶,后者通过蛋白酶活性降解血栓块的纤维,进而溶解血栓。1947年,Astrup等最早报道了一种来源于动物组织的因子可以激活纤溶酶原,1979年Rijken首次从人子宫组织纯化了t-PA,并证明了从组织、血管和血液中来源的t-PA是同一种物质。血浆中的t-PA浓度约5ng/ml,主要来源于血管内皮细胞。

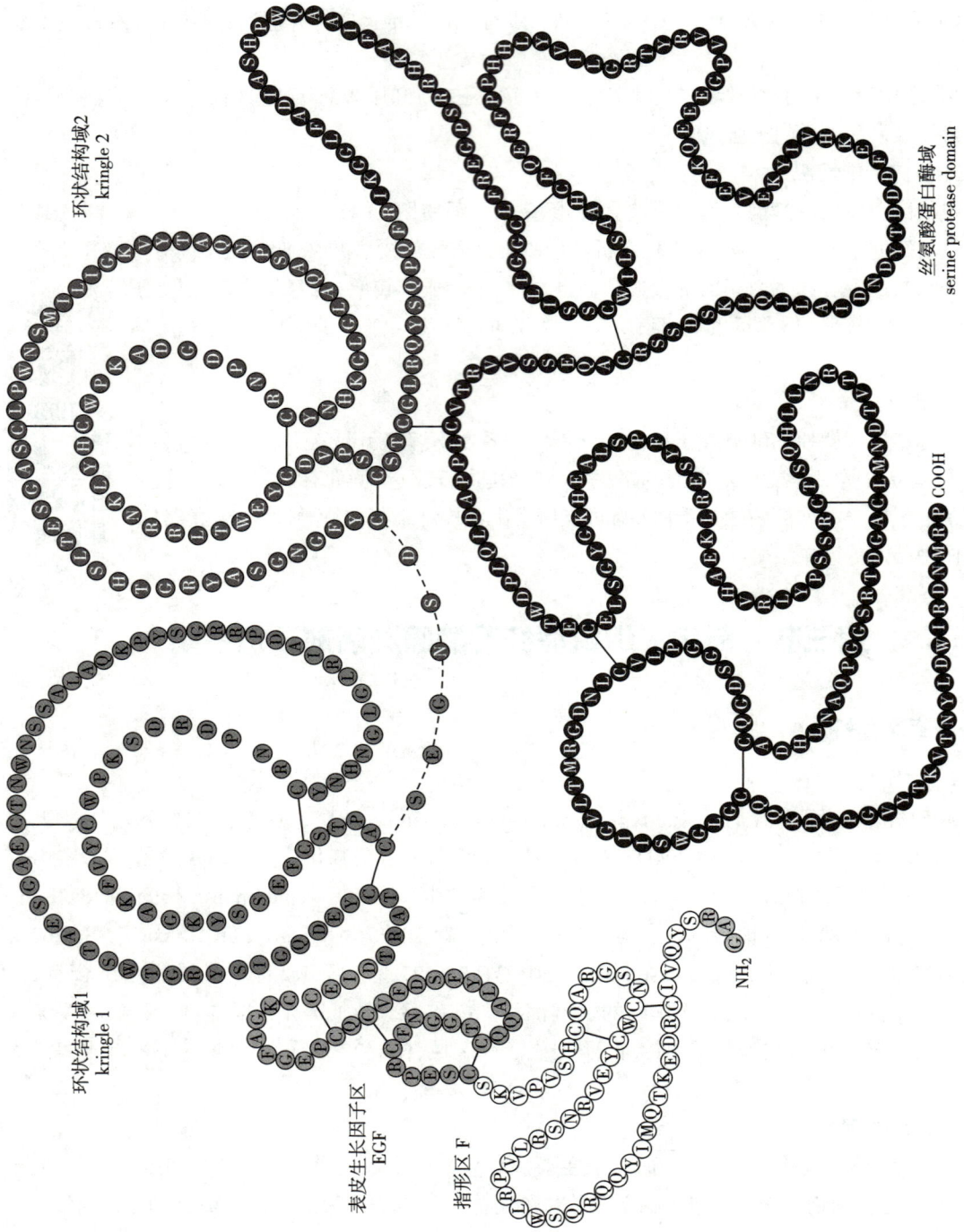

环状结构域2
kringle 2

丝氨酸蛋白酶域
serine protease domain

环状结构域1
kringle 1

表皮生长因子区
EGF

指形区 F

图 5-3   t-PA 序列和结构构域示意图

（三）上市历史

目前，临床上应用的 t-PA 是用基因工程技术制备的重组表达组织型纤溶酶原激活剂（recombinant tissue-type plasminogen activator，rt-PA），通用名阿替普酶（alteplase）。rt-PA 具有和天然 t-PA 一样的氨基酸序列，使用 CHO 细胞进行重组表达，具有糖基化修饰。首次在 1987 年被 FDA 批准上市，属于第二代溶栓药物，是利用基因工程技术开发的首批生物技术药物之一。

二、药理作用

（一）作用机制

纤溶酶原是一种在肾脏合成然后进入血液的糖蛋白，分子量约为 90kDa。t-PA 可将纤溶酶原 Arg560-Val561 处的肽键裂解，使其激活成有丝氨酸酶活性的纤溶酶。纤溶酶再通过降解纤维蛋白使血凝块得以及时清除，从而维持血液的流体性及血管管道的通畅性。纤溶酶还可以切割单链 t-PA 的 Arg275-Ile276 之间的肽键，使其断裂形成双链（F、EGF、K1 和 K2 区组成一条链，丝氨酸蛋白酶区为另一条链），并通过 Cys264-Cys395 链间二硫键将双链稳定在一起，双链 t-PA 比单链 t-PA 具有更高的纤溶酶原催化活性。

纤溶酶的酶活性中心在其 C 端，而在其 N 端有多个赖氨酸结合位点（lysine-binding site），介导纤溶酶和血栓表面纤维蛋白结合。t-PA 通过 F 区和 K2 区结合到纤维蛋白，形成的纤维蛋白 -t-PA- 纤溶酶原三元复合物可拉近纤溶酶原和 t-PA 之间距离，促进纤溶酶原在血栓位置的局部激活（图 5-4）。在没有纤维蛋白参与的情况下，t-PA 本身活性很低，血栓纤维蛋白能提高 t-PA 激活纤溶酶原的能力约 600 倍。由于纤溶酶的底物特异性差，其在血栓局部被 t-PA 激活就具有非常重要的生理意义。活化的游离纤溶酶在血浆中可降解多种凝血因子，其与 $\alpha2$- 抗纤溶酶（$\alpha2$-antiplasmin）形成复合物（1∶1 比例）而快速失活，半衰期约为 0.1 秒。和血浆中游离纤溶酶相比，纤维蛋白结合性纤溶酶的半衰期约 1 分钟。

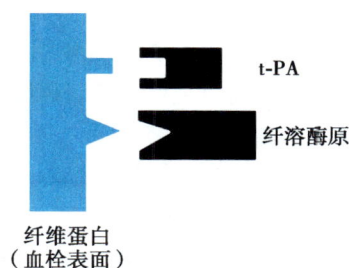

图 5-4　t-PA 结合于血栓表面纤维蛋白促进纤溶酶原激活

总之，机体的溶栓系统在进化中形成了这种具有自我调节能力的模式，在保证有效降解血栓的同时，最小化对止血系统其他要素的影响。

（二）药效学效应

rt-PA 和血栓纤维蛋白结合，将纤溶酶原激活成纤溶酶，后者可降解血栓纤维蛋白，溶解血栓，疏通堵塞的血管，恢复组织器官的血液供应，其治疗心肌梗死时冠状动脉再通率为 75% 左右。静脉注射 100mg 的 rt-PA 后，4 小时内血液循环中的纤维蛋白原可减少 60%。

（三）药代动力学

rt-PA 静脉给药后迅速被肝脏代谢清除，其血浆半衰期为 4~5 分钟，在肝功能不足的患者中 rt-PA 半衰期会延长。t-PA 糖基化和其半衰期相关，特别是 Asn117 位的甘露糖链修饰能加速 t-PA 从血浆清除。

三、临床应用

（一）主要适应证

rt-PA 用于急性心肌梗死、急性缺血性脑卒中、急性大面积肺栓塞、深静脉血栓以及其他血栓堵塞引起的疾病治疗，溶解血栓、疏通血管，恢复缺血组织器官的血氧供应，降低致死和致残率。血栓堵塞后应尽早溶栓治疗，急性缺血性脑卒中发生后 3~4.5 小时内为其治疗时间窗。rt-PA 还用于溶解血管内导管周围形成的血栓。

（二）注意事项

最常见的不良反应为出血，当发生严重的颅内、消化道、腹膜后或心包出血事件时，应立即停药。过敏反应，包括类过敏反应、喉部水肿和荨麻疹等。合用抗凝药物会增加 rt-PA 出血风险。孕妇、哺乳期妇女以及高龄患者（大于 70 岁）应慎用。

（三）药学监护

1. 监护患者用药期间溶栓疗效，如心肌梗死患者应关注心电图 ST 段是否回落正常、临床症状是否好转；同时应监护是否出现异常出血，特别是内脏和头颅出血；监测患者有无体温升高、恶心、呕吐等不良反应。

2. 不可用葡萄糖注射液稀释，并严格控制滴速，具体如下：

（1）使用 rt-PA 治疗心肌梗死时，在发病 6 小时内，采取 90 分钟加速给药法：总剂量 100mg，将药物用生理盐水配制为 1mg/ml，先静脉注射 15mg，其后 30 分钟内静脉滴注 50mg，剩余 35mg 于 60 分钟内滴注完成。心肌梗死发病 6~12 小时，采取 3 小时给药法：先静脉注射 10mg，其后 1 小时内静脉滴注 50mg，剩余的 40mg 按 10mg/30min 静脉滴注至 3 小时完毕。

（2）使用 rt-PA 治疗肺栓塞时，先静脉注射 10mg，剩余的 90mg 在 2 小时内静脉滴注。治疗急性缺血性脑卒中时，在发病的 3 小时内尽快给予 0.9mg/kg，最大剂量 90mg，先将总剂量的 10% 静脉注射，剩余剂量在 1 小时内静脉滴注完成。

3. 明确患者是否正在使用抗血小板药或抗凝药，避免大出血风险增加。

4. 规避禁忌证使用。

5. rt-PA 与肝素联合使用，可以提高心肌梗死的冠状动脉再通率，降低病死率；rt-PA 与阿司匹林联用，可以降低血管溶栓后再堵塞的发病率。

四、研究进展

（一）相同或类似靶点药物

尿激酶和链激酶均为第一代溶栓剂，属于纤维蛋白非特异性纤溶酶原激活剂，对血液循环中和血栓处的纤溶酶原具有相同的作用，可导致系统性纤维蛋白降解，容易引起出血并发症。

尽管 t-PA 具有较好的溶栓效果，但是其在体内半衰期短，需频繁给药，使用剂量累计大，加大了出血风险，并且增加患者负担。t-PA 的几个特定结构域有不同的功能特点，在天然 t-PA 的基础上进行改良，设计其衍生物（第二代 t-PA，即第三代溶栓药），改变其原有序列和结构，提高半衰期，减少用量和不良反应。

1. 瑞替普酶（reteplase，r-PA）　t-PA 的"缺失型突变体"，1996 年于欧洲上市。与天然 t-PA 相比，去掉了 F 区、EGF 区和 K1 区（Val4-Glu175 序列），仅保留了 K2 区及丝氨酸蛋白酶域（Gly1-Arg3 和 Gly176-Pro527），如图 5-5 所示。r-PA 在大肠埃希菌中重组表达，产量高、成本低，蛋白无糖基化，分子量为 39kDa。结构改变的瑞替普酶保留了较强的纤维蛋白选择性溶栓作用，同时与肝脏上清除受体结合力降低，血浆半衰期显著延长（约 11~16 分钟），因此减少了用药剂量。瑞替普酶不含 F 区，对纤维蛋白的选择性较天然 t-PA 低约 5 倍，与血栓结合相对松散，容易扩散、穿透进入血凝块内部。

2. 替奈普酶（tenecteplase，TNK-t-PA）　t-PA 的氨基酸突变体，使用 CHO 细胞重组表达，2000 年 FDA 批准上市。天然 t-PA 中 3 个位点 Thr103、Asn117 和 Lys296-His297-Arg298-Arg299 分别被 Asn、Gln 和 Ala-Ala-Ala-Ala 替代，如图 5-6 所示。Thr103 → Asn 和 Asn117 → Gln 突变使糖基化位点发生变化，显著降低了 TNK-t-PA 与肝脏细胞受体结合能力；Lys296-His297-Arg298-Arg299 为 t-PA 与纤溶酶原激活剂抑制剂 -1（plasminogen activator inhibitor-1，PAI-1）结合位点，突变为 4 个 Ala 后，TNK-t-PA 拮抗 PAI-1 的能力较天然 t-PA 强约 200 倍。上述两种突变使 TNK-t-PA 从血

浆中的清除变慢,血浆半衰期延长至 11~20 分钟.显著降低治疗时所用剂量。纤维蛋白选择性和 t-PA相同。

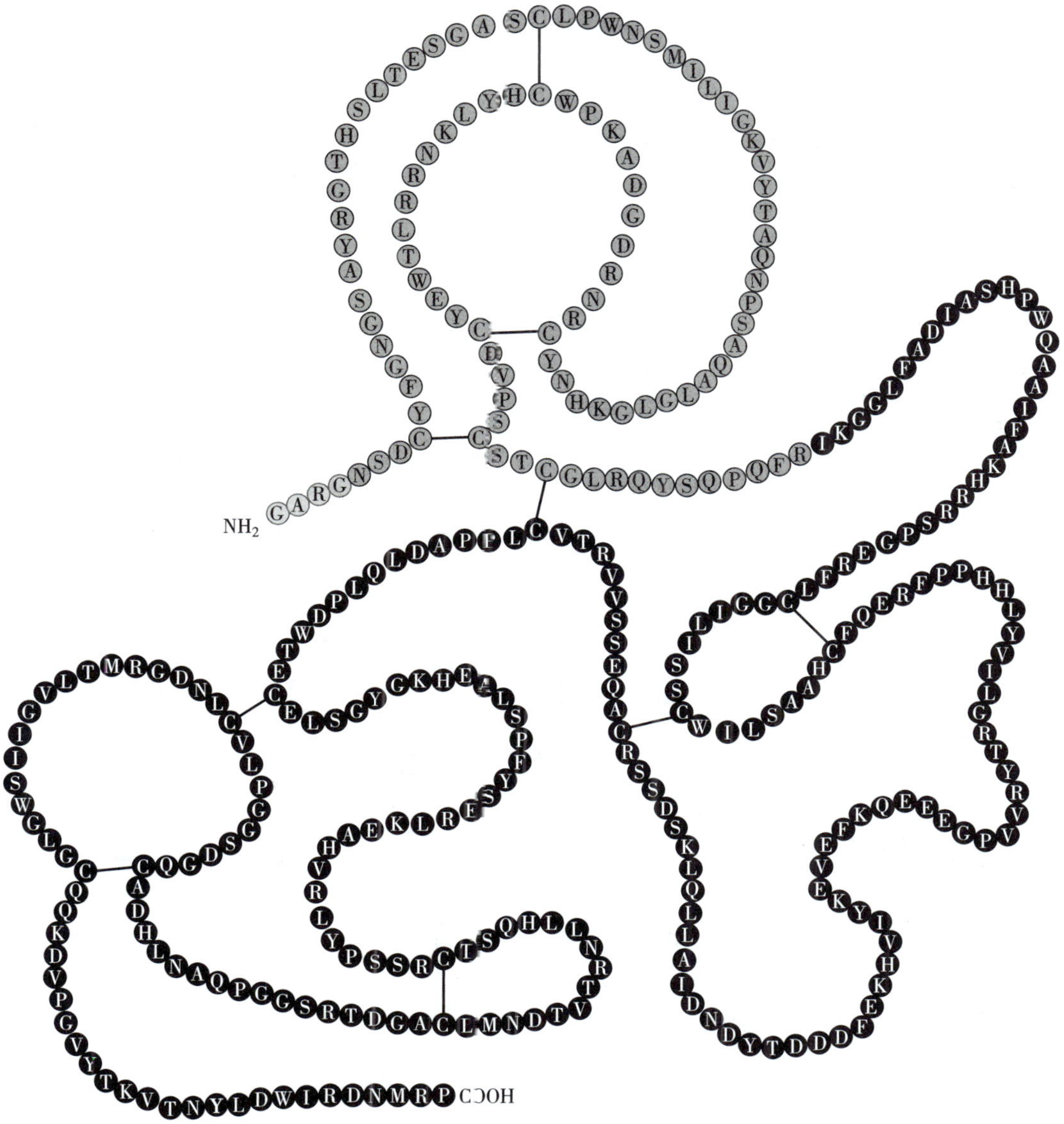

图 5-5　瑞替普酶序列与结构域示意图

(二) 国内上市情况

目前,国内上市产品有阿替普酶(2002 年批准),瑞替普酶(2003 年批准)和注射用重组人 TNK 组织型纤溶酶原激活剂(2015 年批准)。

(三) 其他

尽管 t-PA 的衍生物作为第三代溶栓药物,半衰期有所延长,出血副作用也降低了,但仍然远远不足。使用纳米药物的方式提升溶栓药效、延长半衰期、降低出血风险是研究的热点。将溶栓药物装载在纳米载体中,在超声、磁力、靶头等主动或被动引导下靶向富集到血栓部位后,在局部特异性酶、光控等响应下释放溶栓药物,并辅以纳米马达在近红外照射下可以穿透并深入血栓部位。一方面可以避免药物在循环内很快降解,另一方面也可以进行精准的、有效的溶栓。

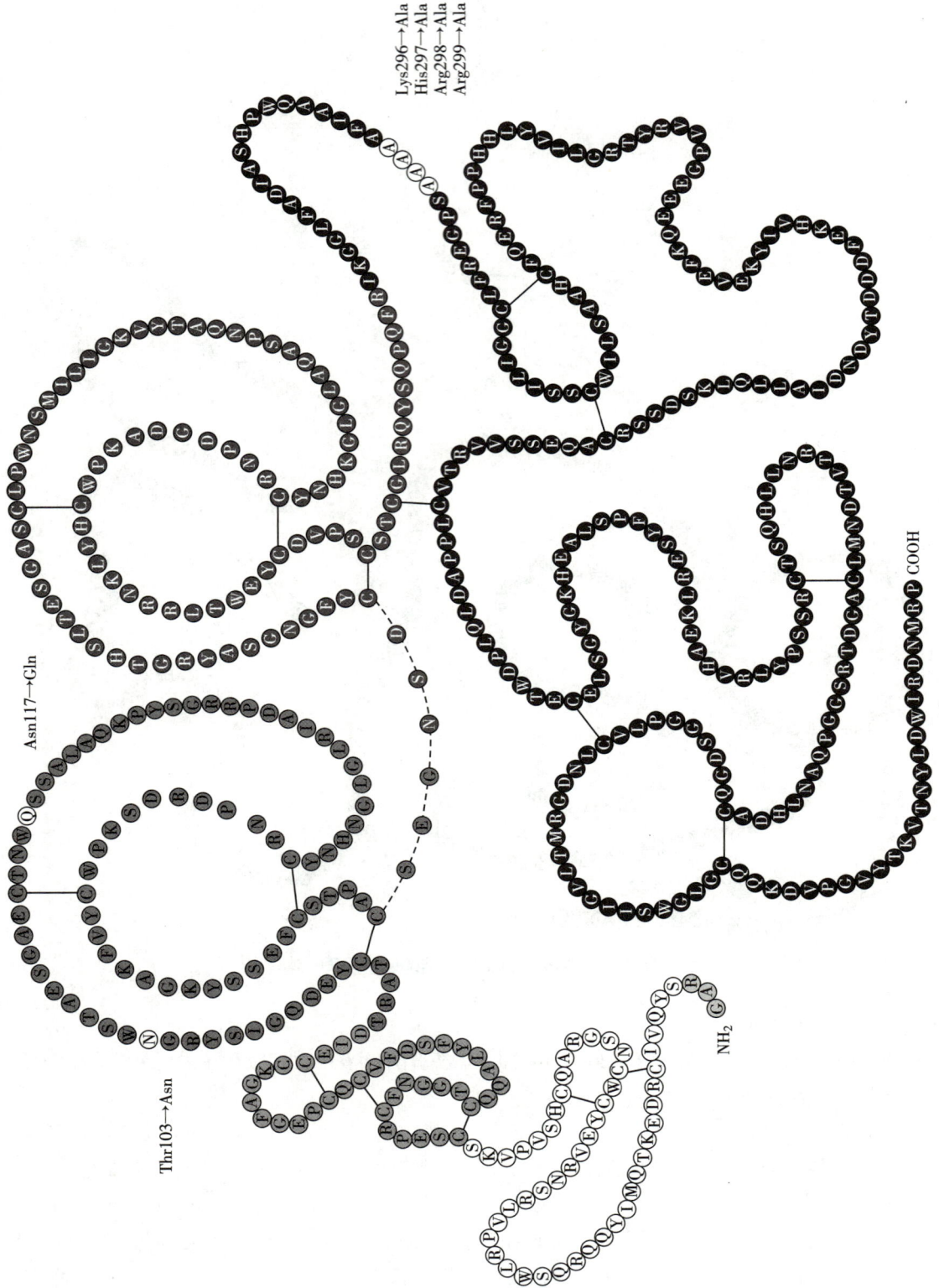

图 5-6   替奈普酶序列与结构域示意图

第四节　重组人凝血酶

一、药物发现

(一)药物性质

凝血酶(thrombin),是人体内一种由 *F2* 基因编码的丝氨酸蛋白酶,可将纤维蛋白原转变为纤维蛋白,同时催化其他许多与凝血相关的反应。凝血酶以无活性的凝血酶原(prothrombin)形式存在,为单链糖蛋白,分子量约72kDa,如图5-7所示,其包含4个结构域:N端的羧基谷氨酸域(γ-carboxyglutamic acid,Gla),其所含谷氨酰残基在γ-谷氨酰羧化酶作用下转化成羧谷氨酰残基,后者对 Ca^{2+} 有很强的亲和力;两个环状结构域(kringle 1 和 kringle 2),以及C端的丝氨酸蛋白酶区域(serine protease domain),Gla域和两个kringle或合称凝血酶原片段1.2。活化的凝血因子V(FVa)和X(FXa)与膜表面磷脂酰丝氨酸,在 Ca^{2+} 存在情况下,一起形成凝血酶原复合物(prothrombinase complex),FXa具有酶活性,水解Arg271-Thr272和Arg320-Ile321之间的肽键,去掉凝血酶原片段1.2,生成仅有酶催化域的活化凝血酶,含轻链(36aa)和重链(259aa),通过一对链间二硫键(Cys1-Cys122)连接,重链内还有三对链内二硫键,分子量约36kDa。

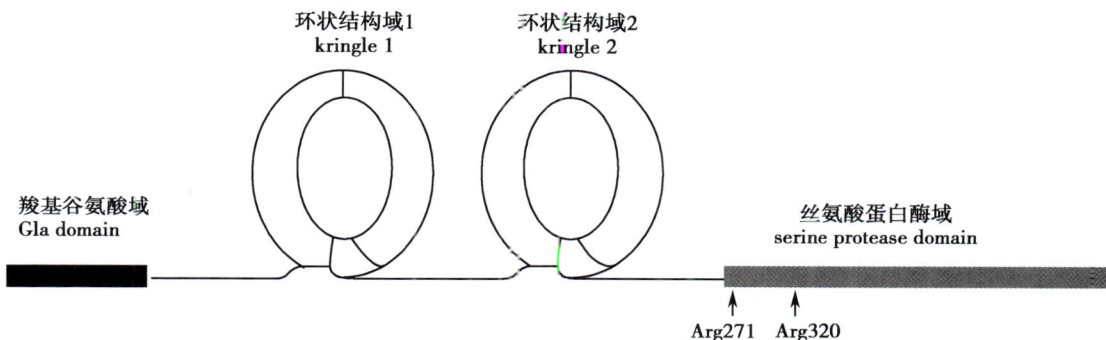

图 5-7　凝血酶原结构域示意图

(二)靶点发现

19世纪中叶,Alexander Buchanan 观察到向血浆中加入一滴血凝块就会很快引起血浆凝固的现象。1872年,Alexander Schmidt 提出假说,有一种酶能将纤维蛋白原转化成纤维蛋白,并通过乙醇沉淀法获得了这种物质。1894年,Pekelharing 发现了凝血酶原。1905年 Paul Moravitz 首次提出了血液凝固的雏型,阐述了凝血需要4种必要因子:促凝血酶、凝血素、纤维蛋白原和 Ca^{2+},是"凝血瀑布"学说的起源。

(三)上市历史

牛来源的凝血酶 thrombin(bovine)是第一个被 FDA 批准(1943年)用于手术中局部止血的凝血酶,接下来的几十年中不断有新的牛凝血酶药物被批准,其纯度不断提高,从第一个产品的20%纯度,提高到目前产品的96%纯度(FDA于1986年批准)。

第一个重组人凝血酶药物 rhThrombin(recombinant human thrombin)在 CHO 细胞中重组表达,于2008年 FDA 批准上市,是第一个无血浆的重组凝血酶药物。rhThrombin 具有和天然人凝血酶相同的氨基酸序列,以单链蛋白的形式在细胞培养基中分泌表达,然后用蛋白酶水解将其转变为双链形态,使用色谱纯化获得纯品,活性与天然人凝血酶相仿。

二、药理作用

（一）作用机制

在生理凝血过程中,凝血因子FVa、FXa通过Ca^{2+}结合并在磷酯膜上形成凝血酶原复合物,催化凝血酶原(凝血因子Ⅱ)活化成凝血酶(凝血因子Ⅱa)。凝血酶进而激活纤维蛋白原(凝血因子Ⅰ)变成纤维蛋白(凝血因子Ⅰa),形成纤维蛋白血凝块而止血。凝血酶还可以活化凝血因子FV、FⅧ、FⅪ和FⅩⅢ分别成为FVa、FⅧa、FⅪa和FⅩⅢa。FⅩⅢa是一种转谷氨酰胺酶,能催化纤维蛋白的赖氨酸和谷氨酰胺残基之间形成共价键,进而形成纤维蛋白网状交联,增加纤维蛋白凝块的稳定性(图5-8)。凝血酶还可以通过血小板膜上的蛋白酶激活受体(protease-activated receptor,PAR)而激活血小板,促进血小板聚集止血。凝血酶的活性受到活化蛋白C以及抗凝血酶(antithrombin)的负调控,维持血液流动—止血平衡。

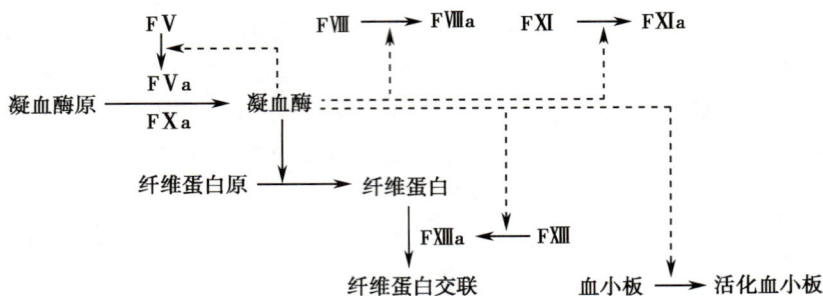

图 5-8　凝血酶在凝血过程中的作用

（二）药效学效应

rhThrombin 具有和天然人凝血酶相同的序列和结构,因此也具有和天然凝血酶相同的作用,但跨过了凝血酶原激活的步骤。在出血创面局部应用后,可促使纤维蛋白原转化成纤维蛋白,激活血小板止血,激活其他凝血因子,使血液短时间内形成稳定的凝血块而止血。

（三）药代动力学

rhThrombin 仅限局部表面使用,少数药物进入循环后迅速与机体内抑制剂结合而失活。rhThrombin 无典型的人体内药代动力学参数资料,食蟹猴静脉注射后很快(5分钟内)被内源性的抗凝血酶Ⅲ结合而失活,在肝脏清除。初始半衰期约为10分钟,终末半衰期约为15小时。

三、临床应用

（一）主要适应证

外科手术中通常有局部出血,需要采取不同的止血措施。手术中引起的毛细血管和小静脉渗血与轻微出血,在标准的外科性技术(缝合、结扎或电凝)止血无效或不可行的情况下,rhThrombin 局部用药,可使血液凝固成块,用于控制外伤和手术中的毛细血管和静脉出血。

（二）注意事项

仅限出血的局部创面用药,大量进入血液循环可引起血栓形成,禁止注射。禁止用于治疗大量出血和动脉出血。可发生超敏反应,对仓鼠蛋白和 rhThrombin 过敏的人群应禁用。仅限成人和大于1个月的婴儿使用。

（三）药学监护

rhThrombin 可直接喷洒于创口,也可与能吸收的明胶海绵一起使用。rhThrombin 的使用剂量取决于出血的部位和面积以及应用的方法,专业的医护人员应根据具体的情况来决定。没有限制局部表面应用的最大剂量,在关键的Ⅲ期临床试验中,采用的最大剂量为48ml,平均使用剂量为11.6ml。

四、研究进展

（一）相同或类似靶点药物

2007 年，FDA 批准了人源凝血酶药 evithrom，其通过从健康志愿者血浆中利用色谱纯化提取凝血酶原，并加入 $CaCl_2$ 激活形成凝血酶。国内有多家企业生产从人血浆中提取人凝血酶、人凝血酶原复合物；以及从牛／猪血浆提取凝血酶原，经激活而得到凝血酶。重组表达人凝血酶具有原材料来源易得、可控，人源性蛋白免疫反应少、安全性高的显著优势，预计将成为外科手术局部止血药物中的重要产品。

（二）国内上市情况

目前，国内手术止血药物有人血来源／畜血来源凝血酶、蛇毒血凝酶（酶类止血剂，具有类凝血酶样作用）以及纤维蛋白黏合剂。

重组人凝血酶的生产技术难度高，国内首个重组人凝血酶（CHO 细胞表达）已于 2021 年 10 月成功通过Ⅲ期临床研究，随后向 NMPA 提交生物新药上市申请，并于 2022 年 5 月收到 NMPA 签发的《受理通知书》，目前重组人凝血酶的临床现场核查和生产现场核查已经完成，正开展后续相关的审评工作。

（三）其他

凝血酶还可以通过内镜可视下喷洒的方式用于消化道出血的止血，主要对消化道黏膜糜烂渗血、消化性溃疡周边渗血以及糜烂性胃炎并出血等面积较大但出血量不大的病灶有较好效果。对于出血量多的患者，需联合使用喷洒止血法与其他治疗方式。

第五节　L- 门冬酰胺酶

一、药物发现

（一）药物性质

L- 门冬酰胺酶（L-asparaginase，L-Asp），又名 L- 天冬酰胺酶或 L- 天门冬酰胺酶，是一种酰胺基水解酶，可用于治疗急性淋巴细胞白血病（acute lymphoblastic leukemia，ALL）。

临床用 L-Asp 主要来自于细菌分离提取。大肠埃希菌（Escherichia coli，E. coli）产生的 L-Asp（E. coli-Asp）包括Ⅰ型和Ⅱ型，Ⅰ型 E. coli-Asp 无抗肿瘤活性，存在于细胞质中；Ⅱ型 E. coli-Asp 具有抗肿瘤活性，分泌到细胞周质中。Ⅱ型 E. coli-Asp 由 4 个相同的亚基组成四聚体，每个亚基含有 326 个氨基酸，包括由 4 个 α 螺旋和 8 个 β 片层组成的 N 端结构域，以及 4 个 α 螺旋和 4 个 β 片层组成的 C 端结构域，两个结构域之间通过一段连接序列连接（图 5-9）。1mg E. coli-Asp 每分钟可催化 300~400μmol 底物水解，等电点约为 pH 5.0。

菊欧文氏菌（Erwinia Chrysanthemi）来源的 L-Asp（Erwinia-Asp）也由四个相同亚基组成，单体分子量 35kDa，活性与 E. coli-Asp 相当，等电点约为 pH 8.7。

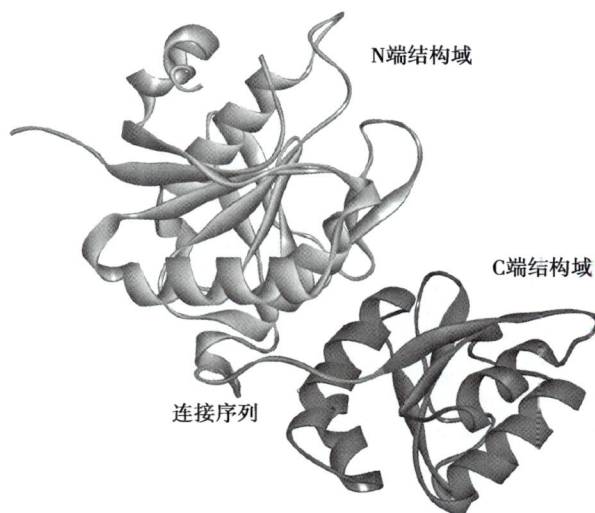

图 5-9　大肠埃希菌 K-12 菌株Ⅱ型 L-Asp 结构
（图片来源：Protein Data Bank，6V23）

(二)靶点发现

早在 1922 年,Clementi 就首先发现豚鼠血清中有高浓度的 L-Asp。1953 年,Kidd 研究发现豚鼠的血清可以抑制小鼠淋巴瘤细胞的生长,但家兔和马的血清都无此作用。1961 年,Broome 证明了豚鼠血清的抗肿瘤作用归功于 L-Asp。1966 年 Yellin 和 Wriston 从豚鼠血清中提纯了 L-Asp,促进了此酶的大规模制备方法的发展。1966 年,Dolowy 开展了 L-Asp 的第一次临床治疗试验并取得成功。

(三)上市历史

目前临床应用的 L-Asp 有 3 种类型,包括大肠埃希菌来源 E. coli-Asp 和菊欧文氏菌来源 Erwinia-Asp,以及聚乙二醇(polyethylene glycol,PEG)修饰的 PEG-Asp。第一个临床用 L-Asp 药物 asparaginase(a-SPARE-a-ji-naze)为 E. coli-Asp,1974 年于法国上市,随后 1978 年 FDA 批准了 E. coli-Asp。第一个 Erwinia-Asp 药物 asparaginase Erwinia chrysanthemi 于 1985 年在英国注册上市,第一个 PEG-Asp 药物 pegaspargase 于 2006 年 FDA 批准。

二、药理作用

(一)作用机制

L-Asp 可水解门冬酰胺,生成门冬氨酸和氨(图 5-10)。正常细胞和白血病细胞的代谢都需要门冬酰胺。正常细胞能够自身合成门冬酰胺,其利用转氨酶将谷氨酸的氨基转移到草酰乙酸生成 α- 酮戊二酸和门冬氨酸,然后通过门冬酰胺合成酶将门冬氨酸转化为门冬酰胺。肿瘤细胞缺乏门冬酰胺合成酶,其生长必须依赖外源性的门冬酰胺。L-Asp 能清除循环中的门冬酰胺,导致肿瘤细胞内缺乏门冬酰胺,进而 DNA、RNA 和蛋白质合成减少,细胞生长受到抑制,最后激活凋亡途径而死亡。

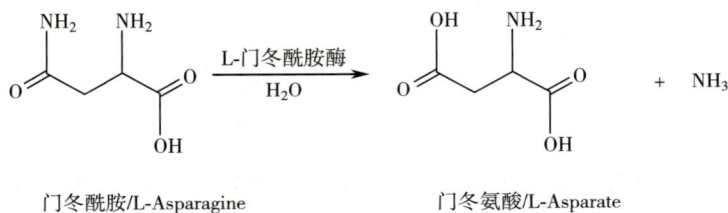

门冬酰胺/L-Asparagine   门冬氨酸/L-Asparate

图 5-10   L- 门冬酰胺酶水解门冬酰胺

(二)药效学效应

使用 L-Asp 治疗能降低患者血浆中的门冬酰胺浓度,从正常的 40~80μmol 降至约 3μmol。脑脊液中的门冬酰胺浓度在治疗后也显著降低,从正常的 2.8μmol 降至 1.0μmol(治疗第 7 天),0.3μmol(治疗第 28 天)。L-Asp 对肿瘤细胞具有选择性作用,能够抑制肿瘤细胞特别是白血病细胞的代谢、生存和增殖,在临床上对急性淋巴细胞白血病治疗效果显著。

(三)药代动力学

L-Asp 在体内被分解代谢成短肽,三种类型的 L-Asp 药物代谢时间差异较大。E. coli-Asp 肌内注射的体内半衰期为(1.28 ± 0.35)天,酶活性达峰时间 24~48 小时,门冬酰胺清除时间(当血浆中门冬酰胺浓度低于 0.1μmol)为 14~23 天。Erwinia-Asp 肌内注射的体内半衰期为(0.65 ± 0.13)天,24 小时内酶活性达峰,门冬酰胺清除时间为 7~15 天。PEG-Asp 肌内注射后体内半衰期为(5.73 ± 3.24)天,酶活性达峰时间为 72~96 小时,门冬酰胺清除时间为 26~34 天。

三、临床应用

(一)主要适应证

L-Asp 对急性淋巴细胞白血病有较好疗效,对急性粒细胞型白血病和急性单核细胞白血病也有一定疗效,常作为多药化疗方案的一个组成部分。

(二)注意事项

一些患者注射 L-Asp 后体内检测到抗 L-Asp 的 IgG 和 IgM 抗体升高,引起超敏反应;少数患者还会检测到特异的 IgE 抗体,引起Ⅰ型过敏反应。L-Asp 治疗会降低血液中抗凝血酶Ⅲ、纤维蛋白原和蛋白 C 的水平,可能引发血栓和局部出血,特别是 L-Asp 和强的松联合用药时,血栓形成风险升高。内分泌异常症状,包括暂时性胰岛素分泌抑制,以及急性胰腺炎。神经系统症状,包括头痛、昏睡、倦怠和呕吐。有致畸胎作用,故妊娠早期应禁用。

Erwinia-Asp 一般用于治疗对 *E. coli*-Asp 有超敏反应的 ALL 患者。

(三)药学监护

1. L-Asp 进入人体有引起过敏反应的风险,用药前先做皮试;停药一周或一周以上再次使用该药物时也应当进行皮试;用药期间也应当监测不良反应发生,主要表现为呼吸困难、关节肿痛、皮疹、皮肤瘙痒、呼吸窘迫、休克等。

2. 用药前及用药期间应监测血常规、凝血功能、血糖、肝肾功能、电解质、尿酸等指标。

3. 不论是静脉注射还是肌内注射,稀释液一定要澄清方可使用,且要在稀释后 8 小时内使用。

4. 可采取静脉注射、静脉滴注以及肌内注射的方式给药。*E. coli*-Asp 和 *Erwinia*-Asp 一般剂量为 6 000U/m^2,一周 3 次,一般以 3~4 周为一个疗程。PEG-Asp 半衰期更长,用于儿童急性淋巴细胞白血病患者治疗时剂量为 2 500U/m^2,肌内注射,每 14 天给药一次。

四、研究进展

(一)相同或类似靶点药物

临床使用的 L- 门冬酰胺酶还包括其他来源,例如大肠埃希菌或菊欧文氏菌重组表达的 L-Asp,重组大肠埃希菌表达 L-Asp 于 2016 年获得 EMA 批准,重组欧文氏菌表达 L-Asp 于 2021 年获得 FDA 批准。

(二)国内上市情况

国内有多家企业生产大肠埃希菌和菊欧文氏菌来源的门冬酰胺酶产品,门冬酰胺酶最早于 1999 年批准上市,后于 2009 年又批准一款。PEG 修饰可以显著降低细菌来源 L-Asp 的免疫原性,增加酶的体内半衰期,PEG 修饰门冬酰胺酶最早于 2009 年批准。

(三)其他

为了提高微生物来源的 L-Asp 产量,L-Asp 的生产趋势已从微生物天然表达转为工程菌重组表达,研究人员利用大肠埃希菌、菊欧文氏菌、枯草芽孢杆菌和毕赤酵母等构建高效表达重组 L-Asp 的基因工程菌。

另外,静脉注射 L-Asp 存在一些副作用,将 L-Asp 以纳米载体包载递送做成纳米药物,能够增加生物膜的透过性,增强药效,降低药物毒性;提高半衰期,改变药物在体内的分布,提高生物利用度,此类研究正在开展中。

第六节　酸性 β- 葡糖脑苷脂酶

一、药物发现

(一)药物性质

人酸性 β- 葡糖脑苷脂酶(acid β-glucocerebrosidase,GCase)是一种溶酶体水解酶,催化葡糖脑苷脂水解成葡萄糖和神经酰胺。GCase 为二聚体结构,成熟蛋白单体包含 497 个氨基酸,由三个结构域组成(图

5-11):结构域Ⅰ(Ala1-Asp27,Leu383-Gln414)由三条反式β折叠组成,含有2对二硫键(Cys4-Cys16,Cys18-Cys23);结构域Ⅱ(Thr30-Phe75,Ser431-Gln497)含两个紧密结合的β折叠;结构域Ⅲ(Gln76-Trp381,Met416-Gly430)为酶活性中心,由8个α螺旋和β折叠一起形成桶状结构而结合其底物,Glu235和Glu340为活性中心的催化氨基酸。有4个 N- 糖基化位点(Asn19,Asn59,Asn146和Asn270)。GCase作为一种溶酶体蛋白,弱酸性pH 4.5~5.5为其最适溶液条件。GCase在中性pH条件下疏水且不稳定,需要加入去垢剂增加酶在水溶液中的溶解性和保持活性。

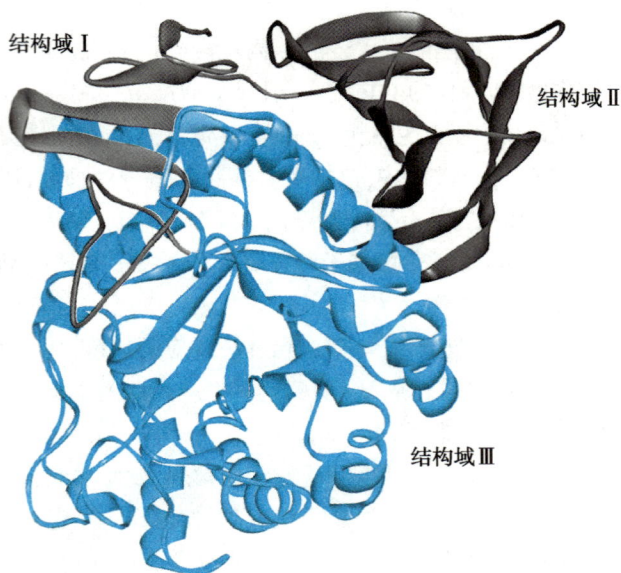

图 5-11   人酸性 β- 葡糖脑苷脂酶结构
(图片来源:Protein Data Bank,5LVX)

(二)靶点发现

戈谢病(Gaucher disease,GD)以最早(1882年)发现此疾病的法国皮肤科医生Philippe Gaucher命名,是由酸性β- 葡糖脑苷脂酶基因突变引起的常染色体隐性遗传疾病,属于溶酶体贮积症(lysosomal storage disorder,LSD)疾病家族中的一种。GCase酶的缺乏将导致大量的葡糖脑苷脂堆积于网状内皮系统(reticular endothelial system,RES)的细胞内,尤其是肝、脾和骨髓的单核巨噬细胞,形成典型的贮积细胞,又名"戈谢细胞"(Gaucher's cell),导致受累组织器官出现病变,临床表现多脏器受累并呈进行性加重。戈谢病全球平均发病率为 0.7/100 000~1.75/100 000,有些群体发病率较高,如在 Ashkenazi 犹太人群中发病率为 1/800。

(三)上市历史

1966年,研究人员首次提出用酶替代疗法治疗戈谢病。1972年,Brady等最先从人胎盘组织中提取纯化了GCase酶,并在1974年对两个戈谢病患者进行了第一次临床试验,发现其能够明显减少患者肝脏中的葡糖脑苷脂,证明了酶替代疗法对戈谢病有较好的治疗效果。但人胎盘组织来源有限,限制了该疗法的进一步应用。重组表达GCase酶是一种可行的替代途径,由于GCase酶是一个分子量较大的糖基化蛋白,采用哺乳动物细胞表达体系。

伊米苷酶注射液(imiglucerase)1994年获得FDA批准用于治疗戈谢病,其是利用重组DNA技术在CHO细胞中表达的人酸性β- 葡糖脑苷脂酶生物类似物,采用无血清大规模培养,表达的重组GCase酶通过色谱柱纯化。

伊米苷酶和人胎盘提取的天然GCase有一些区别,其His495被Arg495替代,糖基化位点的寡糖链修饰变为甘露糖,更加有利于被戈谢病巨噬细胞上的内吞性碳水化合物类受体(endocytic carbohydrate receptor)特异性识别和转运入胞。

二、药理作用

(一)作用机制

GCase在溶液中处于非激活的状态,无酶活性;当其和溶酶体膜上带负电荷的磷脂(negatively charged phospholipid,NCP)结合后会引起缓慢的可逆的构象改变,产生部分活性;分子伴侣蛋白saposin C进一步结合到GCase/NCP复合物上形成GCase/NCP/saposin C三元复合物,进而完全激活GCase酶活性。伊米苷酶是一种人工表达的重组GCase,可催化葡糖脑苷脂水解成葡萄糖和神经酰胺(图 5-12)。

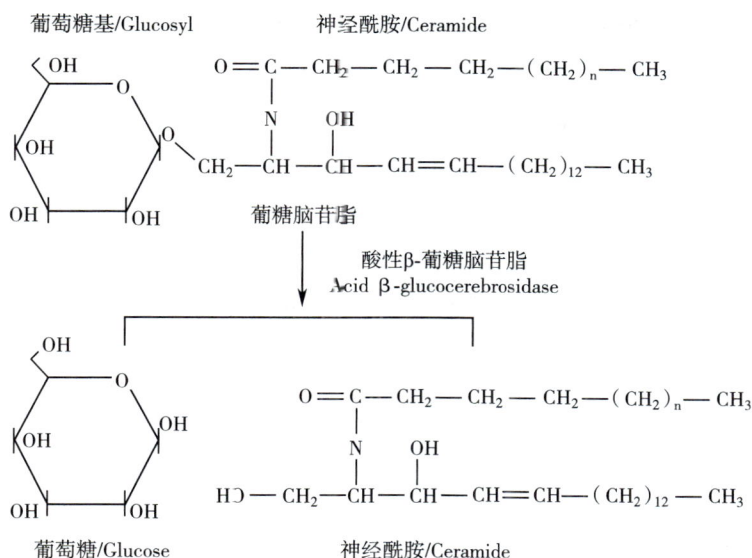

图 5-12　酸性 β - 葡糖脑苷脂酶水解葡糖脑苷脂

(二) 药效学效应

戈谢病是因为缺乏酸性 β- 葡糖脑苷脂酶,导致组织巨噬细胞中的葡糖脑苷脂堆积,肿胀的巨噬细胞主要位于肝、脾和骨髓,在肺、肾和小肠中也偶发。临床症状包括进行性肝脾肿大、严重贫血和血小板减少症,骨坏死和骨量减少并伴随继发性病理性骨折等。伊米苷酶治疗可改善贫血和血小板减少症,减少脾脏和肝脏大小,减少恶病质。

(三) 药代动力学

静脉滴注(1 小时)伊米苷酶,30 分钟后血浆酶浓度可达稳态,停止滴注后血浆酶浓度迅速降低,半衰期为 3.6~10.4 分钟。血浆清除率在 9.8~20.3ml/(min·kg),分布容积为 0.09~0.15L/kg。对伊米苷酶产生了 IgG 抗体的患者,药物的分布容积和清除率降低,消除半衰期延长。

三、临床应用

(一) 主要适应证

根据神经系统是否受累,将戈谢病主要分为非神经病变型(Ⅰ型,非神经病变型,成人型)及神经病变型(Ⅱ型,急性神经病变型,婴儿型;Ⅲ型,慢性或亚急性神经病变型,幼年型)。伊米苷酶适应证:用于治疗Ⅰ型患者导致的肝脾肿大、贫血、血小板减少和骨骼疾病,以及Ⅲ型患者且有显著非神经临床表现患者的长期酶替代治疗;Ⅱ型患者酶替代治疗效果差,目前仅对症治疗。

(二) 注意事项

约有 15% 的患者在伊米苷酶治疗的第一年期间可以检测到抗伊米苷酶 IgG 抗体,并且这部分患者中抗伊米苷酶抗体主要产生于治疗的前 6 个月,很少在治疗 1 年后产生。在检测到抗伊米苷酶抗体的患者中,约 46% 出现过超敏反应。建议在该药应用的第一年中定期监测抗伊米苷酶抗体。对该药出现过超敏反应的患者慎用。妊娠和哺乳期妇女慎用。

(三) 药学监护

1. 用药期间监测患者有无肺炎症状并定期监测肺动脉压。

2. 初始药物治疗一年内定期监测抗伊米苷酶抗体。

3. 伊米苷酶为静脉滴注,时间为 1~2 小时,使用前用生理盐水稀释。患者初始给药剂量为 2.5U/kg,每周 3 次,到 60U/kg,每 2 周一次。2 年后若达到治疗目标,剂量可改为 45U/kg。应定期对患者进行全面评估,根据个体病情情况和治疗效果调整给药剂量和次数。

四、研究进展

（一）相同或类似靶点药物

1. 阿糖苷酶（alglucerase），是从人胎盘组织中分离提取的人酸性 α- 葡萄糖苷酶，于 1991 年获得 FDA 批准，是戈谢病的第一个有效治疗药物，目前已经退出市场。

2. 维拉苷酶 α（velaglucerase-α），是一种在 HT-1080 细胞中表达获得的重组葡糖脑苷脂酶，2010 年 FDA 批准用于 I 型戈谢病治疗。

3. 他利苷酶 α（taliglucerase-α），是一种在植物细胞（胡萝卜根细胞）中表达获得的重组人酸性 β- 葡糖脑苷脂酶，2012 年 FDA 批准用于 I 型戈谢病治疗。

4. 麦格司他（miglustat），是一种口服小分子药物，抑制葡糖脑苷脂合成酶，2002 年 EMA 批准，2003 年 FDA 批准用于治疗当 ERP 疗法无效时的葡糖脑苷脂型戈谢病患者。

5. 依利格鲁司特（eliglustat），也是一种小分子药物，抑制葡糖脑苷脂合成酶，2014 年 FDA 批准用于治疗 I 型戈谢病患者。

（二）国内上市情况

目前，国内治疗戈谢病药物都为进口药物，尚无类似国产药物。维拉苷酶 α 于 2021 年，麦格司他于 2016 年在中国上市。

（三）其他

戈谢病的治疗，目前临床应用的伊米苷酶、维拉苷酶 α 和他利苷酶 α 属于酶替代疗法（ERP），额外补充有功能的酶；麦格司他和依利格鲁司特属于底物减少疗法（substrate reduction therapy），抑制葡糖脑苷脂合成，防止底物聚集。正在开展的，并已经进入临床试验阶段的还有基因疗法（gene therapy），利用慢病毒载体（lentivirus vector）或腺相关病毒（adeno-associated viruse，AAV）向体内递送编码葡糖脑苷脂特异性酶的基因，在体内恢复酶的功能；分子伴侣疗法（chaperones therapy），利用一些小分子伴侣（化合物）与突变的酶结合，帮助其进行正确折叠和转位。

思考题

1. 哪些临床使用的酶类药物还不是重组表达的？任选一个并尝试梳理其重组表达制药的全过程。

2. 比较利用细胞或细菌作为宿主来进行重组表达酶药物的优缺点。

3. 理想的酶类药物需要具备哪些必要条件？

0503

第五章
目标测试

（朱元军）

第六章

抗 体 药 物

0601

第六章
教学课件

第一节　概　　述

一、概念

当机体受到外来抗原刺激时,大量不同的 B 淋巴细胞被激活并参与免疫反应,在转化成熟为浆细胞的过程中,每个 B 淋巴细胞只能产生一种针对某一种特异抗原决定簇的抗体,由这些抗体物质所制备的药物都属于广义上的抗体药物。随着分子生物学、细胞生物学等学科的发展,抗体工程化制备技术日臻完善,使现代抗体药物的概念得到进一步扩展。现将由基因工程技术为主导,应用抗体工程化技术制备的含有抗体基因片段的大分子蛋白质类药物称为抗体药物。现代抗体药物具有高特异性、高均一性等优点,临床应用前景广阔。

二、分类

根据抗体制备技术的发展阶段,抗体药物一般可分为多克隆抗体、单克隆抗体和基因工程抗体三类。

1. **多克隆抗体** 多克隆抗体不但包括由体内不同淋巴细胞产生的、针对同一抗原表位的多克隆抗体,也包括由含多抗原表位区大分子抗原刺激产生的、识别不同抗原表位的各种抗体。多克隆抗体按照来源不同可分为动物源性的"抗血清",如蛇毒抗血清、破伤风抗毒素等;人源性的"免疫球蛋白制剂",如正常人免疫球蛋白、白喉免疫球蛋白等。多克隆抗体的抗原识别谱广,亲和力和中和效力高,多年来一直用于临床对抗感染性疾病和有害毒素的治疗,但其不均一性也限制了临床应用。

2. **单克隆抗体** 随着杂交瘤技术的产生,可以制备获得由单一 B 淋巴细胞产生、仅识别抗原分子上同一抗原表位的抗体分子,这就是单克隆抗体。与多克隆抗体相比,单克隆抗体的特异性大大提高,理化性质和生物活性更均一、更易于进行质量控制和药效学评价。1986 年,FDA 批准了第一个单克隆抗体药物 OKT3 上市。

3. **基因工程抗体** 随着分子生物学的快速发展,利用基因重组技术制备的一类含有抗体基因序列、具有抗体结构和生理功能的蛋白质分子。基因工程抗体技术实现了对杂交瘤技术制备的鼠源性单抗进行人源化改造,克服了人抗鼠抗体反应(HAMA 反应)及抗药性强等缺点,使单抗制备更简单、产量更高、质量更可控,极大地推动了抗体药物的开发和应用。基因工程抗体的研究主要包括两个方

131

面:①对传统的鼠源性单克隆抗体进行结构改造,如嵌合抗体、人源化抗体、抗体小型化、抗体偶联物(antibody-drug conjugate,ADC)、双(多)特异性抗体、抗体融合蛋白等;②通过构建抗体库、B淋巴细胞分选等手段筛选获取单克隆抗体基因,制备单克隆抗体分子。可见,基因工程抗体也是单克隆抗体。

由于现代抗体药物研发聚焦于基因工程单克隆抗体领域,根据分子结构不同又将单克隆抗体药物分为三类:

(1)抗体或抗体片段:抗体包括鼠源单克隆抗体、人鼠嵌合抗体、人源化抗体和全人源抗体。抗体片段包括单价小分子抗体(如Fab、Fv、scFv)和多价小分子抗体[F(ab')2、双链抗体、三链抗体]等。这类药物在已上市的单克隆抗体药物中所占比例最大,其针对的靶点通常为细胞表面的疾病相关抗原或特定受体。如全球第一个上市的抗体药物muromonab-CD$_3$就是靶向肿瘤细胞表面CD$_3$抗原的鼠源单抗。

(2)抗体偶联物或称免疫偶联物:由抗体或抗体片段与"弹头"物质连接而成,可用作弹头的物质有放射性核素、化疗药物与毒素,这些弹头物质与抗体连接分别形成放射免疫偶联物、化学免疫偶联物与免疫毒素。例如,FDA批准的第一款抗体偶联物mylotarg,它是抗CD$_{33}$单抗与卡奇霉素的免疫偶联物,用于治疗复发和耐药的急性淋巴细胞性白血病,由于上市后风险收益较小,于2010年撤市,改进后于2017年重新获批上市。随后的2011—2013年,FDA相继批准了两个抗体偶联物,分别是抗CD$_{30}$单抗与微管抑制剂甲基澳瑞他汀E(MMAE)的偶联物维布妥昔单抗(adcetris),以及靶向HER-2的抗体与微管抑制剂DM1(一种美坦辛衍生物)的偶联物恩美曲妥珠单抗(kadcyla)。特别值得一提的是,首个国产ADC——注射用维迪西妥单抗(RC48)于2021年6月获批上市,同年纳入国家医保目录。RC48是一款HER-2 ADC,用于治疗至少接受过2种系统化疗的HER-2过表达局部晚期或转移性胃癌患者。国内目前已有多款ADC进入临床试验阶段,中国速度势不可挡,但也需注意靶点扎堆的问题,风险与收益并存。全球已上市ADC药物见表6-1。

表6-1　全球已上市ADC药物

药物名称	靶点	上市/获批时间
mylotarg	CD$_{33}$	2000-05 美国 2017-09 再次批准
维布妥昔单抗(adcetris)	CD$_{30}$	2011-08 美国
恩美曲妥珠单抗(kadcyla)	HER2	2013-02 美国
奥加伊妥珠单抗(besponsa)	CD$_{22}$	2017-08 美国
lumoxiti	CD$_{22}$	2018-09 美国
polivy	CD$_{79b}$	2019-06 美国
padcev	Nectin-4	2019-12 美国
enhertu	HER2	2019-12 美国
trodelvy	Trop-2	2020-04 美国
blenrep	BCMA	2020-08 美国
akalux	EGFR	2020-09 日本
zynlonta	CD$_{19}$	2021-04 美国
维迪西妥单抗	HER2	2021-06 中国
TIVDAK	TF	2021-09 美国
mirvetuximab soravtansine	FRα	2022-11 美国

(3)抗体融合蛋白:由抗体片段和活性蛋白两部分组成。例如,抗体Fc融合蛋白,通常是将单个受体分子(或受体分子的胞外区)与抗体Fc段进行融合。如2017年批准的治疗类风湿关节炎和强

直性脊柱炎的生物技术药物依那西普在中国上市。依那西普是利用中国仓鼠卵巢细胞（CHO 细胞）表达系统产生的人肿瘤坏死因子受体 p75Fc 融合蛋白，二聚体由人肿瘤坏死因子受体 2（TNFR2/p75）的胞外配体结合部位与人 IgG1 的 Fc 片段连接组成。组成依那西普的 Fc 包括 CH2、CH3 及连接部位，但不包括 IgG1 的 CH1 部分。

三、作用机制与临床应用

单克隆抗体药物具有特异性强、高度均一性、可大量生产等优点，已广泛应用于自身免疫、肿瘤、移植排斥及病毒感染等疾病的治疗。

（一）抗体药物的作用机制

抗肿瘤裸抗体的作用机制主要依赖于单抗与肿瘤细胞表面的特异性靶抗原的高亲和、特异性结合，产生特异性的杀伤肿瘤细胞的作用。抗体是体液免疫应答中发挥免疫功能最主要的免疫分子，其生物学机制包括：

1. 特异性地结合抗原　抗体与抗原的特异性结合（specific combine Ag）是由其重链和轻链上的可变区（V 区）尤其是 V 区中超变区的空间构型决定的，结合是可逆的，并受到 pH、温度和电解质浓度的影响。

2. 活化补体　发挥补体依赖性细胞毒作用（CDC），IgM、IgG1、IgG2 和 IgG3 抗体亚型可通过经典途径活化补体，而 IgA、IgG4 和 IgE 等可通过替代途径活化补体，IgG 的 CH2 结构域和 IgM 的 CH3 结构域可与补体 C1q 位点结合。

3. 结合 Fc 受体（combined Fc receptor）　不同细胞表面具有不同抗体的 Fc 受体，分别用 FcγR、FcεR 等表示。当抗体与相应抗原结合后，由于构型的改变，其 Fc 段可与具有相应受体的细胞结合，发挥不同的生物学作用。

（1）介导 Ⅰ 型变态反应：IgE 抗体与嗜碱性粒细胞、肥大细胞表面 IgE 高亲和力受体 FcεRI 结合，发生脱颗粒，引起 Ⅰ 型变态反应。

（2）调理吞噬作用：抗体可在抗原颗粒与吞噬细胞之间"搭桥"，加强吞噬细胞的吞噬作用；可与相应颗粒性抗原结合，改变抗原表面电荷，降低吞噬细胞与抗原间的静电斥力；可中和某些细菌表面的抗吞噬物质；抗原抗体复合物可通过与吞噬细胞 FcR 结合活化吞噬细胞。

（3）发挥抗体依赖细胞介导的细胞毒作用（antibody-dependent cell-mediated cytotoxicity，ADCC）：当 IgG 抗体与带有相应抗原的靶细胞结合后，结构域 CH3 可与嗜中性粒细胞、单核细胞、巨噬细胞、NK 细胞等效应细胞的 FcγR 受体结合，介导 ADCC、ACCP（依赖抗体的吞噬作用）效应。

（4）可通过胎盘：人类 IgG 分子可借助其 CH2 结构域穿过胎盘，是唯一一种可通过胎盘从母体转移给胎儿的免疫球蛋白分子，是一种重要的自然被动免疫，对于新生儿抗感染有重要作用。通过与新生儿受体 FcRn 结合延长抗体在体内的半衰期。

4. 诱发凋亡和阻断细胞重要信号通路等作用机制直接杀伤肿瘤细胞。

5. 阻断受体相关激酶的磷酸化和激活，造成细胞生长抑制。

6. 降低基质金属蛋白酶和血管内皮细胞生长因子的生成。

（二）抗体的治疗应用

1. 抗肿瘤作用　由于多克隆抗体本身的局限性，所以直到单克隆抗体出现，抗体用于抗肿瘤治疗才真正得以实现。自从 1978 年成功制备第一株抗黑色素瘤单抗以来，已上市抗胃肠癌、肺癌、乳腺癌、白血病、淋巴瘤、胰腺癌、神经胶质瘤等的单克隆抗体药物。

2. 在自身免疫病及变态反应性疾病中的应用。

3. 抗器官移植排斥反应。

4. 抗感染作用。

5. 解毒。

6. 抗血栓形成。

抗体药物靶点主要集中于肿瘤、免疫细胞及神经退行性病变、代谢、炎症等方面。在传染病抗体的研制中,我国也取得了长足的进步,如埃博拉、H7N9、狂犬病、乙型肝炎等传染病的应急抗体研制水平大幅提升。

四、主要已上市抗体药物及临床适应证

1976 年,Kohler 与 Milstein 发明了杂交瘤生产技术,到 1986 年美国 FDA 批准上市了第一个鼠源治疗性单抗 muromomab-CD$_3$(OKT3),用于肾移植术后的急性排斥反应,8 年后才批准了第二款抗体药物,此后治疗性单抗经历了鼠源单抗、人鼠嵌合单抗、人源化单抗和全人源单抗 4 个发展阶段。2015 年,FDA 批准了第 50 个抗体药物上市,仅仅 6 年后,随着 PD-1 拮抗剂 dostarlimab 的批准上市,美国 FDA 累计批准上市的抗体药物已达到 100 种。如今,抗体药物每年占据 FDA 批准新药的五分之一,且大多数为典型抗体(canonical antibody,也称裸单抗),包括鼠源单抗、嵌合抗体、人源化单抗和全人源单抗,是目前商业化较成功的抗体结构形式。

在结构方面,除了典型抗体,还有一些新型抗体药物,如:

1. **抗体偶联物类**　FDA 于 2000 年批准了首个抗体偶联物(antibody-drug conjugate,ADC)类药物,即靶向 CD$_{33}$ 的吉妥单抗 ozogamicin,用于治疗急性髓细胞性白血病(AML)。2021 年 4 月 25 日,美国 FDA 批准靶向 CD$_{19}$ 的抗体偶联物类药物 zynlonta(loncastuximabtesirine-lpyl)上市,作为单药治疗复发/难治性大 B 细胞淋巴瘤成人患者。

2. **新型基因工程抗体类**　双特异性抗体也已成为抗体领域的后起之秀,比如,FDA 批准的 2 款双抗药物——贝林妥欧单抗 blinatumomab 和艾美赛珠单抗 emicizumab。

3. 另外,还有多特异性抗体、抗体融合蛋白、单域抗体等。

五、临床应用特点

抗体药物以其独特的结构特点和作用机制,在临床发挥着重要的治疗作用,其临床应用的共同特点如下:

1. 具有高度亲和性和特异性。

2. 半衰期长,从而减少了使用次数,患者容易接受。如贝伐珠单抗的半衰期为 20 天,可每 14 天静脉滴注给药一次。

3. 给药剂量大,血药浓度高,每毫升达微克水平。

4. 常伴有严重不良反应。对抗体药物的不良反应必须非常重视,因为均曾发生过严重甚至致死性不良反应,被 FDA 列为"黑框警告(BOX WARNING)"放在医生处方资料的第一部分,用黑体字印刷强调其重要性,这些不良反应有些与药物的药理作用密切相关。我们在此列举利妥昔单抗(rituximab)、曲妥珠单抗(trastuzumab)、贝伐珠单抗(bevacizumab)和阿达木单抗(adalimumab)4 种经典重磅级抗体药物的临床不良反应。

(1)利妥昔单抗

1)致死性静脉滴注反应,典型的发生于首次静脉滴注后 30~120 分钟,体征和症状包括低血压、血管水肿、缺氧或支气管痉挛。

2)肿瘤溶解综合征(tumor lysis syndrome,TLS),有致死后果。曾报道首次静脉滴注后 12~24 小时,肿瘤体积迅速减小,随后发生急性肾衰竭、低血钾血症、高血钙血症、高尿酸血症或高磷酸酯酶血症。对高危患者应考虑预防 TLS,有指征时应开始纠正电解质异常,监测肾功能和水电平衡,给予支持治疗包括透析。TLS 合并症消失后,当再次给药和联合预防 TLS 时,患者可耐受。

3)严重黏膜皮肤反应,有些后果是死亡。

(2)曲妥珠单抗

1)心肌病变,心室功能失调和充血性心力衰竭。

2)超敏反应包括过敏反应以及静脉滴注反应。

3)肺部事件,很少致死。

(3)贝伐珠单抗

1)胃肠道穿孔、伤口愈合并发症,甚至会出现死亡。

2)严重出血和有时致死的咯血。

(4)阿达木单抗

1)严重感染、脓毒血症、严重结核和罕见病例的机遇性感染,包括致死。

2)神经事件:预先存在或最近发生中枢神经系统脱鞘疾病的患者,用药时应小心。

3)恶性疾病:该药品临床试验的对照和非对照开放部分较常观察到的恶性病,除淋巴瘤和非黑色素皮肤癌外,还有乳腺、结肠、前列腺、肺和子宫肿瘤。

4)罕见报道过敏反应全血细胞减少,包括再生障碍性贫血。

此外,由于靶抗原、抗体结构和作用机制的多样性,以及多种"弹头"化合物的发现,我们可以根据需要利用基因工程技术制备具有不同治疗作用的免疫偶联物或融合蛋白。此类偶联药物也可能具有静脉滴注反应、过敏反应、超敏反应、肝毒性等严重的临床不良反应。另外,还需关注由于 linker 不稳定所造成的脱靶毒性,如 2020 年一款 TROP2 靶向 ADC 药物 sacituzumab,由于 linker 不稳定造成偶联药物脱落,杀伤非靶向细胞。此案例提醒研发者,高效性和高度稳定性是 ADC 药物成功的关键。

六、发展历史与趋势

(一) 抗体药物的发展历史

1. 第一代抗体药物　1891 年德国医生 Behring 及其团队首次将白喉毒素免疫血清用于患者的治疗并获得成功,开创了抗体治疗的新时代。20 世纪上半叶,随着免疫学的发展,动物免疫血清对疾病的治疗得到了非常广泛的应用,成为了第一代抗体药物。但随着抗生素和疫苗的出现,防治传染病的新方法不断问世,导致免疫血清品种减少,但仍有一些无法用其他疗法代替的保留了下来,如抗破伤风、抗白喉毒素、抗蛇毒血清等。这些制品的形式及质量均有了较大的改进,已由原来的抗血清过渡到精制抗体制品,目前使用的多为抗体 F(ab')2 片段,在相关疾病的预防和治疗中仍起着非常关键的作用。

2. 第二代抗体药物　随着 Koehler 和 M:lsein 成功建立杂交瘤细胞技术,使特异性更强、性质更均一、稳定的鼠源性单克隆抗体的规模化生产成为可能,抗体蛋白的成药性大大增加,掀起了第二代抗体药物研发的热潮。1986 年,FDA 批准世界首款治疗性鼠抗人 CD_3 单克隆抗体药物 OKT3(muromonab-CD_3)上市,用于抗移植排斥。90 年代初期,众多生物技术公司向美国 FDA 申报了 30 多种单克隆抗体制品进行临床研究。虽说单抗对某些化学合成药物难以治疗的疾病具有广阔的应用前景,但缺点是鼠源单抗的免疫原性可使人体产生 HAMA(human anti-mouse antibody)反应,不仅使药物疗效降低,还可能引发严重的过敏反应,再加上生产难度和成本高,曾一度使抗体药物的研发和生产陷入低谷。

3. 第三代抗体药物　20 世纪 90 年代中期以后,随着分子生物学技术的快速发展,鼠源抗体的人源化改造成为可能,加之化学合成新药的发现越来越难,世界各国的大制药厂商均加大了对生物技术药物尤其是抗体药物的关注和投资,涌现了一批新型抗体研发生物技术公司,进入了第三代抗体药物——基因工程抗体药物研发的新时代。人源化或全人源单抗已成为目前发展最快的生物制品之一,是 21 世纪生物制药界的热点。1994 年全球第一款人—鼠嵌合抗体阿昔单抗(abciximab)获 FDA 批准上市;2002 年全球第一款由噬菌体展示库技术研发的全人源单克隆抗体药物阿达木单抗(adalimumab)获批上市。截至 2021 年,FDA 批准上市的抗体药物已超过 100 款,与获批数量持续增长相对应的是全球抗体药物市场的节节攀升。

我国抗体药物研发虽起步较晚,但发展迅速,目前,我国已成为抗体药物在研数量最多的国家,国产抗体药物市场潜力巨大。

(二)抗体药物的发展趋势

1. 新机制和新靶点的发现,拓展了抗体药物的治疗领域 抗体药物经历了鼠源抗体、嵌合抗体、人源化抗体、全人源抗体的发展历程,逐步减少了鼠源基因序列占比及抗抗体反应,提高了单克隆抗体的功效和安全性,目前人源化和全人源抗体以其低排斥反应、低过敏反应等优点成为抗体药物发展的主要趋势。近年来,随着分子生物学技术的发展,国内外各类新型抗体药物,包括新靶点、新结构人源化抗体、抗体偶联药物、双(多)特异性抗体、抗微生物感染抗体、单臂抗体、骆驼抗体、兔源单抗、抗体融合蛋白及生物类似药不断涌现。从市场来看,肿瘤、自身免疫病仍然是抗体药物最主要的应用领域。不过随着免疫学的发展和病理机制研究的逐步深入,临床适应证已从以往的肿瘤、自身免疫病和感染性疾病扩充到呼吸系统疾病、心血管系统疾病、神经系统疾病、皮肤病、血液病、眼疾、骨质疏松、病毒感染等。抗体药物治疗领域的拓展,背后是新机制和新靶点的出现。如 PD-1/PD-L1 的兴起,4年时间创造了一个百亿美元级别的靶点。

此外还有 20 多款产品获批进入临床,带动抗感染抗体药物的快速发展。其他靶点如 IL-17(银屑病)、PCSK9(高血脂)、IL-4/13(哮喘、湿疹)、IL-5(哮喘)、CD_{38}(多发性骨髓瘤)、FIX/FX(血友病 A)等新靶点抗体药物的出现,在各自领域带来了突破性的进展,正在或者将要转化为相应的市场价值。已上市主要抗体药物及靶点信息,见表 6-2 所示。

表 6-2 已上市主要抗体药物及靶点信息

靶蛋白	抗体英文名	靶蛋白	抗体英文名
TNF-α	adalimumab	sclerostin	romosozumab
	infliximab	HER-2	pertuzumab
	golimumab		trastuzumab emtansine
	certolizumab pegol		inetetamab
	ozoralizumab		disitamab vedotin
PD-1	pembrolizumab		margetuximab-cmkb
	nivolumab		duocarmazine
	zimberelimab	CD_{38}	daraturmumab
	toripalimab		isatuximab
	tislelizumab	CD_{30}	brentuximab vedotin
	sintinimab	CD_3/CD_{19}	blinatumomab
	serplulimab	CD_{79b}	polatuzumab vedotin
	retifanlimab	CD_{52}	alemtuzumab
	pucotenlimab	IL-12/IL-23	ustekinumab
	prolgolimab	IL-4R/IL-13	dupilumab
	penpulimab	IL-17	secukinumab
	geptanolimab		bimekizumab
	dostarlimab		netakimab
	camrelizumab		brodaluma
	cadonilimab		ixekizumab
	cemiplimab	IL-23	risankizumab

续表

靶蛋白	抗体英文名	靶蛋白	抗体英文名
PD-L1	durvalumab		tildrakizumab
	tagitanlimab		mirikizumab
	sugemalimab		guselkumab
	socazolimab	IL-5R	mepolizumab
	envafolimab		benralizumab
	adebrelimab	IL-6R	tocilizumab
	cosibelimab		satralizumab
	avelumab		sarilumab
	atezolizumab	IL-1β	canakinumab
VEGF	bevacizumab	RANKL	denosumab
	ranibizumab	PCSK9	evolocumab
	faricimab		tafolecimab
	brolucizumab		alirocumab
EGFR	cetuximab saratolacan	CTLA4	ipilimumab
	panitumumab		tremelimumab
	nimotuzumab	CCR4	mogamulizumab
	necitumumab	CD_{62}	crizanlizumab
	adebrelimab	CGRPR	fremanezumab
	vecitibix		eptinezumab
	amivantamab		galcanezumab
CD_{20}	ocrelizumab	FGF23	burosumab
	ublituximab	C5	ravulizumab
	tositumomab-I131		eculizumab
	ripertamab	α4β7 integrin	vedolizumab
	ofatumumab	factor Ⅸa, Ⅹ	emicizumab
	mosunetuzumab	IgE	omalizumab
	ibritumomab tiuxetan	BLyS	belimumab
	glofitamab	plasma kallikrelin	lanadelumab
	epcoritamab	SLAMF7	elotuzumab
	obinutuzumab	RSV	palivizumab
	rituximab		

2. ADC 抗体药物 尽管近几年 ADC 获批量激增,但 ADC 仍面临巨大挑战,已上市 ADC 中仅有两款——恩美曲妥珠单抗(emtansine trastuzumab)和维布妥昔单抗(brentuximab vedotin)销售额突破了 1 亿美金。ADC 分子构型的临床前实验结果优异,但在临床试验中难以重现,这是 ADC 面临的"转化陷阱"。未来第三代 ADC 药物将寻找更多更有效的荷载毒物分子,利用新的定点偶联策略,开发更有潜力的、更均一、更稳定的 ADC 药物。

3. 双功能抗体药物 双功能抗体(BsAb,简称为双抗)是指一类抗体分子家族,这些分子被设计用于识别两个不同的抗原或抗原表位。一个成功的双功能抗体会创造一种新的效能,该效能无法由两种亲本抗体简单混合而达到,而是通过这种连接方式建立一种暂时的、空间上的、可依赖的物理关联,比如说将效应器与靶细胞相连。双功能抗体也能用于非肿瘤领域,2017 年获批的双抗艾美赛珠单抗(emicizumab)就是将凝血因子 X 和 IXa 连接用于治疗血友病。研究者们还试图利用双功能抗体进入一些难以进入的器官,比如穿越血脑屏障。一款 RG6102 双抗,就是将抗淀粉样蛋白抗体与转铁蛋白受体(TFR)抗体片段融合,从而实现入脑。目前的双抗产品类型主要包括:①由能结合 T 淋巴细胞的 CD3 和肿瘤靶点抗体组成的双抗,可以通过双抗将 T 淋巴细胞和肿瘤细胞拉近,在发挥单抗阻断肿瘤生长信号的同时,发挥 T 淋巴细胞的直接杀伤作用。此类药物目前多用于血液肿瘤治疗,成绩斐然。②以免疫机制为基础的双抗,如 PD-1/CTLA4、PD-1/LAG3、PD-L1/TIM3 双抗等,鉴于免疫对于肿瘤治疗的广谱性,此类双抗具有巨大潜力。③靶向肿瘤两个靶点抗原的双抗,这些靶点往往在通路机制上具有关联性,如获批的靶向 EGRF 和 MET 的双抗 JNJ6372、HER-2/HER3、EGFR/DLL4双抗等。④靶向同一靶点的不同结合部位的双抗药物,如 HER-2×HER-2 的 ZW25。另外,众多构建模式也充分体现了双抗在成药上的各种可能和巨大潜力。

4. 小分子抗体   还有一些小分子抗体,如 2006 年获批的雷珠单抗(ranibizumab,靶向 VEGF 的Fab 片段)、阿昔单抗(abciximab,结合 αIIbβ3 整合素的 Fab 片段)以及 2019 年获批上市的纳米抗体caplacizumab(用于治疗血小板减少性紫癜),为小分子抗体研发带来希望。

5. 抗体融合蛋白   药物开发人员还在研究抗体—蛋白质融合生物制剂,以及一些与细胞因子、受体配体、肽等融合的抗体。JR-141,一种转铁蛋白受体抗体与酶的融合蛋白于 2021 年在日本上市。

6. 抗体生物类似药   我国将生物类似药定义为在质量、安全性和有效性方面与已获准注册的参照药具有相似性的治疗用生物制品。生物类似药可提高患者对于高品质生物治疗药物的可及性,各国政府和监管机构均鼓励研发。欧洲是最早发展生物类似药的地区,2006 年欧洲 EMA 批准了全球第一个生物类似药 omnitrope(重组人生长激素)。我国于 2015 年 2 月由国家食品药品监督管理总局药品审评中心发布了《生物类似药研发与评价技术指导原则(试行)》,建立了生物类似药评价管理工作的基本原则。2019 年 2 月首个国产生物类似药利妥昔单抗注射液在我国获批上市,填补了我国生物类似药领域的空白。目前已有多款生物类似药在我国获批上市,其中也包括阿达木单抗生物类似药。

第二节   基于 TNF-α 为靶点的单克隆抗体药物——阿达木单抗

一、药物发现

1. 药物性质   阿达木单抗(adalimumab)是全球首个靶向肿瘤坏死因子(TNF)的重组免疫球蛋白 G1(IgG1)全人源单克隆抗体,2002 年在美国获批上市。该抗体序列通过噬菌体展示技术筛选获得,由人重链、轻链的可变区和人 IgG1 重链、κ 轻链序列组成。共包含 1 330 个氨基酸,分子量约 148kDa,由中国仓鼠卵巢(CHO)哺乳动物细胞表达系统表达,可强有力中和 TNF(K_d=6× 10^{-10}mol/L),并具有较低的免疫原性和较长的半衰期(10~20 天)。在临床上可长期单独使用或与免疫抑制剂甲氨蝶呤等药物联合使用,用于类风湿关节炎、强直性脊柱炎、银屑病、克罗恩病等自身免疫病的治疗。

2. 靶点发现   1975 年科学家们发现了肿瘤坏死因子(tumor necrosis factor,TNF),TNF 是一种跨膜蛋白,分子量为 26kDa,可在体外诱导肿瘤细胞坏死,1983 年被纯化获得。TNF 由激活的单核细胞/巨噬细胞(包括中枢神经系统小胶质细胞)、激活的 NK 和 T 淋巴细胞表达,也由一系列非免疫细胞如内皮细胞和成纤维细胞表达,是一种自然产生的细胞因子,参与正常的炎症和免疫反应,在类风湿关节炎(RA)、幼年型特发性关节炎(JIA)、银屑病关节炎(PsA)和强直性脊柱炎(AS)患者的关节液中都发现 TNF 水平升高,并在病理性炎症和关节破坏(这些疾病的标志)中发挥重要作用。TNF 发挥生物效应主要是通过 2 个细胞表面受体 TNFR1(p55,CD_{120a})和 TNFR2(p75,CD_{120b})介导的(见图 6-1)。几乎所有的细胞均能表达 TNFR1,而 TNFR2 主要由免疫细胞、内皮细胞、神经元细胞表达。

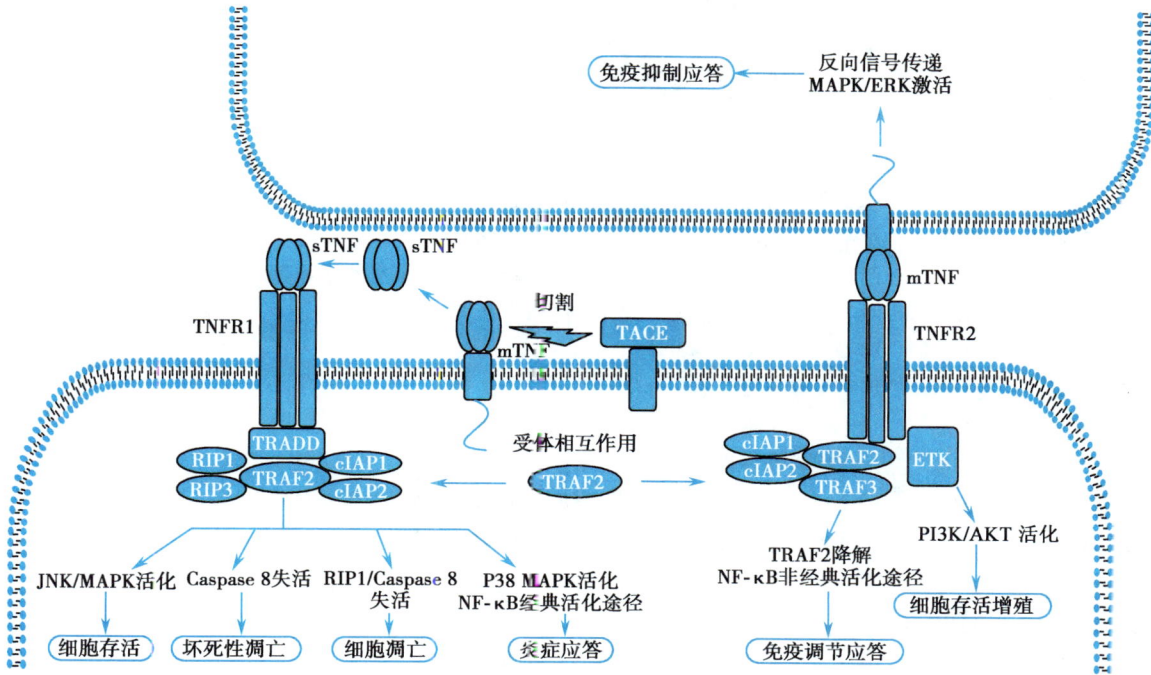

图 6-1 TNF 下游信号通路示意图

3. 上市历史 类风湿关节炎(rheumatoid arthritis,RA)是一种以慢性、侵蚀性、对称性关节炎为临床表现的自身免疫病,可造成关节的严重破坏和畸形,致病原因尚未完全阐明。RA 的常规治疗方法是使用一种或多种疾病改善抗风湿药物(disease-modifying anti-rheumatic drugs,DMARD)如羟氯喹、甲氨蝶呤或来氟胺等联合非甾体消炎药甚至糖皮质激素,干扰或抑制免疫系统,但起效慢,疗效欠佳,副作用大。

20 世纪 80—90 年代,研究发现巨噬细胞和成纤维细胞产生过量的促炎症细胞因子 TNF、IL-1 和 IL-6 是导致慢性炎症的关键事件。基于以上研究成果,各国科研人员全力开展相关亢体药物的研究和开发,1998 年美国 FDA 批准亢 TNF-α 嵌合体 IgG1 单克隆抗体——英夫利西单抗(infliximab)上市。该单抗分子量约为 149.1kDa,由人恒定区和鼠类可变区组成,产品为静脉滴注用白色冻干粉。

1985 年由 George Smith 教授发明的噬菌体展示技术,通过将外源肽基因插入编码噬菌体小外壳蛋白 pⅢ 35 的基因内,使外源肽可以在丝状噬菌体表面表达;同期另一个重要进展是科学家成功将人免疫球蛋白可变区基因在噬菌体表面表达。通过这种方法可以从噬菌体库中直接筛选全人源的抗原特异性结合蛋白,无须进行复杂的杂交瘤筛选。利用这种开创性的方法创造了第一个全人源化抗体——阿达木单抗,并于 2002 年正式获批上市。鉴于阿达木单抗在生物技术领域中所取得的成就,该药被授予 2007 年度盖伦奖。阿达木单抗已在 100 多个国家和地区获批,用于风湿性关节炎、克罗恩病、强直性脊柱炎等多达 17 种适应证。阿达木单抗于 2010 年在我国上市,已获批 8 种临床适应证。其在欧美和中国的上市过程见表 6-3。

表 6-3 阿达木单抗在欧美和中国的上市历程

获批时间	批准部门	适应证
2002-12	FDA	用于中度至重度并对至少一种 DMARD 无反应性的 RA 成人患者
2003-09	EMA	用于中度至重度并对至少一种 DMARD 无反应性的 RA 成人患者
2005-06	EMA	用于减轻银屑病关节炎患者的症状
2005-10	FDA	用于减轻银屑病关节炎患者的症状
2006-06	EMA	减少对常规治疗无反应的强直性脊柱炎的体征和症状
2006-07	FDA	减少对常规治疗无反应的强直性脊柱炎的体征和症状
2007-02	FDA	缓解或减少中度至重度活动性克罗恩病且对常规治疗反应不足的成人的临床症状
2007	EMA	缓解或减少中度至重度活动性克罗恩病且对常规治疗反应不足的成人的临床症状
2007-11	FDA	用于严重银屑病但无关节炎表现的患者
2008-01	FDA	用于慢性斑块型银屑病但无关节炎表现的患者
2008	EMA	用于治疗 4~17 岁的多关节型幼年型特发性关节炎儿童和青少年
2008	FDA	用于 4 岁以上的多关节型幼年型特发性关节炎患者
2010	CDE	用于类风湿关节炎患者
2012-04	EMA	用于中度至重度活动性溃疡性结肠炎患者
2012-09	FDA	用于中度至重度活动性溃疡性结肠炎患者
2013	CDE	治疗强直性脊柱炎
2013	EMA	用于治疗 2~17 岁的多关节型幼年型特发性关节炎儿童和青少年
2014-10	FDA	扩展到用于年轻的多关节型幼年型特发性关节炎患者
2017	CDE	治疗中重度斑块型银屑病
2019	CDE	治疗多关节型幼年型特发性关节炎
2020-01	CDE	治疗中重度活动性克罗恩病成人患者
2020-03	CDE	适用于糖皮质激素疗效不佳、糖皮质激素限制使用或不适合进行糖皮质激素治疗的非感染性中间 / 后 / 全葡萄膜炎成人患者
2020	CDE	用于治疗对局部治疗和光疗疗效不佳或不适于该类治疗的 4 岁及 4 岁以上儿童与青少年的重度慢性斑块状银屑病
2021	CDE	用于减轻对糖皮质激素或免疫调节剂应答不足的 6 岁及以上的中度至重度活动性克罗恩病的患儿的症状和体征
2022	CDE	用于治疗类风湿关节炎、强直性脊柱炎和银屑病

二、药理作用

1. 作用机制　TNF 与 TNFR1、TNFR2 结合能够快速募集各种适配器分子,形成不同的复合物,激活下游的 MAPK、NF-κB 信号通路和 caspase-8,发挥促炎和促凋亡作用;TNF 能够调控破骨细胞的生成,抑制成骨细胞的分化,从而打破破骨细胞和成骨细胞之间的平衡,产生对骨关节的损伤。

阿达木单抗(adalimumab)的作用机制:

(1)可特异性结合 TNF-α,并阻断其与 p55 和 p75 细胞表面 TNF 受体的相互作用,抑制其他促炎细胞因子如 IL-6、粒细胞 - 巨噬细胞集落刺激因子(GM-CSF)和 IL-8 等的表达。

(2)在补体存在下,还可以在体外裂解表达 TNF 的细胞,起到抑制软骨和骨骼损伤,实现骨骼修复的作用。

(3)可调节由 TNF 诱导或调节的生物反应,包括负责白细胞迁移的黏附分子(ELAM-1、VCAM-1 和 ICAM-1)水平的变化。

2. 药效学

(1)使用阿达木单抗治疗后,类风湿关节炎患者的急性期炎症反应物 C 反应蛋白(CRP)、红细胞沉降率(ESR)和血清细胞因子(IL-6)水平与基线水平相比有所下降,克罗恩病和溃疡性结肠炎患者的 CRP 水平也有所下降。

(2)可导致软骨破坏的组织重塑的血清基质金属蛋白酶(MMP-1 和 MMP-3)水平下降。

(3)接受本品治疗的患者通常会出现慢性炎症的血液学指标改善。

3. 药代动力学 阿达木单抗的临床适应证包括类风湿关节炎、银屑病关节炎、强直性脊柱炎、克罗恩病等,健康成人受试者单次皮下注射 40mg 后,最大血清浓度和达峰时间分别为 $4.7\mu g/ml \pm 1.6\mu g/ml$ 和 131 小时 ±56 小时。因此,临床给药方案多为隔周皮下注射 40mg 一次,单药或联合甲氨蝶呤等 DMARD 使用。主要药代动力学参数无明显性别差异,不同适应证患者给药后的稳态血药浓度谷值,见表 6-4 所示。

表 6-4 阿达木单抗的临床给药方案和药代动力学参数

适应证	给药方案	剂量 /mg	半衰期 /h	稳态血药浓度谷值 /(μg/ml)	备注
类风湿关节炎	每隔一周皮下注射一次,单药 / 联合甲氨蝶呤	40	131±56	5/8~9	
幼年型特发性关节炎	每隔一周皮下注射一次,单药 / 联合甲氨蝶呤用药	20/20	—	6.8/10.9	患者 4~17 岁,体重 <30kg
银屑病关节炎	每隔一周皮下注射一次,单药 / 联合甲氨蝶呤用药	40/40	—	6~10/8.5~12	
斑块状银屑病	每隔一周皮下注射一次,单药	40	—	5~6	
强直性脊柱炎	每隔一周皮下注射一次,单药	40	—	8~9	与类风湿关节炎相似
克罗恩病	每隔一周皮下注射一次,单药	40	—	7	
溃疡性结肠炎	每隔一周皮下注射一次,单药	40	—	8	

三、临床应用

1. 主要适应证 自从 2002 年开始批准阿达木单抗治疗类风湿关节炎以来,其临床适应证在欧美国家已经扩展到包括类风湿关节炎、强直性脊柱炎、儿童斑块状银屑病、银鳞状关节炎、成人克罗恩病、葡萄膜炎、儿童葡萄膜炎、化脓性汗腺炎、斑块状银屑病、儿童克罗恩病、幼年型特发性关节炎、溃疡性结肠炎、全血细胞减少、心脏衰竭以及狼疮样综合征等,多达 17 种以上。

(1)类风湿关节炎:阿达木单抗用于减少类风湿关节炎的体征和症状,诱导重大临床反应,抑制结构损伤的进展,并改善成人中度至严重活动性类风湿关节炎患者的身体功能。阿达木单抗可单独使用或与甲氨蝶呤或其他非生物疾病改良的抗风湿性药物联合使用。

(2)幼年型特发性关节炎:幼年型特发性关节炎是一种慢性免疫炎症性疾病,可导致滑膜肥大和增生,并最终导致骨侵蚀和破坏,是儿童和青少年慢性病的重要病因,也是最常见的小儿风湿性疾病。阿达木单抗用于减少 4 岁及以上儿童患者中度至严重活跃的多关节青少年特发性关节炎的体征和症状。阿达木单抗可单独使用或与甲氨蝶呤联合使用。

(3)银屑病关节炎:阿达木单抗用于减少体征和症状,抑制结构损伤的进展,并改善成人主动性银屑病关节炎患者的身体功能。阿达木单抗可单独使用,或与非生物学的 DMARD 结合使用。

(4)强直性脊柱炎:强直性脊柱炎是以脊柱为主要病变部位的慢性病,累及骶髂关节,引起脊柱强直和纤维化,造成不同程度眼、肺、肌肉、骨骼病变,属于自身免疫病。阿达木单抗用于减少成人活动性强直性脊柱炎患者的体征和症状。

(5)克罗恩病:克罗恩病是一种慢性、免疫介导的胃肠道疾病,可累及从口腔到肛门的胃肠道的任何部位,但主要累及回肠末端和结肠。克罗恩病的自然病史特点是胃肠道反复出现炎症和溃疡,导致并发症,需要住院、手术和药物治疗。证据表明,克罗恩病患者的炎症组织中缺乏凋亡,而使用抗 TNF 药物后可增加固有层和血单核细胞中 T 淋巴细胞的凋亡水平。

(6)溃疡性结肠炎:阿达木单抗可使中重度溃疡性结肠炎患者持续临床缓解,患者对免疫抑制剂如皮质类固醇、硫唑嘌呤或硫嘌呤(6-MP)反应不足。阿达木单抗对使用 TNF 拮抗剂无反应或不耐受的患者的有效性尚未确定。

(7)斑块状银屑病:银屑病是一种慢性免疫介导的皮肤炎症性疾病,传统的全身疗法,如甲氨蝶呤、环孢素和阿维 A 治疗不是很成功,阿达木单抗是治疗成人中度至重度慢性斑块状银屑病的有效药物,只适用于能接受密切监测并定期随访的患者。与安慰剂或甲氨蝶呤相比,阿达木单抗在儿童和成人慢性斑块性银屑病的临床试验中普遍具有良好的耐受性,是目前成人中重度慢性斑块性银屑病的重要治疗策略。

2. 注意事项

(1)严重感染:阿达木单抗临床使用的黑框警告是感染的风险。接受阿达木单抗的患者曾观察到结核病例(临床上表现常是播散或肺外结核)、侵袭性霉菌感染和其他机遇性感染,这些感染有些曾致死。医生应监视接受治疗患者活动性结核的体征和症状,包括结核菌素皮肤试验阴性的患者。

(2)恶性肿瘤:在临床试验的对照组中曾观察到接受 TNF 拮抗剂的患者比对照患者出现更多的淋巴瘤、非黑色素皮肤癌以及乳腺、结肠、前列腺、肺和子宫肿瘤。类风湿关节炎患者,尤其是高活动度疾病患者是发生淋巴瘤的高危人群。

(3)过敏反应:已有阿达木单抗治疗后出现过敏反应和血管神经性水肿的报告,观察到如过敏性皮疹、类过敏反应、固定性药物反应、非特异性药物反应、荨麻疹等过敏反应。

(4)乙型肝炎病毒再激活:使用包括阿达木单抗在内的 TNF 拮抗剂,在慢性乙型肝炎病毒(HBV)携带者(即表面抗原阳性)中可能会增加病毒再激活的风险,已有致死病例报道。这些报告多数都发生在同时接受其他抑制免疫系统的药物的患者中。

(5)神经系统反应:使用包括阿达木单抗在内的 TNF 拮抗剂与一些罕见的中枢神经系统脱髓鞘疾病病例的新发或临床症状和 / 或影像学表现恶化有关,这些疾病包括多发性硬化和视神经炎,以及外周脱髓鞘疾病,包括急性炎症性脱髓鞘性多发性神经病(简称为格林—巴利综合征)。

(6)免疫抑制:在已进行阿达木单抗研究的 64 名类风湿关节炎患者中,无迟发型超敏抑制、免疫球蛋白水平抑制,或 T 淋巴细胞、B 淋巴细胞、NK 细胞、单核细胞 / 巨噬细胞和中性粒细胞的数量变化的证据。

(7)血液学事件:在使用 TNF 拮抗剂的病例中,罕有包括再生障碍性贫血在内的全血细胞减少的报告。少数报告了使用阿达木单抗时出现的血液系统不良反应,其中包括具有临床意义的血细胞减少(例如血小板减少、白细胞减少)。这些病例与使用本品的因果关系尚不清楚。

(8)充血性心力衰竭:已有用药后出现充血性心力衰竭加重和新发心力衰竭的病例报告。

(9)自身免疫过程:阿达木单抗治疗会导致自身抗体的形成,长期使用对自身免疫病的影响尚不清楚。

3. 药学监护

(1)用药前监测患者有无结核、病毒感染,血、尿、肝肾功能、心功能、肿瘤筛查等常规指标监测。最后进行乳胶、橡胶过敏排查及药物成分过敏排查。

(2)本品不推荐与 TNF 拮抗剂联合使用。

(3)须监护妊娠晚期胎儿致畸及 65 岁以上的患者发生严重感染和恶性肿瘤的情况。

(4)治疗期间和治疗后需密切监测患者感染症状和体征的变化,包括结核病、严重感染或脓毒症、狼疮样综合征和中重度心力衰竭,如有应立即停用本品。

(5)对免疫功能低下的患者、患有轻度心力衰竭(美国纽约心脏病协会 NYHA 分级为 I / II 级)的患者,在使用本品时应当特别谨慎,并密切监测。

四、研究进展

1. 相同或类似靶点药物 除了阿达木单抗,目前靶点类似的 TNF 拮抗剂还有英夫利西单抗、依那西普、培塞利珠单抗、戈利木单抗。它们已经在越来越多的炎性疾病中显示出有效性,包括类风湿关节炎、银屑病关节炎、强直性脊柱炎和克罗恩病。结构如图 6-2。

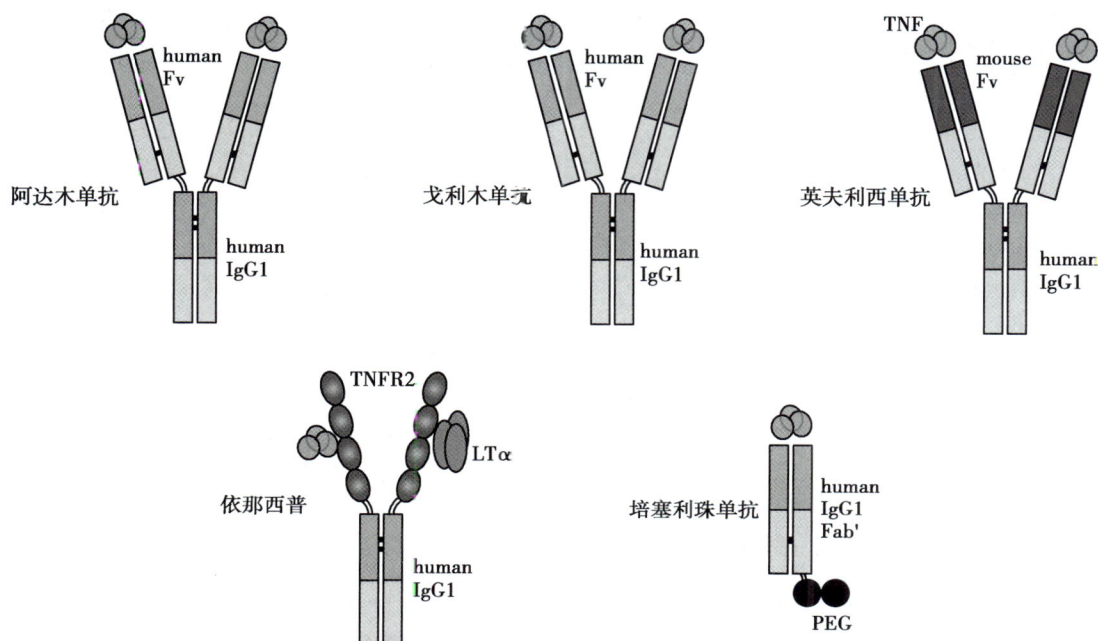

图 6-2 五种上市的 TNF 拮抗药物分子结构模式简图

(1)依那西普:依那西普(etanercept)于 1998 年 11 月 2 日获得美国 FDA 批准用于治疗疼痛性关节疾病。这是一种人工合成的可溶性 TNFR2 细胞外区域与人免疫球蛋白 1(IgG1)Fc 片段的融合蛋白,通过与 TNF 特异性结合,竞争性地阻断 TNF 与靶细胞表面的 TNFR 结合,从而阻断体内过高的TNF,抑制由 TNF 受体介导的异常免疫反应及炎症过程,但不能溶解产生 TNF 的细胞。其长期安全性和疗效已在临床上得到了证明。

(2)英夫利西单抗:英夫利西单抗(infliximab)于 1999 年 11 月 10 日首次获得美国 FDA 批准用于治疗类风湿关节炎,为第二个获得 FDA 批准的抗 TNF 拮抗剂。它是 TNF 的人鼠嵌合(含 25% 鼠蛋白和 75% 人蛋白)IgG1κ 单克隆抗体,通过结合具有生物学活性的可溶性、膜结合型 TNF,抑制TNF 与受体的结合。英夫利西单抗的其他适应证包括强直性脊柱炎、伴发肠瘘引流的中到重度活动性克罗恩病和难治性溃疡性结肠炎。

(3)戈利木单抗:戈利木单抗(golimumab)于 2009 年 4 月 13 日在加拿大率先批准上市,同年 4月份,在美国获准上市销售。与阿达木单抗一样,戈利木单抗是完全人源化 IgG1κ TNF 抗体,可以选择性中和可溶性、膜结合型 TNF。与阿达木具有相同的半衰期,大约为两周,但给药时间延长为 1 个月 1 次,是阿达木给药间隔时间的 2 倍,而且患者经培训可以自行给药。可用于中重度活动性类风湿关节炎、活动性银屑病关节炎和强直性脊柱炎等。

(4)培塞利珠单抗:培塞利珠单抗(certolizumab)于 2008 年批准,用于肠道克罗恩病治疗,于 2009年批准用于类风湿关节炎(RA)治疗。是一种采用聚乙二醇修饰的新型 TNF 抑制剂。不同于其他

TNF 抑制剂,它含有聚乙二醇,缺乏抗体 Fc 片段,因此不具有 ADCC 和 CDC 效应。

　　除了 TNF 的拮抗药物,还有包括阿巴西普(T 淋巴细胞信号抑制剂)、利妥昔单抗(抗 CD$_{20}$ 抗体)、阿那白滞素(IL-1 受体拮抗剂)和托珠单抗(抗 IL-6 受体抗体)等生物抑制剂用于 RA 及其他自身免疫病的治疗。表 6-5 总结了 FDA 批准的治疗类风湿病的生物制剂。这些大分子具有高亲和力和特异性,使其在抗炎治疗中具有广泛的应用潜力;此外,抗体恒定区结构域可以进行设计,以调节免疫细胞活性和延长产品的半衰期;抗体片段还可作为融合蛋白或多特异性抗体的模块发挥作用。

表 6-5　FDA 批准的治疗类风湿病的生物制剂

靶点	药品名	分子形式	FDA 批准时间 / 年	适应证
TNF	依那西普 etanercept	人 Fc 融合蛋白	1998	类风湿关节炎、强直性脊柱炎、银屑病关节炎、斑块状银屑病和青少年特发性关节炎
	英夫利西单抗 infliximab	嵌合单克隆抗体	1998	类风湿关节炎、强直性脊柱炎、银屑病关节炎、斑块状银屑病、溃疡性结肠炎和克罗恩病
	阿达木单抗 adalimumab	人单克隆抗体	2002	类风湿关节炎、强直性脊柱炎、非感染性葡萄膜炎、溃疡性结肠炎、克罗恩病、银屑病关节炎、幼年型特发性关节炎、斑块状银屑病和化脓性汗腺炎等
	培塞利珠单抗 certolizumab pegol	人源化单克隆抗体 Fab 片段 (PEG 化)	2008	类风湿关节炎、强直性脊柱炎、银屑病关节炎、银屑病和克罗恩病
	戈利木单抗 golimumab	人源单克隆抗体	2009	类风湿关节炎、强直性脊柱炎、银屑病关节炎和溃疡性结肠炎

　　2. 国内上市情况　2007—2008 年中国成功开展了阿达木单抗中国注册临床试验。结果表明,在既往甲氨蝶呤疗效不佳的中国类风湿关节炎患者中,阿达木单抗具有显著的疗效和良好的安全性,该试验结果最终促成了阿达木单抗于 2010 年在中国上市,且进入国家医保(2019 年版谈判)乙类。还有多家国产生物类似药在上市审评审批中。

　　3. 新适应证与新剂型　目前,阿达木单抗已在中国批准用于类风湿关节炎、强直性脊柱炎、银屑病、多关节型幼年型特发性关节炎、克罗恩病、非感染性葡萄膜炎等适应证。2021 年,在中国获批新适应证,治疗对糖皮质激素或免疫调节剂(例如硫唑嘌呤、巯嘌呤、甲氨蝶呤)应答不足的 6 岁及以上的中重度活动性克罗恩病患儿。成为阿达木单抗在中国获批的第八个适应证,也是第三个儿童适应证,是目前中国唯一获批的可全程通过预填充式注射装置皮下注射治疗该疾病的全人源 TNF 单克隆抗体。阿达木单抗是一种可自我注射的生物治疗药物,用药更方便。制剂形式为玻璃预填充注射器,液体成分包括活性成分阿达木单抗,辅料为甘露醇、聚山梨酯 80 及注射用水,可在大腿前部或下腹部完成注射用药。

第三节　基于 PD-1 为靶点的单克隆抗体药物——纳武利尤单抗

一、药物发现

　　1. 药物性质　纳武利尤单抗(nivolumab)是一种通过基因工程改造的全人源 IgG$_4$ 型单克隆抗体,分子量约 143.6kDa,靶向具有负向免疫调节功能的人类细胞表面受体程序性死亡受体 -1(PD-1),

通过阻断 PD-1 与其配体 PD-L1/L2 的结合恢复 T 淋巴细胞功能,具有免疫检查点抑制活性和抗肿瘤活性。

2. 靶点发现　20 世纪 80 年代,美国教授詹姆斯·艾利森在免疫 T 淋巴细胞上发现了细胞毒性 T 淋巴细胞相关抗原 4(cytotoxic T lymphocyte-associated antigen-4,CTLA-4),当 CTLA-4 与 B7 分子结合后启动抑制信号,可制约 T 淋巴细胞增殖并诱导 T 淋巴细胞失能。这种存在于免疫系统中的抑制性信号通路称为免疫检查点。对维持自身免疫耐受和调节生理情况下机体免疫反应的持续性和强度有重要作用。但这些"检查点"却被肿瘤细胞利用形成免疫逃逸,因此进行免疫检查点阻断,重新激活 T 淋巴细胞可杀伤肿瘤细胞。

程序性死亡分子 1(programmed death-1,PD-1)是 CTLA-4 的"后起之秀",于 1992 年被日本教授本庶佑发现。2000 年本庶佑与哈佛医学院的戈登·弗里曼证实了 PD-L1[B7 同源物 1(B7-H1)]能结合 PD-1,从而抑制 T 淋巴细胞繁殖和细胞因子的分泌。

2002 年,陈列平将 B7-H1 应用在肿瘤免疫方向,发现 B7-H1 具有肿瘤免疫负调节作用。换句话说,B7-H1 作为肿瘤细胞的"盾牌",可以抵御 T 淋巴细胞的攻击,而阻断 B7-H1 则相当于去除"盾牌",使肿瘤细胞无处可逃。詹姆斯·艾利森教授和本庶佑教授,因发现免疫检查点抑制疗法,于 2018 年荣获诺贝尔生理学或医学奖。

真正让 PD-1 成为肿瘤治疗领域热门靶点是 2012 年发表的一篇论文,在这篇帕博利珠单抗临床试验论文中,K 药展现了强大的疗效,如:针对晚期非小细胞肺癌有效率是 18%;晚期转移的恶性黑色素瘤的有效率是 28%;针对晚期肾癌的有效率是 27%。这些数据让医生大为震撼,进而引发了更大规模的临床试验来证明 PD-1 抗体的疗效。

除了 PD-1 和 CTLA-4 外,现发现 PD-L1、B 淋巴细胞和 T 淋巴细胞衰减器(B and T cell attenuator,BTLA)、淋巴细胞活化基因 3(LAG-3)、T 细胞免疫球蛋白黏蛋白 3(TIM3)等分子都属于"检查点"分子。

3. 上市历史　纳武利尤单抗于 2014 年 7 月获日本医药品医疗器械综合机构(PMDA)批准,正式在日本上市,主要用于肿瘤和慢性病毒感染的治疗,为全球第一款上市的 PD-1 抗体药物。随后于 2014 年 12 月获得美国 FDA 批准在美国上市,2015 年 6 月获欧洲 EMA 批准在欧洲上市,2018 年 6 月获国家药品监督管理局批准,正式在中国上市。

纳武利尤单抗的首个适应证是晚期黑色素瘤,此后经多个临床试验验证,被陆续批准用于肺癌、转移性肾细胞癌、霍奇金淋巴瘤、局部晚期或转移性尿路上皮癌、转移性结直肠癌、肝细胞癌、晚期食管鳞状细胞癌等多种肿瘤的一线或辅助治疗,临床适应证不断扩增,2021 年在美国获批一线免疫治疗胃癌、胃食管连接部癌、食管腺癌。

二、药理作用

1. 作用机制　PD-1 是表达于 T 淋巴细胞膜上的表面受体,其与内源性配体 PD-L1 和 PD-L2 识别并结合,正常情况下可以抑制过度的免疫活动,诱导免疫耐受并预防自身免疫病。当表达 PD-L1 的肿瘤细胞和 T 淋巴细胞表面的 PD-1 结合后,可抑制 T 淋巴细胞活化和增殖,引起肿瘤免疫逃逸,发展可耐受肿瘤生长的微环境。纳武利尤单抗是一种人免疫球蛋白 G4(IgG4)型单克隆抗体,可以与 PD-1 受体结合,从而阻断 PD-1 与 PD-L1 或 PD-L2 结合,中断 PD-1 通路介导的免疫应答抑制。在同基因型小鼠肿瘤模型中,阻断 PD-1 活性可抑制肿瘤生长。

在小鼠同基因肿瘤模型中亦发现,PD-1 和 CTLA-4 的双重阻断可提高抗肿瘤活性。纳武利尤单抗(抗 PD-1)和伊匹木单抗(抗 CTLA-4)联用可增强 T 淋巴细胞功能,比单用效果好,两者具有协同作用。

2. 药效学效应　为了不影响纳武单克隆抗体药效,应避免在给药前使用全身性皮质类固醇及其他免疫抑制剂,除非是治疗免疫相关不良反应。纳武利尤单抗给药后,是否使用免疫抑制治疗不会影响纳武利尤单抗疗效。

纳武利尤单抗对不同适应证有不同的客观缓解率。如针对黑色素瘤有 31.7%,鳞状非小细胞肺癌有 15%,晚期或转移性非小细胞肺癌有 19%,晚期(转移性)肾细胞癌有 21.5%,霍奇金淋巴瘤有 65%,局部晚期或转移性尿路上皮癌有 19.6%。

纳武利尤单抗结合 PD-1 重新激活 T 淋巴细胞的 EC_{50} 值为 0.64nM,而对 PD-L1 和 PD-L2 的 IC_{50} 值分别为 2.52nM 和 2.59nM。纳武利尤单抗对 PD-1 的平均稳态结合率为 72%。

可以看出,纳武利尤单抗可以有效阻断 PD-1 通路。但 PD-1 通路并非全无益处。PD-1/PD-L1 通路的一个主要功能是维持妊娠母体对胎儿的免疫耐受,因此,阻断 PD-1 通路后,会破坏母体对胎儿的免疫耐受,引起流产。此外,对 PD-1 通路的抑制会增加一些感染的严重程度,增强炎症反应。

3. 药代动力学　纳武利尤单抗是全人源单克隆抗体,因此,对于细胞色素 P450 酶或其他药物代谢酶的抑制或诱导不会影响纳武利尤单抗的药代动力学参数。纳武利尤单抗的药代动力学数据分为单药使用和联合伊匹木单抗使用。

(1)单药使用:以 3mg/kg 每 2 周单独给药时,纳武利尤单抗 30 分钟即可充分扩散,12 周后纳武利尤单抗达到稳态浓度。平均清除率(Cl)为 9.5ml/h,稳态时平均分布容积(V_{ss})是 8.0L,半衰期($t_{1/2}$)平均为 26.7 天。

(2)特殊人群:通过对 909 例患者的数据统计,纳武利尤单抗的清除率随体重增加而增加。年龄、性别、种族、基线 LDH、PD-L1 表达水平、肿瘤类型、肿瘤大小、肾损伤和轻度肝损伤对纳武利尤单抗清除率均无显著影响。中度、重度肝损伤者尚无相关研究数据。

(3)联合用药:每 3 周给予纳武利尤单抗和伊匹木单抗各一次,给药剂量分别为 3mg/kg 和 1mg/kg,两者的清除率与单药使用时无显著差异。当调整配伍剂量和给药周期后,清除率会有相应变化,应监测。

三、临床应用

纳武利尤单抗作为程序性死亡受体 -1(PD-1)的阻断抗体,已陆续被批准用于治疗黑色素瘤、非小细胞肺癌、恶性胸膜间皮癌、肾细胞癌、经典霍奇金淋巴瘤、头颈部鳞状细胞癌、肾尿路上皮癌、结直肠癌、肝细胞癌、食道癌、胃癌、胃食管连接部癌和食管腺癌。

1. 主要适应证

(1)黑色素瘤:2014 年 12 月,美国 FDA 批准纳武利尤单抗用于无法切除或转移性晚期黑色素瘤。在 107 名晚期黑色素瘤患者中,31% 纳武利尤单抗治疗的患者肿瘤缩小。2015 年,纳武利尤单抗联用伊匹木单抗组中,22% 患者完全缓解,而伊匹木单抗组没有患者完全缓解。2016 年,FDA 批准纳武利尤单抗联合伊匹木单抗用于不可切除或转移性黑色素瘤的治疗(不考虑 BRAF 突变状态)。2017 年 12 月,FDA 批准纳武利尤单抗作为完全切除的黑色素瘤伴淋巴结转移或转移性疾病患者的辅助治疗。

(2)非小细胞肺癌:2015 年 3 月,FDA 批准纳武利尤单抗治疗铂类耐药的晚期(转移性)鳞状非小细胞肺癌。和多西他赛相比,纳武利尤单抗的死亡风险降低,患者的生存期延长 3.2 个月。同年 10 月,FDA 批准纳武利尤单抗用于铂类耐药的晚期非小细胞肺癌(非鳞癌)。在使用含铂药物化疗期间或之后发生进展的晚期非鳞状(NSCLC)患者中,纳武利尤单抗的总生存期比多西他赛长(12.2 个月 vs.9.4 个月)。

(3)肾细胞癌:2015 年 11 月,FDA 批准纳武利尤单抗治疗转移性肾细胞癌。与对照组依维莫司相比,纳武利尤单抗治疗组的平均寿命延长 5.4 个月。2018 年 4 月,联合伊匹木单抗疗法获批用于中度和低风险晚期肾细胞癌患者的一线治疗。2021 年 1 月,与卡博替尼组合疗法获批一线治疗晚期肾细胞癌患者。

（4）经典霍奇金淋巴瘤：2016年5月，FDA批准纳武利尤单抗用于治疗经典霍奇金淋巴瘤。在两项临床研究中证实，纳武利尤单抗组的总体缓解率较高，7%患者肿瘤可完全消失。

（5）头颈部鳞状细胞癌：2016年11月，FDA批准纳武利尤单抗用于铂类耐药复发性或转移性头颈部鳞状细胞癌。和甲氨蝶呤、多西紫杉醇或西妥昔组相比，纳武利尤单抗死亡风险显著降低，平均生存期较对照组延长2.4个月。

（6）尿路上皮癌：2017年2月，FDA批准纳武利尤单抗用于治疗无效的局部晚期或转移性尿路上皮癌。

（7）结直肠癌：2017年8月，FDA批准纳武利尤单抗用于先前治疗后进展的转移性DNA错配修复缺陷或微卫星不稳定性高的结直肠癌的二线治疗；2018年7月，纳武利尤单抗和低剂量伊匹木单抗的联用治疗方案也获批。

（8）肝细胞癌：2017年9月，FDA批准纳武利尤单抗用于索拉非尼治疗过的肝细胞癌患者。2020年3月11日纳武利尤单抗和伊匹木单抗联用在美国获批二线治疗肝细胞癌。

（9）小细胞肺癌：2018年8月，纳武利尤单抗用于前期治疗无效的小细胞肺癌患者。

（10）食管癌：2020年2月，纳武利尤单抗在日本获批治疗化疗后病情进展的、不可切除性晚期或复发性食管癌。同年6月，在美国FDA获批。

（11）美国FDA批准纳武利尤单抗联合伊匹木单抗，用于无法通过手术切除的恶性胸膜间皮瘤成人患者的一线治疗。

（12）2021年在美国获批一线免疫治疗胃癌／胃食管连接部癌／食管腺癌。

2. 注意事项

（1）免疫介导的不良反应：可发生在任何器官或组织中，包括肺炎、结肠炎、肝炎和肝毒性、内分泌疾病、皮肤科不良反应，以及肾炎和肾功能不全。因此在给药前和治疗期间应定期评估肝酶、肌酐和甲状腺功能，根据反应的严重程度选择暂停或永久停用。

（2）输液相关反应：根据反应的严重程度中断、减慢静脉滴注速度或永久停用。

（3）异种造血干细胞移植的并发症：接受异基因造血干细胞移植的患者在接受纳武利尤单抗治疗之前或之后可能会发生致命和其他严重的并发症。

（4）胚胎毒性：纳武利尤单抗对胎儿有潜在风险，生育期妇女用药期间需注意避孕。

（5）其他：纳武利尤单抗单独给药或与伊匹木单抗联合给药还可能会出现劳累、皮疹、骨骼肌疼痛、痢疾、皮肤瘙痒、恶心、发热、呼吸困难等副作用。

3. 药学监护

（1）纳武利尤单抗获批适应证众多，不同的适应证有不同的推荐剂量，作为单药和联合其他药物使用时的剂量也不相同，应向主治医生咨询个人推荐使用剂量。

（2）应监护使用过程中患者的肝酶、肌酐和甲状腺功能。

（3）应监护儿童患者使用的安全性和有效性。

（4）应尽量避免与大剂量糖皮质激素、免疫抑制剂、广谱抗生素或离子泵抑制剂联用，会增加患者死亡风险。

四、研究进展

1. 相同或类似靶点药物
由于PD-1靶点疗效确切，全球多家药企争相开发其单克隆抗体药物。已上市的PD-1抗体有纳武利尤单抗（nivolumab）、帕博利珠单抗（pembrolizumab）、替雷利珠单抗（tislelizumab）和西米普利单抗（cemiplimab）等，主要用于黑色素瘤和非小细胞肺癌的治疗。PD-L1抗体有阿替利珠单抗（atezolizumab）、度伐利尤单抗（durvalumab）和阿维单抗（avelumab）已被批准用于治疗尿道上皮癌。2021 年 4 月,FDA 首次批准了 dostarlimab-gxly 作为一种单药疗法,用于治疗接受含铂药物化疗期间或之后病情进展、错配修复缺陷(dMMR)复发性或晚期子宫内膜癌患者。dostarlimab 是一款人源化抗 PD-1 单克隆抗体,是第一个被批准用于治疗子宫内膜癌的 PD-1 疗法,同时也是 FDA 批准的第七款 PD-(L)1 药物。

2. 国内上市情况   2018 年 6 月,纳武利尤单抗(O 药)在我国获批上市,2018 年 7 月,帕博利珠单抗(K 药)在我国获批上市。药品专利保护将于 2026 年、2027 年分别在欧洲和美国失效。国产 PD-1 单抗包括特瑞普利单抗 toripalimab(2018 年获批)、信迪力单抗 cindilimab(2018 年获批)、卡瑞利珠单抗 camrelizumab(2019 年获批)、替雷利珠单抗 tislelizumab(2019 年获批)和派安普利单抗 penpulimab(2021 年获批),均已被纳入医保。

值得一提的是,2021 年 11 月 25 日重组人源化 PD-L1 单域抗体恩沃利单抗注射液获国家药品监督管理局批准上市。适应证为既往标准治疗失败的微卫星不稳定性(MSI-H)结直肠癌、胃癌及错配修复功能缺陷(dMMR)的晚期实体瘤。此前,恩沃利单抗已被 FDA 授予胆管癌罕用药认定。恩沃利单抗成为我国首个获批的国产 PD-L1 抑制剂,同时也是全球首个皮下注射 PD-L1 抑制剂。

3. 新适应证

(1)头颈部鳞癌:2019 年 9 月,纳武利尤单抗在我国获批用于治疗接受含铂类方案治疗期间或之后出现进展且肿瘤 PD-L1 表达阳性的复发性或转移性头颈部鳞癌。

(2)食管癌:2020 年 2 月,纳武利尤单抗在日本获批治疗接受化疗后病情进展的不可切除性晚期或复发性食管癌,同年 6 月,在美国 FDA 获批。

(3)胃癌 / 胃食管连接部癌 / 食管腺癌:2021 年 5 月,FDA 批准纳武利尤单抗用于接受过新辅助放化疗及手术切除的食管癌和胃及胃食管连接部癌患者的辅助治疗。

我国自主研发的恩沃利单抗注射剂实现多项第一(拓展阅读)

第四节   基于 HER-2 为靶点的单克隆抗体药物——曲妥珠单抗

一、药物发现

1. 药物性质   曲妥珠单抗(trastuzumab)是抗人表皮生长因子受体 2(human epidermal growth factor receptor 2,HER-2)的单克隆抗体,为重组 DNA 衍生的人源化的抗 P185 糖蛋白单克隆 IgG1 抗体,含人的框架区以及能与 HER-2 结合的鼠抗 P185 HER-2 抗体的互补决定区,人源化部分占 95%,鼠抗占 5%,由中国仓鼠卵巢细胞表达系统产生,分子量约为 146kDa。曲妥珠单抗选择性地作用于 HER-2 的细胞外部位,阻止其与表皮生长因子受体家族成员形成同源或异源二聚体,阻断 HER 家族介导的下游信号通路,从而阻断癌细胞的生长,临床上主要用于 HER-2 过表达的转移性乳腺癌的治疗。

2. 靶点发现   HER-2 是一个具有酪氨酸激酶活性的跨膜受体,属于表皮生长因子受体家族成员。该家族成员(HER-1,HER-2,HER-3,HER-4)介导 PI3K/AKT 和 RAS/RAF/MEK/MAPK 等信号通路,参与调控细胞增殖、存活及分化。HER-2 基因扩增及蛋白过表达发生于多种腺上皮来源的恶性肿瘤,如乳腺癌和胃癌。过表达的 HER-2 分子可自发形成同源二聚体,或在配体作用下,作为共受体与该家族其他成员(HER-1,HER-3,HER-4)发生异二聚化,触发受体胞内域酪氨酸激酶自身磷酸化及交互磷酸化,导致众多下游分子级联反应,增强细胞增殖信号。HER-2 过表达与肿瘤进展和不良预后密切相关。曲妥珠单抗是一种特异性针对 HER-2 的人源化单克隆抗体,可与 HER-2 受体胞外结构域Ⅳ区结合,阻断其与 HER 家族成员形成同源或异源二聚体,抑制细胞生长信号转导通路,抑制癌细胞的增殖。

3. 上市历史   1998 年,美国 FDA 批准曲妥珠单抗用于转移性乳腺癌的临床治疗。目前,该药在化疗后单独应用或与化疗药物联用已成为早期及转移性乳腺癌临床治疗的一线用药方案。2010年,欧盟和美国又相继批准曲妥珠单抗用于 HER-2 阳性晚期转移性胃癌的临床治疗。曲妥珠单抗于2002 年进入中国,独家占据国内市场 18 年。2020 年 8 月 14 日,国产的注射用曲妥珠单抗仿制药获得国家药品监督管理局(NMPA)批准上市,用于治疗 HER-2 阳性的早期乳腺癌、转移性乳腺癌及转移性胃癌。

二、药理作用

1. 作用机制　曲妥珠单抗抗肿瘤机制包括:与 HER-2 受体结合,抑制细胞生长信号转导通路;加速 HER-2 受体降解,使 HER-2 受体表达下降;诱导细胞周期阻滞于 G 期,减少癌细胞的分裂增殖;抗体依赖细胞介导的细胞毒作用,直接杀伤癌细胞;抑制血管内皮生长因子的生成,从而抑制肿瘤血管新生及肿瘤细胞增殖(图 6-3)。

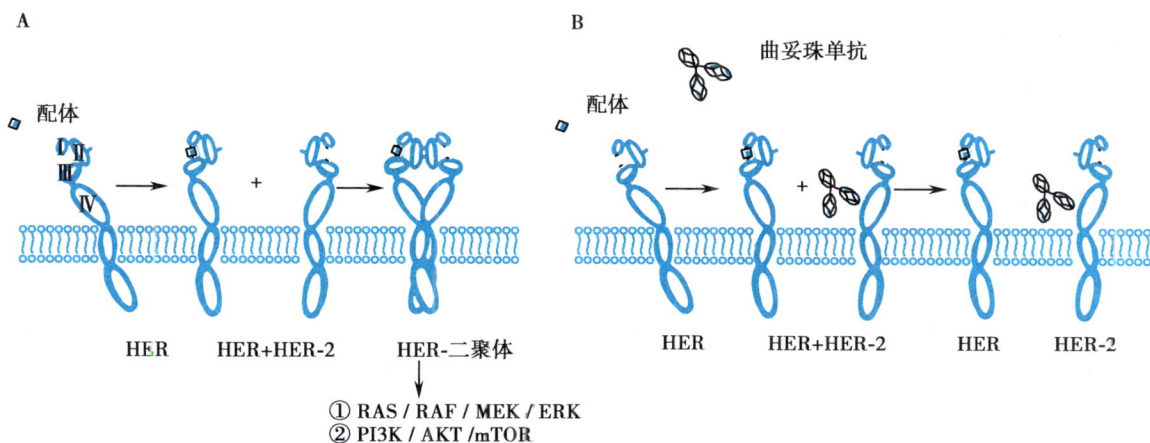

图 6-3　曲妥珠单抗作用机制示意图

2. 药效学效应　在乳腺癌治疗中,曲妥珠单抗单独应用的反应率较低(12%~25%),多数患者(66%~88%)在用药一年内即产生耐药,单独应用时病情进展的中位时间约 4.9 个月,与化疗药物联用时病情进展的中位时间约为 7.4 个月,提示患者对曲妥珠单抗存在原发性耐药或继发性耐药。临床研究和实践表明,其与化疗药物联用可延长早期、新辅助及晚期 HER-2 阳性乳腺癌患者的无瘤生存期和总生存期,是目前治疗此类乳腺癌最佳的一线药物。曲妥珠单抗与其他靶向 HER-2 的单克隆抗体或靶向其他 HER 家族成员的抗体药物联用可增强曲妥珠单抗的疗效。

3. 药代动力学　对转移性乳腺癌患者的药物清除研究表明,每周 1 次短时间静脉输入 10mg、50mg、100mg、250mg 和 500mg 曲妥珠单抗的药代动力学呈剂量依赖性。随剂量水平的提高,平均半衰期延长,清除率下降。10mg 和 500mg 剂量水平平均半衰期分别为 1.7 天和 12 天。曲妥珠单抗分布容积近似等于血清容积(44ml/kg)。研究中每周最高剂量(500mg)水平的平均血清峰浓度为 377μg/ml。在临床试验中,使用了曲妥珠单抗 4mg/kg 的首次负荷量和 2mg/kg 每周维持量,观察到其平均半衰期为 5.8 天(1~32 天),在 16~32 周之间血清浓度达到稳定状态,平均血药浓度谷值和血药浓度峰值分别约为 79μg/ml 和 123μg/ml。在曲妥珠单抗用于辅助治疗乳腺癌患者的研究中,8mg/kg 初始负荷量后给予每 3 周 6mg/kg 治疗后观察到其平均半衰期为 16 天。在第 6 周到第 37 周血清浓度达到稳态,平均谷浓度和峰浓度分别为 63μg/ml 和 216μg/ml。在一些 HER-2 过度表达的肿瘤患者血清中,可检测到循环 HER-2 受体胞外区域(脱落抗原)的存在。对基线血清样本的检测发现,64%(286/447)的患者可检测到脱落抗原,最高水平达 1 880ng/ml(平均值为 11ng/ml)。基线血清脱落抗原水平较高的患者更可能具有较低的血清谷值浓度。数据显示,曲妥珠单抗的分布不会因为年龄或血清肌酐而变化。曲妥珠单抗与紫杉醇联合应用相比于与蒽环类药物加环磷酰胺联合应用,平均血清谷值浓度持续升高约 1.5 倍。一项在 HER-2 阳性转移性乳腺癌患者临床试验中,曲妥珠单抗与紫杉醇、多西紫杉醇、或紫杉醇 + 多柔比星联用时,似乎没有引起这些化疗药物或所分析的代谢产物的血浆浓度发生改变。

三、临床应用

1. 主要适应证

(1)转移性乳腺癌:适用于 HER-2 阳性的转移性乳腺癌,即作为单一药物治疗已接受过一个或多个化疗方案的转移性乳腺癌;与紫杉醇或者多西他赛联合,用于未接受化疗的转移性乳腺癌患者。

(2)乳腺癌辅助治疗:本品适用于癌灶直径 >0.5cm 的 HER-2 阳性可手术乳腺癌的辅助治疗;对癌灶直径 <0.5cm 浸润性乳腺癌,需要结合其他因素考虑是否使用。曲妥珠单抗一般不与蒽环类药物联合使用,但可序贯使用;可与紫杉类及其他(环磷酰胺、卡铂等)化疗药物合用,还可与放疗、辅助内分泌治疗同时使用。

(3)乳腺癌新辅助治疗:与化疗联合新辅助治疗,继以辅助治疗,用于局部晚期(包括炎性)的 HER-2 阳性乳腺癌。

(4)转移性胃癌:联合卡培他滨或氟尿嘧啶和顺铂用于 HER-2 阳性的转移性胃腺癌或胃食管交界腺癌患者。

2. 注意事项

(1)轻微不良反应

①整体:发热,疼痛,乏力,寒战,感冒样症状;②心血管系统:血管扩张;③消化系统:厌食,便秘,腹泻,消化不良,胃肠胀气,恶心和呕吐;④代谢:水肿;⑤肌肉骨骼:关节痛,肌肉疼痛;⑥神经系统:焦虑,抑郁,眩晕,失眠,感觉异常,嗜睡;⑦呼吸系统:哮喘,咳嗽,咽炎,鼻炎,鼻出血,呼吸困难;⑧皮肤:瘙痒,皮疹。

(2)严重不良反应

①整体:过敏反应,腹水,蜂窝织炎,脓毒症,猝死;②心血管系统:房颤,心肌病,心力衰竭,血栓,深部血栓性静脉炎,肺栓塞;③消化系统:吞咽困难,食道溃疡,呕血,肝炎,肝衰竭,肝大,黄疸,回肠、小肠梗阻;④血液和淋巴系统:贫血,急性白血病,骨髓抑制,髓系细胞成熟障碍,全血细胞减少;⑤代谢:高钙血症,高血糖;⑥肌肉骨骼:骨坏死,骨折;⑦神经系统:焦虑,精神错乱,惊厥,神经病变,思维异常;⑧呼吸系统:哮喘,气胸,胸腔积液,肺炎,窒息;⑨泌尿生殖系统:急性肾衰竭,肾积水;⑩特殊感官:耳聋,视网膜动脉阻塞。

3. 药学监护

(1)在静脉滴注期间应观察患者,并于初始剂量给药后至少 90 分钟内观察发热、寒战或其他输液相关反应。出现危及生命的输液反应时,应终止治疗。

(2)早期乳腺癌患者应接受共 14 个周期的治疗,当遗漏一次计划给药时,应尽快给药,切勿等到下次计划周期时给药。同时应调整给药时间表,确保后续给药间隔为 3 周。

(3)选择使用本药治疗的患者应进行全面的基础心脏评价,若患者出现显著的左室功能减退应考虑停用曲妥珠单抗。

四、研究进展

1. 相同或类似靶点药物

(1)帕妥珠单抗:帕妥珠单抗(pertuzumab)是一种新型抗 HER-2 药物,在作用机制上与曲妥珠单抗类似,但抗原结合位点不同,主要针对 HER-2 异源二聚体的生成,从而抑制癌细胞的生长。曲妥珠单抗辅助治疗研究显示,约 30% 淋巴结阳性乳腺癌患者和约 33% 激素受体阴性乳腺癌患者在接受曲妥珠单抗治疗 10 年内由于 HER-2-HER-3 信号通路的激活而再次复发乳腺癌。帕妥珠单抗的作用机制与曲妥珠单抗互补,两款药物的联合应用能够更加全面的阻断 HER-2 信号通路,显著降低复发风险。

(2)恩美曲妥珠单抗:恩美曲妥珠单抗(trastuzumab emtansine)也称为 T-DM1,由抗 HER-2 靶向药物曲妥珠单抗与微管抑制剂美坦新通过硫醚连接子连接而成的抗体偶联物,具有"团灭"HER-2 阳性癌细胞的特点。兼顾单克隆抗体药物的特异性和化学小分子药物的强细胞毒性,在临床上主要用于接受过曲妥珠单抗治疗方案的转移性乳腺癌患者。

(3)MM-111(scFv-HSA-scFv):是针对 HER-2 和 HER-3 的双特异性抗体,该结构中人血清白蛋白的存在延长了抗体在人体血清中的半衰期。Ⅰ期临床试验针对 HER-2 过表达的实体瘤试验已经完成,将进行针对 HER-2 过表达的晚期乳腺癌的Ⅱ期临床研究。

(4)MDX-H210:是由识别 HER-2 的鼠源单克隆抗体 520C9 和识别 Fc 段受体 I CD_{64}(FcγR I)的鼠源单克隆抗体 H22 构成的。Ⅱ期临床试验中,25 名 HER-2 阳性晚期前列腺癌患者使用 MDX-H210 和粒细胞 - 巨噬细胞集落刺激因子,一个疗程后,其中 7 名患者前列腺特异性抗原降低了 50% 以上(51%~99%),且中位持续时间为 128 天。试验证明这种方法对激素难治性前列腺癌有效,毒性可耐受,但该结果尚需进一步验证。

(5)ertumaxomab:是一个三功能双特异抗体,可以靶向 HER-2、CD_3 和 IgG Fc 段受体 I / Ⅲ。研究比较了在 HER-2 不同表达水平下,ertumaxomab 和曲妥珠单抗杀伤肿瘤细胞的能力。结果显示,对于 HER-2 低表达的患者,在高剂量的曲妥珠单抗作用无效时,ertumaxomab 仍可杀死肿瘤细胞,这对不适合使用曲妥珠单抗治疗的乳腺癌患者是一个具有前景的治疗选择。

2. 国内上市情况

(1)帕妥珠单抗:2018 年 12 月 17 日,NMPA 批准帕妥珠单抗注射液进口注册申请,联合曲妥珠单抗和化疗药用于具有高复发风险的 HER-2 阳性早期乳腺癌患者的辅助治疗。全球关键Ⅲ期辅助治疗研究显示,与当前标准治疗曲妥珠单抗联合化疗相比,帕妥珠单抗联合曲妥珠单抗和化疗用于具有高复发风险的 HER-2 阳性早期乳腺癌患者辅助治疗,显著改善了患者无侵袭性疾病生存期,不良反应可控。根据国家医保局发布的 2019 年国家医保目录,帕妥珠单抗成功进入医保,其价格大幅度降低,而且可以进行医保报销,大大减轻了患者家庭的经济负担。

(2)恩美曲妥珠单抗:2019 年 5 月和 2019 年 12 月,恩美曲妥珠单抗分别获得美国 FDA 和欧盟 EMA 批准用于新辅助治疗后仍有病理性侵袭性病灶残留的 HER-2 阳性乳腺癌患者。2020 年 1 月,恩美曲妥珠单抗获批进口,适用于接受了紫杉烷类联合曲妥珠单抗为基础的新辅助治疗后仍残存侵袭性病灶的 HER-2 阳性早期乳腺癌患者的辅助治疗。

3. 新适应证与新剂型
曲妥珠单抗除了应用于乳腺癌和胃癌的治疗,还可用于 HER-2 表达的晚期结直肠癌和转移性非鳞状细胞 HER-2 过表达或突变的非小细胞肺癌。目前曲妥珠单抗均为注射剂,暂无新剂型。

第五节　基于 CD_{20} 为靶点的单克隆抗体药物——利妥昔单抗

一、药物发现

1. 药物性质
利妥昔单抗(rituximab)是一种特异性针对 B 淋巴细胞表面 CD_{20} 抗原的基因工程重组嵌合小鼠 - 人单克隆抗体,由鼠抗 CD_{20} 单克隆抗体的可变区 Fab 和人 IgG1 抗体恒定区 Fc 片段构成,分子量为 145kDa。利妥昔单抗可与 B 淋巴细胞表面的 CD_{20} 抗原结合,通过补体介导的细胞毒性,抗体依赖的细胞介导的细胞毒性和凋亡途径,导致 B 淋巴细胞快速和持续的消耗。用于治疗 CD_{20} 阳性 B 细胞淋巴瘤,特别是复发难治性非霍奇金淋巴瘤,类风湿关节炎和慢性淋巴细胞白血病。

2. 靶点发现　CD_{20} 是一个理想的单克隆抗体治疗靶点。该抗原在大多数 B 细胞非霍奇金淋巴瘤中表达。CD_{20} 在细胞周期启动和分化的激活过程中起早期调控作用,利妥昔单抗与仅表达于前 B 细胞和成熟 B 细胞表面的 CD_{20} 识别并特异性结合,能定向高效产生细胞毒作用、抗增殖效应及诱导凋亡,并通过不断的消耗 B 淋巴细胞而阻断抗体的产生,同时间接影响上游的 T 淋巴细胞,从而起到免疫抑制作用。CD_{20} 不会从细胞表面脱落,抗体结合时也不会内化,循环中没有游离 CD_{20} 抗原,因此,与 CD_{20} 反应的药物,如抗体,在与目标细胞结合之前不会被中和,是一个理想的药物作用靶点。

3. 上市历史　1997 年利妥昔单抗经美国 FDA 批准,成为第一个用于治疗癌症的单克隆抗体。1998 年获欧盟 EMA 批准上市。2000 年进入中国市场,适应证为 CD_{20} 阳性非霍奇金淋巴瘤。2011 年 4 月 19 日,美国 FDA 批准利妥昔单抗联合糖皮质激素(类固醇)用于治疗韦格纳肉芽肿病和显微镜下多血管炎患者。2017 年利妥昔单抗进入我国医保乙类目录。2018 年 6 月获美国 FDA 批准,用于治疗中重度寻常型天疱疮。2019 年 2 月 22 日,国产的利妥昔单抗注射液获批上市,成为国内获批的首个生物类似药。2019 年 3 月 15 日,获欧盟 EMA 批准用于治疗成人寻常型天疱疮。2020 年 10 月 9 日,又一国产利妥昔单抗注射液获批上市。

二、药理作用

1. 作用机制　利妥昔单抗与仅表达于前 B 细胞和成熟 B 细胞表面的 CD_{20} 识别并特异性结合后,抗体的 Fc 部分与效应细胞(如自然杀伤细胞、细胞毒性 T 淋巴细胞、粒细胞或单核细胞)上的 Fc 受体结合,导致细胞死亡。此外,抗体与肿瘤细胞结合后,补体的第一组分与抗体的 Fc 部分结合,激活补体系统,导致细胞裂解。另外,单克隆抗体可能通过阻断如由表皮生长因子介导的信号通路,导致细胞周期阻滞和细胞死亡。在淋巴瘤中,利妥昔单抗还可下调抗凋亡蛋白和信号通路,增加对化疗的敏感性。在自身免疫病中,利妥昔单抗通过 B 淋巴细胞消耗导致致病性抗体的产生减少,并调节 T 淋巴细胞的功能。在实体器官移植中,其作用机制包括致病性 B 淋巴细胞克隆减少,致病性(自身)抗体减少,抗原提呈减少,致病性 T 淋巴细胞克隆的活化减少(图 6-4)。

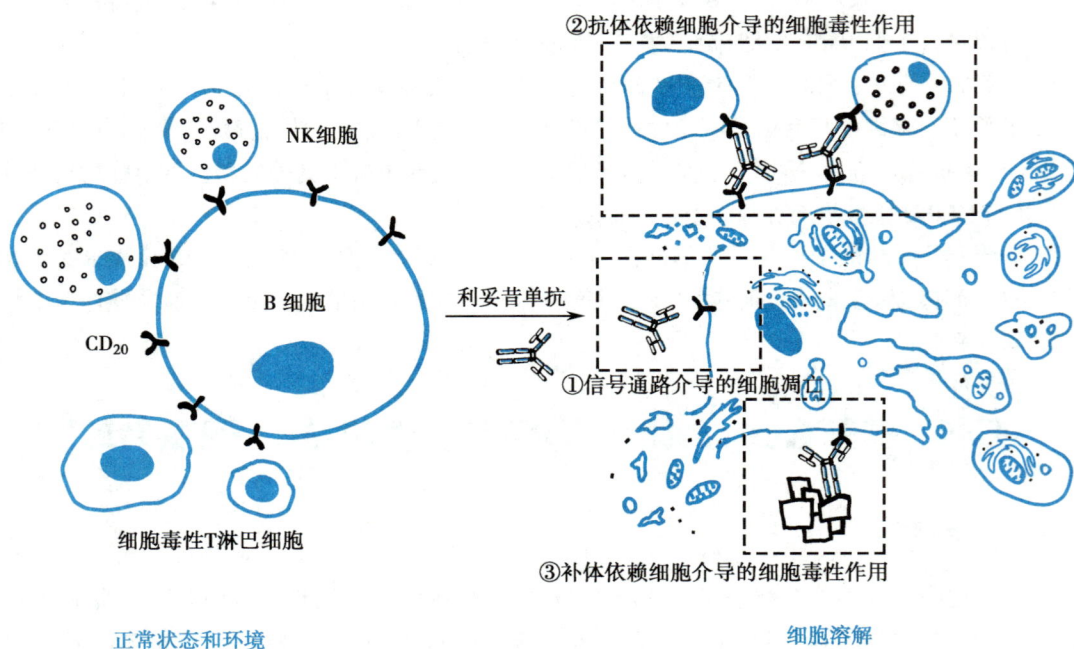

图 6-4　利妥昔单抗作用机制示意图

2. 药效学效应　利妥昔单抗对化疗敏感的复发患者总体缓解率高于对化疗耐药的复发患者。利妥昔单抗联合环磷酰胺、长春新碱和泼尼松的治疗方案优于仅使用环磷酰胺、长春新碱和泼尼松的治疗方案，患者疾病进展或死亡的时间明显延长，生存率明显提升。

3. 药代动力学　利妥昔单抗的结合仅见于肿瘤组织、胸腺、脾脏、淋巴结和外周血的淋巴细胞中。接受单剂或多剂利妥昔单抗，单药或与环磷酰胺、多柔比星、长春新碱、泼尼松联合用药的患者，非特异性清除率(Cl1)、可能受 B 淋巴细胞或肿瘤负荷影响的特异性清除率(Cl2)以及中央室分布容积(V_1)的典型人群估计值分别为 0.14L/d、0.59L/d 和 2.7L。中位终末消除半衰期估计值为 22 天(范围:6.1~52天)。患者接受利妥昔单抗 375mg/m² 静脉滴注 8 周，平均 C_{max} 值随利妥昔单抗连续静脉滴注而增加，从首次静脉滴注的平均 243μg/ml(范围:16~582μg/ml)上升到第八周的 550μg/ml(范围:171~1 177μg/ml)。在完成末次治疗后 3~6 个月时，仍可在患者血清中检测到利妥昔单抗。利妥昔单抗在母乳中分泌，因此应避免在哺乳期间使用。年龄、性别、种族和 WHO 体能状况对利妥昔单抗的药代动力学参数没有影响。对灵长类动物的研究表明，利妥昔单抗会穿过胎盘屏障，但不会引起任何致畸性。

三、临床应用

1. 主要适应证

(1)非霍奇金淋巴瘤:先前未经治疗的 CD₂₀ 阳性Ⅲ~Ⅳ期滤泡性非霍奇金淋巴瘤患者，应与化疗联合使用;初治滤泡性淋巴瘤患者经利妥昔单抗联合化疗后达完全或部分缓解后的单药维持治疗;复发或化疗耐药的滤泡性淋巴瘤;CD₂₀ 阳性弥漫大 B 淋巴细胞性非霍奇金淋巴瘤应与环磷酰胺、多柔比星、长春新碱、泼尼松化疗联合，持续 8 个周期。

(2)慢性淋巴细胞白血病:与氟达拉滨和环磷酰胺联合治疗先前未经治疗或复发性 / 难治性慢性淋巴细胞白血病患者。

(3)类风湿关节炎:用于肿瘤坏死因子 -α 拮抗药疗效欠佳的活动性类风湿关节炎患者。

(4)肉芽肿伴多血管炎和显微镜下多血管炎:采用利妥昔单抗与糖皮质激素联合用药方案。

2. 注意事项

(1)输液反应:输液反应通常出现在静脉滴注开始后的 0.5~2 小时之内，其特征为发热、畏寒、寒战、低血压、风疹、血管神经性水肿以及肺部事件，还可能发生肿瘤的快速溶解和肿瘤溶解综合征的症状。中止静脉滴注后，这些症状一般是可以逆转的。可采用苯海拉明和对乙酰氨基酚对静脉滴注症状进行治疗。此外，还可采用支气管扩张剂或静脉滴注生理盐水进行治疗。当症状和体征完全缓解后，患者继续接受治疗很少再次出现严重的输液反应，可以减慢 50% 的速度重新开始静脉滴注治疗。外周血恶性肿瘤细胞数目高(>25×10⁹/L)或肿瘤负荷较高的患者，如慢性淋巴细胞白血病患者，发生严重输液反应的风险相对较高。首次进行静脉滴注时应对患者进行密切观察，减慢静脉滴注速度，或者在第一个治疗周期中将一次给药剂量分为两份，在两天内完成给药。如果淋巴细胞数目仍然大于 25×10⁹/L，则在后续的治疗周期中仍应按此方式给药。

(2)超敏反应:主要是速发型超敏反应，可准备肾上腺素、抗组胺药和皮质类固醇，以便发生超敏反应时立即使用。

(3)肺部事件:肺部事件包括组织缺氧、肺浸润和急性呼吸衰竭。具有肺功能不全或者肺部肿瘤浸润病史的患者愈后不良的风险较大，在治疗中应倍加小心。对于发生严重肺部事件的患者应该立即中止静脉滴注，对其进行积极的对症治疗，密切观察患者，直到其症状完全缓解为止。

(4)肿瘤溶解综合征:主要表现为高尿酸血症、高钾血症、低钙血症、高磷酸酯酶血症、急性肾衰竭、血清乳酸脱氢酶水平升高。对于高肿瘤负荷或外周血恶性细胞数目高(>25×10⁹/L)的患者，如慢性淋巴细胞白血病患者，应考虑到肿瘤溶解综合征的预防问题，应该在复苏设备齐全且即时可用的环境中，而且在经验丰富的肿瘤学 / 血液学医生的密切监视下对患者进行利妥昔单抗静脉滴注治疗。

滴注后,还应对这些患者进行密切的和适当的实验室监测。

(5)心血管事件:在利妥昔单抗静脉滴注过程中可能会发生低血压,所以在静脉滴注之前12小时及静脉滴注过程中,应该考虑停用抗高血压药物。此外,还可能发生心绞痛或心律失常等事件,如:心房扑动、纤颤、心力衰竭和心肌梗死。因此,对于有心脏病史的患者应该进行密切的监测。

(6)血细胞计数检测:利妥昔单抗应用于自体骨髓移植和其他可能具有骨髓功能减弱风险的人群中,并没有产生骨髓毒性。尽管如此,在采用利妥昔单抗作为单一治疗或与环磷酰胺、多柔比星、长春新碱、泼尼松化疗相结合时,应定期进行全血细胞计数检查。

(7)低丙种球蛋白血症:表现为IgA、IgG或IgM低于正常值下限,但患者的总体感染率或严重感染率没有增加。

(8)感染:利妥昔单抗不得用于治疗同时患有严重活动性感染的患者。

(9)乙型肝炎病毒感染:在开始利妥昔单抗治疗前对患者进行乙型肝炎病毒的筛查,至少应包括乙型肝炎表面抗原和乙型肝炎核心抗体指标。不应对处于活动性乙型肝炎的患者使用利妥昔单抗。对于乙型肝炎病毒血清学检测阳性的患者,在开始接受治疗前应咨询肝病专科医生的意见,同时应对其开展监测并遵循医疗标准进行处理,以预防乙型肝炎病毒再激活的发生。

(10)进行性多灶性白质脑病:在治疗非霍奇金淋巴瘤患者和慢性淋巴细胞白血病患者时,对报告有神经学症状的患者鉴别诊断时应考虑到进行性多灶性白质脑病。出现进行性多灶性白质脑病的患者,应考虑停用利妥昔单抗,合并使用的化疗或者免疫抑制治疗也应停用或者减量。

(11)严重的皮肤反应:表现为副肿瘤性天疱疮、史-约综合征、苔藓样皮炎、水泡大疱性皮炎和中毒性表皮坏死松解症。这些反应的发生时间不定,有利妥昔单抗暴露第一天发生的情况。中毒性表皮坏死溶解症和史-约综合征可能产生致命后果,若出现疑似与利妥昔单抗有关的此类事件,应永久停止使用。

(12)胃肠道反应:利妥昔单抗联合化疗治疗非霍奇金淋巴瘤患者时,可能发生胃肠穿孔。

(13)免疫接种:采用利妥昔单抗治疗以后,不建议使用活病毒疫苗进行接种,可以接受非活疫苗的接种,但对非活疫苗的应答率可能会下降。患者在治疗前对多种抗原(肺炎球菌、A型流感、腮腺炎、风疹和水痘)产生的抗体滴度均值在使用利妥昔单抗治疗后至少能维持6个月。

3. 药学监护

(1)监护输液反应:每次滴注利妥昔单抗前应预先使用解热镇痛药(如对乙酰氨基酚)和抗组胺药(如苯海拉明),还应预先使用糖皮质激素,以降低输液反应的发生频率及严重程度。

(2)监护静脉滴注速度:初次滴注时,推荐起始滴注速度为50mg/h。如果无输液反应,可每30分钟增加50mg/h,直至最大速度400mg/h。后续滴注时,起始滴注速度可为100mg/h,每30分钟增加100mg/h,直至最大速度400mg/h。

(3)采用利妥昔单抗的治疗应在具有完备复苏设备的病区内进行,并在有经验的肿瘤医师或血液科医师的直接监督下进行。

四、研究进展

1. 相同或类似靶点药物

以CD_{20}为靶点的抗体药物分为三代:第一代是以利妥昔单抗为代表的嵌合或者鼠源单抗;第二代抗CD_{20}单抗通过人源化或者全人源改造后,降低了免疫原性,减少了不良反应,以奥法木单抗为代表;由于第二代抗CD_{20}的人源化程度提高,抗体的特异性和抗原结合的亲和力有一定下降。因此,对抗体Fc段进行改造的第三代抗CD_{20}单抗逐渐走入市场,以奥妥珠单抗为代表,其抗体的Fc片段经过了糖基化修饰。

(1)奥法木单抗:奥法木单抗(ofatumumab)是第一个上市的全人源抗CD_{20}单抗。用于治疗使用氟达拉滨和阿仑单抗治疗后病情进一步恶化的慢性淋巴细胞白血病患者。它是全人源化抗CD_{20}单克隆抗体,可特异性地与CD_{20}小分子和CD_{20}细胞外环结合。体外实验表明,奥法木单抗的Fab区域

与 CD_{20} 分子结合,Fc 区介导免疫效应使 B 淋巴细胞溶解,其主要通过补体依赖的细胞毒性作用和抗体依赖性细胞介导毒性作用导致细胞溶解。

(2)奥瑞珠单抗:奥瑞珠单抗(ocrelizumab)是第二代抗 CD_{20} 的单克隆抗体,有着标志性意义的未来重磅药物。首个在多发性硬化领域获得突破性疗法的产品,用于治疗复发型多发性硬化和原发进展型多发性硬化,是首个治疗原发进展型多发性硬化的药物。

(3)维妥珠单抗:维妥珠单抗(veltuzumab)是全人源化二代抗 CD_{20} 单克隆抗体药物,适应证包括非霍奇金淋巴瘤、慢性淋巴细胞白血病、免疫性血小板减少症等。2015 年,FDA 授予维妥珠单抗在免疫性血小板减少症领域罕用药的资格。

(4)奥妥珠单抗:奥妥珠单抗(obinutuzumab)是第三代抗 CD_{20} 单克隆抗体,抗体 Fc 段经过了糖基化修饰,提高了抗体的特异性及与抗原结合的亲和力。与氯苯丁酸钠联合使用,用于治疗未经治疗的慢性淋巴细胞白血病;与苯达莫司汀联合使用,二线治疗复发性滤泡性淋巴瘤。

(5)乌妥昔单抗:乌妥昔单抗(ublituximab)是第三代抗 CD_{20} 单抗,糖基化 CD_{20} 嵌合型单克隆抗体。与利妥昔单抗相比,乌妥昔单抗的优点是:对 CD_{20} 低表达的肿瘤敏感;与特定的 CD_{20} 表位结合;相对强化的参与先天性免疫系统的能力,特别是抗体依赖的细胞介导的细胞毒性作用。目前用于治疗慢性淋巴细胞白血病、非霍奇金淋巴瘤。

(6)奥卡妥珠单抗:奥卡妥珠单抗(ocaratuzumab)是第三代抗 CD_{20} 单抗,人源化单抗。与利妥昔单抗和奥法木单抗相比,奥妥珠单抗补体依赖性细胞毒性反应效应更弱,但是抗体依赖的细胞介导的细胞毒性作用、抗体依赖性细胞吞噬作用更强,并且具有更强的直接 B 淋巴细胞杀伤效应,用于治疗慢性淋巴细胞白血病和滤泡性淋巴瘤。

2. 国内上市情况

(1)奥法木单抗:2009 年经美国 FDA 批准,奥法木单抗在美国上市,这是第一个上市的全人源抗 CD_{20} 单抗,用于治疗慢性淋巴细胞白血病。

(2)奥瑞珠单抗:2013 年 11 月经美国 FDA 获批上市;2019 年 9 月在中国提交进口新药上市申请,同年 12 月被纳入优先审评程序;2021 年 6 月 1 日正式获 CDE 批准用于治疗滤泡性淋巴瘤。

(3)维妥珠单抗:2019 年 6 月 10 日经美国 FDA 加速批准上市。

(4)奥妥珠单抗:2013 年获 FDA 批准上市,用于治疗慢性淋巴细胞白血病和复发或难治性滤泡性淋巴瘤。

3. 新适应证与新剂型　利妥昔单抗对于一些疾病也是有效的,如急性系统性血管炎、系统性红斑狼疮、肾病综合征、视肌阵挛综合征、实体器官移植的急性和慢性排斥反应的预防和治疗,以及移植后的淋巴细胞增生。

2017 年 6 月 22 日,美国 FDA 正式批准利妥昔单抗和人类透明质酸酶联合疗法用于治疗患有滤泡性淋巴瘤、弥漫性大 B 细胞淋巴瘤和慢性淋巴细胞白血病的成人患者。这项批准使患者能够皮下注射利妥昔单抗,给药时间可缩至 5~7 分钟。新的批准涵盖了先前批准用于利妥昔单抗的多种适应证,包括滤泡性淋巴瘤、弥漫性大 B 细胞淋巴瘤和慢性淋巴细胞白血病。批准规定皮下治疗方案只能在患者至少接受过一次利妥昔单抗静脉注射治疗,因为在第一次静脉滴注过程中存在过敏和其他严重副作用的风险。此外,还被批准用于治疗一些类风湿关节炎或罕见的自身免疫病患者。

第六节　基于血管内皮生长因子为靶点的单克隆抗体药物——贝伐珠单抗

一、药物发现

1. 药物性质　贝伐珠单抗(bevacizumab)是一种靶向肿瘤血管内皮生长因子(vascular

endothelial growth factor, VEGF) 的单克隆抗体, 可通过特异性结合 VEGF 而阻断 VEGF 激活 VEGFR, 影响肿瘤血管的渗透性、增生以及内皮细胞迁移与存活, 达到抑制肿瘤血管生成、生长以及转移的效果, 是一种毒副作用小、相对安全有效的肿瘤治疗策略。贝伐珠单抗是一种 IgG1 型的人源化单克隆抗体, 分子量约为 149kDa, 其人源化序列部分占比 93%, 一方面降低了人体对抗体的免疫反应, 另一方面人源 IgG1 型抗体的 Fc 区域可激活 ADCC 和 CDC 效应, 从而增强贝伐珠单抗的抗肿瘤效果;7% 的鼠源序列部分起关键的特异性识别、结合所有亚型 VEGF 的作用。

2. 靶点发现

(1) VEGF 分子的发现:1971 年学者 Judah Folkman 首次在国际著名杂志 *The New England Journal of Medicine* 上提出肿瘤发展依赖血管, 并提出抗 "肿瘤血管生成因子"(tumor angiogenesis factor, TAF) 以遏制肿瘤的观点, 由于技术受限, Judah Folkman 没有分离得到明确的 "肿瘤血管生成分子"。直到 1989 年, Ferrara N 等学者利用硫酸铵沉淀和肝素亲和层析分离并命名了血管内皮生长因子 (VEGF), 并确立了 VEGF 在肿瘤血管生成中的重要作用, 为开发拮抗 VEGF 抑制新生血管生成的抗肿瘤疗法奠定了基础。

(2) VEGF 在血管生成中的作用及作用机制:新生血管生成是指通过内皮细胞的增殖和迁移在原先血管的尖端以出芽等方式形成新的毛细血管的过程, 其不仅发生在胚胎发育、组织修复等生理状态下, 而且在肿瘤生长、炎症性疾病、神经病变等病理过程中起着重要作用。在恶性肿瘤发展过程中, 从细胞癌变到肿瘤直径增长至 2mm, 肿瘤可从所处微环境中获取其生长所需物质。当肿瘤直径大于 2mm 时由于微环境中营养物质和氧气等物质难以满足肿瘤快速生长, 需要依赖血管提供营养物质, 因此肿瘤会分泌多种促血管生成因子诱导新生血管生成, 为肿瘤生长建立营养代谢网络。VEGF 促血管生成机制, 如图 6-5 所示。

(3) 促血管生成因子的种类多样:这些促血管生成因子主要包括 VEGF、PDGF、bFGF、HGF、EFGF、angiogenin 等。大家常说的 VEGF 主要指发挥血管生成和维持作用的 VEGFA 分子, 因剪接产生的常见亚型还有 VEGFA121、VEGFA165、VEGFA189 和 VEGFA206, 分别含有 121、165、189 和 206 个氨基酸, 常以二聚体形式存在。还有一种 VEGF 的说法是指 VEGF 家族的 7 个成员, 分别是 VEGFA、VEGFB、VEGFC、VEGFD、VEGFE、VEGFF 和 PIGF, 与其受体 VEGFR1/2/3 特异性结合。已有研究表明, VEGF 在多种人类恶性肿瘤中高表达, 包括肺癌、结直肠癌、肾癌、乳腺癌、宫颈癌、卵巢癌、脑胶质瘤和甲状腺癌等, 且 VEGF 与肿瘤患者的不良预后呈相关性。因此, VEGF/VEGFR 信号轴的抑制一直是抗肿瘤治疗研究的热点。

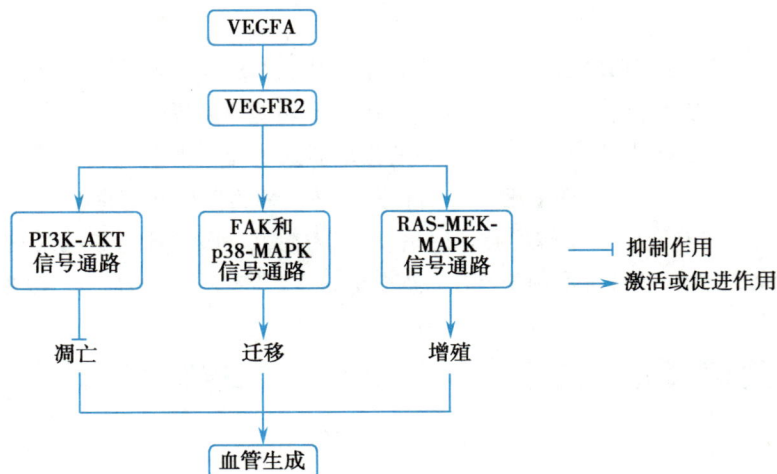

图 6-5 VEGF 促进血管生成机制

3. 上市历史　2004 年 2 月,FDA 批准了靶向 VEGF 的人鼠嵌合 IgG1 型单克隆抗体贝伐珠单抗(bevacizumab)上市,其首个适应证是转移性结直肠癌。2017 年被批准单独用于复发性恶性胶质瘤疾病治疗中。多种与化疗药物的联用方案被批准用于非小细胞肺癌、转移性肾细胞癌、卵巢癌、转移性乳腺癌等,成为一种临床广泛使用的"重磅炸弹级"药物,全球销售额多年稳居前十行列。

二、药理作用

1. 作用机制　贝伐珠单抗的主要作用机制是拮抗 VEGF,而非直接作用于肿瘤细胞的细胞毒作用。VEGF 是一种血管生成过程中重要的因子,在多数人类肿瘤内皮细胞中过度病理表达。贝伐珠单抗可以高亲和力地选择性结合 VEGF,通过阻断 VEGF 与其血管内皮细胞表面上的受体结合,阻断 PI3K-Akt/PKB 和 Ras-Raf-MEK-ERK 等信号通路的传导,从而抑制血管内皮细胞的生长、增殖、迁移以及血管新生,降低血管渗透性,阻断肿瘤组织的血液供应,抑制肿瘤细胞的增殖和转移,诱导肿瘤细胞凋亡,从而达到抗肿瘤的治疗效果。

贝伐珠单抗在体内发挥作用主要分为三个阶段:①贝伐珠单抗治疗初期,由于 VEGF 水平下降,肿瘤血管管腔闭陷,血流量减少,内皮细胞发生凋亡。肿瘤微血管系统退化导致肿瘤内部血液灌注减少,肿瘤生长停滞。②在贝伐珠单抗的持续治疗下,肿瘤部位由于高水平 VEGF 所形成的形态紊乱、通透性高的肿瘤血管逐渐趋于正常化,这一变化使化疗药物更容易进入肿瘤内部,提高了肿瘤部位对于化疗药物的敏感度。③贝伐珠单抗治疗后期,肿瘤血管系统大量坏死,肿瘤相关血管新生与再生被抑制。不成熟的血管被去除,成熟的具有正常功能的血管被保留,这一过程使得肿瘤内部的血管系统重塑。

2. 药效学效应　贝伐珠单抗可以抑制多种肿瘤的生长、侵袭、转移以及肿瘤组织中毛细血管的生长。

(1)体外实验结果:体外研究实验证实,贝伐珠单抗与 A4.6.1(鼠源抗 VEGF 抗体)均可以抑制 VEGF 对于内皮细胞的诱导增殖作用,且二者作用相当,半数有效剂量(ED_{50})分别为 50ng/ml±5ng/ml 和 48ng/ml±8ng/ml。

(2)临床前体内药效结果:非临床肿瘤模型研究表明,单独给予贝伐珠单抗可以明显抑制乳腺癌、前列腺癌等肿瘤模型的肿瘤生长。由于其直接作用于 VEGF 而非肿瘤细胞本身,故在使用时与其他细胞毒性药物联用可发挥更好的癌症治疗作用。研究表明,在前列腺癌、卵巢癌等肿瘤模型中,紫杉醇与贝伐珠单抗联用对肿瘤生长的抑制作用显著高于两种药物单独使用,可以克服多西紫杉醇单独使用时肿瘤对于内皮细胞的保护作用,有效抑制了肿瘤部位的血管生成。

3. 药代动力学　贝伐珠单抗注射剂的临床推荐剂量为 5mg/kg,每 2 周静脉注射 1 次。静脉给药后,平均清除半衰期为 20 天,预测达到稳态时间为 100 天,未发现稳态血药浓度与患者的年龄、性别间的相关性。贝伐珠单抗的剂量为 10mg/kg,每 2 周 1 次治疗时,其血清蓄积率为 2.8;剂量减半时,平均表观分布容积为 2.9L,清除率为 0.23L/d。性别、体重和肿瘤负荷不同时,清除率会有所差异。男性使用者比女生使用者对贝伐珠单抗的清除率更高(0.25L/d vs. 0.20L/d),平均表观分布容积也更大。肿瘤负荷高的患者贝伐珠单抗的清除率高(0.25L/d vs. 0.20L/d)。

截至目前,没有研究表明在与化疗药物联合使用时,贝伐珠单抗会与之发生药物间相互作用;与伊利替康 + 氟尿嘧啶 / 四氢叶酸联用时,其血清峰浓度、血浆清除率和表观分布容积均无明显变化。

三、临床应用

1. 主要适应证　由于贝伐珠单抗良好的抑制血管生成特性,其被批准用于转移性结直肠癌、非小细胞肺癌、复发性胶质母细胞瘤、转移性肾细胞癌、宫颈癌和卵巢癌等癌症治疗。

(1)转移性结直肠癌:2004 年,美国 FDA 批准贝伐珠单抗上市,与氟尿嘧啶联用作为一线治疗方法用于转移性结直肠癌。一项Ⅲ期临床试验结果表明,贝伐珠单抗的加入可以显著提高接受伊利替康＋氟尿嘧啶／四氢叶酸(IFL)联合治疗的患者的生存期。

(2)非鳞状非小细胞肺癌:2006年,贝伐珠单抗联用卡铂和紫杉醇被获批为不可切除的晚期、转移性或复发性非鳞状非小细胞肺癌(NSCLC)的一线疗法。Ⅲ期临床试验研究表明,在以往未接受过化疗的NSCLC患者中,贝伐珠单抗的联用不仅能够提高患者的生存期,还延长了患者的无进展生存期。

(3)胶质母细胞瘤:Ⅱ期临床研究表明,贝伐珠单抗与洛莫司汀联用治疗,虽对患者的总生存期无明显改善,但是可以减少患者接受类固醇药物治疗的比率,并且联用组无进展生存期显著增长。

(4)肾癌:与干扰素-2α联用作为晚期／转移性肾癌的一线治疗方案。

(5)难治性宫颈癌:单药用于难治性宫颈癌治疗。

(6)卵巢癌:与化疗药物联用治疗顺铂耐药的卵巢癌。

2. 注意事项　尽管贝伐珠单抗在多种肿瘤治疗的广泛应用已使全球超过100万名患者获益,包括延长患者的生存期和改善生存质量,并为临床治疗提供了更多元的疗法,贝伐珠单抗作为人源化改造的蛋白质药物也使其具有低毒性和低免疫原性,但由于VEGF不仅在病理性血管新生中发挥重要作用,也在生理性血管的新生、维持中举足轻重。临床试验发现,贝伐珠单抗用药可能导致出血、高血压、蛋白尿、血栓栓塞、胃肠道穿孔、伤口愈合延迟或开裂、心肌梗死等不良反应,因此在临床应用时应谨慎用药。使用条件,如图6-6所示:

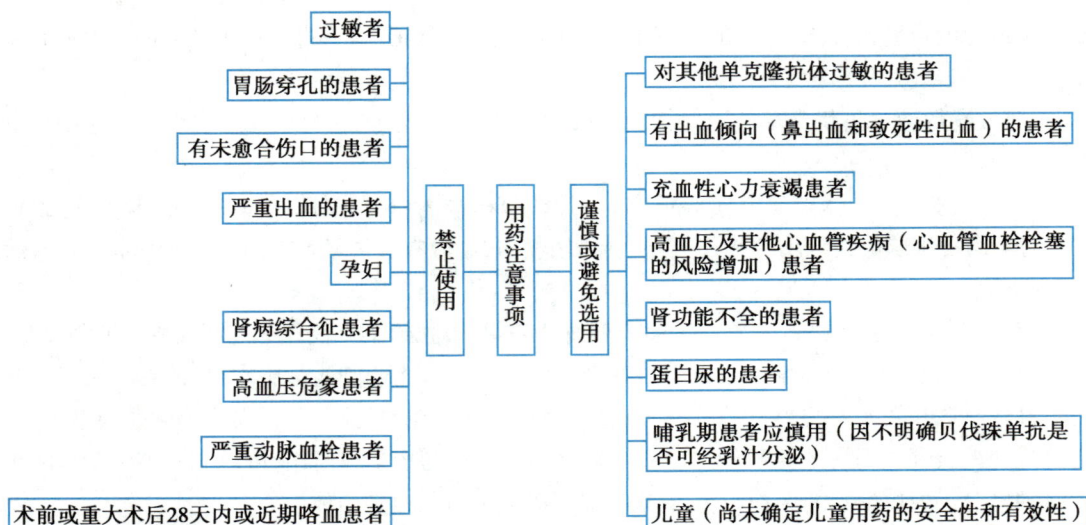

图 6-6　贝伐珠单抗禁止使用或谨慎使用的条件

3. 药学监护

(1)经过大量临床试验证实,贝伐珠单抗在大多数患者中安全、可控且疗效稳定。

(2)监测贝伐珠单抗治疗的安全性、有效性和药物不良反应。

(3)收集和提供贝伐珠单抗的最新情报和信息,开展药学咨询和评估。

四、研究进展

1. 相同或类似靶点药物

(1)贝伐珠单抗生物类似药:2010年2月,贝伐珠单抗在中国上市,伴随着2019年贝伐珠单抗原研药专利的到期,国内外贝伐珠单抗生物类似药相继上市。

(2)抗VEGF的Fab片段:雷珠单抗(ranibizumab)是从与贝伐珠单抗同来源的亲本小鼠抗体库中分离后经人源化的重组抗VEGF单克隆抗体Fab片段,目前被批准用于治疗湿性(新生血管性)老年性黄斑变性(age related macular degeneration,AMD)。

(3)可溶性 VEGFR-Fc 融合蛋白:如阿柏西普(aflibercept)是 VEGFR1 和 VEGFR2 两种受体胞外区与人免疫球蛋白 Fc 段重组形成的融合蛋白,可与 VEGF 紧密结合,是一种新型抗 VEGF 药物。2011 年 11 月 18 日,美国 FDA 已批准阿柏西普用于治疗湿性 AMD,2012 年 9 月又批准用于视网膜静脉阻塞(retinal vein occlusion,RVO)继发黄斑水肿,以及糖尿病黄斑水肿等适应证。

2. 国内上市情况　随着 2019 年 12 月 9 日 CDE 批准了贝伐珠单抗生物类似药在中国上市,国内的贝伐珠单抗生物类似药进入多家企业研制上市的阶段,我国贝伐珠单抗生物类似药上市情况,如图 6-7 所示。

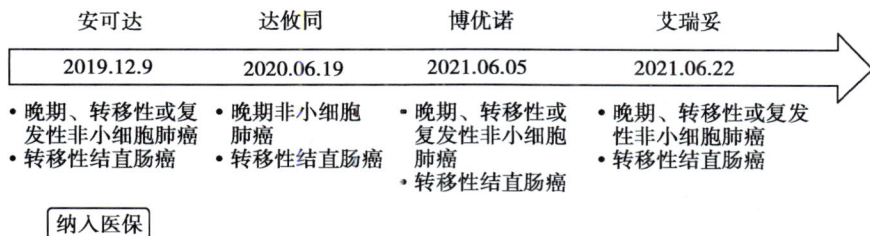

图 6-7　中国贝伐珠单抗生物类似药上市情况

雷珠单抗、康柏西普和阿柏西普是三款在中国上市的用于治疗眼底疾病的抗 VEGF 单克隆抗体药物,目前获批的适应证包括湿性老年性黄斑变性、视网膜静脉阻塞、糖尿病黄斑水肿和病理性近视脉络膜新生血管。

3. 新适应证　近年来,贝伐珠单抗也逐渐被用于由于眼内新生或血管渗漏引起的老年黄斑变性、糖尿病视网膜病变等眼部疾病,在这些疾病中采用贝伐珠单抗的晶状体内注射显著恢复了患者视力,表现出良好的使用安全性。

第七节　抗体偶联药物——吉妥单抗

一、药物发现

1. 药物性质　吉妥单抗(gemtuzumab ozogamicin,GO)为重组人源化抗 CD_{33} 单克隆抗体与具有细胞毒性的卡利奇霉素的复合物,是一种抗体药物结合体。CD_{33} 在髓系祖细胞膜表面高表达,当吉妥单抗与 CD_{33} 结合后,迅速内化,通过溶酶体酶的作用释放卡利奇霉素,诱导 DNA 断裂。同时,介导 DNA 修复的 ATM/ATR 通过磷酸化细胞周期检查点激酶 Chk1 和 Chk2,最终导致细胞周期停滞。吉妥单抗用于治疗 CD_{33} 阳性的急性髓系白血病。

2. 靶点发现　吉妥单抗是靶向 CD_{33} 的单克隆抗体,与具有细胞毒性的卡利奇霉素共价连接。CD_{33} 作为急性髓系白血病患者普遍的抗原标记物,成为免疫治疗的潜在靶点。CD_{33} 存在于 90% 急性髓系白血病患者中,是一个 67kDa 跨膜细胞表面糖蛋白,是唾液酸结合免疫球蛋白样凝集素家族的重要成员,在髓样分化的细胞中高表达。CD_{33} 通过酪氨酸残基磷酸化后招募含有酪氨酸磷酸酶 SHP-1 和 SHP-2 的酪氨酸激酶 Src 同源 2 结构域来抑制细胞信号转导。这些磷酸酶的募集导致与各种细胞过程相关的激活信号减弱,如钙动员、细胞因子释放和转录激活。CD_{33} 在与抗体结合时被内化,是开发基于抗体疗法的理想候选靶点。

3. 上市历史　吉妥单抗于 2000 年获得了美国 FDA 的批准,用于治疗表达 CD_{33} 抗原的复发老年急性髓系白血病,但由于急性髓系白血病患者接受吉妥单抗联合强化化疗的早期死亡增加,吉妥单抗于 2010 年退出市场。2017 年,根据分次给药方案的临床疗效和安全性的新数据,使其重新获得批准用于治疗新诊断和复发/难治性急性髓系白血病。2017 年 9 月 1 日,美国 FDA 批准吉妥单抗用于治疗表达 CD_{33} 抗原的新诊断成人急性髓系白血病,同时也批准用于治疗 2 岁及以上 CD_{33} 阳性难治或复发急性髓系白血病患者。2020 年 6 月 16 日,美国 FDA 将吉妥单抗用于新诊断的 CD_{33} 阳性急性髓系白血病的适应证延伸至 1 个月及以上的儿科患者。

二、药理作用

1. 作用机制　吉妥单抗是一种靶向 CD_{33} 的抗体药物结合物。抗体部分识别人 CD_{33} 抗原,小分子 *N*-乙酰基-*γ*-卡利奇霉素是一种细胞毒性剂,通过连接分子共价连接到抗体上。吉妥单抗的抗癌活性是由于该抗体药物结合物与表达 CD_{33} 的肿瘤细胞结合后,抗体药物结合物-CD_{33} 复合物内化,通过水解连接分子,在细胞内释放药物卡利奇霉素,诱导双链 DNA 断裂。同时,介导 DNA 修复的 ATM/ATR 通过磷酸化细胞周期检查点激酶 Chk1 和 Chk2,最终导致细胞周期停滞。此外,CD_{33} 通过在酪氨酸残基磷酸化后招募含有酪氨酸磷酸酶 SHP-1 和 SHP-2 的酪氨酸激酶 Src 同源 2 结构域,具有抑制细胞信号转导的作用(图 6-8)。

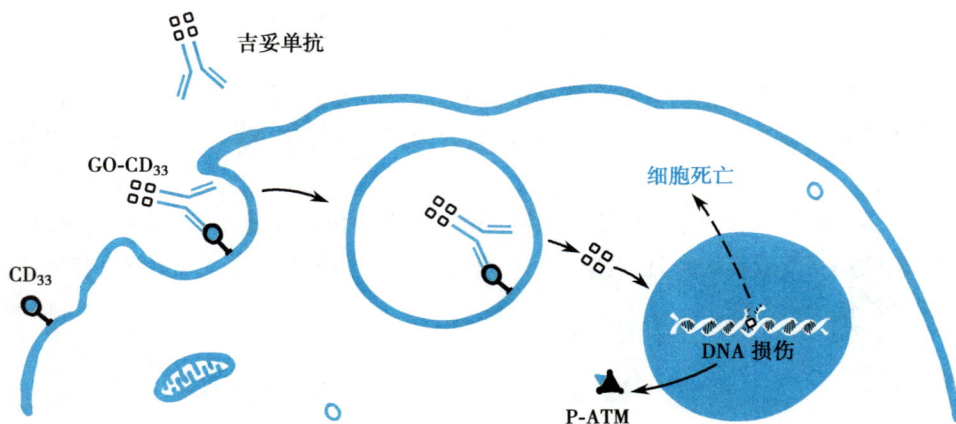

图 6-8　吉妥单抗作用机制示意图

2. 药效学效应　高百分比的 CD_{33} 抗原位点的饱和能最大限度地传递卡利奇霉素对白血病细胞的作用,$9mg/m^2$ 是提供 CD_{33} 结合位点最佳饱和度的最佳剂量,使用吉妥单抗(2 剂 $9mg/m^2$)治疗首次复发的成人急性髓系白血病患者,16% 的患者完全缓解,另有 13% 的患者完全缓解,但血小板恢复不完全。60 岁以下和 60 岁以上的患者的缓解率没有差异。11 名儿童和青少年接受了 2 剂 $9mg/m^2$ 吉妥单抗治疗,其中约三分之一的儿童和青少年在治疗结束后骨髓母细胞数低于 5%。

3. 药代动力学　当吉妥单抗以 $9mg/m^2$(2 剂,间隔 14 天)给药时,患者在第一次给药后的 C_{max} 为 3.0mg/ml,第二次给药后增加到 3.6mg/ml。在体外实验中,约 97% *N*-乙酰基-*γ*-卡利奇霉素与人血浆蛋白结合。群体药代动力学分析发现,抗体的总分布体积 V_1 和 V_2 之和约为 21.4L。血浆中吉妥单抗的清除率在第一次给药后为 0.35L/h,第二次给药后为 0.15L/h,下降约 60%。吉妥单抗在血浆中最终的半衰期($t_{1/2}$)为第一次给药后 62 小时和第二次给药后 90 小时。体外研究表明,*N*-乙酰基-*γ*-卡利奇霉素主要通过二硫化物部分的非酶促还原进行代谢。年龄、种族、性别、轻度或中度肾损害、轻度肝损伤对吉妥单抗的药代动力学没有显著影响。

三、临床应用

1. 主要适应证　成人新诊断的髓系细胞 CD_{33} 阳性的急性髓系白血病;2 岁及以上儿童和成人

的复发/难治性髓系细胞 CD_{33} 阳性的急性髓系白血病。

2. 注意事项

（1）输液反应：吉妥单抗静脉滴注期间或之后 24 小时内，可能发生致命的输液反应。在输液期间，以及之后至症状完全消失之前，均要监测患者的生命体征。对于怀疑与输液相关的反应，尤其是呼吸困难，支气管痉挛或低血压的患者，应立即中断输液。

（2）肝毒性：部分使用吉妥单抗作为单一药物或联合化疗方案的患者出现了肝中毒，包括危及生命甚至致命的不良事件。单独给予高剂量吉妥单抗治疗的成年患者、治疗前有中度或重度肝损伤的患者、接受造血干细胞移植后使用吉妥单抗治疗的患者以及接受吉妥单抗治疗后进行造血干细胞移植的患者，发生静脉阻塞性肝病的风险更高。在每次注射吉妥单抗之前需评估患者谷丙转氨酶、谷草转氨酶、总胆红素和碱性磷酸酶的水平。吉妥单抗治疗后，需监测患者是否存在发生静脉阻塞性肝病的体征和症状。若患者出现肝中毒的症状应中断吉妥单抗的使用。

（3）出血：每次给予吉妥单抗前都要评估血细胞计数；在治疗过程中监测出血征兆/症状；当出现严重出血或持续性血小板减少时，应中断治疗，并提供适当的医疗护理。

（4）QT 间期延长：接受含卡利奇霉素药物治疗的患者中观察到 QT 间隔延长。有 QT 间隔延长病史或易感性，正在服用已知会延长 QT 间隔或有电解质紊乱的药物的患者，在开始用药之前和治疗期间，应观测心电图和电解质。

（5）孕妇或哺乳妇女：动物数据报告吉妥单抗对孕妇给药可能会引起胚胎伤害；哺乳期间应停药或停止哺乳。

3. 药学监护

（1）监护输液反应：用药前 1 小时应使用糖皮质激素、抗组胺药，以降低输液反应的发生频率及严重程度。

（2）监护肝功能、血常规和心脏功能。

（3）药品应避光储存于 2~8℃，并避免剧烈震晃。

四、研究进展

1. 相同或类似靶点药物

（1）$SGN-CD_{33A}$：一种靶向 CD_{33} 的新型抗体偶联药物，由吡咯苯二氮平类二聚体化合物组成。临床试验中，50% 的患者存在骨髓发育不良，剂量探索过程中出现两例剂量限制性毒副作用（1 例 2 级肺栓塞和 1 例 4 级骨髓细胞减少）。2016 年 12 月 28 日，在临床试验中造成 6 例肝毒性，其中 4 人死亡，因此，一个临床试验被叫停，另外两个停止招募。

（2）IMGN779：是一种具有新型 DNA 烷基化效应分子的 CD_{33} 靶向抗体 - 药物偶联物，可诱导急性髓系白血病细胞的 DNA 损伤、细胞周期阻滞和凋亡。IMGN779 利用独特的烷基化 DNA 有效载荷，以良好的耐受性达到强大的抗肿瘤效果。IMGN779 的一项临床研究显示（NCT02674763），50 例患者接受 IMGN779 后，没有剂量限制毒性，治疗的不良事件有发热性中性粒细胞减少、鼻出血、恶心、腹泻、疲劳、腹痛和低钾血症，初步结果安全有效。

（3）AMG330：是一种靶向 CD_{33} 和 CD_3 的双特异性抗体，可将细胞毒性 T 淋巴细胞导向到表达 CD_{33} 的急性髓系白血病细胞，进而杀死靶细胞。AMG330 正在进行 I 期临床试验（NCT02520427），在患者的剂量递增研究中显示是安全和可耐受的。AMG330 在新诊断急性髓系白血病患者标本中的细胞毒性显著高于复发/难治性疾病患者。

（4）$SGN-CD_{123A}$：是一种靶向 CD_{123} 的抗体 - 药物结合物，使用连接分子将吡咯并苯并二氮杂环庚三烯二聚体细胞毒物和带有半胱氨酸的人源化 CD_{123} 抗体进行位点特异性结合。对于传统化疗耐药的急性髓系白血病患者，治疗选择是有限的，需要新的治疗药物。IL3 受体 α（IL3Ra，CD_{123}）在大多数急性髓系白血病细胞上都有表达。与正常造血干细胞相比,它在白血病细胞上的表达增加,这使得它成为抗体治疗的一个有吸引力的靶点。SGN-CD$_{123A}$的作用机制是诱导急性髓系白血病细胞 DNA 损伤反应通路的激活、细胞周期变化和凋亡。

2. 国内上市情况

(1)维迪西妥单抗:2021 年,CDE 通过优先审评审批程序附条件批准注射用维迪西妥单抗上市。该药品为我国自主研发的创新抗体偶联药物,适用于至少接受过两种系统化疗的 HER-2 过表达局部晚期或转移性胃癌(包括胃食管结合部腺癌)患者的治疗。维迪西妥单抗是我国首个获得美国 FDA、中国 CDE 突破性疗法双重认定的抗体偶联药物。

(2)恩美曲妥珠单抗:2020 年,恩美曲妥珠单抗在中国的上市申请获得 CDE 正式批准,单药用于接受了紫杉烷类联合曲妥珠单抗为基础的新辅助治疗后仍残存侵袭性病灶的 HER-2 阳性早期乳腺癌患者的辅助治疗。成为中国批准上市的首个抗体偶联药物,也填补了我国 HER-2 阳性乳腺癌患者在新辅助治疗后未达到病理完全缓解的治疗空白。

(3)维布妥昔单抗:2020 年,CDE 正式批准抗体偶联药物维布妥昔单抗用于治疗复发或难治性系统性间变性大细胞淋巴瘤或 CD$_{30}$ 阳性霍奇金淋巴瘤成人患者。

3. 新适应证与新剂型

SGN-CD$_{33A}$ 用于治疗异基因造血干细胞移植后复发性急性髓系白血病,核蛋白 NPM1 突变 - 阳性复发急性髓系白血病。IMGN779 用于治疗复发性 / 难治性急性髓系白血病。在体内,SGN-CD$_{123A}$ 的治疗可在播散性疾病模型中根除急性髓系白血病,在皮下异种移植模型中缓解,在多药耐药异种移植模型中显著延迟生长,以及患者来源的异种移植急性髓系白血病模型的持久完全缓解。

第八节　抗体融合蛋白——依那西普

一、药物发现

1. 药物的性质

依那西普(etanercept)是一种人源化的重组肿瘤坏死因子(tumor necrosis factor,TNF)受体与抗体 IgG Fc 片段融合的可溶性蛋白,由中国仓鼠卵巢细胞表达系统产生,分子量约为 150kDa,包括 934 个氨基酸。依那西普是一个二聚体结构,由 TNF 受体的胞外配体结合蛋白(TNFR/p75)与人 IgG Fc 部分连接组成。依那西普作为 TNF-α 和 TNF-β 的抑制剂,通过与 TNF 特异性结合,阻断 TNF 与细胞表面受体结合,从而抑制 TNF 介导的异常免疫反应。

2. 靶点发现

慢性炎症性疾病类风湿关节炎严重影响了人们的生活质量,临床上联合应用糖皮质激素和甲氨蝶呤来治疗该疾病。但是,有相当一部分患者由于不良反应而无法长期接受治疗。随着类风湿关节炎在病理生理学方面研究的不断进展,研究出了能够靶向抑制炎症因子的 DMARD。1998 年,依那西普获批成为第一个治疗类风湿关节炎的特异性抗细胞因子的药物。它与其他 TNF 抑制剂和抗细胞因子生物制剂 DMARD 一起,形成了那些对传统合成 DMARD 反应不足的患者的有效二线药物。

3. 上市历史

1998 年 11 月,依那西普获得美国 FDA 的批准上市,成为全球首个类风湿疾病生物治疗药物,此后在全球 80 多个国家上市。2017 年,依那西普在中国批准上市,用于治疗中度至重度活动性类风湿关节炎和重度活动性强直性脊柱炎。

二、药理作用

1. 作用机制

依那西普与 TNF-α 具有高度亲和力,通过与细胞外液中的可溶性 TNF-α 以及细胞膜表面的 TNF-α 特异性结合,竞争性的阻断 TNF-α 与细胞膜表面的 TNF 受体结合,降低 TNF 的活性,从而抑制 TNF 介导的异常免疫反应和炎症反应(图6-9)。

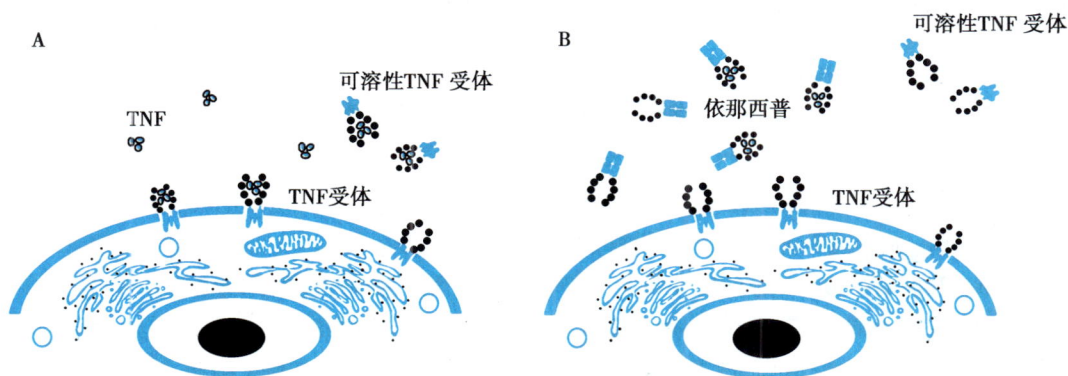

图 6-9 依那西普作用机制示意图

2. 药效学效应 依那西普作为一种 TNF 的抑制剂,经皮下注射吸收入血后,能够与细胞外液中的可溶性 TNF-α 结合,抑制 TNF 所介导的自身免疫反应,从而有效缓解由类风湿关节炎引起的关节疼痛、肿胀等症状。在毒性方面,依那西普没有明显的剂量限制性毒性或靶器官毒性。一系列体外和体内研究也认为依那西普没有遗传毒性。依那西普的不良反应较轻微,一般仅表现为在局部注射部位出现瘙痒或者发红、硬结的表现。有部分患者接受依那西普治疗后出现严重感染,但发生的概率极低。依那西普免疫原性很低,其药效不会因为与机体中产生的抗药物抗体形成免疫复合物而降低。

3. 药代动力学 依那西普的药代动力学似乎不受到年龄、性别、种族、心力衰竭或肾衰竭的影响。在男性和女性之间也无明显的药代动力学差异。依那西普的药代动力学在类风湿关节炎、强直性脊柱炎患者中类似。

(1)吸收:依那西普从皮下注射的部位缓慢吸收,在单次剂量后约 48 小时达峰值浓度,绝对生物利用度为 76%。单次皮下注射 25mg 依那西普后,正常人中测得的平均血清峰值浓度为 1.65μg/ml±0.66μg/ml。50mg 依那西普每周一次(n=21)和 25mg 依那西普每周二次(n=16)治疗的类风湿关节炎患者中的稳态平均血药浓度情况为:C_{max} 分别为 2.4mg/L 和 2.6mg/L;C_{min} 分别为 1.2mg/L 和 1.4mg/L。

(2)分布:依那西普被吸收后,可在机体内广泛分布,包括滑膜关节。依那西普的浓度时间曲线为双指数曲线,AUC 为 235(μg·h)/ml±96.6(μg·h)/ml,表观分布容积中间值为 7.6L,稳态分布容积为 10.4L。

(3)代谢:依那西普与 TNF 结合后,其复合物通过多肽和氨基酸途径进行代谢。

(4)排泄:依那西普从体内清除速度比较缓慢,半衰期长,为 70~100 小时。类风湿关节炎患者的清除率约为 0.066L/h,比健康人中的观察值 0.11L/h 略低。依那西普经代谢后在胆汁和尿液中循环并清除。

三、临床应用

1. 主要适应证

(1)类风湿关节炎:中度至重度活动性类风湿关节炎的成年患者,以及对甲氨蝶呤等 DMARD 无效时,可用依那西普与甲氨蝶呤联用治疗。

(2)强直性脊柱炎:重度活动性强直性脊柱炎的成年患者对常规治疗无效时可使用依那西普治疗。

(3)青少年特发性关节炎、斑块状银屑病、银屑病关节炎。

2. 注意事项

（1）常见不良反应：病毒、细菌和真菌感染，特别是上呼吸道感染；注射部位出现红斑、瘙痒、疼痛、肿胀、出血、瘀伤。

（2）罕见不良反应

1）血液和淋巴疾病：再生障碍性贫血、白细胞减少、骨髓增生异常综合征、中性粒细胞减少、全血细胞减少、血小板减少。

2）癌症：淋巴瘤、皮肤癌。

3）心肺疾病：充血性心力衰竭、间质性肺病。

4）胃肠道和肝脏疾病：自身免疫性肝炎，腹泻，转氨酶升高，炎症性肠病，恶心。

5）免疫紊乱和炎症：血管性水肿，过敏反应，狼疮样综合征，发热，结节病、葡萄膜炎、血管炎。

6）感染：曲霉病、念珠菌病、球孢子菌病，隐球菌病，带状疱疹，组织胞浆菌病，军团菌肺炎，李斯特菌病，诺卡菌病，肺孢子菌肺炎，乙型肝炎或结核病的再激活，沙门菌感染，脓毒性关节炎。

7）神经系统疾病：头痛、多发性硬化、视神经炎、感觉异常、癫痫发作、横贯性脊髓炎。

8）皮肤病：皮肤红斑狼疮，多形性红斑，新的或恶化的银屑病、皮疹、史 - 约综合征、中毒性表皮坏死溶解症，荨麻疹。

（3）禁忌证：依那西普禁忌证主要针对败血症患者。患者不应在活动性细菌感染期间开始依那西普治疗，包括结核病（活动性或潜伏性）、活动性带状疱疹感染、活动性或慢性未经治疗的乙型或丙型肝炎感染，或活动性侵袭性真菌感染。如果患者对药物成分有过敏反应，也不应使用依那西普。

3. 药学监护

（1）脓毒血症患者或存在脓毒血症风险的患者，慢性或局部感染在内的严重活动性感染的患者不能使用本品治疗。

（2）在使用依那西普治疗期间，应避免与其他药物混合使用。

（3）依那西普冻干粉在使用前必须置于 2~8℃冰箱内贮存，不可冷冻，且本品溶解后应立即使用。

（4）本品的注射部位为大腿、腹部和上臂，注射方式为皮下注射。每次在不同部位注射，与前次注射部位至少相距 3cm。禁止注射于皮肤柔嫩、瘀伤、发红或发硬部位。

四、研究进展

1. 相同或类似靶点药物

（1）benepali：依那西普生物仿制药。2016 年，benepali 被欧盟批准成为首个依那西普生物仿制药，也是欧洲市场首个皮下注射剂型抗 TNF 生物仿制药。

（2）erelzi：依那西普生物类似药，用于治疗多种炎症疾病。2016 年，成为美国 FDA 批准的第三个生物类似药。2017 年获欧盟 EMA 批准上市。

（3）enbrel：注射用重组人 II 型肿瘤坏死因子受体抗体融合蛋白，作为中度及重度活动性类风湿关节炎、18 岁及 18 岁以上成人中度至重度斑块状银屑病、活动性强直性脊柱炎的治疗药物。

（4）阿柏西普（aflibercept）：是一种完全人源化的重组融合蛋白，由部分血管内皮生长因子受体 1（vascular endothelial growth factor receptor 1，VEGFR-1）和 VEGFR-2 的胞外结构域融合到人 IgG1 的 Fc 部分组成。2011 年 11 月 18 日获得美国 FDA 批准用于湿性老年性黄斑变性治疗的新药。2012 年 9 月，阿柏西普又被美国 FDA 批准用于治疗视网膜中央静脉阻塞后的视网膜水肿。

（5）抗体融合蛋白 αHER2-huEndoP125A：是一种突变后的人内皮抑素与人源化抗 HER-2 IgG3 抗体融合蛋白，该融合蛋白相比单独使用内皮抑素或抗 HER-2 IgG3 抗体（αHER2IgG3）或野生型内皮抑素与人源化抗 HER-2 IgG3 融合的蛋白（αHER2-huEndo），可以更有效地抑制能引起内皮细胞增殖及血管生成的 VEGF 和 bFGF 的活性。

（6）抗体融合蛋白 immunoGrB：将抗 HER-2 单链抗体与颗粒酶 B 进行基因融合，产生融合蛋白 immunoGrB，在细胞水平以及裸鼠模型体内注射 immunoGrB 表达质粒，均可特异性杀死 HER-2 阳性肿瘤细胞。此外，抗 HER-2 抗体及其片段已经和 caspase-3、凋亡刺激因子 AIF 等融合，产生新型的免疫原性较低的免疫毒素，用于肿瘤治疗。这类人源化免疫毒素目前还处于实验室研究阶段。

2. 国内上市情况　2005 年，由中国药企研发的 enbrel 在国内上市，随后，另外两家药企的 enbrel 也获得上市批准。2018 年，阿柏西普眼内注射液在中国批准上市。

3. 新适应证与新剂型　依那西普的新适应证为急性移植物抗宿主病（联合甲基强的松龙），贝赫切特综合征，化脓性汗腺炎，川崎病，寻常性天疱疮，脓疱性银屑病，坏疽性脓皮病，硬皮病 / 系统性硬化。目前主要剂型是注射剂，暂无其他新剂型。

思考题

1. 简述抗体药物的概念、分类和临床应用特点。
2. 简述阿达木单抗的作用机制、临床应用和药学监护。
3. 简述纳武利尤单抗的作用机制、临床应用和药学监护。
4. 简述曲妥珠单抗的作用机制、临床应用和药学监护。
5. 简述利妥昔单抗的作用机制、临床应用和药学监护。
6. 简述贝伐珠单抗的作用机制和临床应用。
7. 简述吉妥单抗的作用机制、临床应用和药学监护。
8. 简述依那西普的作用机制、临床应用和药学监护。

第六章
目标测试

（刘　煜　沐晓芹）

第七章

核酸类药物

第七章
教学课件

学习目标

1. **掌握** 核酸类药物的概念、分类。
2. **熟悉** 核酸类药物的作用机制和临床应用。
3. **了解** 已上市的代表性核酸类药物的作用靶点、机制和适应证。

自 1998 年 FDA 批准第一个核酸类药物福米韦生上市用于治疗巨细胞病毒性视网膜炎以来，核酸类药物技术不断推陈出新，种类也不断丰富，目前共有 10 个反义寡核苷酸药物、5 个 siRNA 药物和 1 个核酸适体药物获批上市。而且多款有潜力成为重磅药物的核酸类药物公布了临床数据，涵盖了多种罕见病、遗传性疾病、肿瘤、肝脏疾病、心血管系统疾病及代谢性疾病等领域。因此核酸类药物已成为当前生物制药领域研究和开发的热点。尤其 2019 年以来，mRNA 疫苗的研发和临床应用更推动了核酸类药物技术的发展与进步。本章我们将介绍核酸类药物的概念、种类和作用机制，以及代表性的上市药物。

第一节 概 述

一、概念、分类与作用机制

(一) 概念

核酸类药物指具有特定碱基序列，通过特异性靶向结合 mRNA 调控蛋白质表达的一类寡核苷酸药物。而传统的核苷酸类药物主要是指核苷酸小分子药物，如世界上第一款抗艾滋病药物齐多夫定（zidovudine）、抗 HCV 药物索磷布韦（sofosbuvir）和抗病毒药物瑞德西韦（remdesivir）等。这类药物从结构上归类于小分子核苷酸类药物，目前已归到传统小分子化学药范畴，因此不在本章中阐述。

(二) 分类和作用机制

目前核酸类药物可根据其结构、靶点和作用机制的不同，分为七类，包括反义寡核苷酸、干扰小RNA、微小 RNA、核酸适体、诱饵核酸、核酶和脱氧核酶、CpG 寡核苷酸等（表 7-1）。核酸类药物中的活性成分是寡核苷酸，与传统的小分子一样，主要通过化学合成产生。

表 7-1 核酸类药物的分类与作用机制

类别	结构	目标	机制	代表性药物
反义寡核苷酸	单链 DNA/RNA	mRNA	RNase-H 介导剪切	fomivirsen
		pre-mRNA	外显子包含	nusinersen
			外显子跳跃	eteplirsen
		miRNA	剪切 miRNA	cobomarsen*
siRNA	双链 RNA（发夹型为单链）	mRNA	剪切 mRNA（RNAi）	patisiran
miRNA	双链 RNA（pre-miRNA 为单链）	mRNA	模拟 miRNA（RNAi）	remlarsen*

166

类别	结构	目标	机制	代表性药物
核酸适体	单链 DNA/RNA	蛋白质	抑制生理作用	pegaptanib
诱饵核酸	双链 DNA	转录因子	抑制转录	AMG0103*
核酶和脱氧核酶	单链 RNA/DNA	RNA	核酶的催化活性	SB010*
CpG 寡核苷酸	单链 DNA	TLR9	诱导免疫应答	CpG1018

注:* 尚处于临床试验阶段。

1. 反义寡核苷酸　反义寡核苷酸(antisense oligonucleotide,ASO)是指能与特定 mRNA、pre-mRNA 或 miRNA 精确互补,进行特异性降解、抑制剪接、阻断翻译的一种单链 DNA 或 RNA 类似物。通常是 15~25 个核苷酸。ASO 发挥作用主要依靠以下三方面机制(图 7-1)。

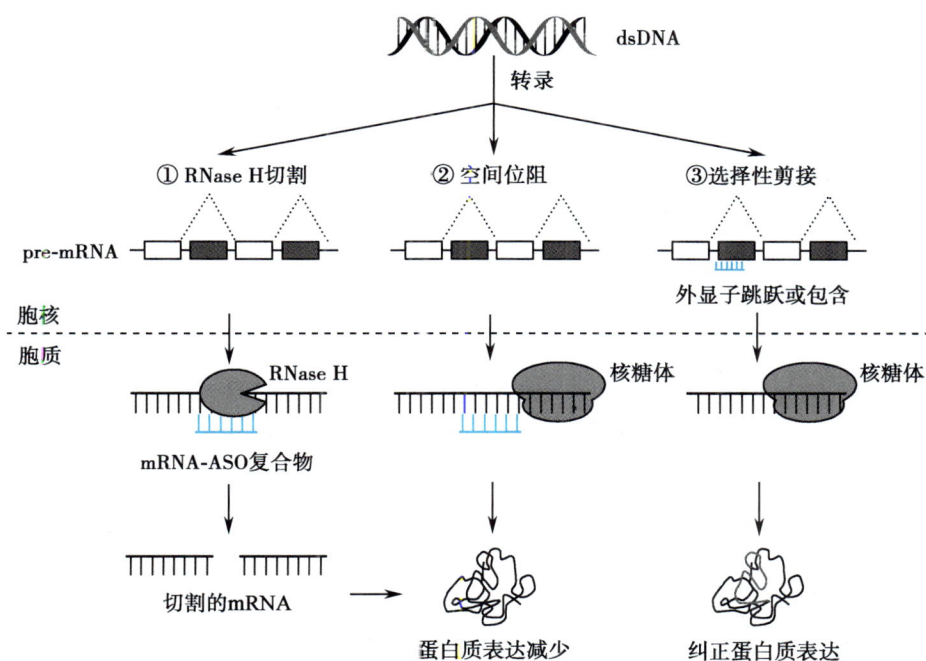

图 7-1　反义寡核苷酸的作用机制

(1)RNase H 介导的降解:ASO 靶向 RNA 后形成 ASO-RNA 异源双链结构,作为细胞质中 RNase 的底物,从而降解异源双链结构中的 RNA。比如米泊美生(mipomersen)通过激活 RNase H 来降解靶向结合的 *ApoB-100* mRNA,引起 ApoB 蛋白数量的减少,导致 LDL 和总胆固醇水平的降低,用于治疗纯合子型家族性高胆固醇血症。

(2)空间位阻导致翻译停滞:当 ASO 与目标 RNA 结合后,可抑制其与核糖体 40S 亚基的相互作用或阻止其在 40S 或 60S 亚基上的组装而导致翻译停滞。空间位阻与 ASO 的亲和力直接相关。亲和力越高,更易与目标 RNA 发生杂交,进而导致翻译停滞。此外,长度为 20~25 个核苷酸的 ASO 能够与 miRNA 结合,通过空间位阻效应阻止 miRNA 与 mRNA 的相互作用,进而调控基因的表达;有些 ASO 还可在细胞核内与 pre-miRNA 结合发挥空间位阻作用。

(3)选择性剪接:有些移码突变改变了 pre-mRNA 剪接模式,导致异常蛋白质产生或蛋白质的翻译停滞。ASO 可以通过两种方式发挥选择性剪接的作用,即外显子跳跃和外显子包含。

1）在外显子包含中，ASO 与 pre-mRNA 结合，阻止了剪接体和剪接因子进入该剪接位点，使该部分外显子得以保留。如诺西那生（nusinersen），通过靶向和阻断运动神经元生存蛋白 2（survival of motor neuron 2，SMN2）基因内含子 7 内部剪接位点，诱导 SMN2 mRNA 中包含外显子 7，从而翻译出有功能的完整 SMN，用于治疗脊髓性肌萎缩（spinal muscular atrophy，SMA）。

2）在外显子跳跃中，ASO 与 pre-mRNA 结合，使其中的剪接位点被遮盖，导致 1 个或多个外显子被切除，以纠正被破坏的阅读框，最终产生一个截短而具有一定功能的蛋白质。如依特立生（eteplirsen）通过靶向进行性假肥大性肌营养不良（duchenne muscular dystrophy，DMD）基因的外显子 51，使之在 mRNA 剪接加工过程中排除该外显子，即发生外显子跳跃，从而恢复翻译阅读框，最终产生截短的但保留部分功能的肌营养不良蛋白，用于治疗 DMD。

由于体内广泛存在核酸酶，天然寡核苷酸极易被降解。多采用修饰的寡核苷酸，以增强其稳定性。ASO 的化学修饰主要包括碱基修饰、核糖修饰和磷酸二酯键修饰三个方面，而治疗性 ASO 主要对核糖和磷酸二酯键进行修饰。ASO 根据其修饰的不同可以分为三代。

第一代 ASO，主要涉及磷酸二酯键的修饰，包括以硫基（硫代磷酸酯，phosphorothioate，PS）、甲基（甲基膦酸酯，methylphosphonate）或胺（氨基磷酸酯，phosphoroamidate）取代磷酸基团中的一个非桥连氧原子。FDA 第一个批准的反义寡核苷酸药物福米韦生（fomivirsen）即是硫代磷酸酯修饰的寡核苷酸。

第二代 ASO，主要涉及核糖修饰，如在核糖的 2′ 进行烷基修饰，最常用的是 2′-O- 甲基（2′-O-Methyl，2′-OMe）和 2′-O- 甲氧基乙基（2′-O-Methoxyethyl，2′-MOE）等，以提高与目标 mRNA 的亲合力、杂交稳定性和核酸酶抗性。但是 2′-OMe 和 2′-MOE 修饰后的 ASO 无法激活 RNase H。通过设计一种嵌合的 gapmer 结构 ASO，即仅在 ASO 二端的核苷酸进行 2′-OMe 或 2′-MOE 修饰，增加其亲合力和核酸酶抗性，中间区域的核苷酸仍用硫代磷酸酯修饰以激活 RNase H 活性。FDA 批准的反义寡核苷酸药物 inotersen、nusinersen、mipomersen 和 volanesoren 等均属于第二代 ASO。

第三代 ASO，主要涉及核糖修饰，并联合磷酸二酯键修饰，以提高 ASO 的核酸酶抗性、目标 mRNA 的亲合力以及药代动力学特征。最常用的是锁核酸（locked nucleic acid，LNA）、肽核酸（peptide nucleic acid，PNA）和磷酰二胺吗啉代寡核苷酸（phosphorodiamidate morpholino oligomer，PMO）等。LNA 是一类构象受限的核苷酸类似物，其中呋喃核糖环受 2′-O 和 4′-C 之间添加的亚甲基桥的限制，导致 3′- 内构象。PNA 是一类以多肽骨架取代糖磷酸骨架的核苷酸类似物，即以 N-（2- 氨基乙基）甘氨酸肽链取代戊糖磷酸骨架。由于不带电荷，与天然核苷酸之间不存在静电排斥力，因而具有更强的结合稳定性和特异性，且不被核酸酶和蛋白酶水解。PMO 是一种具有吗啉代磷酰胺骨架的核苷酸类似物，即以吗啉环（morpholino）取代核苷酸上的呋喃核糖环，同时磷酸基团中的磷酸二酯键被磷酸二酰胺键取代，使其具有稳定性好、分子杂交能力强、抗核酸酶降解能力强、毒性低的优点。eteplirsen、golodirsen 和 casimersen 等均属于第三代 ASO。

2. 干扰小 RNA　干扰小 RNA（small interfering RNA，siRNA）又称短干扰 RNA（short interfering RNA）或沉默 RNA（silencing RNA），是一种由 20~25 个核苷酸组成的双链 RNA 类似物。

siRNA 是主要参与 RNA 干扰过程的重要中间效应分子，可特异性调节靶基因的表达，在生理和病理过程中发挥着重要作用。而短发夹 RNA（short hairpin RNA，shRNA）是由 50~70 个核苷酸转录后形成茎环结构的单链 RNA。通常在 RNA 聚合酶Ⅲ（Pol Ⅲ）结合的启动子（如 U6、H1 等）的控制下转录成单链 RNA 并形成发夹结构，然后被 Dicer 酶切割成 siRNA。siRNA 在细胞内与 Ago2 酶（argonaute 2）结合形成 RNA 诱导的沉默复合物（RNA-induced silencing complex，RISC），其中过客链（正义链）被降解，另一条是引导链（反义链）将 RISC 引导至互补的 mRNA 区域，然后 Ago2 酶切割 mRNA 并发挥其基因沉默作用。如 FDA 批准的第一个 RNAi 药物帕替司兰（patisiran），是通过靶向抑制甲状腺素转运蛋白（transthyretin，TTR），用于治疗由遗传性甲状腺素转运蛋白介导（hereditary

TTR-mediated,hATTR)的淀粉样变性引起的多发性神经病。目前,FDA 已累计批准 5 个 siRNA 药物。

3. 微小 RNA　微小 RNA(microRNA,miRNA)是真核生物中一类内源性的、大小为 19~24 个核苷酸、具有转录后调控作用的非编码单链小分子 RNA。miRNA 药物主要可以分为二大类。

(1)miRNA 模拟物:miRNA 模拟物(miRNA mimic)能模拟细胞中内源性成熟 miRNA 的高水平表达,以增强内源性 miRNA 的调控作用。如目前正处于临床试验阶段的 remlarsen,是 miR-29 的模拟物,以 2'-O-MOE 修饰,通过皮内注射来治疗疤痕;miravirsen 是 miR-122 的模拟物,以 LNA 修饰,通过皮下注射来治疗丙型肝炎。目前二个药物均已进入 Ⅱ 期临床试验。

(2)miRNA 抑制剂:miRNA 抑制剂(miRNA inhibitor)主要是以序列互补的经过特殊修饰的核苷酸寡聚物,如 miRNA 的反义寡核苷酸(anti-miRNA oligonucleotide,AMO)等,可与内源性 miRNA 结合,阻碍 miRNA 对靶基因的抑制作用。如 cobomarsen 是一种靶向抑制 miR-155 的 LNA 修饰的 AMO,通过瘤内注射治疗皮肤 T 细胞淋巴瘤,目前处于 Ⅱ 期临床试验;lademirsen(研发代号 RG-012),是一种靶向抑制 miR-21 的 AMO,通过皮下注射来治疗 Alport 综合征,目前处于 Ⅰ 期临床试验。

4. 核酸适配体　核酸适配体(aptamer)是能够与蛋白质或其他小分子物质发生特异性结合的短单链 DNA 或 RNA 分子,大小为 26~45 个核苷酸。

核酸适配体通常通过一种定向的体外进化技术——指数富集的配基系统进化技术(systematic evolution of ligands by exponential enrichment,SELEX)筛选获得。适体自身折叠形成三维结构,通过各种分子间作用力实现与靶分子(包括蛋白、小分子、离子和细胞等)的诱导契合,以类似抗体的作用方式发挥抑制或激活作用,且具有严格的识别能力和高度的亲和力。2004 年 FDA 批准的哌加他尼(pegaptanib),是一种靶向 VEGF-165 的 28 聚体 RNA 适配体,阻断其与 VEGFR 的结合,抑制血管生成和降低血管通透性,用于治疗老年性黄斑变性(senile macular degeneration,AMD),是目前唯一获批的核酸适体药物。

研究还发现,核酸适体在与靶分子结合后可特异性内化到细胞中,从而可以作为携带 ASO、siRNA、shRNA 和 miRNA 等的载体,实现特异性递送。目前以核酸适体介导的主动靶向药物和诊断试剂的研发已成为国内外研究的热点。

5. 诱饵核酸　诱饵核酸(decoy)是一种人工合成的双链 DNA 分子,约 20 个核苷酸。它能够模仿靶基因的启动子区域中特定转录因子的共有 DNA 结合位点,竞争结合该转录因子,从而调控靶基因的表达。

利用诱饵核酸药物可以治疗由该靶基因表达异常引起的疾病。如靶向转录因子 STAT3 的诱饵核酸药物最早进入临床试验,用于治疗头颈部鳞状细胞癌(head and neck squamous cell carcinoma,HNSCC);靶向转录因子 NF-κB 的诱饵核酸药物 AMG0103 已完成 Ⅰ 期临床试验,用于治疗椎间盘源性腰痛。

6. 核酶　核酶(ribozyme)是一类天然存在的具有酶的催化活性的 RNA 分子,可特异性地催化切割靶 RNA(如病毒 RNA 或靶 mRNA)达到阻断 RNA 功能,发挥诊断和治疗疾病的作用。核酶可分为剪接型核酶和剪切型核酶。剪接型核酶可通过自我剪接的方式除去内含子,主要包括 Ⅰ 型内含子和 Ⅱ 型内含子。剪切型核酶通过自身催化进行切割,但不能进行连接,它可分为自体催化剪切型和异体催化剪切型。自体催化剪切型核酶主要包括锤头状核酶(hammerhead ribozyme)、发夹状核酶(hairpin ribozyme)和丁型肝炎病毒(HDV)核酶等,能够自我裂解特定的磷酸二酯键。异体催化剪切型核酶如核糖核酸酶 P(RNase P),由蛋白质和催化活性的 RNA 两种组分组成,负责 pre-tRNA 的 5' 前导序列的切割使其加工成熟。核酶易于用化学方法合成,但具有不稳定性,且利用化学修饰的过程比较复杂。RRz2 是一种靶向 HIV-1 tat 基因的核酶,用于 HIV 感染者的临床试验研究。

脱氧核酶（DNAzyme）是一类人工合成的具有催化活性的单链 DNA 分子，可通过招募辅助因子（如金属离子 Mg^{2+} 或有机分子）折叠成致密的结构以激活其在特定位点切割单链 RNA 的功能。DNAzyme 有两条任意可变的结合臂，中间的催化中心含有 14~15 个碱基的保守序列。其对底物 RNA 的要求是切割部位核心序列含有 RY（R=A/G，Y=C/U）。与核酶相比，DNAzyme 更易于合成，能较好地耐受核酸酶的降解、不易水解，且在底物的选择性、靶向性、酶的转换率、催化效率等方面均有提高。目前，已有不少 DNAzyme 进入临床试验阶段，如靶向 GATA-3 的核酶 SB010 和 SB012，分别用于治疗哮喘和溃疡性结肠炎，目前已完成 Ⅱa 期临床试验。

7. CpG 寡核苷酸　CpG 寡核苷酸（cytosine-phosphodiester-guanine oligonucleotide，CpG ODN）是人工合成的含未甲基化的胞嘧啶 - 鸟嘌呤二核苷酸（CpG）脱氧寡核苷酸（ODN）。原核生物 DNA 中包含许多 CpG 序列，而哺乳动物 DNA 中很少，且通常是甲基化状态。哺乳动物的先天免疫系统可通过模式识别受体识别病原微生物，如 Toll 样受体（Toll-like receptor，TLR）家族。TLR9 是主要的先天免疫模式识别受体之一，其天然配体是病毒和细菌基因组中未甲基化的 CpG。人工合成的 CpG ODN 可以模拟细菌或病毒 DNA 直接激活 B 淋巴细胞、巨噬细胞、树突状细胞和单核细胞，间接激活 NK 细胞和 T 淋巴细胞等多种免疫效应细胞，增强其功能和细胞因子分泌，增强抗原加工和提呈，诱导 Th1 型免疫反应，产生强体液和细胞免疫，并增强特异性和非特异性免疫反应，从而在传染性疾病、肿瘤等的治疗中具有重要的作用。FDA 批准 CpG1018 用作乙型肝炎疫苗 Heplisav-B 中的佐剂，以增强疫苗的免疫反应。

二、主要上市药物

通过几十年的努力，核酸类药物的研究开发取得了巨大的进步，成为继小分子药物、蛋白质类药物、抗体类药物、多肽类药物之后又一具有重大临床应用价值的药物。自 1998 年 FDA 批准第一个反义药物福米韦生（fomivirsen）以来，已累计近 20 个核酸类药物上市，在多种疾病的治疗中发挥出良好的疗效。这些药物主要以反义寡核苷酸药物为主，如诺西那生、米泊美生等，另外 siRNA 药物也有多个获批上市，比如帕替司兰等。哌加他尼（pegaptanib）则是 FDA 批准上市的第一款也是唯一一款核酸适体药物。而其他类型的核酸类药物尚多处于临床试验和临床前研究阶段。

已上市的核酸类药物
（拓展阅读）

目前核酸类药物的使用还存在一定的安全问题，不管是已经上市的药物或是处于临床试验阶段的药物，均被发现会诱发不同形式的不良反应，包括肾小球肾炎、血管炎和血小板减少症等。

三、临床应用

除了上述已获批上市的核酸类药物，目前还有更多的处于临床试验阶段。它们在遗传性疾病、肿瘤和病毒性疾病等的治疗中发挥着传统药物不可替代的重要作用。

（一）遗传性疾病治疗

遗传性疾病的发病基础是遗传物质发生改变，而作为核酸类药物，作用的靶点即是核酸，因此核酸类药物在遗传性疾病的治疗中具有独特的优势，同时也取得了巨大的成功。比如家族性高胆固醇血症、进行性假肥大性肌营养不良症、遗传性甲状腺素转运蛋白淀粉样变性、急性肝卟啉病等均有多个核酸类药物被批准上市用于临床治疗，具体内容将在后几节中进行介绍。

（二）抗肿瘤治疗

小分子抗肿瘤药物主要是抑制可能导致肿瘤生长的蛋白质的功能，而核酸类药物可以更加特异性地阻断癌基因的表达、阻止致病蛋白质的产生，来抑制肿瘤细胞生长，达到治疗肿瘤的目的。

新型双 siRNA 药物 ALN-VSP02，包含两种 siRNA，可沉默纺锤体驱动蛋白（kinesin spindle protein,KSP)和血管内皮生长因子(vascular endothelial growth factor,VEGF)的表达,从而抑制肿瘤细胞增殖和血管生成。Atu027 通过靶向沉默蛋白激酶 N3(protein kinase N3,PKN3)的表达来抑制血管生成和肿瘤侵袭,与吉西他滨联合治疗晚期胰腺癌患者。SiG12D-LODER 通过靶向抑制癌基因 *K-ras* 突变体(所有 G12X),与化疗药物联合治疗晚期胰腺癌。

尽管设计的这些药物在最初体外实验和动物实验中取得了良好的效果,显示了其在肿瘤治疗中的美好前景,但是目前还没有一种抗肿瘤的核酸类药物进入Ⅲ期临床试验。

(三)抗病毒治疗

核酸类药物在抗病毒治疗中具有非常重要的作用。它可直接抑制与人类疾病相关的 RNA 病毒的复制,发挥抗病毒的作用。目前,核酸类药物抗病毒的研究主要是针对人类免疫缺陷病毒(HIV)、丙型肝炎病毒(HCV)和乙型肝炎病毒(HBV),另外还包括呼吸道合胞病毒(RSV)、脊髓灰质炎病毒(poliovirus)、流感病毒(influenza virus)、疱疹病毒(herpes virus)等。

福米韦生(fomivirsen)是 FDA 批准上市的第 1 个反义药物,用于艾滋病(AIDS)患者并发的巨细胞病毒(CMV)性视网膜炎的治疗。

目前,全球有超过 3 亿的 HBV 慢性感染者,这些人中每年因肝硬化、肝功能衰竭和肝癌导致死亡的至少有 78 万。siRNA 药物 ARC-520 通过 RNAi 封闭乙型肝炎病毒某些蛋白的表达,使病毒无法增殖,最后再利用机体的免疫系统对残余病毒进行清除。但因其使用的 EX1 赋形剂在非人灵长类动物的毒理学研究中出现动物死亡,而终止了临床开发。JNJ-3989 则是其下一代靶向 HBsAg 的 RNAi 药物,目前已进入Ⅱ期临床试验。bepirovirsen 是一种能与所有 HBV mRNA 和前基因组 RNA 结合的 ASO 药物,可降低包括前基因组 RNA(pgRNA)在内的所有 HBV mRNA 的水平,目前也已进入Ⅱ期临床试验。另外还有很多处于临床前研究阶段的治疗 HBV 的核酸类药物,正陆续推进以早日进行临床试验。

HCV 感染人群全球超过 1.5 亿人,可导致肝功能衰竭、肝癌等不良后果。RNAi 药物 TT-034 通过腺相关病毒介导将靶向 HCV 病毒基因组 RNA 三个独立的高度保守位点的 3 种 shRNA 递送至宿主细胞核中,具有治疗丙型肝炎和预防 HCV 再次感染的作用,在Ⅰ/Ⅱa 期临床试验中显示了良好的安全性和耐受性。但因同期出现其他许多有效的丙肝疗法,而终止了该药物临床研究。

核酸类药物在烈性传染性疾病也可发挥重要作用,比如 TKM-Ebola 可靶向埃博拉病毒基因组中的多个位点,抑制病毒的复制。

(四)其他疾病治疗

除了以上三方面,核酸类药物还在心血管系统疾病、代谢性疾病、纤维化病变及一些罕见病的治疗中发挥重要作用。第一个进入临床试验的 RNAi 药物 bevasiranib,是针对血管内皮细胞生长因子(VEGF)的 siRNA 类药物,主要用于治疗 AMD。该病主要是由于视网膜后血管大量生长,导致患者出现严重的不可逆性视力损伤。直接眼部注射 bevasiranib 可下调 VEGF 基因的表达,有效减少新生血管数量。但因Ⅲ期临床试验效果不佳于 2009 年 3 月终止研发。而另一个用于治疗 AMD 即前面介绍过的核酸适体药物哌加他尼(pegaptanib)。

四、发展趋势

(一)新类型

反义寡核苷酸、siRNA 等主要用来抑制靶基因的表达,但用于激活基因表达较为困难。小激活 RNA(small activating RNA,saRNA)是一种能够通过靶向某些基因的启动子序列,特异性诱导而不是抑制基因表达的双链小 RNA 分子。该现象称为 RNA 激活(RNA activation,RNAa),它是一种进化上保守的机制,存在于从线虫到人类的各种真核生物中。与 siRNA 相类似,saRNA 的长度约为 21 个核苷酸左右,在哺乳动物中以 Ago2 依赖性方式起作用。但与 siRNA 不同的是,saRNA 在细胞核中发挥作用,通常设计与靶基因启动子附近或内部区域互补的序列。目前,已有多个 saRNA 药物进入临床试验或临床前研究阶段,如靶向 CEBPA 的 MTL-CEBPA,联合索拉菲尼治疗肝细胞癌开展Ⅰ/Ⅱ期临床试验。SaRNA 药物 RAG-01 和 RAG-06,分别靶向 p21 和 SMN2 用于治疗膀胱癌和 SMA,目前正处于临床前研究阶段。

另外也有设计的一种小 RNA,可通过结合 pre-mRNA 影响其修饰加工过程,促进产生具有翻译功能的成熟 mRNA。如 STK-001 是一种靶向钠离子通道基因 SCN1A 的小 RNA,用于治疗由 SCN1A 基因突变导致钠离子通道蛋白异常引起的一种严重的婴儿严重肌阵挛癫痫(Dravet 综合征),目前已处于Ⅰ/Ⅱ期临床试验阶段。

(二)新剂型

目前,核酸类药物的主流递送平台主要是脂质纳米颗粒(lipid nanoparticle,LNP)递送系统和 N- 乙酰半乳糖胺(GalNAc)偶联递送系统。后者主要通过靶向肝脏特异性无唾液酸糖蛋白受体(asialoglycoprotein receptor,ASGPR),使 GalNAc-siRNA 偶联物能够成功地沉默肝脏表达的基因。现已有 3 款 GalNAc-siRNA 药物(givosiran、inclisiran 和 lumasiran)获批上市,分别靶向 ALAS1、PCSK9 和乙醇酸氧化酶,用于治疗 AHP、高胆固醇血症和Ⅰ型原发性高草酸尿症(PH1)。

抗体偶联物(antibody-drug conjugate,ADC)将靶向性抗体与高效细胞毒活性的药物进行偶联,已成为治疗多种肿瘤的重要新武器。同样,将抗体与寡核苷酸(如 ASO 和 siRNA)进行偶联,构建成抗体 - 寡核苷酸偶联物(antibody-oligonucleotide conjugate,AOC)。一方面发挥了抗体的特异性靶向作用,另一方面寡核苷酸所具备的选择性可以进一步增强偶联物只影响目标病变细胞的能力,减少抗体可能引起的非特异性毒性。目前已有将 siRNA 与抗体偶联制备成抗体 -siRNA 偶联物(antibody-siRNA conjugate,ARC)作为一种新型的 siRNA 给药系统,开展着临床前研究。如 AOC 1001,将抗转铁蛋白受体 1(transferrin receptor 1,TfR1)单抗与靶向 DMPK 的 siRNA 进行偶联,用于 1 型强直性肌营养不良(myotonic dystrophy type 1,DM1)的治疗,目前已进入Ⅰ/Ⅱ期临床试验阶段。

另一个重要的核酸递送载体工具是胞外体或外体(exosome)。胞外体也称为外排体或外泌体,它是由细胞分泌的一种细胞外膜状脂质囊泡,大小约 40~100nm。作为天然内源性转运载体,胞外体具有跨细胞膜摄取效率高、可穿过血脑屏障、无内涵体逃逸问题、无免疫原性问题等优点,成为包括核酸药物在内的多种药物很好的靶向递送给药载体。胞外体治疗候选药物 exoASO-STAT6,基于其过表达前列腺素 F2 受体负调节因子(prostaglandin F2 receptor inhibitor,PTGFRN)的蛋白质支架,以选择性靶向 M2 型极化的肿瘤相关巨噬细胞并被其摄取。当在胞外体表面携带针对 STAT6 转录因子的 ASO 时,exoASO-STAT6 可通过抑制调控极化的关键转录因子 STAT6 的表达,将 M2 型巨噬细胞重编程为促炎性 M1 型巨噬细胞,激活巨噬细胞,促进抗肿瘤免疫反应。也有报道将胞外体包裹 miRNA 药物,用于治疗缺血性中风和创伤性脑损伤(traumatic brain injury,TBI)。

处于临床试验阶段的核酸类药物(拓展阅读)

(三)适应证

虽然核酸类药物的临床应用还处于初级阶段,但是随着核酸药物设计开发和制备工艺的不断优化,结合新的递送平台将会有更多的核酸类药物通过临床研究并最终进入临床治疗。除遗传性疾病、肿瘤和病毒感染等疾病治疗外,目前处于临床试验阶段的核酸类药物的适应证不断扩展,显示了核酸类药物巨大的应用潜力。

第二节　诺西那生

诺西那生(nusinersen)是 FDA 批准的第一个用于治疗脊髓性肌萎缩(spinal muscular atrophy,SMA)的药物,也是第一个通过剪接校正进行遗传性疾病治疗的反义药物。

一、药物发现

SMA 是一种常染色体隐性遗传疾病,其特征是运动神经元变性和肌肉力量丧失。根据患者起病年龄和临床病程,将 SMA 由重到轻分为 1~4 型。1 型 SMA 出现在非常年幼的婴儿中,一般出生后 6 个月内起病,约占全部 SMA 病例的 45%,多数患儿在 2 岁内死于呼吸衰竭。2 型 SMA 多在出生后 6~18 个月起病,约占 30%~40%,患儿寿命缩短,但多数可以活到成年。3 型 SMA 和 4 型 SMA 分别于出生后 18 个月和成年后发病,症状较前 2 种类型轻,大多不影响寿命。研究发现,大约 96% 的 SMA 病例是由染色体 5q13 上运动神经元生存蛋白基因 1(SMN1)纯合突变或缺失使体内缺乏 SMN 蛋白,从而导致脊髓中运动神经元的退化。

(一) 药物性质

诺西那生是一种由 18 个核苷酸组成的 ASO,序列为 5′-TCACTTTCATAATGCTGG-3′,其中所有呋喃核糖环的 2′- 羟基被 2′-O- 甲氧基乙基(2′-MOE)取代,磷酸酯键被硫代磷酸酯键取代,所有胞苷在 5 位都经甲基修饰,属于第二代反义寡核苷酸药物。分子式为 $C_{234}H_{340}N_{61}O_{128}P_{17}S_{17}$,分子量为 7 127Da;其钠盐形式的分子式为 $C_{234}H_{323}N_{61}Na_{17}O_{128}P_{17}S_{17}$,分子量为 7 500.89Da。结构,见图 7-2 所示。

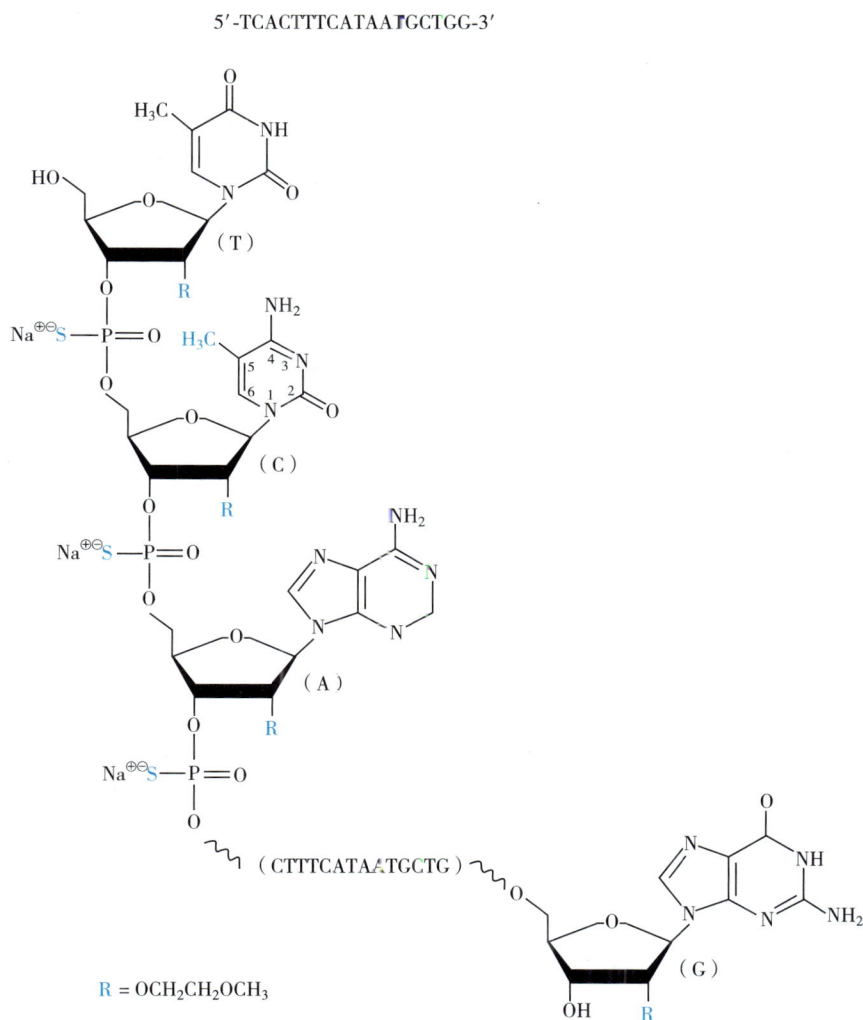

图 7-2　诺西那生的分子结构示意图

(二) 靶点发现

SMA 主要是由 SMN1 基因突变,导致体内缺乏 SMN 蛋白引起。除 SMN1 基因外,正常人和 SMA 患者中都存在一个几乎与 SMN1 重复的基因 SMN2。SMN2 在基因组序列上与 SMN1 几乎相同(仅有 5 个核苷酸不同),均由 9 个外显子组成(即 1、2a、2b、3、4、5、6、7 和 8)。但是 SMN2 基因在转录后发生第 7 外显子跳跃,导致产生截短的 mRNA 并翻译出不稳定、易快速降解的 SMN 蛋白,因此 SMA 患者只能表达低水平的 SMN 蛋白,不足以弥补 SMN1 的缺失。在人体中 SMN2 基因存在 0~8 个拷贝数不等。SMN2 基因通过正常剪接可产生 10% 的全长 SMN 蛋白。SMN2 拷贝数与 SMA 中有功能的 SMN 蛋白数量直接相关,通常可以预测疾病的严重程度。大约 95% 的 1 型 SMA 患者有 2 个 SMN2 基因拷贝;80% 的 2 型 SMA 患者有 3 个拷贝;97% 的 3 型患者有 3~4 个拷贝。

对 SMN2 基因的研究发现,其第 7 外显子的第 6 位核苷酸发生 C → T 的突变,第 6 内含子第 44 位核苷酸的 G → A 的突变,以及第 7 内含子第 100 位核苷酸的 A → G 的突变,与 SMN2 的第 7 外显子跳跃有关。通过大量 ASO 筛选检测,发现靶向 SMN2 基因第 7 内含子中存在的一个内含子剪接沉默子 N1(intronic splicing silencer N1,ISS-N1),能够抑制第 7 外显子跳跃。该 ISS-N1 包含 2 个核内不均一核糖核蛋白(heterogeneous nuclear ribonucleoprotein,hnRNP)A1/A2 结合位点。而 hnRNP 作为关键的反式作用因子,是影响剪接功能的重要结构。通过设计靶向 ISS-N1 的反义寡核苷酸药物,使第 7 外显子在剪接过程中得以保留,从而恢复全长 SMN 的表达,产生有功能活性的 SMN 蛋白。

(三) 上市历史

马萨诸塞大学医学院(UMMS)的 Ravindra Singh 和 Elliot Androphy 博士在 Cure SMA 非盈利组织的资助下完成了 SMA 靶点 ISS-N1 的发现工作。UMMS 于 2004 年向美国专利局申请了知识产权,随后获得了一系列关于 ISS-N1 靶点的专利。

冷泉港实验室的 Adrian Krainer 小组与制药公司合作开发基于 ASO 的 SMA 疗法。2007 年公布了大量靶向外显子 7 的 ASO 筛选结果,但是最终都没有进入临床应用。随后继续开展针对第 7 外显子上下游的内含子序列的 ASO 筛选。Krainer 小组利用 SMA 小鼠模型,对其中一种 2′-MOE 修饰的 18 聚体 ASO(靶向内含子 7 的第 10~27 位核苷酸,又称 ASO10-27)进行了一系列体内研究,发现其显示了良好的治疗效果,能够显著延长患病小鼠的寿命。

2016 年 11 月,诺西那生在 FDA 的优先审评程序下被受理,同时也接受了欧洲 EMA 的审查。同年 12 月诺西那生被 FDA 批准为第一种治疗 SMA 的药物;2017 年 5 月被 EMA 批准。随后,诺西那生在加拿大(2017 年 7 月)、日本(2017 年 7 月)、巴西(2017 年 8 月)和瑞士(2017 年 9 月)被批准用于治疗 SMA。

二、药理作用

(一) 作用机制

SMN1 的基因突变是导致 SMA 发病的主要原因。而 SMN2 基因与 SMN1 基因序列几乎相同,但其在转录后剪切过程中发生第 7 外显子跳跃,导致产生截短的 mRNA 并翻译出不稳定、易快速降解的 SMN 蛋白。因此研究人员通过设计反义寡核苷酸,靶向和阻断内含子 7 内部剪接位点,诱导 SMN2 mRNA 中包含外显子 7,从而翻译出有功能的完整 SMN 蛋白。

SMN2 基因的内含子 7 中存在一个包含 15 个核苷酸的内含子剪接沉默子 ISS-N1(CCAGCATTATGAAAG,+10~+24),其中有 2 个 hnRNP A1 的结合基序元件。第 1 个是 CAGCAT(+11~+16),第 2 个是 TGAAAG(+19~+24)。这两个并列的 hnRNP A1 弱基序组成的 ISS 能够形成较强的剪接沉默子。当两个 hnRNP A1/A2 分子中的任何一个与内含子 7 的 ISS 和其他位点的结合后,导致 hnRNP A1/A2 沿着 SMN2 外显子 7 及其侧翼内含子序列的扩散和累积,从而拮抗对外显子 7 的识别和剪接激活至关重要的 SR 蛋白、SF2/ASF、Tra2-b1 和其他剪接因子的结合。

诺西那生是一种长度为 18bp 的寡核苷酸,通过与内含子 7 中 ISS-N1 的互补位点特异性结合 (+10~+27),取代 hnRNP A1/A2 在该位点上的结合,使外显子 7 在经过剪接体处理后,保留于成熟 mRNA 中,从而促进了全长 SMN 蛋白的产生(图 7-3)。

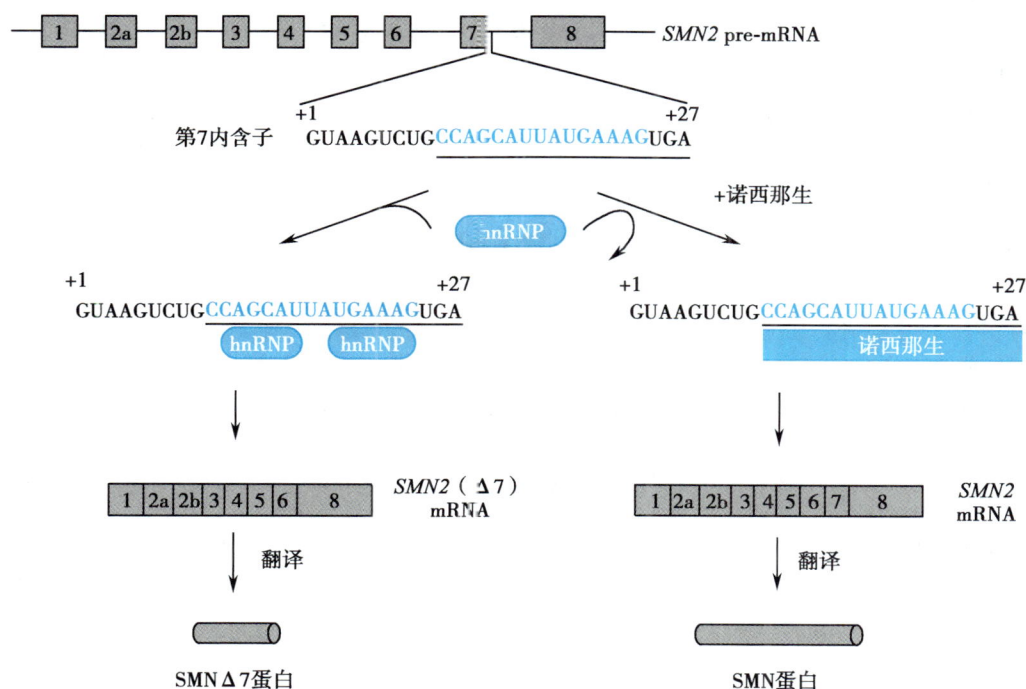

图 7-3　诺西那生的作用机制

(二)药效学效应

诺西那生通过与 SMN2 的 pre-mRNA 外显子 7 下游的内含子中的特定序列结合,从而调节 SMN2 的 mRNA 转录物的剪接,使成熟 mRNA 中包含外显子 7,促进全长 SMN 蛋白的表达。

从临床试验的患者尸检结果分析,与未经治疗的 SMA 患儿相比,诺西那生治疗后患儿的胸段脊髓组织中 50%~69%SMN2 的 mRNA 包含外显子 7。治疗组患儿的多个大脑区域中也观察到了大致相似水平的包含外显子 7 的 SMN2 mRNA 转录本。同时诺西那生治疗组胸段脊髓组织中的 SMN 蛋白水平也显著增加。

通过免疫组织化学染色显示,诺西那生分布在整个 CNS 的运动神经元、血管内皮细胞和神经胶质细胞中。此外,诺西那生在颈段、胸段和腰段脊髓中的浓度均大于 $10\mu g/g$ 脊髓组织,高于预期达到药理活性所需的 CNS 组织中 $5{\sim}10\mu g/g$ 的靶向治疗浓度。

(三)药代动力学

由于 ASO 不能穿透血脑屏障,诺西那生需通过鞘内注射到脑脊液,然后分布到整个中枢神经系统的运动神经元中。它从 CSF 清除进入体循环的速率与正常 CSF 周转一致;给药后 15~168 天的 CSF 中诺西那生浓度仍可量化,表明药物在 CSF 和 CNS 组织暴露时间长。与 CSF 谷浓度相比,鞘内注射时诺西那生的血浆谷浓度相对较低,达到最大血浆浓度(C_{max})的中位时间范围为 1.7~6.0 小时。

诺西那生通过核酸外切酶介导的水解作用进行代谢。CSF 和血浆中估计的平均终末消除半衰期分别为 135~177 天和 63~87 天。诺西那生及其短链代谢物最后主要通过尿液进行排泄,而肾脏在 24 小时内仅能从尿液中回收给药剂量的 0.5%。

另外,临床试验中也发现年龄或体重均与 CSF 浓度之间没有明显的相关性,表明患儿可用固定剂量的诺西那生进行治疗。诺西那生不是细胞色素 P450 酶的底物,也不是其诱导剂或抑制剂,表明它与其他药物相互作用有限。

三、临床应用

(一)主要适应证

诺西那生的主要适应证是携带 *SMN1* 突变基因的脊髓性肌萎缩。目前在全球范围内已有 11 000 余名患者接受了诺西那生的治疗,包含了几乎每个年龄段患者(3 个月 ~80 岁),其中有超过 3 700 名成年患者,取得了良好的疗效。

(二)注意事项

诺西那生最常见的不良反应包括下呼吸道感染、发烧、便秘、头痛、呕吐、背痛和腰椎穿刺后综合征等。在老年患者中最常见的不良事件是头痛、背痛和脊髓注射引起的其他不良反应,如硬膜穿刺后头痛等。

(三)药学监护

1. 诺西那生的给药方式是通过腰椎穿刺进行鞘内给药,需要有腰椎穿刺经验的医务人员进行操作。推荐剂量是患者先接受 4 次负荷剂量(前 3 次间隔 14 天,第 3 次给药后 30 天再次给药),每次给予 12mg(5ml)。一旦完成负荷剂量,患者需终身每 4 个月给予一次维持剂量。如一个剂量被延迟或缺失,尽可能马上给予药物注射。

2. 治疗过程中需密切监护出血并发症的发生。在治疗前和每次给药前进行一次抽血化验观察血小板和凝血酶原时间;同时密切监护患者肾功能情况,在治疗前和每次给药前进行一次尿液化验观察肾功能情况。诺西那生可能会减缓婴幼儿的生长,需监护孩子生长情况。患者需终身用药,监护并提醒患者按时就医进行治疗。

3. 应对患者和家属进行相应的用药教育,治疗前告知患者和家属诺西那生增加出血风险和肾毒性的可能性,强调在治疗前和每次给药前进行抽血化验和尿液化验的重要性,以监测出血和肾毒性的迹象。比如当发生异常出血或瘀伤,需及时就医;当发生排尿减少,泡沫状、粉红色或棕色尿液,手、脸、脚或胃肿胀,尿频、尿急、尿痛,咳嗽、呼吸急促、发烧、发冷等症状时,需及时就医。

四、研究进展

(一)相同或类似靶点药物

1. onasemnogene abeparvovec-xioi 注射液　是基于腺相关病毒载体 9(AAV9)治疗 SMA 的基因治疗药物。2019 年 5 月获美国 FDA 批准上市,用于治疗 2 岁以下 SMA 患者,是全球首款一次性治疗 SMA 的基因药物。2020 年 3 月获 EMA 批准用于体重不超过 21kg 的 SMA 患儿。目前已在 40 多个国家获得批准,超过 1 000 名 SMA 患者接受了 onasemnogene abeparvovec-xioi 注射液的治疗。但其一次性治疗定价高达 212.5 万美元,被称为"全球最昂贵药物"。2021 年 10 月,其在国内版本 OAV101 注射液的临床试验申请获得 CDE 受理公示。

通过 onasemnogene abeparvovec-xioi 注射液的单次静脉给药,将 *SMN1* 基因的一个功能拷贝以 AAV9 为载体导入患者体内,使运动神经元细胞能够持续表达 SMN 蛋白来阻止疾病进程,从而长期改善患者生存质量。从临床疗效上看,治疗后患者存活率可达到 100%,且无须永久性通气支持。临床试验结果表明,onasemnogene abeparvovec-xioi 注射液治疗组患儿以费城儿童医院神经肌肉障碍婴儿测试量表(children's hospital of Philadelphia infant test of neuromuscular disorders,CHOP-INTEND)进行评分,在 8 个月随访研究中,有 90% 的患者评分大于 40;在 1 年随访研究中,超过 90% 患者的评分大于 50,同时可实现无辅助稳定独坐。

2. 利司扑兰　利司扑兰(risdiplam)是一种 *SMN2* 基因剪接修饰的口服液,用于增加和维持中枢神经系统和外周组织中的 SMN 蛋白水平。2020 年 8 月,FDA 批准利司扑兰上市,用于治疗 2 个月以上的 SMA 患者。2021 年 3 月,EMA 批准上市。利司扑兰是 FDA 批准的首款治疗 SMA 的口服药品,也是第三款治疗 SMA 药物,可用于 1 型、2 型、3 型或具有 1~4 个 SMN2 拷贝的 SMA 患者的治疗。它通过口服或鼻饲管给药,每日 1 次,是首个也是唯一一个可以在家使用的 SMA 疗法。

利司扑兰是一种小分子药物,分子量为 401.46Da。它的作用是通过与 SMN2 的 pre-mRNA 中的两个位点结合来实现:内含子 7 的 5′ 剪接位点(5′ss)和外显子 7 的外显子剪接增强子 2(ESE2)。因而推测可能存在两种作用模式:一种是通过稳定外显子 7 的 5′ 剪接位点和 U1 snRNP 的 RNA 双链体;另一种是诱导外显子 7 的 ESE2 的构象变化,以促进与正剪接因子的结合。这两种作用模式可能有助于利司扑兰的高选择性。

作为 SMA 的首个口服药物,利司扑兰口服给药后呈现全身性分布,可持续增加中枢神经系统和外周组织的 SMN 蛋白水平,早期试验表明,在治疗 12 周后,SMA 患者的 SMN 蛋白浓度增加了 2 倍,1 型、2 型、3 型 SMA 患者的运动功能均有明显的改善。相比诺西那生鞘内注射的给药方式,加之作用于中枢神经系统,利司扑兰或许略胜一筹。

3. 其他缓解 SMA 症状的在研生物技术药物　除了上述介绍的药物外,目前还有许多可缓解 SMA 患者症状,但不能根治 SMA 的生物技术药物。比如有一种快速骨骼肌肌钙蛋白激活剂 reldesemtiv,其作用是减缓骨骼肌纤维中一组调节性肌钙蛋白复合物对钙离子的释放速度。尽管 SMA 患者骨骼肌接收的神经信号减少,reldesemtiv 通过作用于肌钙蛋白复合物,可导致骨骼肌收缩能力增加,进而提升 SMA 患者的肌肉功能和身体活动能力。

apitegromab 是一种全人源抗肌生成抑制素原(promyostatin)单克隆抗体,可以高亲和力选择性结合肌生长抑制素前体,包括肌生长抑制素原和潜伏肌生长抑制素(latent myostatin),抑制该分子的蛋白水解激活,从而靶向肌肉萎缩和改善肌肉力量治疗 SMA 患者,达到运动功能改善的目的。目前已进入 Ⅱ 期临床试验。

(二) 国内上市情况

我国于 2018 年 5 月将 SMA 被纳入国家《第一批罕见病目录》。2018 年 11 月,诺西那生钠注射液被列入《第一批临床急需境外新药名单》。2019 年 2 月,CDE 通过优先审评审批程序正式批准诺西那生钠注射液治疗 SMA。批准后诺西那生钠成为中国市场首个治疗 SMA 的药物,但是其一支的价格就高达 70 万元人民币。2019 年 5 月,中国初级卫生保健基金会正式启动 SMA 患者援助项目,帮助 SMA 患者第一年的治疗费用相比全自费节省约 2/3,之后每年的治疗费用与全自费相比可节省约一半。SMA 多学科管理专家共识和遗传学诊断专家共识也相继推出。2021 年 1 月,由中国初级卫生保健基金会、中国罕见病联盟等共同倡导发起“SMA 健康中国行 2021”项目正式启动,希望在全社会的支持下,让更多的 SMA 患者获得有效的治疗和管理,助力 SMA 患者走向希望,早日实现健康。

第三节　米 泊 美 生

米泊美生(mipomersen)是 FDA 批准的用于治疗纯合子型家族性高胆固醇血症的第二代 ASO 药物,作为饮食和其他降脂药物的辅助治疗。

一、药物发现

家族性高胆固醇血症(familial hypercholesterolemia,FH)是一种遗传性疾病,发病率约为 1/250。FH 患者血液中的低密度脂蛋白胆固醇(LDL-C)水平升高,增加了患冠状动脉疾病或心脏病发作的风险。FH 主要是由于 LDL 受体(LDL-R)的突变,导致肝脏对循环 LDL-C 的吸收和清除减少,促使血浆中的 LDL 积累和过早的脑血管疾病(cerebrovascular disease,CVD)发生。每个人都有来自父母双方的 FH 相关基因的 2 个拷贝,但只要其中一个拷贝发生突变即足以发生 FH。大多数 FH 患者只有一个 FH 相关基因拷贝发生突变,称为杂合子型家族性高胆固醇血症(heterozygous FH,heFH)。heFH 患者的 LDL-C 水平通常为正常值的 2~3 倍。在极少数情况下,当同一 FH 相关基因的两个拷贝都发生突变,可导致更严重、更罕见的 FH 形式,称为纯合子型家族性高胆固醇血症(homozygous FH,hoFH)。其发病率大约在 1/300 000。hoFH 患者的胆固醇水平极高,如果不进行治疗,在青少年时期罹患心血管病和发生猝死的风险极高。

(一) 药物性质

米泊美生是一种由 20 个核苷酸组成的硫代磷酸酯寡核苷酸,序列为 5′-GCCTCAGTCTGCTTCGCACC-3′,属于第二代 ASO 药物。其分子式为 $C_{230}H_{324}N_{67}O_{122}P_{19}S_{19}$,分子量为 7 177Da;钠盐形式的分子式为 $C_{230}H_{305}N_{67}Na_{19}O_{122}P_{19}S_{19}$,分子量为 7 594.9Da。与诺西那生不同的是,米泊美生采用嵌合型 gapmer 设计,即在所有磷酸二酯键用硫代磷酸酯基团修饰的基础上,只有二侧翼各 5 个核苷酸的呋喃核糖环上的 2′-羟基进行了 2′-MOE 的修饰,可抵抗核酸酶的降解,从而增强了代谢的稳定性,使其仅需每周给药一次;而中央间隔区没有进行 2′-MOE 的修饰,有利于 RNase H 介导的目标 mRNA 的降解,增加效能;同时有利于减少非特异性结合产生的毒性。另外所有胞苷在 5 位都经甲基修饰(图 7-4)。

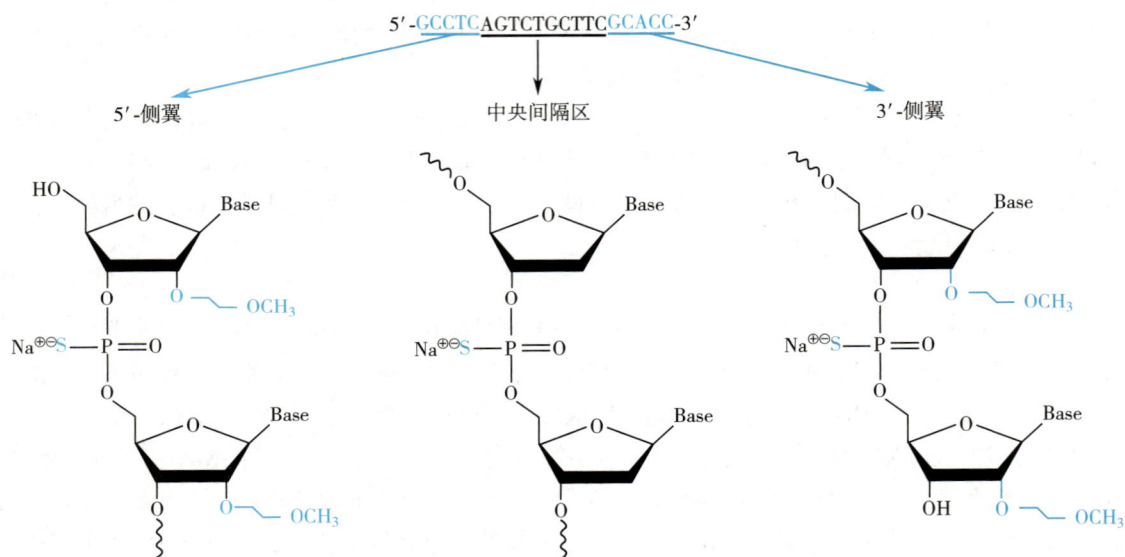

图 7-4　米泊美生的分子结构示意图

(二) 靶点发现

hoFH 主要是由于 LDL-R 的 2 个等位基因同时发生突变,导致肝脏对循环 LDL-C 的吸收和清除减少,最终引起血中 LDL-C 的浓度升高和 CVD 的发展。目前现有常规降脂药物如他汀类药物,主要通过上调肝脏 LDL-R 起作用,但由于 hoFH 患者中 LDL-R 基因突变无法发挥作用,导致治疗效果不佳。微粒体甘油三酯转移蛋白(microsomal triglyceride transfer protein,MTP 或 MTTP)的作用是在肠道和肝脏中负责将脂质转移到 ApoB 上。MTP 抑制剂如 2012 年 12 月 FDA 批准上市的洛美他派(lomitapide),通过抑制 MTP 来减少 hoFH 患者中含有 ApoB 的脂蛋白的产生和分泌。但在 hoFH 患者中,有效治疗剂量的 MTP 抑制剂会导致血清转氨酶水平和肝脏脂肪沉积的显著升高。另外,由于其抑制肠道乳糜微粒的产生和对脂肪吸收不良,往往会引发胃肠道不适等不良反应。

人类 ApoB 基因存在两种形式:ApoB100 是包含 4 536(不计含 27 个残基的信号肽)个残基的全长蛋白质,在肝脏中合成;ApoB48 则是由 ApoB100 氨基末端 2 152(不计信号肽)个残基组成的蛋白质,在肠道中合成(因约占 ApoB100 全长的 48%,故名 ApoB48)。ApoB100 是极低密度脂蛋白(VLDL)及其代谢产物、中密度脂蛋白(IDL)和 LDL 的重要结构成分,也是 LDL-R 介导的 LDL 细胞内吞作用的配体。ApoB48 主要参与小肠脂肪吸收中乳糜微粒的合成、组装和分泌,尽管其缺乏 LDL-R 结合区域,但可通过乳糜微粒中含有的大量载脂蛋白 E(apoE)识别 LDL-R 来内化乳糜微粒。

VLDL、IDL、LDL 和脂蛋白 a(Lpa)各含有一分子 ApoB100;而乳糜微粒及其残余物也含有一分子 ApoB48。血液中 ApoB 含量可以衡量动脉粥样硬化颗粒总数。研究表明,与 LDL-C 类似,血液中 ApoB 浓度升高是动脉粥样硬化致 CVD 发展的关键危险因素,且 ApoB 对治疗的反应优于 LDL-C。因此通过直接靶向下调 ApoB100 的表达,可以减少肝脏脂蛋白的产生,有助于降低血中 LDL-C 水平,减少发生动脉粥样硬化性 CVD 的风险。

(三)上市历史

米泊美生最初的研发代号是 isis-301012。2010 年 3 月,《柳叶刀》上发表了米泊美生在 hoFH 患者群体中的一项随机、双盲、安慰剂对照、多中心的Ⅲ期临床试验数据。该项研究在 7 个国家的 9 家医疗机构招募了 51 名 12~53 岁 hoFH 患者,其中米泊美生组 34 名,安慰剂组 17 名。最终 45 名患者完成了 26 周的治疗期(米泊美生组 28 名,安慰剂组 17 名)。米泊美生组在治疗后血中 LDL-C 浓度从 11.4mmol/L 的基线水平降低至平均 8.3mmol/L(–24.7%),并且其他致动脉粥样硬化颗粒的测量值也显著降低。

从 4 项Ⅲ期临床试验共 390 名 hoFH 患者的汇总数据分析米泊美生的安全性,其中米泊美生组 261 名,每周皮下注射 200mg,安慰剂组 129 名,接受安慰剂治疗,中位治疗时间为 25 周。米泊美生组 18% 的患者和安慰剂组 2% 的患者因不良反应终止治疗。米泊美生治疗组患者中导致治疗中断的最常见不良反应是注射部位反应(5.0%)、谷丙转氨酶升高(3.4%)、流感样症状(2.7%)、谷草转氨酶升高(2.3%)、肝功能异常(1.5%)。

2012 年 3 月 FDA 接收米泊美生用于治疗纯合子家族性高胆固醇血症的新药申请(New Drug Application,NDA)。同年 10 月 FDA 顾问委员会推荐米泊美生用于治疗纯合子家族性高胆固醇血症。2013 年 1 月,FDA 批准米泊美生用于治疗纯合子家族性高胆固醇血症。

二、药理作用

(一)作用机制

ApoB100 是低密度脂蛋白(LDL)及其代谢前体极低密度脂蛋白(VLDL)的主要载脂蛋白。米泊美生作为第二代 ASO 能够与编码 ApoB100 的 mRNA 结合形成序列特异性双链结构,这种结合导致形成的双链 RNA 被 RNase H 切割和降解,使 ApoB100 mRNA 减少,从而阻止 mRNA 翻译形成 ApoB100 蛋白,最终引起 ApoB 蛋白数量的减少,导致 LDL 和总胆固醇水平的降低。

(二)药效学效应

米泊美生可降低载脂蛋白 B(ApoB)、低密度脂蛋白(LDL)胆固醇和总胆固醇的水平。患者每周接受一次皮下注射 200mg 米泊美生,持续长达 104 周。LDL-C 的平均下降幅度约为 28%,ApoB 和脂蛋白(a)分别平均降低约 30% 和 17%。同时,米泊美生起效迅速,治疗开始后 1 周内 ApoB100 和脂质水平降低。

ASO 主要分布到肝脏,而不是肠道。肝脏 ApoB mRNA 的降低与肝脏 ApoB 蛋白和血清 LDL-C、ApoB 蛋白浓度的降低水平相一致。人肝脏中米泊美生的 EC50 估计为(81±122)µg/g。

(三)药代动力学

米泊美生的吸收、分布、代谢和排泄特性已在多种动物物种(包括小鼠、大鼠和猴)体内证明是一致的。米泊美生皮下注射给药后,可迅速吸收到血液循环中,在 3~4 小时内达到血浆峰值浓度。在血液中 85% 以上的米泊美生与血浆蛋白(主要是白蛋白)结合,然后通过与细胞表面蛋白的相互作用而发生内吞,从而迅速被组织吸收。米泊美生可分布到除脑组织外的绝大多数组织中,包括肝脏、肾脏、骨髓、脂肪细胞和淋巴结等。米泊美生的生物利用度呈剂量依赖性,范围为 54%~78%。

米泊美生进入组织后,最初在核酸内切酶作用下切割成无药理活性的短的寡核苷酸,并与蛋白质的结合亲和力降低,继而又在核酸外切酶作用下进一步切割成更短的寡核苷酸,最终米泊美生及其短链代谢物主要通过尿液进行排泄。米泊美生的半衰期很长,为 1~2 个月。米泊美生不会被传统的药物代谢酶(如 CYP)代谢,因此,未检测到与其他药物的相互作用。

三、临床应用

(一)主要适应证

米泊美生适用于纯合子型家族性高胆固醇血症患者,作为降脂药物和饮食控制的辅助治疗手段,以降低低密度脂蛋白胆固醇(LDL-C)、载脂蛋白 B(ApoB)、总胆固醇(TC)和纯合子家族性高胆固醇血症(hoFH)患者的非高密度脂蛋白胆固醇(non-HDL-C)。

(二)注意事项

米泊美生的 FDA 标签中有一个黑框警告其可能引起的肝毒性。其他的不良反应还包括恶心、头痛、疲劳、注射部位的局部反应、流感样症状和血清氨基转移酶升高等,特别是谷丙转氨酶(glutamic-pyruvic transaminase,GPT)。米泊美生禁用于中度至重度肝功能损害、活动性肝病和不明原因的持续性血清氨基转移酶升高的人群。

米泊美生与多种药物存在相互作用,尤其是对乙酰氨基酚、胺碘酮、甲氨蝶呤、他莫昔芬、四环素类抗生素等会增加米泊美生的肝毒性。

米泊美生的使用也会增加发生脂肪肝的风险。在 heFH 和高脂血症患者的临床试验中,经过米泊美生治疗 26 周后,肝脏脂肪平均绝对值增加 10%。

在一些长期接受 ASO 治疗患者的临床试验中,发现有些患者体内出现抗药抗体(anti-drug antibody,ADA)。如在接受米泊美生治疗 13 周和 50 周后,分别有 4% 和 33% 的患者中检测到针对米泊美生的 ADA。尽管目前 ADA 的医学意义尚不清楚,但高滴度的 ADA 可能会通过降低血液中的 ASO 浓度而削弱药物的疗效。

(三)药学监护

1. FDA 批准的米泊美生给药方案是每周一次皮下注射 200mg。注射给药应在每周的同一天同一时间进行。如果错过了一次剂量,需立即进行给予该剂量的注射;但如果距离下一次注射时间不到 3 天,则跳过这次注射。米泊美生仅供皮下使用,不能肌内注射或静脉注射。注射部位主要可以选择腹部、大腿区域或上臂的外部区域,不能连续两次注射到同一个位置,不能注射到有皮肤损伤部位或皮肤病区域,如晒伤、皮疹、炎症、皮肤感染、牛皮癣活动区等,同时避开纹身皮肤和疤痕区域。

2. 在治疗前需了解患者服用的药物、肝肾功能、是否怀孕或计划怀孕、是否正在或计划母乳喂养,以制订或及时调整用药计划。治疗期间需密切监护肝功能情况,在治疗前和治疗期间需抽血化验,检测转氨酶(GPT、GOT)、碱性磷酸酶和总胆红素等肝功能指标。在治疗过程中需了解患者定期用药情况,提醒其定期复诊进行相关指标的检查。

3. 米泊美生可以由患者或家属自行进行注射用药,但需要对其进行皮下注射方法的培训,确保掌握正确的注射方法。需要告知患者和家属米泊美生可能存在肝毒性,可能导致血清转氨酶(GPT 和 / 或 GOT)上升和 / 或肝脂肪变性,因此在治疗前和治疗期间需监测肝功能情况。因米泊美生可能与其他多种药物存在相互作用,在治疗前需要告知医生正在或计划服用的药物。告知患者和家属饮酒会增加治疗期间发生肝损伤的风险,建议不喝酒或少喝酒。在治疗期间发生恶心、呕吐、发烧、食欲减退、疲倦、眼睛或皮肤发黄、尿色深、瘙痒、胃痛加重等症状时,需及时就医。在治疗期间应避免食用脂肪或胆固醇含量高的食物,否则将无法达到治疗效果。

四、研究进展

洛美他派（lomitapide），是 FDA 在米泊美生批准之前的 2012 年底被 FDA 批准上市用于治疗 hoFH 患者，减少 LDL-C、总胆固醇和 ApoB 水平的一种小分子药物。它是一种 MTP 抑制剂，通过抑制 MTP 来减少 hoFH 患者中含有 ApoB 的脂蛋白的产生和分泌。

volanesorsen，是一种靶向 ApoC Ⅲ mRNA 的 ASO，用于治疗家族性乳糜微粒血症综合征（familial chylomicronaemia syndrome，FCS）、高甘油三酯血症和家族性部分脂肪营养不良（familial partial lipodystrophy，FPLD）。ApoC Ⅲ 既可抑制脂蛋白脂肪酶（lipoprotein lipase，LPL）的活性，还能通过减少肝脏对富含甘油三酯的脂蛋白的摄取和增加肝脏分泌甘油三酯来提高血浆甘油三酯水平。研究也表明，高水平的 ApoC Ⅲ 与血浆中的高甘油三酯和低 HDL-C 水平有关。volanesorsen 通过选择性结合 ApoC Ⅲ mRNA 3′ 非翻译区（碱基位置 489~508），阻止 ApoC Ⅲ mRNA 的翻译，促进 RNase H1 介导 mRNA 降解，从而通过 LPL 非依赖途径促进甘油三酯清除和降低血浆甘油三酯水平，包括 ApoC Ⅲ 抑制肝受体介导的通路（由 LDL-C 介导）和 LPL 受体相关蛋白 1（LPL receptor-related protein 1，LRP-1）受体。2019 年 5 月，欧盟根据其在多国开展的 Ⅲ 期临床试验 Approach 和 Compass 研究中，volanesorsen 显著降低血浆中 ApoC Ⅲ 和甘油三酯水平、增加 HDL-C 的阳性结果，批准其用于 FCS 成年患者控制饮食之外的辅助治疗。

依洛尤单抗（evolocumab）是一种全人源抗前蛋白转化酶枯草溶菌素 9（proprotein convertase subtilisin-kexin type 9，PCSK9）抗体。PCSK9 蛋白的作用是抑制 LDLR 的回收和再利用。遗传学研究发现，PCSK9 等位基因的功能丧失与降低 LDL-C 水平和降低心肌梗死风险有关。依洛尤单抗通过靶向结合 PCSK9，抑制循环中的 PCSK9 与 LDLR 的结合，防止 PCSK9 介导的 LDLR 降解，促使 LDLR 循环回到肝细胞表面，同时增加的 LDLR 数量可用于清除血液中 LDL，从而降低 LDL-C 水平。2015 年 8 月被 FDA 批准用于治疗 10 岁及以上的家族性高胆固醇血症患者，作为饮食和其他降低 LDL-C 疗法的辅助治疗。2018 年 7 月，获得 NMPA 批准，成为首个在中国上市的 PCSK9 抑制剂类新药，用于治疗成人或 12 岁以上青少年 hoFH。

inclisiran 是利用 GalNAc 递送系统设计的靶向 PCSK9 的 siRNA 药物。它通过 RNAi 作用降低 PCSK9 mRNA 水平，减少肝脏生产 PCSK9 蛋白。与已有的 PCSK9 抑制剂相比，inclisiran 的显著优点是患者只需每年接受 2~3 次皮下注射就可以达到控制胆固醇水平的效果，而其他 PCSK9 抑制剂需要每月接受 1~2 次注射。Ⅲ 期临床试验结果表明每 6 个月皮下注射一次 inclisiran 可使 LDL-C 水平降低约 50%。2020 年 12 月，被欧盟批准用于降低高胆固醇血症或混合性血脂异常患者的 LDL-C 水平。2021 年 12 月被 FDA 批准用于动脉粥样硬化性心血管系统疾病（ASCVD）和家族性高胆固醇血症（FH）患者的治疗。

第四节 依 特 立 生

依特立生（eteplirsen）是 FDA 批准的第一个用于治疗进行性假肥大性肌营养不良（Duchenne muscular dystrophy，DMD）的药物。

一、药物发现

进行性假肥大性肌营养不良是一种以进行性肌肉退化和虚弱为特征的 X 连锁隐性遗传性疾病，由染色体 Xp21 上的 DMD 基因突变引起，后者编码一种称为肌营养不良蛋白（dystrophin，Dys）的蛋白质，主要存在于骨骼肌和心肌中，可与其他蛋白质组成复合物来增强肌肉纤维并在肌肉收缩和放松时保护其免于损伤。进行性假肥大性肌营养不良主要发生于男性，女性多为携带者。男孩中的发病率约为 1/3 600,通常在 3~5 岁发病,7~12 岁彻底丧失行走能力,20 岁左右会因心肌、肺肌无力死亡。

(一) 药物性质

依特立生是采用新颖的磷酰二胺吗啉代寡核苷酸(PMO)和外显子跳跃技术制备的一种反义寡核苷酸,属于第三代反义寡核苷酸药物。eteplirsen 由 30 个核苷酸组成,序列为 5′-CTCCAACATCAAGGAAGATGGCATTTCTAG-3′。分子式为 $C_{364}H_{569}N_{177}O_{122}P_{30}$,分子量为 10 305.7Da。结构见图 7-5 所示。在药物设计上,依特立生用六元的吗啉环取代原寡核苷酸中的五元呋喃核糖环,同时核苷酸之间的磷酸二酯键被磷酸二酰胺键取代,从而形成吗啉代磷酰胺骨架的核苷酸类似物。PMO 不带电荷,不会与蛋白质发生强烈的相互作用,减少了与无关蛋白质的结合;同时对核酸酶、蛋白酶、酯酶和生物体液中存在的各种酶具有较强的耐受性,使代谢降解速度显著降低,因此非常适合在体内应用。另外,外显子跳跃技术则主要是通过修复 mRNA 的阅读框来部分纠正遗传缺陷。

5′-CTCCAACATCAAGGAAGATGGCATTTCTAG-3′

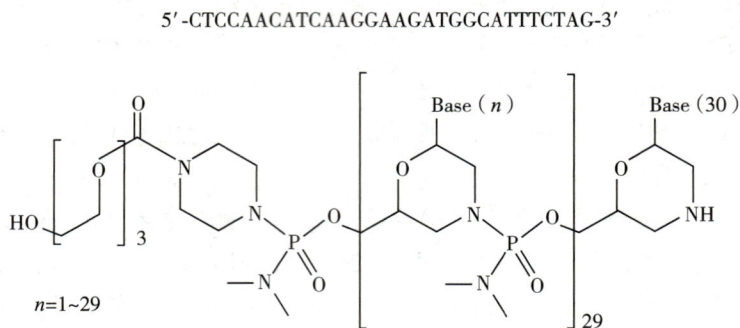

图 7-5   依特立生的分子结构示意图

(二) 靶点发现

DMD 基因是已知最大的人类基因,在 X 染色体 p21 区域中跨越 2.4Mb,具有 79 个外显子并转录出 14kb 的产物(仅占基因的 0.6%),最终翻译出含 3 685 个氨基酸的全长肌营养不良蛋白(分子量 427kDa)。由于 DMD 基因之庞大,极易发生突变,其中肌营养不良蛋白的突变,约 60% 是由于缺失一个以上的外显子引起,大约 6% 是由于重复突变,其他则是由于小的点突变引起。在大多数情况下,这些突变会导致 DMD 基因阅读框的破坏或提前引入一个终止密码子,使肌营养不良蛋白无法表达或功能丧失。但是也发现在有些情况下,突变所产生的截短蛋白仍具有部分功能。

外显子跳跃技术是纠正和恢复因外显子缺失导致基因突变的一种潜在治疗方法。对于特定的基因突变,它允许身体制造一个截短的,但又具有部分功能的蛋白质。研究发现,DMD 患者中多达 80% 具有适合于外显子跳跃的基因型,其中适用于第 51 外显子跳跃的患者最多,有 13%。而它与前面第二节中介绍的治疗 SMA 的反义核酸药诺西那生在治疗策略上既有不同又存在联系,治疗 SMA 需要尽量增加目标外显子区的表达量,而治疗 DMD 却需要跳跃致病的外显子区,但两者均是通过 ASO 特异性封闭目标区域来达到治疗效果。

(三) 上市历史

依特立生最初由澳大利亚西澳大学研发,2013 年 4 月授权给制药公司利用基于专有的 PMO 技术建立的外显子跳跃候选药物管线开发用于治疗 DMD 的外显子跳跃候选药物。

2015 年 6 月,FDA 接收了依特立生的新药申请。2016 年 4 月 FDA 顾问委员会以 6 票赞成,7 票反对,否定了依特立生诱导肌营养不良蛋白的产生能达到临床获益的水平。2016 年 6 月,FDA 再次要求提供通过活检组织的蛋白质印迹法检测肌营养不良蛋白数据,作为 NDA 评估的一部分。但在 DMD 患者及家属对 DMD 药物迫切需求的压力下,2016 年 9 月,FDA 仅凭肌营养不良蛋白增加到正常值 0.28% 的微弱优势这一替代终点,加速批准了依特立生用于治疗第 51 外显子跳跃的 DMD

患者。尽管这一批准在一定程度上降低了科学性标准,但 FDA 要求完成进一步的研究来证实其有效性。

二、药理作用

(一)作用机制

DMD 主要是由于 DMD 基因发生突变,尤其是缺失 1 个以上的外显子,导致 DMD 基因阅读框的破坏或提前引入一个终止密码子,使肌营养不良蛋白无法表达或功能丧失。肌营养不良蛋白位于肌膜下方,通过其 N 端和 C 端分别与 F- 肌动蛋白和 β- 肌营养不良蛋白聚糖(β-dystroglycan)的结合,从而将细胞骨架连接到肌膜。在组织学上,肌营养不良蛋白的丧失会导致炎症、肌肉退化,并被纤维化组织和脂肪取代。但是并非所有 DMD 基因的突变都会导致阅读框的破坏,如在贝克肌营养不良(Becker muscular dystrophy,BMD)患者中,DMD 基因部分外显子的缺少,导致阅读框的框内突变,产生了具有部分功能的截短的 Dys,患者的症状也相对较轻。DMD 和 BMD 二者的遗传差异和症状之间的关系,提示可以通过将框架外突变转变为框架内突变来减少基因缺失带来的危害,应该可以把严重的 DMD 表型转变为不太严重的 BMD 表型。

基于这一发现,研究者开发了外显子跳跃技术用于 DMD 的治疗。ASO 通常靶向结合关键剪接序列之一(GT 和 AG 二核苷酸分别在剪接供体和受体位点中严格保守),当外显子与内含子交界处被掩盖后,剪接复合物就会移至下游搜寻下一个合适的位点,从而跳过有问题的外显子。当设计的反义寡核苷酸依特立生与肌营养不良蛋白的 pre-mRNA 第 51 外显子结合后,可使 DMD 基因在 mRNA 剪接加工过程中排除该外显子,恢复阅读框,最终翻译出具有部分功能的截短的肌营养不良蛋白(图 7-6)。

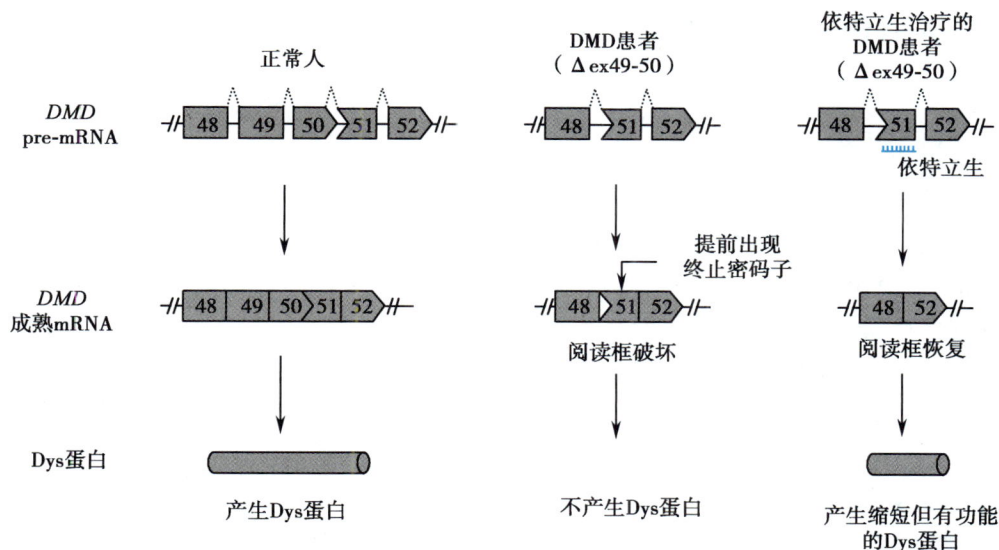

图 7-6　依特立生的作用机制

(二)药效学效应

DMD 的特征是缺乏肌营养不良蛋白,其在维持肌肉细胞膜完整性方面起着至关重要的作用。DMD 主要由 DMD 基因突变引起翻译阅读框破坏,最终导致无功能蛋白质产生。依特立生主要通过靶向外显子 51,使之发生外显子跳跃并恢复翻译阅读框,最终产生截短的但保留部分功能的肌营养不良蛋白。在几项临床研究中,发现在接受依特立生治疗的患者中,都发生了外显子跳跃,产生了截短的 DMD mRNA。

依特立生的批准主要基于 3 项临床试验研究。在第 1 项 II 期临床试验研究（NCT01396239）中，平均年龄为 9.4 岁的 12 名 DMD 患者随机分成 3 组，30mg/(kg·周)，50mg/(kg·周) 和安慰剂组，共 24 周，主要终点是肌营养不良蛋白的产生；同时还评估了 6 分钟步行测试（6MWT）。6MWT 测量患者在 6 分钟内在平坦、坚硬的表面上行走的距离。患者基线时平均 6 分钟步行距离（6MWD）为 363 米，然而最终依特立生治疗组和安慰剂组之间的 6MWD 变化没有显著差异。

在第 2 项 II 期临床试验研究（NCT01540409）中，让参加第 1 项研究的 12 名患者继续用依特立生治疗 4 年（212 周），原安慰剂组 4 名患者以 1∶1 重新随机分配至 30mg/(kg·周) 和 50mg/(kg·周) 的依特立生治疗组。以 6MWT 作为主要的临床疗效评价，结果发现与外部对照组相比，依特立生的临床获益的证据不足。对其中 11 名治疗 180 周后患者进行肌肉活检，通过蛋白质印迹分析 Dys 水平发现治疗组平均 Dys 水平为健康受试者 Dys 水平的 0.93%。

在第 3 项研究中，平均年龄为 8.9 岁的 13 名患者 30mg/(kg·周) 治疗 48 周，治疗前后均进行了肌肉活检。以蛋白质印迹进行评估发现在有可评估结果的 12 名患者中，治疗前 Dys 水平为健康受试者 Dys 水平的 0.16%±0.12%（平均值 ±SD），依特立生治疗 48 周后 Dys 水平为 0.44%±0.43%（$P<0.05$）。

（三）药代动力学

研究表明，依特立生与人体内的血浆蛋白结合率在 6%~17% 之间。每周静脉滴注依特立生（30mg/kg）后，依特立生的平均表观分布容积（V_{ss}）为 600ml/kg。依特立生的 C_{max} 出现在静脉注射结束时附近。静脉滴注结束后 24 小时，依特立生的平均浓度为 C_{max} 的 0.07%。尚未观察到每周一次给药期间依特立生的积累。依特立生似乎不会在人肝脏微粒体中代谢。依特立生的消除半衰期（$t_{1/2}$）为 3~4 小时。在静脉给药后 24 小时内，依特立生的肾脏清除率约占给药剂量的三分之二。在 30mg/(kg·周) 的治疗 12 周后，依特立生的总清除率为 339ml/(kg·h)。根据依特立生与血浆蛋白结合、CYP 或药物转运蛋白相互作用以及微粒体代谢的体外数据，预计依特立生在人体中的药物相互作用的可能性较低。

三、临床应用

（一）主要适应证

依特立生作为 FDA 批准的首个 DMD 新药，用于治疗携带 DMD 基因突变，适合进行第 51 号外显子跳跃的 DMD 患者。

（二）注意事项

接受依特立生治疗的患者不良反应发生率比安慰剂组高至少 25%。最常见的不良反应有平衡障碍和呕吐。另外还有过敏反应，包括皮疹和荨麻疹、发热、潮红、咳嗽、呼吸困难、支气管痉挛和低血压等症状。因此不推荐依特立生的 50mg/kg 每周一次的高剂量给药方案。

（三）药学监护

1. 依特立生注射液是一种无菌、水性、不含防腐剂的浓缩溶液，通常提供二种剂量（100mg 或 500mg，50mg/ml）依特立生的小瓶包装，在给药前需要稀释。依特立生的推荐剂量为 30mg/kg，每周一次，静脉滴注，给药时间需超过 35~60 分钟。如果错过时间注射依特立生，需在预定时间后尽快给药。

2. 在依特立生静脉滴注期间，密切监护患者是否有过敏反应的症状和体征，如果发生过敏反应，及时使用适当的药物治疗，减慢依特立生静脉滴注速度或停止静脉滴注。需要提醒患者和家属定期复诊进行相关检查，了解患者症状改善情况。

3. 告知患者和家属需要每周一次到医疗机构进行药物的静脉滴注；在用药期间，如果出现支气管痉挛、胸痛、咳嗽、心动过速和荨麻疹等过敏症状时，需要及时就医。

四、研究进展

在 DMD 患者的外显子缺失中,大约有 13%、8%、8% 和 6% 的患者可以分别通过第 51、53、45 和 44 外显子跳跃来进行基因修正。目前已有多种利用外显子跳跃技术治疗 DMD 的相关 ASO 药物。

在治疗 DMD 的反义寡核苷酸药物中,针对第 51 外显子跳跃的 ASO 还有 drisapersen,其与依特立生的作用机制相同,不同之处在于它是一种 2′-OMe 修饰的硫代寡核苷酸,长度为 20 个核苷酸。然而在 186 名患者的 Ⅲ 期临床试验中失败,治疗 48 周后患者几乎没有改善,且剂量递增研究中 7 名患者中有 5 名发生了炎症和溃疡等不可逆的注射部位反应。由于药物安全问题和临床效用证据不足,FDA 于 2016 年 1 月拒绝了 drisapersen 的新药申请。

DMD 患者中仅有 13% 的患者携带适合进行 DMD 基因第 51 号外显子跳跃的基因突变,适用于依特立生的临床治疗。因此需要定向开发适合进行其他外显子跳跃的 ASO 药物。目前又研发了分别针对第 53 外显子跳跃(占患者 8%)和第 45 外显子跳跃(占患者 8%)的 golodirsen 和 casimersen,各自先后于 2019 年 12 月和 2021 年 2 月获得 FDA 批准上市。与依特立生相同,此二种药物均为磷酰二胺吗啉代寡核苷酸,序列分别为 5′-GTTGCCTCCGGTTCTGAAGGTGTTC-3′ 和 5′-CAATGCCATCCTGGAGTTCCTG-3′。

目前针对 DMD 的 ASO 治疗药物研究还有很多,比如针对第 53 外显子跳跃的 ASO 药物 viltolarsen,已在 2020 年 8 月获得 FDA 批准上市。viltolarsen 也是一种磷酰二胺吗啉代寡核苷酸,长度为 21 个核苷酸,序列为 5′-CCTCCGGTTCTGAAGGTGTTC-3′;针对第 45 外显子跳跃的 ASO 药物 renadirsen,目前尚处于 Ⅰ/Ⅱ 期临床试验阶段。它是一种 2′-O-甲基 RNA/2′-O,4′-C-乙烯桥接核酸(2′-OMe RNA/ENA)嵌合体,序列为 5′-CGCTGCCCAATGCCAUCC-3′。研究表明,它在核酸酶抗性方面优于 2′-O-MePS;在热力学上,ENA 修饰(每个 DNA 修饰 ΔT_m 增加 3.5~5.2℃)比 2′-O-Me 修饰(每个 DNA 修饰 ΔT_m 增加 0.2~1.4℃)更稳定;且 ENA 修饰对 mRNA 具有更高的亲和力。因此,renadirsen 重复给药后在组织中的积累更高。PS 修饰 ASO 与血浆蛋白广泛结合(≥85%),PMO 的血浆蛋白结合率很低。renadirsen 的蛋白结合程度更高,导致暴露于靶组织的药物浓度更高,最终引起比 PMO 更有效的外显子跳跃活性。

外显子跳跃技术治疗 DMD 的 ASO 药物(拓展阅读)

第五节　帕替司兰

帕替司兰(patisiran)是 FDA 批准的第一个 RNAi 药物,用于治疗由甲状腺素转运蛋白介导的遗传性淀粉样变性(hereditary TTR-mediated amyloidosis,hATTR)引起的多发性神经病,开创了干扰小核糖核酸治疗疾病的新时代。

一、药物发现

hATTR 是一种罕见的、进展快、致命性的遗传性多系统疾病,其特征为外周神经、心脏和其他器官中异常淀粉样蛋白的积聚,干扰正常功能。淀粉样蛋白最常沉积于周围神经系统中,从而导致手臂、腿、手和脚的感觉丧失、疼痛或无法活动。淀粉样蛋白沉积物也会影响心脏、肾脏、眼睛和胃肠道的功能。全球约有 50 000 人罹患此病。

(一)药物性质

帕替司兰是由 2 条各 19 个核糖核苷酸组成的双链 siRNA,每条链 3′ 端均携带 2 个游离的 dT,其中正义链中的 9 个嘧啶(包括尿嘧啶和胞嘧啶)以及反义链中的 2 个尿嘧啶进行了 2′-OMe 修饰;而其他核糖核苷酸均未经修饰。所有核苷酸之间的连接都是未经修饰的磷酸二酯键。帕替司兰由脂质纳米颗粒包裹后递送至肝细胞。其钠盐分子式为 $C_{412}H_{480}N_{148}Na_{40}O_{290}P_{40}$,分子量为 14 304Da。结构见图 7-7 所示。

(二) 靶点发现

hATTR 主要是由编码甲状腺素转运蛋白(transthyretin,TTR)的基因突变引起。TTR 主要在肝脏中产生,通过形成四聚体,可与血浆和脑脊液中的视黄醇结合蛋白(retinol-binding protein,RBP)一起运输维生素 A(视黄醇)。目前,已鉴定出存在超过 140 种 TTR 基因突变,这些突变往往导致蛋白质折叠发生错误,从而在人体多个部位以淀粉样沉积物的形式积累(包括外周神经、心脏、肾脏和胃肠道等),引发不同的临床表现,包括感觉、运动、自主神经病、心肌病以及其他疾病等。其中,最常见的是第 50 位氨基酸突变(Val50Met),通常表现为神经症状;Val40Ile、Val142Ile 等突变体主要与心肌病相关;Leu75Pro 突变体往往病情进展迅速;还有 2 种突变体 Arg124His 和 Thr139Met 具有稳定 TTR 的作用,从而减少蛋白质沉积并仅表现为轻微的临床症状。另外,在 80 岁以上的老年人群中(男性比女性易感),尽管并无 TTR 基因突变,多达 25% 患者发生由野生型 TTR 引起的全身性淀粉样蛋白沉积,其临床表现通常以心肌病为主,轻者无症状,重者可发生充血性心力衰竭。hATTR 进展迅速,诊断后的中位生存期为 4.7 年,出现心肌病症状则缩短至 3.4 年。

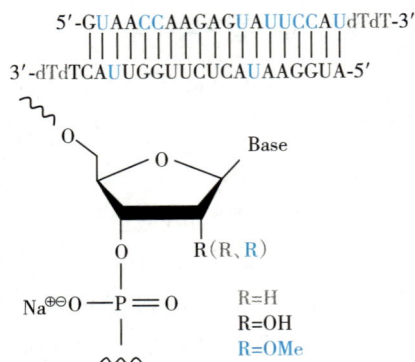

图 7-7　帕替司兰的分子结构示意图

通过设计 siRNA 序列,特异性靶向 TTR 基因的 3′ 端非翻译区,从而抑制野生型和突变型的 TTR 基因 mRNA 的产生,减少 TTR 蛋白的表达,最终达到减轻 hATTR 症状的目的。

(三) 上市历史

帕替司兰的获批上市主要是基于其一项随机、双盲、安慰剂对照的全球性 Ⅲ 期临床研究(APOLLO)的结果。该研究项目共入组了 225 例伴发多发性神经病的 hATTR 淀粉样变性患者,涵盖了 39 个基因,并以 2∶1 的比例随机分配至帕替司兰治疗组(0.3mg/kg,每 3 周静脉滴注一次)和安慰剂组。结果显示了帕替司兰极佳的治疗效果,达到了研究的主要终点和所有次要终点。

主要终点是从基线到用药后 18 个月改良的神经病变损伤评分 +7(modified neuropathy impairment score +7,mNIS+7)的变化,用于评估运动、感觉和自主神经病变的综合测量。接受帕替司兰治疗 18 个月后,56% 患者在 mNIS+7 方面有改善,而接受安慰剂的患者只有 4% 有改善。与安慰剂组相比,帕替司兰显著改善了患者的生活质量、步行能力、营养状况和日常活动能力。

2017 年 11 月,FDA 授予帕替司兰"突破性疗法认定"(reakthrough therapy designation)和罕用药资格,英国授予帕替司兰"早期获取"(early access)资格,允许患者在这款疗法药物正式问世前就能得到治疗。2017 年 12 月,FDA 接收帕替司兰治疗 hATTR、的新药申请。2018 年 8 月,FDA 和欧盟委员会(EC)先后批准帕替司兰上市用于治疗 hATTR 引起的多发性神经病。

RNAi 疗法药物的上市,极大地加速核酸制药行业的发展,也是 RNAi 这一诺贝尔奖成果从概念走向实际临床应用的一个光辉里程碑。

二、药理作用

(一) 作用机制

由于 hATTR 主要是由 TTR 基因突变引起异常蛋白的积聚,通过设计双链 siRNA,靶向 TTR 基因 3′ 非翻译区(3′-UTR)中的保守序列,以减少 TTR 的表达。帕替司兰进入细胞由 Dicer 酶处理后,siRNA 与 RISC 结合。RISC 将 siRNA 双链解开,其中一条链释放,另一条与 RISC 保持结合;结合链与 TTR mRNA 发生互补结合,在 RISC 中切割 TTR mRNA 使之降解。一个 siRNA 可以靶向多个拷贝的 TTR mRNA。当 TTR mRNA 减少后,突变型和野生型 TTR 的产生也由此减少。因而帕替司兰可以帮助减少淀粉样蛋白沉积物在周围神经中的积累,改善症状并帮助患者更好地控制病情。

同时,由于肝脏是 TTR 表达、合成和分泌的场所,如何将 siRNA 有效运送至肝脏,对于 siRNA 的靶向治疗具有极大的挑战性。帕替司兰采用脂质纳米颗粒(LNP)技术将 siRNA 包裹其中。LNP 能够有效保护 siRNA 免受核酸酶的影响,大大提高了 siRNA 的稳定性,也保证 siRNA 不被肾脏过滤清除,在血液循环的过程中逐渐被肝脏组织靶细胞所摄取。

(二) 药效学效应

帕替司兰以 0.3mg/kg 单次静脉滴注给药后 10~14 天,平均血清 TTR 降低了约 80%。每 3 周重复给药一次,治疗 9 个月和 18 个月后血清 TTR 的平均降低分别为 83% 和 84%。18 个月内血清 TTR 的平均最大降低幅度为 88%。无论何种 TTR 突变、性别、年龄或种族,都观察到类似的 TTR 降低情况。在一项剂量范围研究中,与每 4 周 0.3mg/kg 相比,推荐的给药方案每 3 周 0.3mg/kg,能够在给药间隔内保持更大的 TTR 降低幅度。

经过帕替司兰治疗,不论不同年龄、性别或基因型,血清 TTR 水平均迅速降低且持续了 18 个月,期间中位降低为 81%。另外,血清 TTR 是视黄醇结合蛋白的载体,参与血液中维生素 A 的转运。在 18 个月内观察到帕替司兰组血清视黄醇结合蛋白和血清维生素 A 分别平均减少 45% 和 62%。

(三) 药代动力学

帕替司兰以 0.01~0.5mg/kg 单次静脉给药后,全身暴露量与剂量呈线性比例增加。循环中 95% 以上的帕替司兰与脂质复合物有关。在每 3 周 0.3mg/kg 的推荐给药方案下,治疗 24 周后达到稳态;估算其稳态峰浓度(C_{max})、谷浓度(C_{t-ough})和曲线下面积(AUC_τ)分别为 $(7.15\pm2.14)\mu g/ml$、$(0.021\pm0.044)\mu g/ml$ 和 $(184\pm159)(\mu g \cdot h)/ml$(平均值 ±SD)。在稳态时,$AUC_\tau$ 的累积值是第一次给药的 3.2 倍。

帕替司兰与血浆蛋白结合率很低,体外观察发现,帕替司兰与人血清白蛋白和人 α1- 酸性糖蛋白的结合率 ≤2.1%。帕替司兰主要分布于肝脏。在每 3 周 0.3mg/kg 的推荐给药方案下,帕替司兰的稳态分布容积(V_{ss})为 $(0.26\pm0.20)L/kg$(平均值 ±SD)。

帕替司兰的终末消除半衰期为 (3.2 ± 1.8) 天(平均值 ±SD)。帕替司兰主要通过代谢清除,稳态时的全身清除率(CL_{ss})为 $(3.0\pm2.5)ml/(kg \cdot h)$(平均值 ±SD)。帕替司兰被核酸酶代谢为不同长度的核苷酸。帕替司兰给药剂量的 1% 以下会以原型排泄到尿液中。

帕替司兰不是细胞色素 P450 酶的底物。在一项药代动力学群体分析中,同时使用强效或中效 CYP3A 诱导剂和抑制剂不会影响帕替司兰的药代动力学参数。因此,预计帕替司兰不会引起药物相互作用或受细胞色素 P450 酶抑制剂或诱导剂的影响。

三、临床应用

(一) 主要适应证

帕替司兰适用于治疗成人遗传性甲状腺素转运蛋白介导的淀粉样变性的多发性神经病。

(二) 注意事项

接受帕替司兰治疗的患者发生不良反应最常见的是上呼吸道感染(占 29%)和输液相关反应(infusion related reaction,IRR,占 19%),后者常见的症状有潮红、背痛、恶心、腹痛、呼吸困难和头痛等。因此,为降低 IRR 的风险,在帕替司兰静脉输液前至少 60 分钟应预先给药:对乙酰氨基酚(500mg 口服)、皮质类固醇(如地塞米松 10mg,静脉给药)和抗组胺药(H_1 受体拮抗剂,如苯海拉明 50mg,静脉给药;H_2 受体拮抗剂,如雷尼替丁 50mg,静脉给药)。

帕替司兰治疗会导致血中维生素 A 水平降低,建议按推荐的每日允许剂量(RDA)补充维生素 A。但由于血清维生素 A 水平不能反映体内维生素 A 的总量,因此,不应给予高于推荐的每日维生素 A 摄入量的剂量,以试图达到正常的血清维生素 A 水平。

另外在储存和运输中注意需要在 2~8℃ 条件下,且不能冷冻,如果已被冷冻,则应丢弃。当无法满足冷藏条件,可在室温下储存至多14天。由于帕替司兰不含防腐剂,稀释后溶液应立即给药;如果不立即使用,需在室温下储存于输液袋中至多16小时,且不能冷冻。

（三）药学监护

1. 帕替司兰通过静脉注射给药需在约80分钟内完成   对于体重小于100kg的患者,推荐剂量为每3周0.3mg/kg,对于体重100kg或以上的患者,推荐剂量为每3周30mg。所有患者在接受帕替司兰治疗前均需预先给药(皮质类固醇、对乙酰氨基酚和抗组胺药)以降低静脉滴注相关反应的风险。如果未按原定时间给药,需尽快注射帕替司兰。比原定时间晚3天以内给予帕替司兰,可按患者的原定给药时间表继续执行;比原定时间超过3天后给予帕替司兰,则需按这次给药时间起算,每3周继续给药。

2. 在帕替司兰静脉滴注期间,密切监护患者是否有IRR的症状和体征   如果发生IRR,减慢帕替司兰静脉滴注或停止静脉滴注,并根据临床表现给予皮质类固醇或其他对症治疗。如果输液中断,需在症状消失后再以较慢速度进行输液。如果发生严重或危及生命的IRR,应立即停止静脉滴注且不得再次给药。监测患者是否存在维生素A缺乏的相关症状,并及时给予相应的治疗。提醒患者和家属定期复诊进行相关检查,了解患者症状改善情况。

3. 告知患者和家属需要每3周一次到医疗机构进行药物的静脉滴注   同时告知帕替司兰治疗会导致血中维生素A水平降低,建议按推荐剂量每日补充维生素A;如果在用药期间出现夜盲症、眼睛干涩、视力模糊等维生素A缺乏的眼部症状时,需及时就医,并请眼科医生会诊。

四、研究进展

（一）相同或类似靶点药物

与帕替司兰相似的,还有一种同样作用于 *TTR* 靶点治疗成人 hATTR 的反义寡核苷酸药物 inotersen,序列为 5′-TCTTGGTTACATGAAATCCC-3′,二侧翼的各5个核苷酸进行了 2′-*O*- 甲氧基乙基修饰。分子式为 $C_{230}H_{318}N_{69}O_{121}P_{19}S_{19}$,分子量为 7 183.08Da。

inotersen 于2018年7月获得欧盟批准,同年10月获得FDA批准。inotersen 作为反义寡核苷酸,通过与 *TTR* mRNA 结合,导致 mRNA 的降解,降低野生型和突变型 TTR 蛋白的水平。inotersen 的用法是每周一次皮下注射284mg;而帕替司兰是每3周一次静脉滴注给药(体重<100kg,0.3mg/kg;体重 ≥ 100kg,30mg)。

由于没有头对头试验的比较,通过间接比对 inotersen 的 NEURO-TTR 研究和帕替司兰的 APOLLO 研究数据,发现与 inotersen 相比,帕替司兰对神经病变的治疗和生活质量(QOL)的改善效果更好。

（二）国内 siRNA 药物研发情况

随着全球首个 siRNA 药物帕替司兰的获批上市,以及 RNAi 递送系统技术的突破,吸引了各大制药公司对 RNAi 药物领域的关注和布局。尽管目前国内帕替司兰尚未上市,但是在相关政策的支持下,国内多家生物制药公司开展了相关研究并形成了产业集群,siRNA 药物的研发已进入了快车道。SR061 通过靶向细胞凋亡相关基因 *caspase-2* 的 mRNA,用于治疗非动脉炎性前部缺血性视神经病变(NAION)的研究已进入Ⅲ期临床试验。siRNA 药物 STP705 和 STP707,均由2种靶向 TGF-β1 及 COX-2 的 siRNA 组成,采用其特有的多肽聚合物纳米导入技术(PNP),即以组氨酸 - 赖氨酸多肽(HKP)组成的纳米颗粒包裹,其中 STP705 通过局部给药,用于治疗皮肤原位鳞状细胞癌(isSCC),Ⅱ期临床试验中期报告显示具有明确的有效性和安全性;而 STP707 通过全身给药,以静脉注射方式治疗肝或肺的实体瘤或纤维化组织,目前已进入Ⅰ期临床试验。RAG-01 则通过 RNAa 技术,激活抑癌基因 *p21* 的表达,恢复蛋白质的天然功能,用于治疗膀胱癌,但尚处于临床前阶段。

（三）国外 siRNA 药物研发情况

siRNA 药物除了帕替司兰外，目前还有其他 3 个药物获得了 FDA 的批准，另外至少 4 个药物已处于临床试验Ⅲ期。帕替司兰使用脂质纳米颗粒递送系统将 siRNA 送入肝脏细胞，而其余 3 个上市的 siRNA 药物（givosiran，inclisiran 和 lumasiran）则是采用新一代 N-乙酰半乳糖胺（GalNAc）偶联系统进行递送，可以达到更好的治疗效果和更少的副反应。比如第二款获批上市的 siRNA 药物是 givosiran，靶向氨基乙酰丙酸合成酶 1（ALAS1），用于急性肝卟啉病的治疗。同时，研究人员也在进一步开发更好的递送方法来将 siRNA 药物送至肝脏和眼睛以外的组织器官中。

已上市和正在开发中的部分 siRNA 药物（拓展阅读）

思考题

1. 核酸类药物的种类有哪些？
2. 反义寡核苷酸修饰有哪些？
3. 用反义寡核苷酸治疗遗传性疾病 SMA 和 DMD 有哪些异同点？
4. 简述 siRNA 抑制基因表达的机制。
5. siRNA 和 saRNA 有哪些异同点？
6. miRNA 类药物有哪些类型？

第七章
目标测试

（陆　斌）

第八章

疫　苗

0801

第八章
教学课件

学习目标

1. **掌握** 疫苗的概念、分类、免疫原理。
2. **熟悉** 各类疫苗的制备工艺及临床应用。
3. **了解** 疫苗技术的发展前景。

疫苗是人类用以预防传染病发生的一类特殊药物,在我国古代就有天花疫苗的雏形。自 20 世纪后半叶以来,规模化疫苗产业迅速发展,疫苗制药企业已在生物制药体系内独树一帜。如今有 70 多种疫苗在市场上销售,可预防近 30 种传染性疾病。

第一节　概　　述

一、概念

疫苗(vaccine)一词来源于拉丁文中的"vaccinia",即牛痘的意思,现在是指用各种病原微生物制作的用于预防接种的生物制品。在《中华人民共和国疫苗管理法》中这样描述疫苗:为预防、控制疾病的发生、流行,用于人体免疫接种的预防性生物制品,包括免疫规划疫苗和非免疫规划疫苗。疫苗会刺激人体免疫系统产生免疫保护反应。

二、分类

1. **按照计划免疫分类** 可分为免疫规划疫苗(国家免疫规划免费接种)、非免疫规划疫苗(公民自费且自愿接种)。

2. **按照使用目的分类** 可分为预防性疫苗和治疗性疫苗。

3. **按照工艺分类** 可分为传统疫苗(灭活疫苗、减毒疫苗)和新型疫苗(亚单位疫苗、类毒素疫苗、重组疫苗、mRNA 疫苗)。

4. **按照作用特点分类**

(1)减毒活疫苗:采用减毒或无毒的活病毒制成。传统制备方法是依靠病原体的反复体外传代,或冷减毒的方法,通过筛选,使其逐步失去或降低毒性,但仍具有免疫原性。一般免疫缺陷者或者孕妇不推荐。

(2)灭活疫苗:通过人工大量培育,用加热或者化学试剂等理化方法灭活后研制的疫苗。此类疫苗不能在体内复制,为了维持抗体的水平,往往需要多次注射。

(3)类毒素疫苗:将病原体的外毒素通过 0.3%~0.4% 的甲醛溶液处理制成,可以去除外毒素的毒性但保留免疫原性。

(4)亚单位疫苗:通过提取病原体外壳上某些有效的免疫原成分制成的疫苗。此方法能去除大部分与免疫无关的成分,仅仅保留免疫原性。但这类疫苗往往免疫原性不足,需要配合佐剂使用。

(5)mRNA 疫苗:将能编码病原体有效免疫原成分的基因插入安全的载体中,制成重组 mRNA 疫苗。此类疫苗注射后,会在人体内增殖,表达病原体的免疫原成分,从而诱发免疫反应。此类载体可以同时携带多种抗原基因,从而制成多价疫苗。

三、免疫佐剂

(一)疫苗与免疫

人们在注射疫苗时,不同种类的疫苗和不同的接种方式会使机体产生不同的免疫应答反应。机体初次接触抗原后,会产生记忆型淋巴细胞,再次接触该抗原后,记忆型淋巴细胞会使机体快速产生免疫应答。

1. 减毒活疫苗与细胞免疫 可激发 T 淋巴细胞介导的细胞免疫反应,产生记忆型 $CD8^+$ 细胞毒性 T 淋巴细胞,具有抗细胞内病毒、细菌感染、真菌感染和抗肿瘤作用。

2. 灭活疫苗、亚单位疫苗和体液免疫反应 可激发 B 淋巴细胞介导的体液免疫,不产生 $CD8^+$ 细胞毒性 T 淋巴细胞,主要用于预防细胞外感染的病原体,对病毒、细胞内寄生的细菌和寄生虫等病原微生物的免疫保护则很差或无效。

3. 鼻喷、口服疫苗与黏膜免疫 所产生的抗体多以 IgA 为主,可表达 MHC-Ⅱ抗原,作为抗原转运和抗原提呈细胞,将抗原提呈给 Th1,从而促进 B 淋巴细胞 IgA 型抗体、CTL 和记忆型免疫细胞的生成。

4. 多糖疫苗与非胸腺依赖性反应 多糖、糖脂和核苷酸是非 T 细胞依赖性抗原,无法被 T 淋巴细胞识别,但可诱导 B 淋巴细胞分泌亲和力较低的 IgM 型抗体,不能产生终身的免疫,与蛋白载体偶联激发 T 淋巴细胞反应。如与蛋白结合的流感嗜血杆菌 b 多糖疫苗,对 2 岁以下儿童产生较好的免疫效果。

固有免疫的功能及在疫苗设计中的应用(拓展阅读)

(二)免疫佐剂

1. 概念 佐剂一词来源于拉丁文中的 adiuvare,即是帮助、辅助的意思。佐剂,即非特异性免疫增强剂,通过与抗原结合,可以增强疫苗接种后的免疫效应或改变免疫应答的类型。亚单位疫苗、重组疫苗等新型疫苗缺乏启动免疫应答的某些元素或者消耗过快,往往需要配合佐剂才能发挥长期作用。

2. 作用机制 免疫佐剂的机制可分为:

(1)抗原存储库效应,即佐剂会募集过多的抗原并储存,之后缓慢持续释放,通过这种方法可以使抗原持续刺激机体,从而提高抗体水平。

(2)在局部注射位置上调细胞因子和趋化因子,创造一个促炎症反应环境,同时募集免疫细胞,增强免疫效应。

(3)增加抗原的表面积,通过包裹抗原的方式,解决抗原体积小、分子量小的问题,从而增强免疫应答。

(4)增强树突细胞对抗原的摄取和提呈,提高免疫应答和有效免疫记忆。树突细胞是机体中最强大的专职抗原提呈细胞,能识别坏死细胞、破损细胞释放的细胞因子等,激活后,使抗原提呈加强,机体的免疫效应增强。

3. 佐剂分类

(1)无机佐剂:这类佐剂主要是铝盐和镁盐,这也是人类发现最早的佐剂。临床证明,铝佐剂在刺激机体产生免疫反应的同时,也会刺激机体产生嗜酸性粒细胞和 IgE 型抗体,增加过敏反应的风险。另外,高剂量的铝佐剂也会影响神经系统。但目前氢氧化铝佐剂仍然是应用最广的佐剂。

(2)油乳佐剂:可分为皂角苷类佐剂、矿物质油佐剂、非矿物质油佐剂。这类佐剂可以保护特异性抗原不被酶解,从而增强免疫反应,也可以控制抗原的释放速度,产生不间断的免疫应答效应。同时,油乳佐剂会刺激局部机体产生炎症反应,刺激机体免疫细胞增殖分化,提高机体的免疫水平。此类佐剂多用于动物免疫,人用疫苗应用较少。

（3）生物类佐剂：细菌、病毒以及植物中的一些成分能通过靶向识别受体,激活非特异性免疫,分枝杆菌、葡萄球菌、乳杆菌、革兰氏阴性菌的脂多糖具有佐剂功效。但微生物成分往往具有一定毒性,因此成为人用佐剂难度很大。

（4）脂质体佐剂：1974 年,Allison 等首次发现脂质体具有佐剂的功效。脂质体磷脂的酰基链越长、饱和度越高,其增强免疫效应越好。另外,脂质体可以包裹抗原,起到载体的作用,保护抗原,可以缓慢连续释放抗原。相比于其他佐剂,脂质体安全性高,且自身能被生物完全降解。另外,脂质体具有亲水性和亲脂性,因此能包容各种属性的抗原,具有广泛的应用性,有的 mRNA 疫苗也应用了脂质体包裹,即起到载体的作用又起到佐剂的作用。

（5）细胞因子佐剂：细胞因子是由多种组织合成分泌的小分子多肽或糖蛋白,可以结合在靶细胞特异性受体上。细胞因子可以介导细胞间的信号相互作用,起到互相协同或制约的作用,由此形成细胞因子免疫网络,对免疫起到很重要的调节作用。目前研究的细胞因子佐剂有干扰素、淋巴因子、单核因子等。

四、发展历史及趋势

据董正山的《牛痘新书》记载,唐朝年间,民间就有将患者的痘痂磨成粉,通过管子或者棉花,塞入健康人的鼻孔内接种人痘的记载。明代《种痘十全》和清朝的《痘疹定论》中也记载了宋朝年间,峨眉山人给丞相王旦之子种痘的故事。16 世纪,印度婆罗门教徒定期给人接种人痘。

1774 年,英国天花大流行期间,一名奶牛饲养员 Benjamin Jesty 发现接种牛痘后可以预防天花,Jesty 被称为第一个真正意义上的疫苗接种者。但是疫苗的推广是靠英国医生爱德华·琴纳（Edward Jenner）。在 1796 年,他首次将牛痘接种到一个儿童的手臂上,接种部位出现局部溃疡,但并没有出现全身反应。于是他出版了一本书专门介绍牛痘疫苗对于天花的影响。两年后,美国一名医生 Benjamin Waterhouse 通过接种牛痘实验,也证实了疫苗能使人对天花产生抵抗力。

17 世纪,显微镜的发明,使得人们能够看到微观世界。19 世纪,染色技术和细菌培养方法的发现,更使得人们能更好地观察并筛选微生物。19 世纪,巴斯德借鉴前人的方法,通过筛选和培养,减轻病原体的毒性,发明无毒或者减毒疫苗的工艺方法。在 1885 年,巴斯德制造了预防狂犬病的减毒活疫苗,这是人类第一次对狂犬病疫苗的接种尝试。巴斯德先后制造了鸡霍乱疫苗和狂犬病疫苗等。

1876 年,德国医生科赫第一次通过显微镜观察到炭疽杆菌。之后的二十年间,科学家们又陆陆续续观察到伤寒沙门菌、霍乱弧菌、鼠疫杆菌等。因此,确定了传染病是由微生物引发的。他们分离出单个病原体后,通过培养、加热灭活等一系列步骤,成功研制出伤寒、霍乱和鼠疫的灭活疫苗。

20 世纪初期,大部分疫苗的基本概念,如抗体、免疫等都已经产生,疫苗学的理论也日渐完善。在 1904—1914 年第一次世界大战期间,英国军队就开始普遍应用伤寒疫苗。结果显示,疫苗具有良好的预防效果。之后美、法、德也相继在军队中普及伤寒疫苗。

20 世纪中期开始,随着分子生物学、生物化学、微生物学等学科的发展,疫苗的发展进入黄金时期。采用重组技术、微生物培养技术等,可以将病原体进行分离提纯,通过分析病原体的组分,例如多肽、蛋白质、脂多糖等,在分子水平上使用微生物的天然成分和产物制备基因重组蛋白疫苗。1986 年,第一个基因重组乙型肝炎疫苗研发成功并批准上市。2006 年,人乳头瘤病毒疫苗也研制成功。因此,也将在分子水平上使用微生物的成分制备基因重组蛋白疫苗、亚单位疫苗等定为第二次疫苗革命。

目前,新的疫苗制备手段层出不穷,新型疫苗主要包括核酸疫苗、遗传重组疫苗、合成肽疫苗、抗独特型 Ab 疫苗、疫苗新型载体等。如重组乙型肝炎疫苗、猪口蹄疫 O 型合成肽疫苗、Vaxira 古巴肺癌疫苗为抗独特型 Ab 疫苗等。1995 年,美国纽约科学院召开核酸疫苗会议,开始了疫苗的第三次革命。

第二节　免疫规划疫苗

根据《疫苗流通和预防接种管理条例》的规定,免疫规划疫苗是指政府免费向公民提供,公民应当依照政府的规定受种的疫苗,包括国家免疫规划规定的疫苗,省、自治区、直辖市人民政府在执行国家免疫规划时增加的疫苗,以及县级以上人民政府或者其卫生主管部门组织的应急接种或群体性预防接种所使用的疫苗。我国主要的免疫规划疫苗及接种方法,见表8-1。

表 8-1　国家免疫规划疫苗儿童免疫程序

可预防疾病	疫苗种类	接种途径	剂量	英文缩写	接种年龄														
					出生时	1月	2月	3月	4月	5月	6月	8月	9月	18月	2岁	3岁	4岁	5岁	6岁
乙型肝炎	乙型肝炎疫苗	肌内注射	10或20μg	HepB	1	2					3								
结核病	卡介苗	皮内注射	0.1ml	BCG	1														
脊髓灰质炎	脊髓灰质炎灭活疫苗	肌内注射	0.3ml	IPV			1	2											
	脊髓灰质炎减毒活疫苗	口服	1粒或2滴	bOPV					3								4		
百日咳、白喉、破伤风	百白破混合疫苗	肌内注射	0.5ml	DTaP				1	2	3				4					
	白破疫苗	肌内注射	0.5ml	DT															5
麻疹、风疹、流行性腮腺炎	麻疹-流行性腮腺炎-风疹活疫苗	皮下注射	0.5ml	MMR								1		2					
流行性乙型脑炎	流行性乙型脑炎减毒活疫苗	皮下注射	0.5ml	JE-L								1			2				
	乙型脑炎灭活疫苗	肌内注射	0.5ml	JE-I								1、2			3				4
流行性脑脊髓膜炎	流脑A群多糖菌苗	皮下注射	0.5ml	MPSV-A							1		2						
	流脑A、C群多糖菌苗	皮下注射	0.5ml	MPSV-AC												3			4
甲型病毒性肝炎	甲型肝炎减毒活疫苗	皮下注射	0.5或1.0ml	HepA-L										1					
	甲型肝炎灭活疫苗	肌内注射	0.5ml	HepA-I										1	2				

一、乙型肝炎疫苗

(一)疾病及流行传播

乙型肝炎(hepatitis B),是由乙型肝炎病毒引起的以乏力、食欲减退、恶心、肝功能异常等继发为肝脏损伤的一类传染性疾病。世界卫生组织估计,全球曾有20亿人感染过乙型肝炎病毒,其中2.57

亿以上为慢性感染,还有无症状的病毒携带者,均具有传染性。我国是乙型肝炎感染的高危区,有超过1亿长期携带乙型肝炎病毒(HBV)的慢性感染者,是导致肝硬化和肝癌的主要群体。该疾病主要由乙型肝炎病毒感染肝脏所致,虽然在其他组织可以检测到乙型肝炎表面抗原,但目前没发现乙型肝炎病毒在肝脏以外的器官组织内进行复制。肝细胞损伤是HBV感染过程中产生的细胞免疫损伤,慢性肝损伤、炎症和肝细胞再生促进其转化为肝癌。

HBV可通过皮肤或黏膜暴露于感染者的血液或体液而传播,虽然能够在多种体液中检出HBsAg,但只有血清、唾液、精液和阴道分泌液具有传染性,而不会通过空气、食物和水传播,HBV的传染性在体外至少可维持7天。所有年龄段的人群均易感,但以下人群属于高危人群:密切接触者、血液透析者、监押人群、注射吸毒者、职业暴露人群。在HBV高流行区,如果没有疫苗接种,人群感染的危险性大于60%。

病原学:乙型肝炎病毒属嗜肝DNA病毒科。HBV脂蛋白外膜含有HBsAg,过量的HBsAg以直径为22nm球形或管形颗粒的形态在血液中循环。HBV包膜含有大、中、小3种HBsAg蛋白,由S基因单独编码的小HBsAg表达量最大。中HBsAg由S蛋白和pre-S2区编码。pre-S1和pre-S2区编码的蛋白对HBV黏附于肝细胞表面具有重要作用,它们还含有一定数量的T淋巴细胞和B淋巴细胞表位。S蛋白含有中和抗体的主要结合位点,命名为a决定簇。另外,4个决定簇组合形成HBV的4个主要亚型及9个次要亚型。在成人中,由a决定簇产生的抗体可为其他所有亚型提供保护。

(二)疫苗制备工艺及特点

1. 制备工艺 乙型肝炎疫苗经历了血源乙型肝炎疫苗及重组乙型肝炎疫苗两代疫苗。血源乙型肝炎疫苗于1982年上市,是通过乙醇沉淀法从慢性HBV感染者的血浆中分离出的22nm HBsAg颗粒制备而成。由于来源于患者血液,其安全性差、成本高,被于1999年开发的重组乙型肝炎疫苗所取代。目前上市的大多数重组DNA乙型肝炎疫苗是由226个氨基酸的S基因产物(HBsAg蛋白)组成。对于重组蛋白的表达目前有两种表达体系,一个是工程酵母菌,一个是哺乳动物CHO细胞。酵母菌表达质粒通常仅含有S基因3′部分,并且仅产生HBsAg蛋白的主要部分而无pre-S表位。而CHO细胞表达的除HBsAg蛋白主要部分外,还含有pre-S1和pre-S2蛋白。有证据表明,含有pre-S1和pre-S2蛋白的疫苗能够诱生较高的抗-HBs应答,并对遗传性HBsAg无应答者有效。

在重组DNA乙型肝炎疫苗的生产过程中,工作批酵母菌种经过发酵培养表达HBsAg蛋白,经过层析、过滤等各种物理分离技术去除酵母成分,获得较纯的HBsAg蛋白,经加入氢氧化铝佐剂及硫柳汞防腐剂,配制为含3~40μg HBsAg蛋白的乙型肝炎疫苗。重组乙型肝炎疫苗不仅安全性好,其稳定性也较高,在2~8℃的贮存条件下,可稳定存放3~4年。从1999年开始,美国用于婴儿和儿童的乙型肝炎疫苗中不再添加硫柳汞作为防腐剂。且另一种供肾功能不全患者使用的新型重组乙型肝炎疫苗以明矾和脂质A作为佐剂也在应用(酵母乙型肝炎疫苗制备工艺流程,见图8-1)。

2. 免疫机制与免疫效果 从免疫机制上来讲,重组表达的HBsAg多肽自动装配成免疫原性球形颗粒,酷似感染

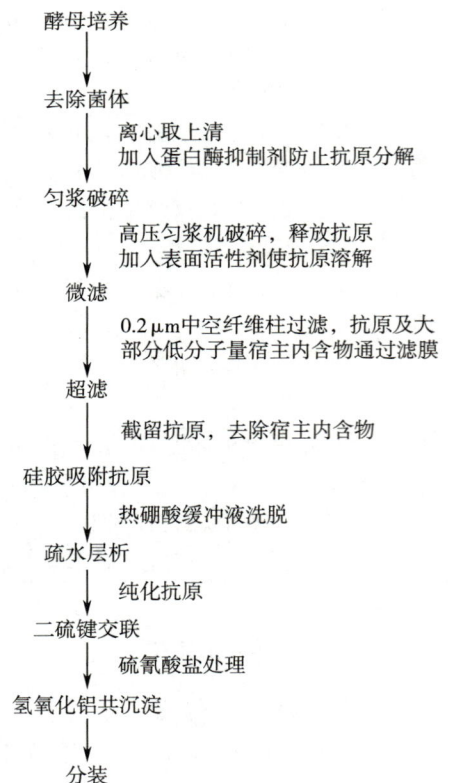
图8-1 酵母乙型肝炎疫苗制备工艺流程图

者血清中的天然 22nm 颗粒。与天然 HBsAg 颗粒一样,对免疫应答起重要作用的 a 决定簇暴露于人工 HBsAg 颗粒表面。人工颗粒与天然颗粒的不同仅仅在于 HBsAg 的糖基化。但无论糖基化与否,均不影响 HBsAg 颗粒激发的体液免疫。基因重组的乙型肝炎疫苗无论是酵母表达的还是 CHO 细胞表达的,其群体保护率均在 80% 以上。

(三)临床应用

传统的乙型肝炎疫苗接种程序由 3 剂组成,0、1、6 个月分别接种一剂。但多种接种程序均有效,如:出生时、1 月龄和 6 月龄接种;2 月、4 月、6 月龄接种;WHO 推荐的 6 周、10 周及 14 周龄接种。有临床结果表明,延长第一针至第二针的间隔时间对免疫原性和抗体滴度产生影响不大。而延长第二针和第三针之间的间隔可提高抗体滴度,但对抗体阳转率无影响。完成免疫程序后 1~3 个月应检测抗 HBs 水平,达到 10mIU/ml,被认为可防御感染。

对于不同的人群,其接种程序及免疫效果可能会不同:

1. 婴儿和儿童　各种乙型肝炎疫苗接种程序在 95% 的婴儿中都可产生高水平的抗体,免疫程序包括:出生时、1 月龄和 6 月龄接种;2 月、4 月、6 月龄接种;6 周、10 周及 14 周龄接种。建立乙型肝炎疫苗接种的 3 剂程序,其中第一针设计在出生时可预防围产期的感染。接种高滴度的母源性抗体不会干扰新生儿对疫苗的免疫应答。

2. 青少年　乙型肝炎疫苗接种程序在青少年中可产生 95% 以上的保护效果,免疫程序包括:0、1、6 月;0、2、4 月;0、12、24 月。此外,11~15 岁的青少年也可按成人剂量 0、4~6 月 2 针接种,但 2 针接种 10 年随访的结果显示,其血清抗 -HBs 几何平均滴度较低,但受到一剂加强后,所有受试者均产生快速的免疫记忆性。

3. 成年人　可按 0、1、6 月进行免疫,40 岁以下的成年人在完成 3 针免疫后,抗体应答率可达 90% 以上,但随着年龄的增加应答水平下降,到 60 岁时仅有 75% 的人可以产生保护性抗体。

4. 免疫无应答者　在完成了 3 针免疫后,其抗体水平达不到 10mIU/ml 的,需要再次加强一针。再次接种后 1~2 个月,其抗体水平仍达不到保护水平者,不是感染了 HBV 就是原发性无应答者,可能与遗传因素相关。

(四)接种注意事项

乙型肝炎疫苗接种后的不良事件是罕见和轻微的。除接种部位疼痛外,可能发生肌痛或一过性发热。严重过敏反应的报道非常罕见。但接种对受种者的不良反应在疫苗接种时应全面考虑,如对酵母菌或 CHO 细胞的成分过敏时,禁忌接种疫苗。而妊娠期和哺乳期都不是乙型肝炎疫苗接种的禁忌证。相反,WHO 建议免疫功能低下者、早产儿、HIV 阳性者应尽早接种乙型肝炎疫苗。

二、百白破混合疫苗

(一)疾病及流行传播

百白破混合疫苗(diphtheria,tetanus,pertussis combined caccine,DTP)是百日咳、白喉、破伤风三联疫苗,由百日咳疫苗、精制白喉和破伤风类毒素按适量比例配制而成。

1. 百日咳　百日咳(pertussis,whooping cough)的病原体为百日咳鲍特菌(*Bordetella pertussis*),是一种革兰氏阴性的短小多形性杆菌,又称为百日咳杆菌。主要以痉挛性咳嗽为主要临床症状,且持续时间较长,可至百日。百日咳杆菌侵入人体呼吸道后,附着于喉、气管和支气管黏膜上皮细胞的纤毛上,在纤毛丛中繁殖并且释放内毒素,致使柱状纤毛上皮细胞变性,导致呼吸道黏稠分泌物排出障碍,反馈咳嗽中枢引起痉挛性的咳嗽,剧咳不止也可以使脑部缺氧、充血、水肿、并发百日咳脑病,还可引起面部的浮肿、结膜充血和颅内出血。该疾病主要是通过空气中飞沫传播。人群普遍易感,多见于 6 岁以下的婴幼儿。

病原学：百日咳杆菌长约 0.3~0.5mm，为短杆状或椭圆形（图 8-2）。革兰氏染色为阴性。作为一种需氧菌，最适 pH 为 6.8~7.0，最适生长温度为 35~37℃。百日咳杆菌时常发生光滑型（smooth form）至粗糙型（rough form）的变异，即 S-R 变异，称为相变异。Ⅰ 相菌为 S 型，Ⅱ 相菌和Ⅲ 相菌为过渡型，Ⅳ 相菌为 R 型。通常在疾病急性期初次分离的百日咳杆菌为 Ⅰ 相，百日咳杆菌产生内毒素和外毒素，其百日咳外毒素 PT 及丝状血细胞凝聚素（FHA）是诱发机体产生中和抗体的主要抗原物质。

百日咳杆菌
抗原物质和
特性（拓展
阅读）

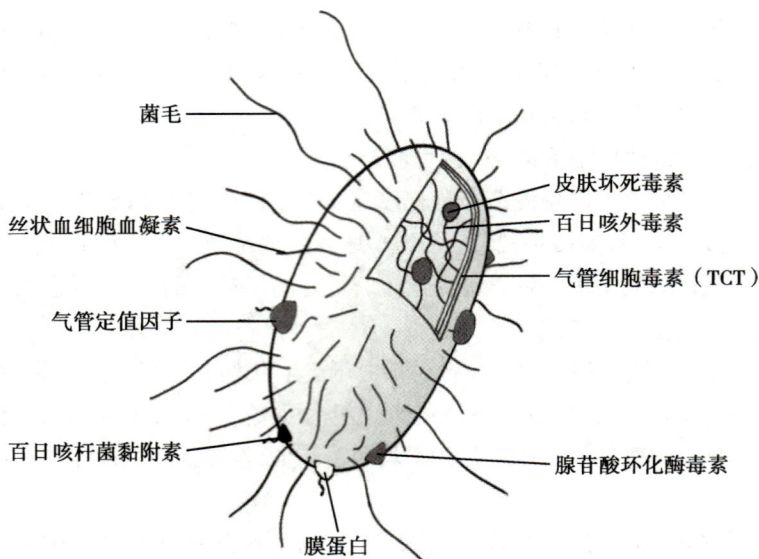

图 8-2　百日咳杆状病毒示意图

2. 白喉　白喉（diphtheria）是一种急性上呼吸道传染病，由白喉棒状杆菌（corynebacterium diphtheriae）引起，该菌分泌的外毒素是其致病的主要物质。白喉棒状杆菌侵袭力弱，侵入人体上呼吸道黏膜后，仅在表层上皮细胞内繁殖，一般不引起菌血症。但当局部黏膜有损伤时，如患麻疹、猩红热、百日咳或上呼吸道感染时，白喉棒状杆菌的侵袭力增强。在白喉棒状杆菌的繁殖过程中产生的外毒素不但可引起局部病变，还可引起全身性中毒性病变。该疾病主要为空气飞沫传播，所有人群普遍易感。

病原学：白喉棒状杆菌长约 3~4μm，宽 0.5~1μm，无芽孢、荚膜和鞭毛。革兰氏染色阳性，涂片上常呈 V、L、X 等字形排列。根据白喉棒状杆菌菌落的形态差异及生化特性，将该菌分为轻型、中间型和重型，此三型均能产生外毒素。白喉棒状杆菌产生的外毒素为致病的主要因素，其由携带 β 棒状噬菌体的白喉棒状杆菌所产生的 535 个氨基酸组成，可作为白喉疫苗的主要抗原成分。

3. 破伤风　破伤风（tetanus）是破伤风梭菌经由皮肤或黏膜伤口侵入人体，在缺氧环境下生长繁殖，产生毒素而引起肌痉挛的一种特异性感染。破伤风高度散发，有明显的地区差异，医疗卫生条件差的地区高发。可分为局部性、全身性和头面部 3 种综合征。破伤风梭菌无侵袭力，不侵入血循环，仅在伤口侵入人体且伤口形成厌氧微环境时，大量增生，并产生大量痉挛毒素。破伤风痉挛毒素是一种神经毒素，毒性极强，仅次于肉毒毒素。带破伤风梭菌的器具造成人体创面是本疾病的主要传播途径，所有人群普遍易感。

病原学：破伤风梭菌为革兰氏阳性大杆菌，菌体细长，约(0.5~1.7) μm×(2.1~18.1) μm。周身有鞭毛、无荚膜，破伤风梭菌严格厌氧，于血平板 37℃培养 48 小时可见 β 溶血现象。破伤风梭菌可以产生两种外毒素，分别是破伤风溶血毒素和破伤风痉挛毒素，为其致病的主要因素。根据毒素在体内的作用，可分为轻链的 A 片段、重链的 N 末端一半为 B 片段、重链的 N 末端另一半为 C 片段。破伤风外毒素具有抗原性,可刺激产生中和性抗体。

(二) 疫苗制备工艺及特点

1. 制备工艺　百白破混合疫苗的制备流程是:首先分别制备白喉类毒素原液、破伤风类毒素原液和无细胞百日咳疫苗原液(APV),按吸附后的最终浓度加入硫柳汞含量不高于 0.1g/L,按计算量将白喉类毒素原液、破伤风类毒素原液及百日咳疫苗原液加入已稀释的氢氧化铝佐剂内,调 pH 至 5.8~7.2,使每 1ml 半成品含百日咳杆菌应不高于 $9.0×10^9$ 个菌(应不高于 30IoU),白喉类毒素应不高于 20Lf,破伤风类毒素应不高于 5Lf(图 8-3)。

2. 免疫机制及免疫效果　百白破混合疫苗使用了几十年并取得了良好的预防效果,但对其引起机体免疫反应的机制仍不清楚。因为百日咳免疫与白喉和破伤风免疫不同,后两者可在血中检测到相应的保护性抗体,无细胞百日咳疫苗中主要含有 FHA 和 PTd 抗原成分。在有些临床研究中,百日咳疫苗免疫后,虽然能检测到针对相应抗原的抗体,但抗体水平与疫苗的保护效果不甚相关,但其保护效果均可达到 85% 以上。

(三) 临床应用

婴儿出生后于 3、4、5 月龄各接种 1 剂,18~24 月龄时加强接种 1 剂,在 6 岁时再用白破疫苗加强接种 1 剂,每次接种剂量为 0.5ml,采用肌内注射。

(四) 接种注意事项

不良反应:常见的不良反应有红肿、发热和烦躁不安,局部反应往往随着年龄增长和接种次数增多而增加。

禁忌:①对疫苗任何成分过敏者,以及患癫痫、脑病、神经系统疾病者;②接种第 1 剂或第 2 剂疫苗后出现严重反应(休克、高热、尖叫、抽搐等)者,应停止以后剂次的接种;③接种后 7 天内发生脑病者。

三、结核病疫苗

(一) 疾病及流行传播

结核病(tuberculosis,TB)是由结核分枝杆菌引起的以呼吸道传播为主的慢性感染性疾病。据世界卫生组织估算,目前全球约有 20 亿人感染,每年新增的患者为 800~1 000 万人。虽然结核病是可以治疗的,但存在感染人数多、患者数多、新发患者多、死亡人数多、耐药性强等特点,一直难以控制。结核病一般分为原发性感染和继发性感染。继发性感染是结核病中死亡人数最多的,因此要想控制结核病,防止结核病原发感染和彻底治疗继发性感染是关键。结核病主要通过空气传播,其他途径如经消化道传播、母婴传播、皮肤伤口感染等均少见。免疫力低下的婴幼儿、青少年、老年人以及与结核病患者接触的人群都容易被感染。

病原学:结核分枝杆菌,细长稍弯,两端较钝,无芽孢,无鞭毛、不能活动。该菌严格需氧,呈缓慢分枝生长,一般需要培养 4~6 周才会形成菌落。感染后潜伏期很长,对外界抵抗能力较强,耐干燥,在干痰中能存活 6~8 个月,对热、紫外线、乙醇较为敏感,煮沸一分钟,5%~12% 甲酚皂 2~12 小时、75% 乙醇 2 分钟均能将其灭杀。耐药是其重要的生物学特征。

(二) 疫苗制备工艺及特点

1. 制备工艺　目前,卡介苗全菌体减毒活疫苗,其制备工艺仍然采用传统的活菌培养工艺,应用的菌种为巴斯德研制出的卡介苗菌株,经过不同实验室长期传代,目前有 14 种亚株,其中最常用的有丹麦 1 331 菌株、莫斯科菌株和日本菌株。我国目前使用的是上海 D2 株,该菌株是丹麦 823 菌株的子代株,其预防保护能力与丹麦 1 331 菌株相近。

卡介苗作为一种活菌株疫苗,生产过程主要包括菌株培养(可采用经典的苏通马铃薯培养基经过 37~39℃ 培养)、菌体收集、菌体洗涤、菌体研磨以及菌体稀释,制成每 10 人份疫苗含 0.5~1.0mg 浓度的冻干制剂(图 8-4)。

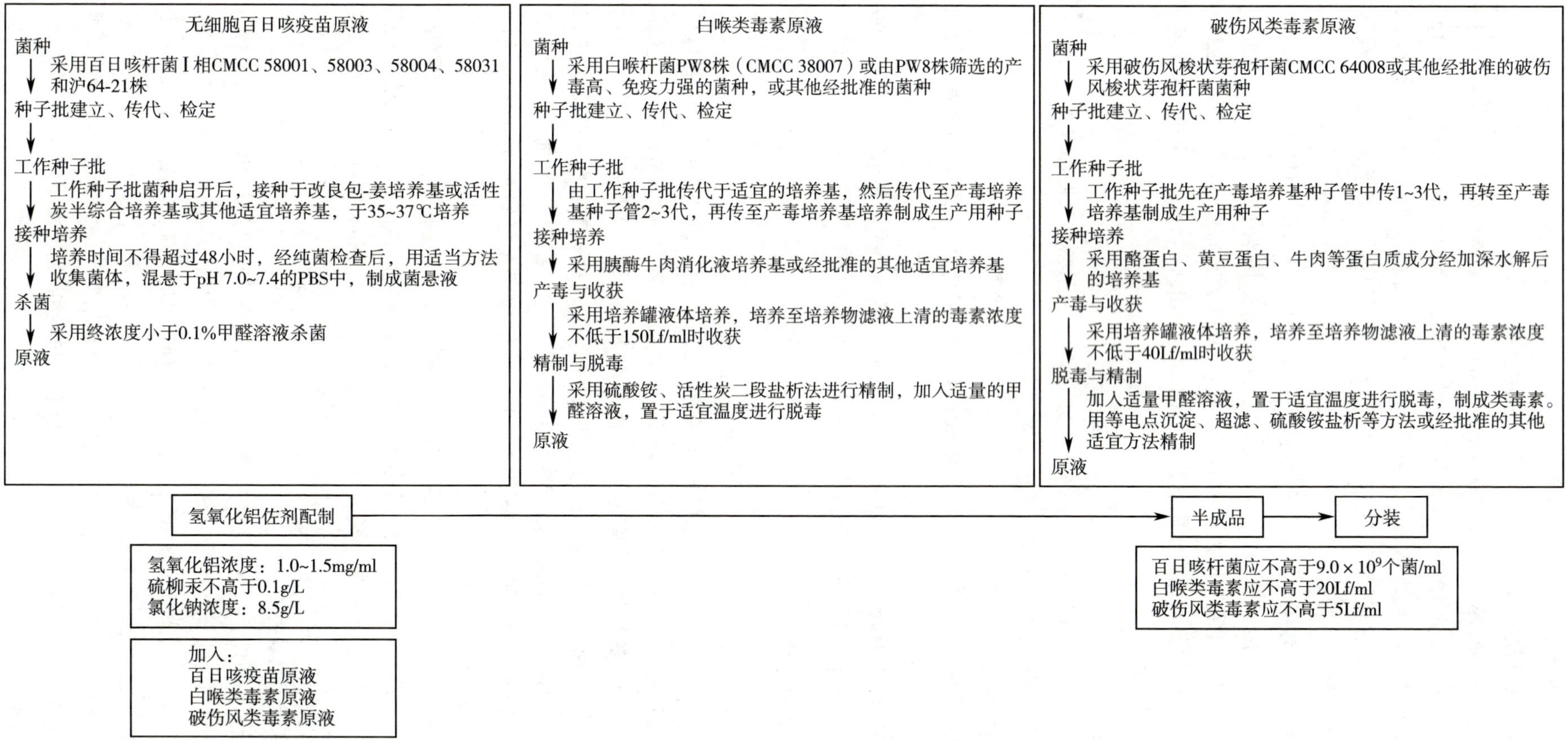

无细胞百日咳疫苗原液
菌种
采用百日咳杆菌Ⅰ相CMCC 58001、58003、58004、58031和沪64-21株
种子批建立、传代、检定
工作种子批
工作种子批菌种启开后，接种于改良包-姜培养基或活性炭半综合培养基或其他适宜培养基，于35~37℃培养
接种培养
培养时间不得超过48小时，经纯菌检查后，用适当方法收集菌体，混悬于pH 7.0~7.4的PBS中，制成菌悬液
杀菌
采用终浓度小于0.1%甲醛溶液杀菌
原液
白喉类毒素原液
菌种
采用白喉杆菌PW8株（CMCC 38007）或由PW8株筛选的产毒高、免疫力强的菌种，或其他经批准的菌种
种子批建立、传代、检定
工作种子批
由工作种子批传代于适宜的培养基，然后传代至产毒培养基种子管2~3代，再传至产毒培养基培养制成生产用种子
接种培养
采用胰酶牛肉消化液培养基或经批准的其他适宜培养基
产毒与收获
采用培养罐液体培养，培养至培养物滤液上清的毒素浓度不低于150Lf/ml时收获
精制与脱毒
采用硫酸铵、活性炭二段盐析法进行精制，加入适量的甲醛溶液，置于适宜温度进行脱毒
原液
破伤风类毒素原液
菌种
采用破伤风梭状芽孢杆菌CMCC 64008或其他经批准的破伤风梭状芽孢杆菌菌种
种子批建立、传代、检定
工作种子批
工作种子批先在产毒培养基种子管中传1~3代，再转至产毒培养基制成生产用种子
接种培养
采用酪蛋白、黄豆蛋白、牛肉等蛋白质成分经加深水解后的培养基
产毒与收获
采用培养罐液体培养，培养至培养物滤液上清的毒素浓度不低于40Lf/ml时收获
脱毒与精制
加入适量甲醛溶液，置于适宜温度进行脱毒，制成类毒素。用等电点沉淀、超滤、硫酸铵盐析等方法或经批准的其他适宜方法精制
原液
氢氧化铝佐剂配制
半成品
分装
氢氧化铝浓度：1.0~1.5mg/ml
硫柳汞不高于0.1g/L
氯化钠浓度：8.5g/L
加入：
百日咳疫苗原液
白喉类毒素原液
破伤风类毒素原液
百日咳杆菌应不高于9.0×10⁹个菌/ml
白喉类毒素应不高于20Lf/ml
破伤风类毒素应不高于5Lf/ml

图 8-3 百白破混合疫苗制备工艺流程图

菌种

　　采用卡介菌 $D_2 P3302$ 菌株

种子批建立、传代

种子批检定

　　1. 鉴别实验
　　2. 纯菌检查
　　3. 毒力实验
　　4. 无有毒分枝杆菌实验
　　5. 免疫力实验

工作种子批

　　1. 在苏通马铃薯培养基、胆汁马铃薯培养基或液体苏通培养基上每传1次为1代。
　　2. 在马铃薯培养基培养的菌种置于冰箱保存，不得超过2个月。

接种培养

　　1. 生产用培养基为苏通马铃薯培养基、胆汁马铃薯培养基或液体苏通培养基。
　　2. 挑取生长良好的菌膜，移种于改良苏通综合培养基或经批准的其他培养基的表面静止培养。

收获与合并

　　1. 收集菌膜压干，移入盛有不锈钢珠的瓶内，钢珠与菌体的比列应根据研磨机转速控制在一适宜的范围，并尽可能在低温下研磨。
　　2. 加入适量无致敏原稳定剂稀释，制成原液。

半成品

分装

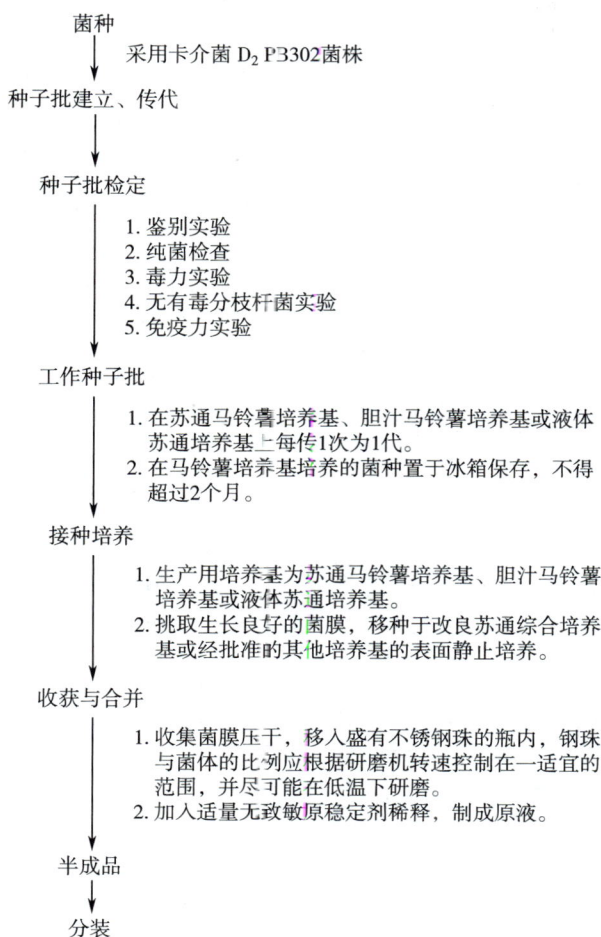

图 8-4　卡介苗制备工艺流程图

2. 免疫机制及免疫效果　　卡介苗有着活疫苗的免疫特点，主要是通过诱导机体产生体液免疫和细胞免疫，使机体产生强烈的抗结核免疫效果。卡介苗的使用已经超过了半个世纪，接种人数近 40 亿，自 1935 年开始全球范围内数十次大规模的免疫效果调查结果显示，其保护效力的范围为 2%~84%，差异较大。虽然卡介苗对成人保护效果存在争议，但其对儿童重症结核病如粟粒性结核和结核性脑膜炎的保护效果是毋庸置疑的，其保护率在 65%~95%。

(三) 临床应用

临床接种对象：初种对象主要是新生儿，应在 3 个月之内接种。入伍新兵、大学新生等也应进行接种。

禁忌证：①早产、难产或先天畸形的新生儿；②急性传染病恢复期；③先天性胸腺发育不全或严重免疫缺陷的患者；④有过敏史、癔症、神经系统疾病患者；⑤妊娠期及哺乳期。

(四) 接种注意事项

卡介苗严禁皮下注射，一般采用的是皮内注射。这种方法计量准确，用量少，转阳率高；疫苗储存应注意冷藏、防晒，且开启后需在半个小时内用完；注射应该一人一针一管，严禁混打，且注射之前需询问接种对象的健康情况，使用完的器具必须消毒处理；对已接种卡介苗者，不提倡再次接种。

四、麻疹 - 流行性腮腺炎 - 风疹活疫苗

(一) 疾病及流行传播

麻疹 - 流行性腮腺炎 - 风疹活疫苗用于预防麻疹（measles）、流行性腮腺炎（epidemic parotitis）和

风疹(rubella)三种儿童常见的急性呼吸道传染病。

1. 麻疹　麻疹在中国本土流行的主要为 H1 基因型,近年来有 B、D 等输入基因型麻疹的报道。在过去的 150 年中,麻疹造成的死亡人数达 2 亿。麻疹病毒主要侵入人上呼吸道和眼结膜上皮细胞内复制繁殖,广泛繁殖后大量病毒再次进入血流,造成第二次病毒血症,出现高热和出疹。其可通过空气传播,患者的眼结膜、鼻、口、咽等处的分泌物以及尿和血液中都存在着麻疹病毒。所有人普遍易感,多见于婴幼儿。

病原学:麻疹病毒属于副黏病毒科麻疹病毒属,直径为 120~250nm,为球形、非节段、单股负链 RNA 病毒。其共有 6 个结构蛋白,其中磷蛋白 P、大蛋白 L 和核蛋白 N 与 RNA 结合形成核衣壳;另外 3 种蛋白为 F 蛋白、血细胞凝聚素蛋白 H 和基质蛋白 M 组成病毒包膜。F 蛋白和 H 蛋白负责病毒与宿主蛋白的融合,基质蛋白 M 处于包膜最内侧。麻疹病毒只有 1 个血清型(图 8-5)。

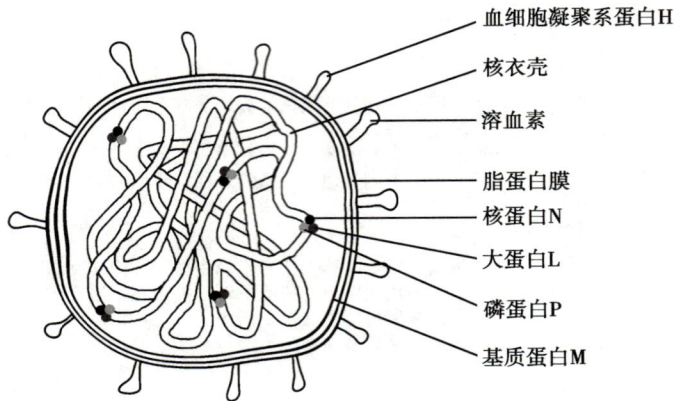

图 8-5　麻疹病毒示意图

2. 流行性腮腺炎　流行性腮腺炎是一种由流行性腮腺炎病毒感染所致的急性呼吸道传染病,儿童和青少年更容易发病,其中学龄前的儿童发病率较高。病毒经呼吸道侵入机体,在局部黏膜上皮细胞中增殖,引起局部炎症后进入血流,播散到多种腺体(腮腺、颌下腺、舌下腺、睾丸或卵巢、胰腺等)和中枢神经系统引起炎症。该疾病主要通过空气传播,用具间接传染。所有普遍易感,多见于 5~15 岁少年儿童。

病原学:腮腺炎病毒属于黏病毒科的副黏病毒属,为负链单股 RNA。病毒颗粒呈不规则圆形,直径 100~200nm,有包膜,厚 15~20nm,表面有小突起,含血细胞凝聚素、溶血素和神经氨酸酶。根据编码小分子疏水蛋白基因(SH)的序列差异分成不同的基因型,但仅有 1 个血清型。腮腺炎病毒表面有 2 种组分分别为血细胞凝聚素 - 神经氨酸酶蛋白和溶解蛋白,这与病毒毒力密切相关,其中血细胞凝聚素 - 神经氨酸酶蛋白可刺激产生保护性中和抗体。腮腺炎抗体具有交叉保护作用,不同基因型之间有抗原交叉性,接种疫苗后可对不同基因型腮腺炎病毒产生抵抗力。

3. 风疹　风疹是由风疹病毒感染引起的疾病,具有高度传染性,患者是唯一传染源。风疹病毒通过飞沫传播,侵入机体后首先在上呼吸道黏膜及颈淋巴结生长增殖,再进入血循环引起病毒血症,散播至全身淋巴组织引起淋巴结肿大,病毒直接损害血管内皮细胞发生皮疹。孕妇可通过胎盘传染胎儿。1~5 岁儿童和育龄妇女均易感。

病原学:风疹病毒属于虫媒病毒中的披膜病毒(togavirus)群,为单股正链 RNA 病毒。有包膜,多呈球形,中等大小,直径 60~70nm,其核衣壳呈二十面体对称,直径 30~35nm。病毒囊膜为双层类脂膜,来源于细胞的胞浆膜,囊膜紧密包裹着核衣壳,表面有糖蛋白组成的纤突。病毒粒子由核心蛋白 C、结构蛋白 E1 和 E2 组成,C 蛋白、E1 和 E2 共同决定了病毒抗原性。

(二)疫苗制备工艺及特点

1. 疫苗制备 目前,麻疹减毒活疫苗生产国内多采用沪 191 病毒株和长 -47 病毒株采用原代鸡胚细胞扩增培养,经纯化后获得麻疹减毒活疫苗。

腮腺炎减毒活疫苗生产用减毒株,在国内外不尽相同,1963 年美国分离得到 JerylLynn 减毒株;在我国目前生产常用的减毒株为 1979 年上海某制品所选育的 S79 和武汉某制品所建立的 Wm84 株,以鸡胚细胞扩增培养,经纯化后获得腮腺炎减毒活疫苗。

1965 年分离得到的 RA27/3 病毒株是全球范围内应用最多的风疹疫苗生产用病毒株,其培养体系采用的是 HDCS 人二倍体细胞;我国北京所在早期分离的 RBD Ⅱ病毒株被用于疫苗的生产,其培养体系采用 2BS 人二倍体细胞。其生产工艺大致相同,首先进行生产用细胞培养制备,再接种工作批毒种进行病毒增殖,待病毒滴度、无菌检测、支原体检查等合格后进行收获得到风疹减毒活疫苗。

麻疹 - 流行性腮腺炎 - 风疹活疫苗的制备三要是麻疹病毒、腮腺炎病毒和风疹病毒单价原液根据病毒滴度按一定比例进行配制,其中麻疹病毒和风疹病毒滴度比例应为 1:1,腮腺炎病毒滴度至少是麻疹或风疹病毒滴度的 5 倍,麻疹病毒滴度应不低于 $3.3lgCCID_{50}/ml$(Vero 细胞),腮腺炎病毒滴度应不低于 $4.0lgCCID_{50}/ml$(Vero 细胞),风疹病毒滴度应不低于 $3.3lgCCID_{50}/ml$(RK-13 细胞)。制备工艺如图 8-6 所示。

2. 免疫机制及免疫效果 与其他的减毒活疫苗一样,麻疹 - 流行性腮腺炎 - 风疹活疫苗可激发人体产生较强的体液免疫及细胞免疫。免疫前血清抗体阴性的接种者,全程接种后麻疹抗体阳转率为 98.0%,流行性腮腺炎抗体阳转率为 96.1%,风疹抗体阳转率为 99.3%。

(三)临床应用

婴儿出生 6 个月后体内麻疹、腮腺炎和风疹三种母体抗体的消退下降最快,9~12 个月龄下降至最低水平,故在 12 月龄初免比较合适。麻疹发病率较高的地区可采取 8 月龄初免,正常区域可将初免年龄推迟至 15 月龄。接种部位为上臂外侧三角肌附着处,皮下注射 0.5ml。冻干疫苗需用配套的灭菌注射用水复溶,复溶后的疫苗为澄清橘红色,复溶疫苗应在 1 小时内用完。该疫苗初种后抗体阳转率高且产生持久的免疫,一般无须复种。针对极少数免疫失败者,可在 4~6 岁给予第 2 剂复种。

(四)接种注意事项

不良反应:局部疼痛、硬结、淋巴结肿大以及全身的发热反应、过敏反应和皮疹。

禁忌:①腮风疫苗接种的禁忌主要是对疫苗中任一成分过敏者;②注射免疫球蛋白者应间隔 ≥3 个月再接种含麻疹成分疫苗,已接种含麻疹成分疫苗者,应在免疫后 2 周内避免使用免疫球蛋白;③免疫功能缺陷或严重低下者;④麻疹 - 流行性腮腺炎 - 风疹活疫苗是减毒活疫苗,妊娠期妇女不应接种;⑤育龄妇女接种该疫苗后 3 个月内应尽量避免怀孕;⑥正在接受大剂量类固醇激素、烷化剂或抗代谢药物治疗的患者;⑦如患者出现高热、重度感染或其他提示严重疾病的体征,应暂缓接种。

五、脑膜炎球菌多糖疫苗

(一)疾病及流行传播

流行性脑脊髓膜炎,简称流脑,是由脑膜炎球菌引起的化脓性脑脊髓膜病变。该病好发于冬春季,儿童居多,表现出发病快、病程短、病死率高等特点。人体咽喉部是脑膜炎球菌唯一正常定植环境。通常情况下该病菌不入侵,当机体免疫力低下时,通过黏附因子进入上皮细胞,通过毒素释放引起组织和细胞溶解,从而侵入血循环,导致血脑屏障通透性增强,引起脑膜炎和脑水肿。人类是脑膜炎球菌的唯一宿主,人群普遍易感。

麻疹病毒原液

生产用细胞、毒种
1. 生产用细胞为原代鸡胚细胞
2. 生产用毒种为麻疹病毒沪-191株、长-47株或经批准的其他麻疹病毒减毒株
种子批建立、传代、检定
↓
细胞培养
↓
病毒接种
毒种和细胞混合后，置于适宜温度下进行培养，病毒接种量及换液培养条件按批准内容执行
↓
病毒收获
观察细胞病变达到适宜程度时，收获病毒液。根据细胞生长情况，可以换液维持液继续培养，进行多次病毒收获
↓
原液

腮腺炎病毒原液

生产用细胞、毒种
1. 生产用细胞为原代鸡胚细胞
2. 生产用毒种为腮腺炎病毒S79株、Wm84株或经批准的其他腮腺炎病毒减毒株
种子批建立、传代、检定
↓
细胞培养
↓
病毒接种
毒种和细胞混合后，置于适宜温度下进行培养，病毒接种量及换液培养条件按批准内容执行
↓
病毒收获
观察细胞病变达到适宜程度时，收获病毒液。根据细胞生长情况，可以换液维持液继续培养，进行多次病毒收获
↓
原液

风疹病毒原液

生产用细胞、毒种
1. 生产用细胞为人二倍体细胞2BS株、MRC-5株或经批准的其他细胞株
2. 生产用毒株为风疹病毒RBDⅡ病毒株或经批准的人二倍体细胞适应的减毒株
种子批建立、传代、检定
↓
细胞培养
↓
病毒接种
毒种和细胞混合后，置于适宜温度下进行培养，病毒接种量及换液培养条件按批准内容执行
↓
病毒收获
观察细胞病变达到适宜程度时，收获病毒液。根据细胞生长情况，可以换液维持液继续培养，进行多次病毒收获
↓
原液

将检定合格的麻疹病毒、腮腺炎病毒和风疹病毒单价原液根据病毒价按一定比例进行配制，其中麻疹病毒和风疹病毒滴度比例应为1：1，腮腺炎病毒滴度至少是麻疹或风疹病毒滴度的5倍。加入适宜的稳定剂后即为半成品

半成品 → 成品分装及冻干

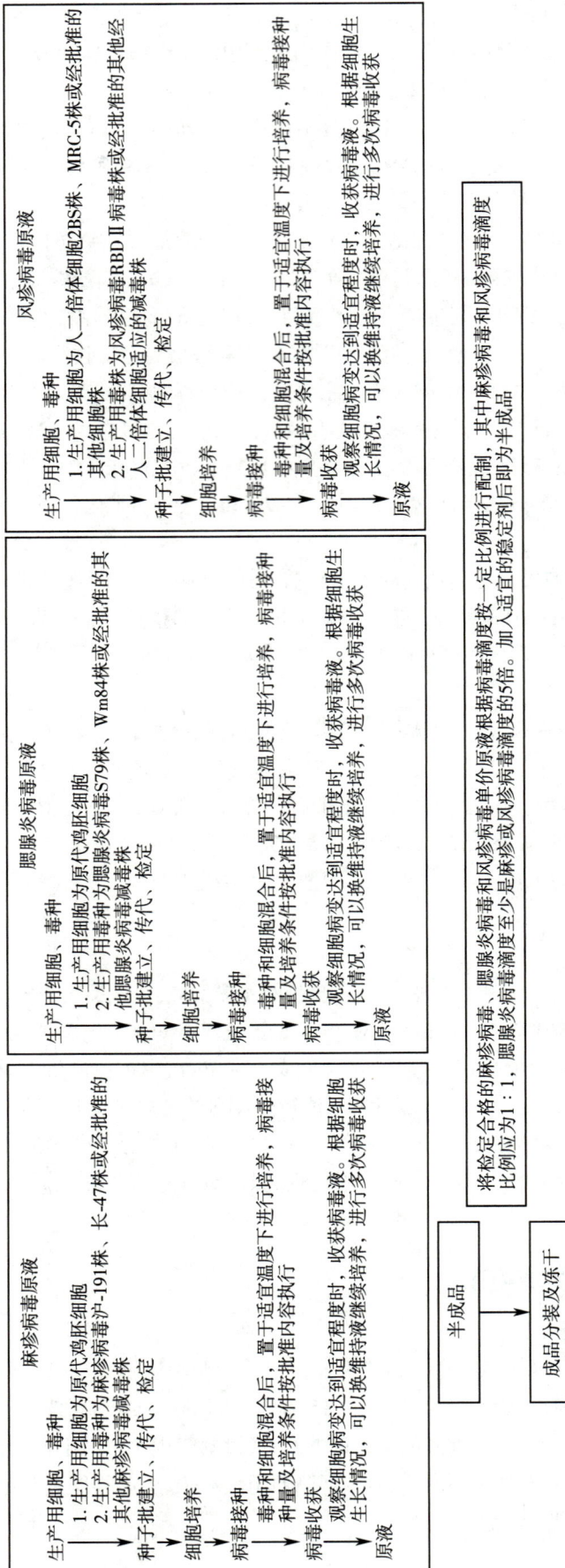

图8-6 麻疹-流行性腮腺炎-风疹活疫苗制备工艺流程图

　　病原学：脑膜炎球菌是一种革兰氏阴性双球菌，直径约为 0.8μm，电镜显示有微荚膜和菌毛。该菌属于专性需氧型，可通过血琼脂培养基或 MH 培养基进行培养。依据该菌多糖抗原的免疫学特征，可鉴别出至少 13 种血清型，其中 A、B、C、W135、X、Y 血清型会导致病毒传播。而 A、B、C 血清型可占流行菌群的 90%。

（二）疫苗制备工艺及特点

　　1. 制备工艺　对于脑膜炎球菌多糖疫苗，我国现有 A 群、A 群 C 群双价和 ACYW135 群 4 价产品，主要通过化学提纯法进行制备。脑膜炎球菌发酵培养至对数生长末期，经甲醛灭活、脱毒并离心，所得的上清液加入十六烷基三甲基溴化铵沉淀多糖，浓缩的多糖沉淀再经过去核酸、去蛋白、去内毒素等步骤进一步精制。精制获得的沉淀经注射用水稀释，加入一定的保护剂后分装并冻干，每支疫苗含有的各群多糖含量为 50μg。A 群 C 群双价脑膜炎球菌多糖疫苗在 ≤2 岁的儿童中应用较多，且免疫原性及临床效果明显。制备工艺如图 8-7 所示。

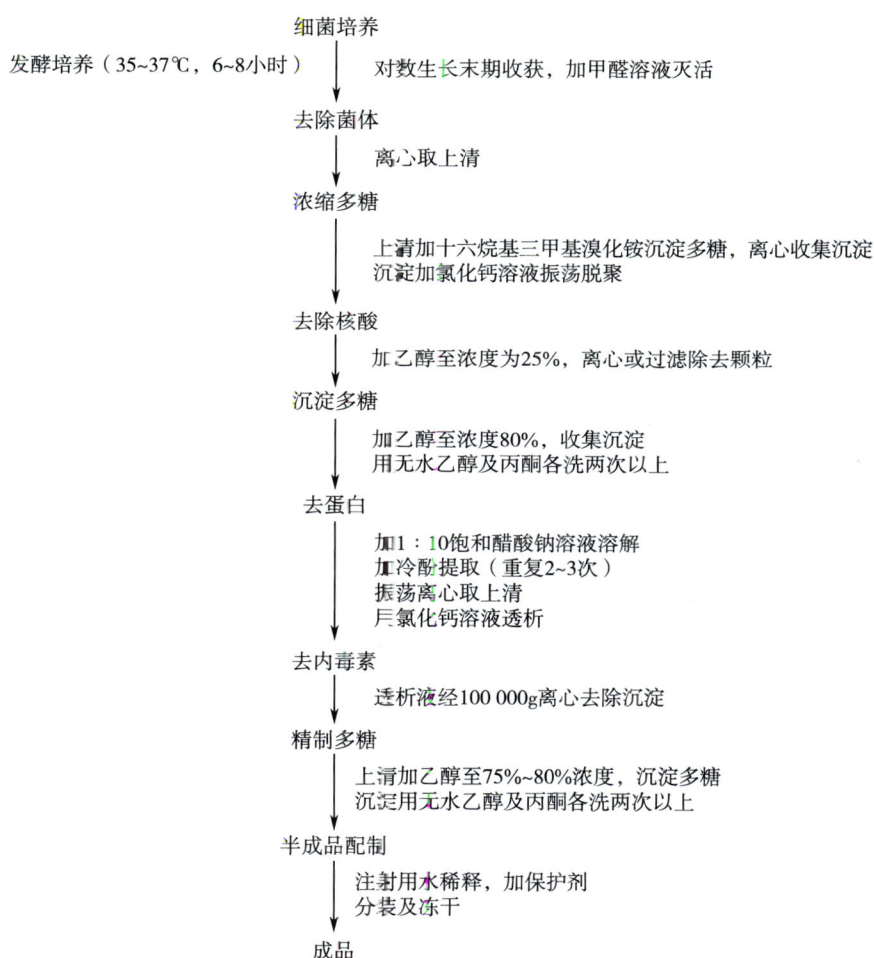

```
               细菌培养
发酵培养（35~37℃，6~8小时）    对数生长末期收获，加甲醛溶液灭活
                 │
               去除菌体
                 │     离心取上清
                 │
               浓缩多糖
                 │     上清加十六烷基三甲基溴化铵沉淀多糖，离心收集沉淀
                 │     沉淀加氯化钙溶液振荡脱聚
                 │
               去除核酸
                 │     加乙醇至浓度为25%，离心或过滤除去颗粒
                 │
               沉淀多糖
                 │     加乙醇至浓度80%，收集沉淀
                 │     用无水乙醇及丙酮各洗两次以上
                 │
               去蛋白
                 │     加1：10饱和醋酸钠溶液溶解
                 │     加冷酚提取（重复2~3次）
                 │     振荡离心取上清
                 │     用氯化钙溶液透析
                 │
               去内毒素
                 │     透析液经100 000g离心去除沉淀
                 │
               精制多糖
                 │     上清加乙醇至75%~80%浓度，沉淀多糖
                 │     沉淀用无水乙醇及丙酮各洗两次以上
                 │
               半成品配制
                 │     注射用水稀释，加保护剂
                 │     分装及冻干
                 │
               成品
```

图 8-7　脑膜炎球菌多糖疫苗制备工艺流程图

　　2. 免疫机制及免疫效果　细菌多糖疫苗对流行性脑膜炎的预防效果十分明显，在大于 2 岁的儿童和成年人中 A 群多糖疫苗短期效果可达 85%~100%。但年龄小于 2 岁的婴幼儿对多糖疫苗的免疫应答十分低下甚至缺乏，A 群多糖疫苗可在 3 月龄婴儿中诱导抗体。但到 4~5 岁，无法与成年人中的免疫效果相比，C 群多糖疫苗在小于 2 岁的接种者中免疫反应就更弱。其主要原因是细菌多糖是一种非 T 细胞依赖性抗原（又称非胸腺依赖性抗原）。因荚膜多糖是具有重复抗原决定簇的大分子糖，在人体免疫系统中无法与抗原提呈细胞作用，只能直接与 B 淋巴细胞反应，在没有辅助性 T 细胞

参与的情况下合成抗体,且无记忆细胞形成。临床试验结果显示,青少年或成人接种多糖疫苗后的7~10天后血清抗体滴度可产生保护效果,并可持续保护大约10年,成人出现的抗体应答则反映出其机体产生了记忆细胞。而小于2岁婴幼儿接种后抗体水平下降较快,保护效果仅维持1~2年。改善这一现象的疫苗制备策略在逐步发展,多糖结合疫苗就是为多糖提供T细胞表位的蛋白质载体与多糖结合,以将非T细胞依赖性抗原转变为T细胞依赖性抗原,从而启动辅助性T细胞产生一系列的免疫增强效应。一种以白喉毒素为载体的4价脑膜炎结合疫苗自2005年批准使用以来的免疫效果评价结果显示,3~4年有效率为80%~90%。

(三) 临床应用

依据流脑发病率的年龄分布,6月龄至2岁的婴幼儿发病率最高。因此我国在2016年将流脑A群多糖菌苗和流脑A、C群多糖菌苗的接种纳入了国家免疫规划儿童免疫程序,并在2021年进行了修订完善。根据国家免疫规划儿童免疫程序安排,对于流脑A群多糖菌苗需进行2剂次接种,在6月龄和9月龄各接种1次;对于流脑A、C群多糖菌苗也进行2剂次接种,在3周岁和6周岁各接种1次。

(四) 不良反应及接种注意事项

流脑A群多糖菌苗和流脑A、C群多糖菌苗不良反应、禁忌人群和注意事项基本一致:

1. 不良反应

(1) 常见不良反应:

1) 接种后的24小时内,注射部位如出现疼痛或红肿,会在2~3天内自行消失。

2) 接种后如出现轻度发热症状,一般无须处理即可自行缓解,如出现中度发热,可进行对症处理。

(2) 罕见不良反应:

1) 出现严重发热者,需及时对症处理。

2) 出现严重红肿或及其并发症,应进行对症处理。

(3) 极罕见不良反应:

1) 在接种后的72小时内出现皮疹者,需及时就医,进行抗过敏治疗。

2) 在接种后1小时内出现过敏性休克者,需及时进行抢救。

3) 出现过敏性紫癜者,需及时就医,给予皮质类固醇药物进行治疗,如不及时治疗或治疗不当可能并发紫癜性肾炎。

4) 偶发血管神经性水肿、变态反应性神经炎。

2. 禁忌人群　①对该疫苗中的任何成分过敏者;②患有急性疾病,或严重慢性疾病,或在慢性疾病的急性发作期和发热期者;③患有脑病,或癫痫未控制,或患有其他进行性神经系统疾病者。

六、流行性乙型脑炎减毒活疫苗

(一) 疾病及流行传播

流行性乙型脑炎简称乙脑,是乙脑病毒(JEV)侵染神经系统引起的脑炎。该疾病的病死率为20%~30%,发生后遗症的概率为30%~50%。病毒随蚊虫唾液传入人体皮下,当机体抵抗能力较弱时,病毒在体内大量复制,病毒颗粒可以通过血液循环突破血脑屏障入侵中枢神经系统,并大量繁殖,导致中枢神经系统病变,从而引起脑部的病变。该病主要以蚊虫为媒介进行传播,是一种急性人兽共患传染病。该病发生在亚热带和温带地区,具有明显的季节性,夏秋季为高发期,在热带地区全年均可发生。乙脑多发生在15岁以下的儿童,其中,2~6岁发病率最高。

病原学:乙脑病毒(JEV)属黄病毒科黄病毒属,病毒颗粒为直径40~50nm的球形,单股正链RNA。病毒颗粒外有一层薄膜,膜表面的每一个凸起由一个膜(membrane,M)蛋白和糖基化包膜(envelope,E)蛋白组成。JEV自5′端至3′端依次编码结构蛋白和非结构蛋白:衣壳蛋白

C- 前膜蛋白 preM- 包膜蛋白 E-NS1-NS2A-NS2B-NS3-NS4A-NS5。其中,包膜蛋白 E 是 JEV 的重要的抗原组成成分,表面有中和抗原表位和血凝抗原表位,可诱发机体产生中和抗体和血凝抑制抗体,该蛋白与病毒的致病性和免疫保护性有密切的关系。

(二) 疫苗制备工艺及特点

1. 制备工艺 目前,经 WHO 认可并应用到临床的乙脑疫苗有 3 种。一种是我国生产的 SA_{12}-14-2 株减毒活疫苗,此疫苗为我国独创,1989 年获新药证书并投产,生产采用原代地鼠肾细胞扩增培养,收集病毒培养液,经沉淀、过滤后加入保护剂制成冻干粉,原代地鼠肾细胞乙脑灭活疫苗目前已不再生产;另一种是奥地利生产的冻干乙型脑类灭活疫苗(Vero 细胞),经细胞扩增培养纯化后加入甲醛溶液灭活,用氢氧化铝佐剂吸附制成终产品;还有一种是乙脑 - 黄热病嵌合体活疫苗,来源于鼠脑的乙脑灭活疫苗生产工艺是在 3 周龄的小鼠脑内接种乙脑病毒,当小鼠呈现疾病体征时,摘取鼠脑制成悬液,经离心、超滤、硫酸鱼精蛋白沉淀和甲醛灭活后,再进一步地精纯和蔗糖密度梯度离心后制成疫苗。市售疫苗每瓶 0.5ml,含乙型脑炎活病毒不低于 5.4lgpfu。制备工艺如图 8-8、图 8-9、图 8-10 所示。

2. 免疫机制及免疫效果 乙脑减毒活疫苗与其他的活疫苗一样,激发体液免疫的同时可激发明显的细胞免疫,与灭活疫苗明显不同。以活疫苗免疫 1 针的小鼠脾细胞转输给受体鼠,后者可抗乙脑强毒 P3 株的腹腔攻击,保护率为 44%,而国产灭活疫苗 2 针免疫的脾细胞则无保护作用;活疫苗诱导的细胞毒性 T 淋巴细胞(CTL)均值为 79.2%,而灭活疫苗仅为 29%。目前,临床上仍沿用乙脑减毒活疫苗的较多。

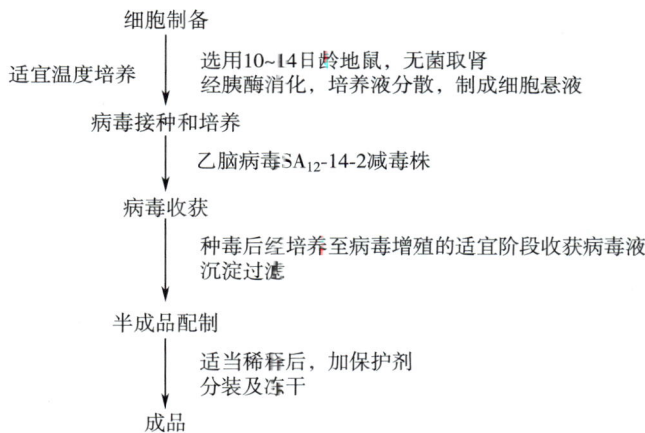

细胞制备

适宜温度培养 ↓ 选用10~14日龄地鼠,无菌取肾
经胰酶消化,培养液分散,制成细胞悬液

病毒接种和培养

↓ 乙脑病毒SA_{12}-14-2减毒株

病毒收获

↓ 种毒后经培养至病毒增殖的适宜阶段收获病毒液
沉淀过滤

半成品配制

↓ 适当稀释后,加保护剂
分装及冻干

成品

图 8-8 SA_{12}-14-2 株减毒活疫苗制备工艺流程图

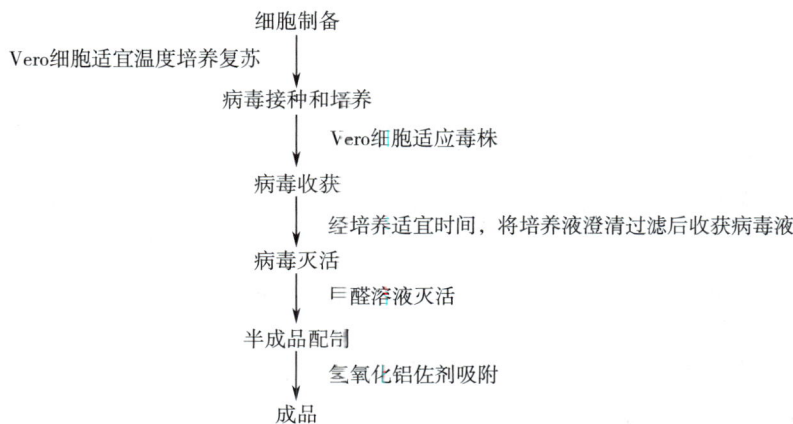

细胞制备

Vero细胞适宜温度培养复苏 ↓

病毒接种和培养

↓ Vero细胞适应毒株

病毒收获

↓ 经培养适宜时间,将培养液澄清过滤后收获病毒液

病毒灭活

↓ 甲醛溶液灭活

半成品配制

↓ 氢氧化铝佐剂吸附

成品

图 8-9 冻干乙型脑炎灭活疫苗(Vero 细胞)制备工艺流程图

（三）临床应用

根据国家规定的免疫程序,减毒活疫苗一般为 2 针剂,第一针在 8 月龄时接种,第二针在 18~24 月龄时接种。灭活疫苗一般为四针剂。第一针在 8 月龄时接种,间隔 7~10 天进行第二针的接种,第三针在 18~24 月龄时接种;第四针在 6 岁时接种。在上臂外侧三角肌下缘附着处进行皮下注射。

（四）接种注意事项

如果疫苗复溶后仍有块状物或疫苗瓶有裂纹,不得使用。在接种疫苗时,不得使用消毒剂接触疫苗。

接种禁忌:①对庆大霉素过敏者禁止接种;②患有慢性、急性病并有发热现象;③处在妊娠期的女性;④患有免疫缺陷疾病、免疫力低下或正在接受免疫抑制治疗的患者;⑤患有癫痫等其他进行性神经系统疾病的患者。

接种后注意事项:①接种后请在接种地点观察 15~30 分钟;②应备有 1 : 1 000 肾上腺素,以供偶发休克时急救用;③接种部位 24 小时内要保持干燥和清洁,尽量不要沐浴;④如果出现持续发烧或其他较为严重的并发症等现象,可以就近到医院就医,并向接种单位报告。

病毒接种和培养
↓
　　3 周龄的小鼠脑内接种乙脑病毒
病毒收获
↓
　　取鼠脑制成悬液
　　离心、超滤、硫酸鱼精蛋白沉淀
病毒灭活
↓
　　甲醛溶液灭活
精纯
↓
　　蔗糖密度梯度离心
半成品
↓
成品

图 8-10　乙脑 - 黄热病嵌合体活疫苗制备工艺流程图

七、甲型肝炎疫苗

（一）疾病及流行传播

甲型肝炎系由甲型肝炎病毒(HAV)引起的急性肝脏炎症,好发于儿童及青少年,主要表现为食欲减退、恶心呕吐、乏力、肝大及肝功能异常,病初常有发热,临床经过常呈自限性,绝大多数患者在数周内可恢复正常。HAV 为耐酸病毒,在通过胃部时仍会存活。病毒主要在肝脏复制,也可以在口咽部进行复制。和其他的小 RNA 病毒一样,HAV 具有器官特异性,并且甲型肝炎的主要病理过程仅限于肝脏。经由粪 - 口途径的人 - 人传播是其主要的传播方式,大部分传播主要在密切接触的家庭和亲属之间。HAV 可在环境和水中保持传染性,因此污染的食物和水源是该疾病爆发的主要原因,如 1988 年上海甲型肝炎爆发的原因为被污染的贝类。所有年龄段人群均易感,但在特定人群和场所中暴露的危险因素有所增加。

病原学:HAV 病毒属于小 RNA 病毒科,人类基因型有 4 个,猿猴类基因型有 3 个,但目前发现全球仅有一种 HAV 的血清型。与其他小 RNA 病毒相似。基因组由单链线性 RNA 组成,含 7 478 个核苷酸。小 RNA 病毒的多聚蛋白分为 P1、P2 和 P3。4 个衣壳蛋白 VP1、VP2、VP3、VP4 由开始的 2 373 个核苷酸(P1)进行编码,非结构蛋白则由剩余部分(P2 和 P3)进行编码。

（二）疫苗制备工艺及特点

1. 制备工艺　在目前市场上存在两种形式的甲型肝炎疫苗,一种为减毒活疫苗,在我国应用较多,浙江一公司应用的甲肝病毒 H2 株,衍生于 HM175,细胞培养进行了减毒处理制备而成。1995 年卫生部长春生物制品研究所与上海市卫生防疫站从甲肝患者体内分离得到了 L- 甲 -1 株甲肝病毒株,以 2BS 细胞进行了适应性减毒培养,获得了 L- 甲 -1 株减毒株。两种减毒活疫苗的生产工艺大致相同,均通过细胞培养获得大量病毒抗原,再通过破碎细胞、提取病毒,按抗原浓度要求 $6.50 \lg CCID_{50}$/剂加入相应浓度的冻干保护剂,制备冻干甲肝减毒活疫苗。而经常应用的细胞破碎方法为超声破碎,病毒提取方法可以采用氯仿抽提。因此,在工艺中易引入有机溶剂氯仿,在后期的产品检测中经常采用气相色谱法检测其残留量,不得高于 0.006%。

甲肝灭活疫苗在国内外应用较多,美国某公司生产的甲肝灭活疫苗是基于在哥斯达黎加分离的 CR326F 毒株制备而成的。另一公司生产的甲肝灭活疫苗是基于 HAV 的 HM175(澳大利亚家庭爆

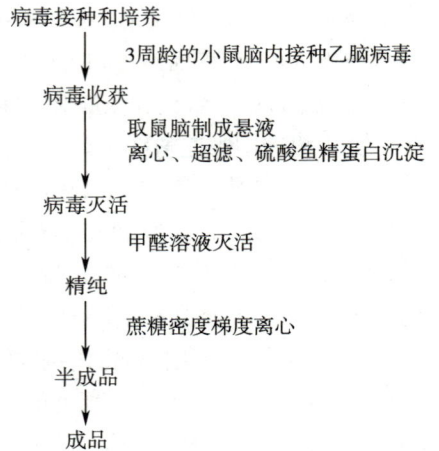

发患者的粪便)毒株经原代绿猴肾细胞分离,在 MRC-5 细胞中扩增培养后制备。在中国可获得的灭活疫苗不只一种,北京一制药公司制备的灭活疫苗,基于 TZ84 毒株,由 2BS 人胚肺二倍体成纤维细胞扩增培养、经甲醛溶液灭活获得。甲型肝炎灭活疫苗由于病毒被灭活,其安全性较高,制备工艺见图 8-11。

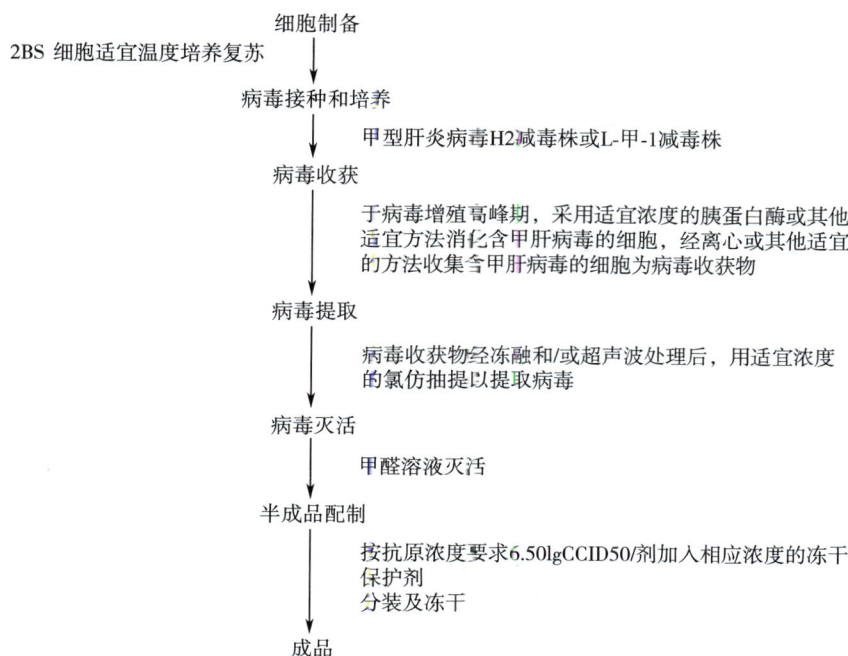

细胞制备

2BS 细胞适宜温度培养复苏

↓

病毒接种和培养

甲型肝炎病毒H2减毒株或L-甲-1减毒株

↓

病毒收获

于病毒增殖高峰期,采用适宜浓度的胰蛋白酶或其他适宜方法消化含甲肝病毒的细胞,经离心或其他适宜的方法收集含甲肝病毒的细胞为病毒收获物

↓

病毒提取

病毒收获物经冻融和/或超声波处理后,用适宜浓度的氯仿抽提以提取病毒

↓

病毒灭活

甲醛溶液灭活

↓

半成品配制

按抗原浓度要求6.50lgCCID50/剂加入相应浓度的冻干保护剂
分装及冻干

↓

成品

图 8-11　甲型肝炎灭活疫苗制备工艺流程图

甲型肝炎灭活疫苗纸胞工厂生产（图片）

2. 免疫机制及免疫效果　接种减毒活疫苗,与自然感染有着非常相似的免疫过程。疫苗可激发机体的体液免疫及细胞免疫,能够最有效地激活固有免疫系统,疫苗接种后,病毒颗粒通过脉管网络快速分散并到达靶组织,树突状细胞(dendritic cell,DC)在多处被激活,向相应的引流淋巴结迁移,并促发 T 淋巴细胞和 B 淋巴细胞多位点激活,这种激活可以持续存在,这也就解释了减毒活疫苗比灭活疫苗免疫原性高的原因。甲肝灭活疫苗与其他被灭活的疫苗一样,主要是通过体液免疫激发产生特异性抗体来执行免疫保护作用。我国生产的甲肝减毒活疫苗免疫效果良好,其接种后 2 个月抗体阳转率达 99.1%~100.0%,免疫 3 年后仍有 97% 儿童检出较高水平的抗体,提示甲肝减毒疫苗接种免疫效果良好。

(三) 临床应用

不同类别的甲型肝炎疫苗,不同企业生产的甲型肝炎疫苗其免疫程序设定的均有所区别。在我国甲肝减毒活疫苗作为计划免疫产品被广泛应用于 18 个月大的婴幼儿,推荐的接种程序为 1 针接种。其他易感人群均可以接种。全球广泛应用的甲肝灭活疫苗,来源的病毒株不同,被推荐的使用年龄和接种程序不尽相同,具体如表 8-2 所示。

表 8-2　不同来源的疫苗推荐使用年龄和接种程序

病毒株	剂量	年龄	接种程序 / 月
CR326F	25U	12 月龄 ~18 岁	0,6~18
	50U	≥19 岁	0,6~18
HM175	720EL.U.	12 月龄 ~18 岁	0,6~12
	1 440EL.U.	≥19 岁	0,6~12

续表

病毒株	剂量	年龄	接种程序/月
GBM	80U	12月龄~15岁	0,6~18
	160U	≥16岁	0,6~18
RG-SB	25IU	≥12月龄	0,6~12
TZ84	250U	12月龄~15岁	0,6
	500U	≥16岁	0,6

(四)接种注意事项

接种的不良反应主要集中在注射部位的红、肿、疼痛等一般不良反应,但全身症状:发热(≥38.9℃,口温)(3.1%),腹痛(1.6%);消化系统:腹泻(1.0%),呕吐(1.0%);神经系统/精神性反应:头痛(2.3%);呼吸系统:咽炎(1.5%),上呼吸道感染(1.1%),咳嗽(1.0%);肌肉骨骼系统:肌痛、臂痛、背痛、强直、关节痛;罕见中央和外周神经系统炎症病变,包括上行性麻痹直至呼吸麻痹,如急性炎症性脱髓鞘性多发性神经病等也有相关报道。个别病例中偶然会发生肝酶类的轻微升高。甲型肝炎疫苗的禁忌主要是针对对已知该疫苗所含任何成分,包括辅料、甲醛、抗生素等过敏者。由于我国甲型肝炎疫苗生产采用的是人的二倍体细胞培养工艺,因此来自宿主蛋白的过敏反应罕见。虽然国内外尚无报道妊娠期妇女使用甲肝灭活疫苗对胎儿产生何种危害,但还是遵循非必要不接种的原则。

接种注意事项:①对于免疫低下者,包括患有免疫系统疾病者、接受免疫治疗或使用免疫抑制剂者、恶性肿瘤患者以及血液透析患者,接种甲肝灭活疫苗可能会降低免疫应答;②并不是所有接种疫苗者都能够产生相应的保护;③由于甲型肝炎潜伏期长(20~50天),接种疫苗时接种对象可能已处于潜伏期,在这种情况下接种疫苗能否预防甲型肝炎尚不明确;④疫苗通常为上臂三角肌肌内注射,但对于血小板减少症或出血性疾病患者,肌内注射可导致患者发生出血,此时疫苗应在上臂皮下注射。

第三节　非免疫规划疫苗

根据《疫苗流通和预防接种管理条例》的规定,非免疫规划疫苗是指由公民自费并且自愿受种的其他疫苗。目前常用的非免疫规划疫苗有人乳头状瘤病毒疫苗、流感疫苗、水痘疫苗、流感嗜血杆菌b多糖疫苗、口服轮状病毒疫苗、肺炎疫苗、狂犬病疫苗等。

一、人乳头状瘤病毒疫苗

(一)疾病及流行传播

人乳头状瘤病毒(human papillomavirus,HPV)是一类DNA病毒,可引起人的表皮和黏膜上皮产生病变,进而发生疣状增生甚至肿瘤。20世纪80年代,Zur Hausen成功地从宫颈癌样本中提取出HPV DNA,从而阐明了宫颈癌与HPV的关系。宫颈癌在女性癌症中位居前三位,通过流行病学研究发现,约12种高危型的HPV可引发宫颈癌,其中HPV16和HPV18是最为重要的两种类型。2006年,全球第一款HPV疫苗上市,对防控这种致命的感染获得了里程碑式的突破。HPV可通过伤口进入基底层细胞感染皮肤和黏膜组织。HPV的生命周期需要伴随着分化细胞特异的遗传调控。HPV通过构象改变进入细胞后,在胞内体中聚集完成感染后伴随着细胞的分裂向上迁移进行病毒的复制和表达。大多数的感染会被机体自动清除,一小部分为持续性感染,有发展为高度异常增生的风险,引发癌症。从病毒感染到引发癌症的时间间隔较长。HPV具有高度的接触传染性,可通过直接接触感染者的感染部位或间接接触被病毒污染的物品而发生传染。其中,最常见的传染方式为性传播和母婴传播。80%的女性在有性生活之后会感染HPV,感染风险随着性伴侣数量的增加而提高。对于男性感染 HPV 的研究相对较少,一些研究显示,男性的感染率明显地低于女性的感染率。在我国,宫颈癌已经成为 15~44 岁女性人群中第二大癌症。

病原学:HPV 属于乳头瘤病毒科,乳头瘤病毒属,无包膜的双链环状 DNA 病毒颗粒。衣壳为约 55nm 的正二十面体,长度约为 8kb。乳头瘤病毒依据 *L1* 基因及早期的 *E1* 和 *E2* 基因的同源性,分为不同的属、种、型、亚型和株。已知的 170 多个型的 HPV 中,多属于 α、β、γ、μ 属,且大多数的 HPV 仅引起非生殖系统的普通疣病。其中,较为常见的高危型 HPV16、HPV18 和低危型的 HPV6、HPV11 均属于 α 属。

(二)疫苗制备工艺及特点

1. 制备工艺　HPV 具有严格的种属和组织特异性,难以在体外细胞或其他动物体内培养繁殖,所以 HPV 疫苗无法用传统方法制备。目前已上市的和在研的品种多属于基因工程亚单位疫苗。L1 衣壳蛋白是 HPV 衣壳蛋白的主要成分,其经体外表达纯化后在一定的条件下组装成病毒样颗粒(VLP),并辅以佐剂制成多价疫苗。HPV 的 VLP 与天然 HPV 衣壳的结构和表位高度相似,具有较好的免疫原性,且不含病毒的基因成分,不能复制,保证了疫苗的安全性。

HPV 疫苗制备过程中大多有重装步骤,以实现 VLP 的均一性,一制药公司在研发 HPV 疫苗时,首次采用了昆虫细胞 - 杆状病毒表达系统制备 L1 蛋白。首先需要构建能够表达各型 L1 蛋白的杆状病毒株:利用 PCR 从不同型 HPV 阳性病理组织获取各型 L1 核酸序列;将获得的 L1 核酸序列通过克隆技术构建各型 L1 蛋白转移载体,再进一步构建穿梭质粒;将穿梭质粒转染拟尺蛾细胞(Hi5 细胞),获得能够表达 L1 蛋白的杆状病毒株;该病毒株可通过再感染细胞进行扩增。工艺流程如图 8-12 所示。

另一公司研制采用的是酿酒酵母表达系统,首先将 HPV 基因经密码子优化,成为在酵母中能高效表达的密码子,然后进行超滤、离子交换层析、羟基磷灰石层析等步骤,再在体外解聚,组装形成均匀一致的 VLP,随后,吸附铝佐剂制成疫苗。

2. 免疫机制及免疫效果　HPV 疫苗经肌内注射,通过对血清中的抗体滴度来评价免疫效果。接种疫苗后,血清中的抗体均呈阳性,每次免疫过后,抗体的滴度都会增加。在第三次接种 1 个月后抗体滴度会达到峰值,随后的两年中,抗体滴度会很快下降,到平台期后,抗体会维持在一个稳定的水平。虽然抗体滴度会有所下降,但平台期的抗体滴度也会远高于自然感染后的抗体滴度。

九价 HPV 疫苗是目前预防范围最广的 HPV 疫苗,防控率可达 90% 以上。我国自主研发的二价 HPV 疫苗是第一支由发展中国家拥有完全自主知识产权而获得国际认可的 HPV 疫苗,且在预防 HPV16/18 型癌前病变(100% *vs* 87.3%/100%)、持续性感染(97.8% *vs* 96.3%/75.9%)方面优于外国研发的二价疫苗和四价疫苗。厦门大学联合某公司在全球首创的第三代宫颈癌疫苗(二十价)也正在研发中,其保护率有望达到 99% 以上。

(三)临床应用

目前,市售的 HPV 疫苗主要有二价、四价和九价三种。其中,九价 HPV 疫苗适宜接种年龄是 16~26 岁,分别在第 0、2、6 月各接种一针,可以预防 HPV6、HPV11、HPV16、HPV18、HPV31、HPV33、

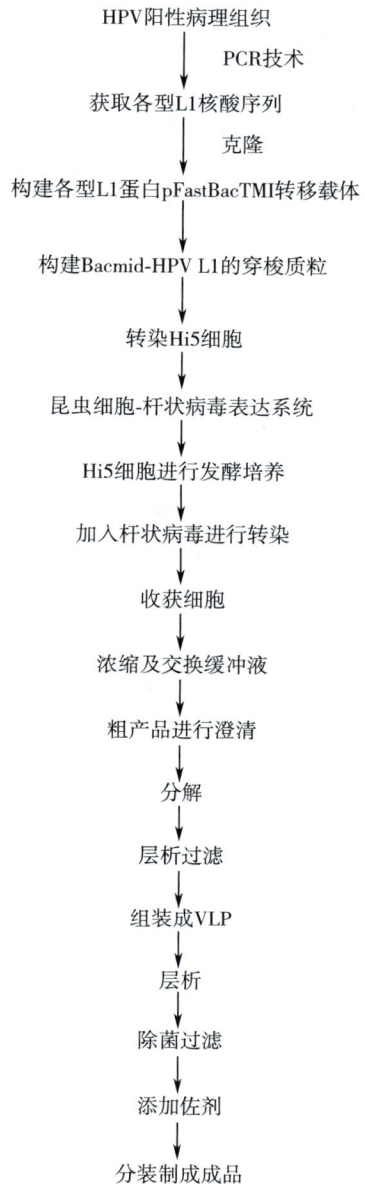

HPV阳性病理组织

　↓ PCR技术

获取各型L1核酸序列

　↓ 克隆

构建各型L1蛋白pFastBacTMI转移载体

　↓

构建Bacmid-HPV L1的穿梭质粒

　↓

转染Hi5细胞

　↓

昆虫细胞-杆状病毒表达系统

　↓

Hi5细胞进行发酵培养

　↓

加入杆状病毒进行转染

　↓

收获细胞

　↓

浓缩及交换缓冲液

　↓

粗产品进行澄清

　↓

分解

　↓

层析过滤

　↓

组装成VLP

　↓

层析

　↓

除菌过滤

　↓

添加佐剂

　↓

分装制成成品

图 8-12　人乳头状瘤病毒(HPV)疫苗制备工艺流程图

HPV45、HPV52、HPV58 九种亚型 HPV 感染所致的疾病。目前,全球仅有美国一公司研发的九价疫苗于 2014 年 2 月被 FDA 批准上市,且 2018 年 4 月在中国上市。

四价 HPV 疫苗适宜接种年龄为 20~45 岁,分别在第 0、2、6 月各接种一针,可以预防 HPV6、HPV11、HPV16 和 HPV18 四种亚型 HPV 感染所致的疾病。目前,全球也仅有美国一公司研发的四价 HPV 疫苗于 2006 年 6 月被 FDA 批准上市,且 2017 年 5 月在中国上市。

二价 HPV 疫苗适宜的接种年龄为 9~45 岁,分别于第 0、1、6 月各接种一针,可以预防 HPV16 和 HPV18 两种病毒,预防 70% 宫颈癌。该疫苗由英国一公司于 2007 年 9 月首次研发上市,2016 年 7 月在中国上市。同时,首支国产二价 HPV 疫苗于 2019 年 12 月获批上市,其推荐 9~14 岁儿童采用 2 剂接种策略(0、6 个月分别接种 1 剂,间隔不少于 5 个月)。

目前,国内还有 16 款 HPV 疫苗正在加紧研发中,其中有四价 HPV 疫苗和九价 HPV 疫苗已处于 Ⅲ 期临床试验。

国内 HPV 疫苗的接种对象主要为女性,呈阶梯式覆盖:二价 HPV 疫苗覆盖 9~25 岁女性,九价 HPV 疫苗覆盖 16~26 岁女性,四价 HPV 疫苗覆盖 27~45 岁女性。同时,自 2021 年以来国内多地开始陆续推进适龄女生 HPV 疫苗免费接种工作,例如广东省首先宣布,自 2022 年起对具有广东省学籍、9 月起新进入初中一年级且未接种过 HPV 疫苗的 14 周岁以下女生实施免费接种国产二价 HPV 疫苗;无锡市宣布自 2021 年 12 月起在市区范围内为初二学段女生提供 2 剂次 HPV 疫苗的免费接种。此外,一些其他国家 9~29 岁的男性也可以接种该疫苗。

(四) 接种注意事项

对疫苗成分有过敏反应的禁止接种该疫苗;对于免疫系统疾病的患者不建议接种该疫苗;对于孕期、有急性病的患者应推迟接种。对于不同的疫苗因工艺不同,应当注意说明书上的使用禁忌。

接种 HPV 疫苗后可能发生轻度的过敏反应,主要表现为注射部位局部酸痛、红肿、发热、疲劳以及恶心、呕吐、腹泻等胃肠道症状,对于体质较为敏感的人群偶见有荨麻疹、皮疹等皮肤反应。偶有免疫后发生晕厥的情况,大多晕厥发生在青少年。在注射疫苗后应留观静坐或平躺 15 分钟。

二、肺炎球菌多糖疫苗

(一) 疾病及流行传播

肺炎球菌在自然界中分布广泛。肺炎球菌疾病是感染肺炎球菌后引起的严重威胁人类健康的一类传染病。据世界卫生组织统计,在致病性感染的病原体中,肺炎球菌位居第四位。感染肺炎球菌定植在鼻咽部逐渐侵入,浸润到肺部可引发肺炎。此外,该病原菌还可以引发高致死率的全身性感染。肺炎球菌常寄居在人类的鼻咽部,会通过呼吸道的飞沫进行传播。多数情况为无症状携带者,不致病,只有少部分毒力较强的会引发疾病。肺炎球菌疾病在 2 岁以下的婴幼儿和 65 岁以上的老年人群中的发病率较高,随着宿主年龄的增长,携带率呈下降趋势。成人的侵袭性肺炎球菌的感染多发生在冬季,与低温、空气污染及病毒感染有关。

病原学:肺炎球菌属于链球菌属,是革兰氏阳性兼性厌氧菌。菌体直径为 0.5~1.25μm,有荚膜,无鞭毛,不产生芽孢。菌体呈矛尖状,宽端相对,尖端向外,成双或短链状排列。肺炎球菌外面包裹的荚膜中含有荚膜多糖,荚膜多糖是针对宿主的主要毒力因子。根据荚膜多糖的抗原不同,已发现 90 多种肺炎球菌血清型。肺炎球菌的细胞壁中含有肽聚糖和胆碱 - 核醇 - 磷壁质复合物,该物质是构成肺炎球菌属的特殊物质。

(二) 疫苗制备工艺及特点

1. **制备工艺**   预防肺炎的疫苗常见的有 7 价、13 价和 23 价三种,其中,7 价和 13 价属于结合疫苗,23 价属于多糖疫苗。23 价多糖疫苗在种子库建立时通常选用具有典型的生物学特性、毒力强、产糖量高、免疫原性强以及可以大规模培养的菌株作为生产菌株,包含了 1、2、3、4、5、6B、7、8、9N、9V、

10A、11A、12F、14、15B、17F、18C、19A、19F、20、22F、23F、33F 共 23 个血清型的菌株。首先经过上游的发酵工艺进行扩大培养,之后经过杀菌、多糖的提取及下游的纯化工艺制成 23 种单型的精制多糖,根据一定的比例混合为 23 价的肺炎球菌多糖疫苗的半成品,经过滤除菌、分装制成成品疫苗。23 价肺炎球菌多糖疫苗制备工艺如图 8-13 所示。

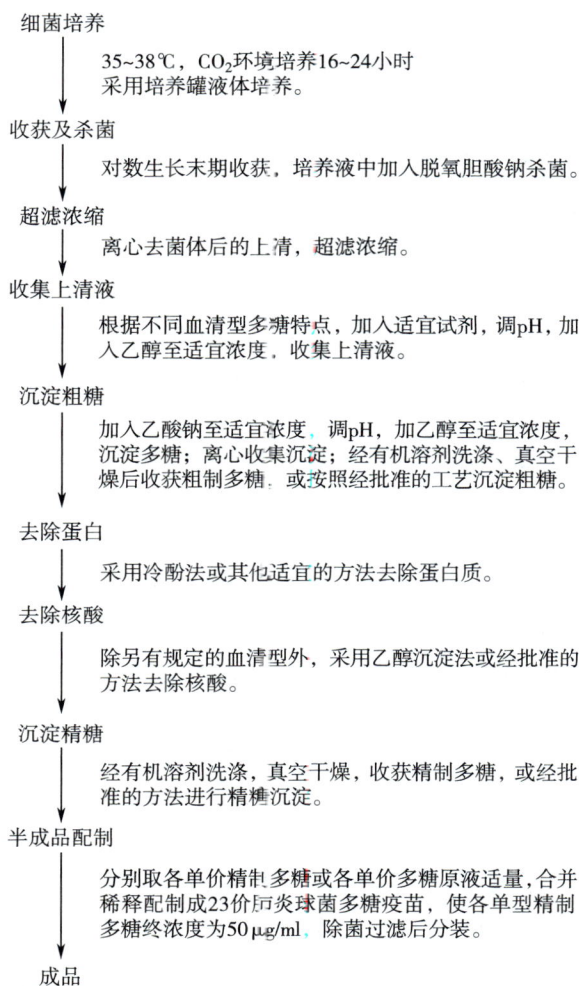

细菌培养

　　35~38℃,CO_2环境培养16~24小时
　　采用培养罐液体培养。
↓

收获及杀菌

　　对数生长末期收获,培养液中加入脱氧胆酸钠杀菌。
↓

超滤浓缩

　　离心去菌体后的上清,超滤浓缩。
↓

收集上清液

　　根据不同血清型多糖特点,加入适宜试剂,调pH,加
　　入乙醇至适宜浓度,收集上清液。
↓

沉淀粗糖

　　加入乙酸钠至适宜浓度,调pH,加乙醇至适宜浓度,
　　沉淀多糖;离心收集沉淀;经有机溶剂洗涤、真空干
　　燥后收获粗制多糖。或按照经批准的工艺沉淀粗糖。
↓

去除蛋白

　　采用冷酚法或其他适宜的方法去除蛋白质。
↓

去除核酸

　　除另有规定的血清型外,采用乙醇沉淀法或经批准的
　　方法去除核酸。
↓

沉淀精糖

　　经有机溶剂洗涤,真空干燥,收获精制多糖,或经批
　　准的方法进行精糖沉淀。
↓

半成品配制

　　分别取各单价精制多糖或各单价多糖原液适量,合并
　　稀释配制成23价肺炎球菌多糖疫苗,使各单型精制
　　多糖终浓度为50μg/ml。除菌过滤后分装。
↓

成品

图 8-13　肺炎球菌多糖疫苗制备工艺流程图

　　2. 免疫机制及免疫效果　肺炎球菌多糖疫苗与脑膜炎球菌多糖疫苗一样,用其荚膜多糖制备的多糖疫苗对 2 岁以下的婴幼儿免疫原性较差,多糖抗原属于非 T 细胞依赖性抗原,只能激发 B 淋巴细胞分泌 IgM,而非 IgG。但在成年人内仍可产生较高的抗荚膜多糖抗体。因此,制备多糖结合疫苗可克服免疫原性差的现象。但在一个有 34% 肺炎高危老人的亚组中,疫苗预防肺炎球菌肺炎的效力为 59%。在免疫力正常的成人和患有基础疾病但免疫缺陷不严重的人群中,疫苗预防侵袭性肺炎球菌疾病的效果为 50%~80%。

　　(三)临床应用

　　接种对象:2 岁以上患有心血管疾病、肺部疾病等慢性病及肝、肾功能受损的患者;患有免疫缺陷病的患者;患有反复发作的上呼吸道疾病的患者;在寄宿学校、养老院等群体密集区者以及患有其他可以引起急性或慢性肺炎球菌疾病的群体。对于基础免疫者通常采取皮下或肌内注射一剂即可。对于一些其他疾病的患者,应根据自身情况进行接种。对于需要化疗或者免疫抑制治疗的患者,在治疗期间不能接种疫苗,间隔至少在停止治疗后 2 周以上;对于 HIV 感染者应在确诊后尽快接种疫苗,对

于已接种 23 价肺炎球菌多糖疫苗的正常人群不推荐进行第二次接种。

(四) 接种注意事项

接种疫苗后可能出现注射部位的疼痛、酸胀、局部硬结以及注射部位外周的水肿,有些还会出现全身发热现象,一般在 2~3 天均可自行缓解。偶有出现头疼、淋巴结炎、过敏样反应、皮疹、荨麻疹等症状。极偶然的情况会出现神经系统异常如急性神经病变等。

三、狂犬病疫苗

(一) 疾病及流行传播

狂犬病(rabies)是由狂犬病毒属病毒引起的侵袭性脑炎,是一种人兽共患急性传染病,又称恐水病、疯狗病。发病后死亡率几乎高达 100%,是死亡率最高的传染病。狂犬病毒进入伤口后,可以在肌肉中进行复制,或直接进入周围的神经组织到达中枢神经系统。病毒进入神经细胞后,向心方向逆轴突移动,也可能沿着轴索向周围的组织反向移动,导致其他非神经组织,包括心脏、肺及腹部的内脏器官受到感染。如果没有得到很好的治疗监护,一般发病 2 周内就会死亡。人类感染狂犬病几乎都是继发于被患病的动物咬伤或抓伤,多数为犬类咬伤。该病毒也可通过黏膜或新破损的皮肤进行传播。人类对狂犬病毒普遍易感。

病原学:狂犬病毒属于单股负链病毒目、弹状病毒科、狂犬病病毒属。病毒颗粒类似子弹形状,长为 100~300nm,直径为 75nm。病毒具有包膜结构,内含 12kb 单股非节段负链 RNA。单个基因组编码 5 种结构蛋白,病毒颗粒转录酶(L)、糖蛋白(G)、基质蛋白(M)、磷蛋白(P)和核蛋白(N)。L、N 和 P 蛋白以非共价键结合在病毒颗粒 RNA 上,产生核糖核蛋白复合物在病毒颗粒中形成一种螺旋卷曲的核壳体结构。核壳体将 RNA 隔离,使其与细胞环境屏蔽。G 蛋白是分子量约 7kDa 的三聚体,含有毒力决定簇,是诱导病毒产生中和抗体的主要抗原。G 基因是第一种被克隆和测序的狂犬病病毒基因。

(二) 疫苗制备工艺及特点

1. 制备工艺　狂犬病毒灭活疫苗是将适量的狂犬病毒接种于细胞后,在适宜的条件下培养,收获毒液。将毒液经过浓缩、灭活、纯化后,加入适量的保护剂制成液体或冻干粉剂型,用于预防狂犬病。当代狂犬病疫苗的生产用细胞主要包括原代地鼠肾细胞、人二倍体细胞、Vero 细胞和纯化鸡胚细胞。目前,人用狂犬病疫苗都是灭活苗。生产用的毒株经过适应、减毒,具有稳定的生物学特性。国外通常使用巴斯德毒株、Flury LEP 和 HEP 株、ERA/SAD 株及它们的衍生株。国内生产用疫苗株除了引用国外的毒株,也使用 2 种具有自主知识产权的毒株,aG 株和 CTN-1 株。病毒液的浓缩纯化通常采用蔗糖密度梯度离心法和柱层析法,纯化后加入一定量的人血白蛋白或其他的保护剂即为原液。病毒灭活剂主要是 β- 丙内酯和甲醛。每剂不低于 4.0IU,效期内标准为每剂不低于 2.5IU。二倍体细胞狂犬病疫苗制备工艺如图 8-14 所示。

2. 免疫机制及免疫效果　正确的狂犬病疫苗的接种,可对几乎所有健康受种者产生足够高滴度的抗体,免疫记忆的发展是针对狂犬病在人体建立长期持久免疫的关键。有研究表明,经肌内注射的抗体持续时间比经皮内注射的更长,在对体液免疫反应持续时间的研究结果中显示,14 年前初次接种的受种者体内仍可检测到抗狂犬病抗体。一般接种 3 针后抗体滴度远远高于最小适宜滴度,且加强 1 针后,有效保护期在 3 年以上。

(三) 临床使用及免疫机制

接种对象一般为暴露后预防和暴露前预防接种。暴露后的接种一般采用最经典和应用最广泛的 5 针剂方案:分别于第 0、3、7、14 和 28 天肌内接种。当发生一处或多处穿透性皮肤的抓伤、咬伤或被疑似发病动物的唾液污染黏膜的严重暴露时,不仅要立即接种疫苗进行主动免疫,同时也要在伤口周围浸润注射狂犬病免疫球蛋白进行被动免疫,从而获得快速的保护作用。暴露前的预防接种通常采用 3 针剂方案,分别在第 0、7、21 天肌内接种。

细胞制备

复苏一定数量的工作细胞库细胞，适宜条件培养，扩增至一定数量，用于接种病毒的细胞为一个细胞批。

↓

病毒接种与培养

细胞培养成致密单层或者细胞悬液后，将毒种接种细胞进行培养。

↓

病毒收获

经培养适宜时间，收获病毒液，检定合格的同一细胞批生产的同一次病毒收获液可合并为单次病毒收获液。

↓

浓缩及纯化

超滤浓缩至适宜蛋白含量，浓缩后用柱色谱或其他适宜方法对病毒进行纯化。

↓

病毒灭活及验证

纯化后的病毒液中加入β-丙内酯灭活病毒，灭活结束后于适宜的温度放置一定的时间，以确保β-丙内酯完全水解，对灭活后的病毒进行验证。

↓

原液

灭活病毒液中加入适量人血白蛋白或其他适宜的保护剂，即为原液。

↓

半成品配制

在原液中加入适宜的稳定剂。分装每1次人用剂量为0.5ml或1.0ml，狂犬病疫苗效价应不低于2.5IU。

↓

成品

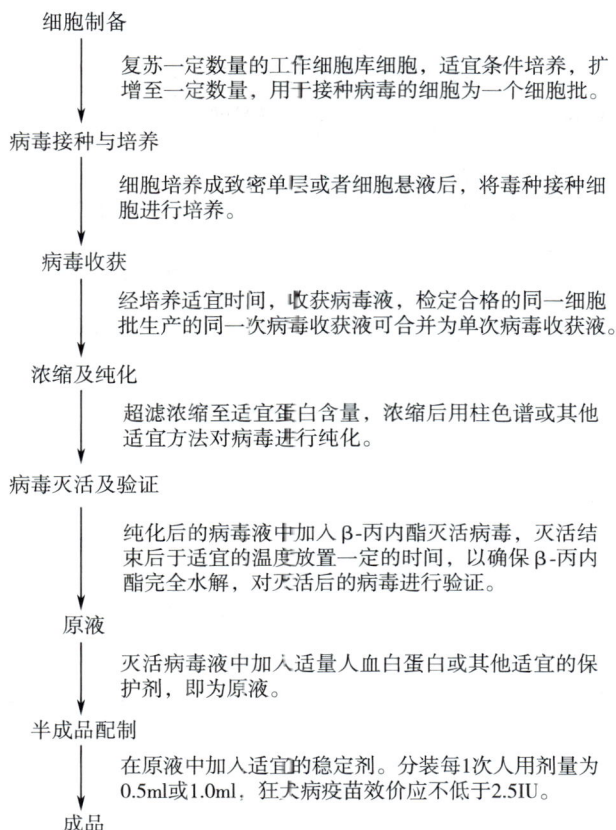

图 8-14 二倍体细胞狂犬病疫苗制备工艺流程图

（四）接种注意事项

狂犬病是病死率最高的传染病，目前，人用狂犬病疫苗均为灭活苗，不良反应较轻，由于该病的致死率较高，故暴露后对疫苗接种无禁忌证。在接种后可能出现注射部位轻微红肿、酸疼，偶见发热情况。有过敏反应者应进行抗过敏治疗。接种过程中应忌酒、可乐、咖啡等刺激性食物，类固醇和免疫抑制剂也可能导致接种失败，也应慎用。

四、水痘减毒疫苗

（一）疾病及流行传播

水痘（varicella，chickenpox）是由水痘-带状疱疹病毒（varicella-zostervirus，VZV）感染而引发的疾病，具有一定的传染性。水痘又为自限性疾病，病愈后可以获得终身免疫。VZV通过呼吸道或者破损的皮肤进入机体，侵袭上呼吸道黏膜或结膜。感染的上皮细胞变大，形成细胞内包含体和多核巨噬细胞。组织液在基底层和鳞状细胞层不断聚集，从而使角质层被撑起形成水疱。人是VZV的唯一自然宿主，可以通过呼吸道或接触感染进入机体。带状疱疹多发生在VZV感染过的个体。水痘在婴幼儿阶段发病率较高，在温带和一些热带气候条件下水痘的发生率显示了明显的季节性，冬季和春季为发病高峰期。

病原学：VZV属于疱疹病毒科，α疱疹病毒亚科，仅有一种血清型。病毒颗粒由约125 000个碱基对组成，呈圆形或多边形，直径为180~200nm，核心由一个双线性DNA组成。核衣壳由162个壳粒排列成二十面体，直径为80~100nm。核衣壳由一层内膜和包膜围绕，包膜上有包膜糖蛋白（图8-15）。

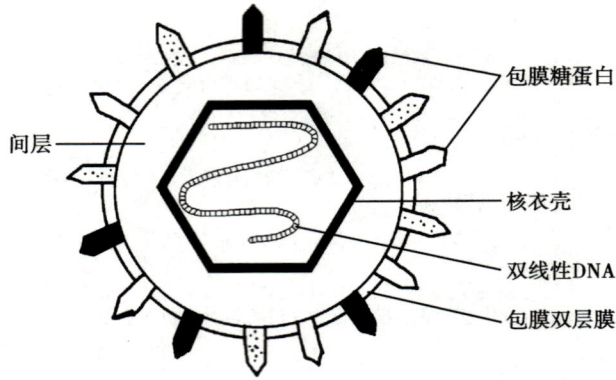

图 8-15　水痘 - 带状疱疹病毒结构示意图

(二) 疫苗制备工艺及特点

1. 制备工艺　VZV Oka 减毒株是 WHO 公认的水痘减毒活疫苗株,VZV 疫苗生产可选用人二倍体细胞 2BS 株、MRC-5 株或其他经过批准的细胞株。细胞用适宜的培养基培养至致密单层后,将毒种按照一定的感染复数(multiplicity of infection,MOI)接种于细胞中,置于(35±1)℃条件下继续培养,收集感染细胞,经超声波法或其他适宜的方法将细胞破碎,收集病毒上清液,即为原液。将原液加入适宜的保护剂进行分装冻干获得成品。水痘疫苗中水痘 - 带状疱疹活病毒应不低于 3.3lgpfu。制备工艺如图 8-16 所示。

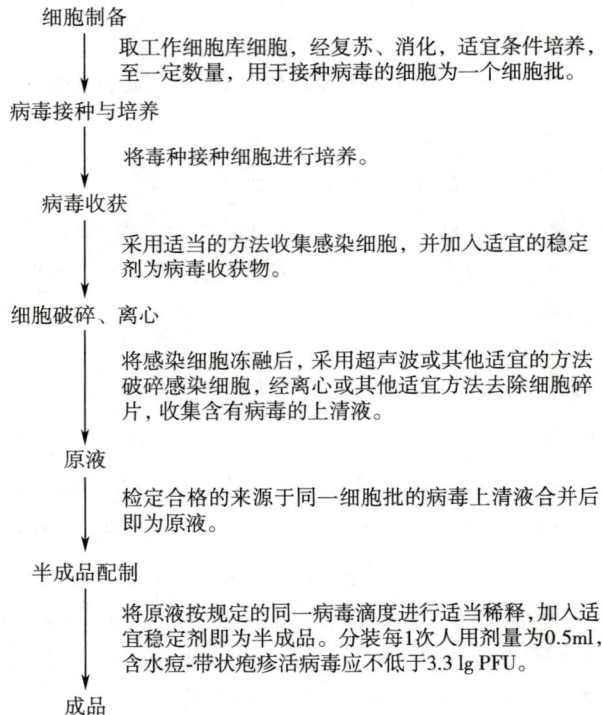

图 8-16　水痘减毒疫苗制备工艺流程图

2. 免疫机制及免疫效果　与其他的减毒活疫苗相同,水痘减毒疫苗可激发机体产生较为持久的体液免疫及细胞免疫,据日本学者报道,接种水痘疫苗后抗水痘免疫力可持续 20 年。儿童期水痘疫苗接种后,对水痘病毒的防御率为 70%~90%,对重症的防御率可达 100%。

(三) 临床应用

水痘疫苗一般为 1 针接种,接种对象为 1 岁以上的儿童、青少年及成人,最佳的接种年龄为

12~24 月龄。水痘疫苗也可用于接触 VZV 后的应急接种。

（四）接种注意事项

水痘疫苗引起的严重的不良反应较少，一般为注射部位轻微的红肿、酸胀、轻微的皮疹、发热等症状，一般 2~3 天即可自行消失。本疫苗可以和麻疹 - 流行性腮腺炎 - 风疹活疫苗同时接种。

以下情况禁止接种：①对疫苗成分或鸡蛋、明胶及抗生素过敏者；②患有慢性、急性病并有发热现象；③处在妊娠期的女性；④患有免疫缺陷疾病、免疫力低下或正在接受免疫抑制治疗的患者；⑤患有癫痫等其他进行性神经系统疾病的患者。

接种后注意事项：①接种后请在接种地点观察 15~30 分钟；②接种部位 24 小时内要保持干燥和清洁，尽量不要沐浴；③如果出现持续发烧或其他较为严重的并发症等现象，可以就近到医院就医，并向接种单位报告。

五、流感病毒疫苗

（一）疾病及流行传播

流行性感冒（influenza），简称流感，是由流感病毒引起的人类急性呼吸道传染病。该病起病急、传播速度快、感染性强。每年全球约有 10% 的人口受流感的侵袭。近些年来，甲 1、甲 3 型及乙型流感为主要流行传播的流感病毒，而丙型为地域性散在发病。传播途径为呼吸道感染，感染流感病毒的人通过说话、咳嗽、喷嚏将流感病毒排入空气中。人类的流感病毒多半采用人 - 人方式进行传播。近些年发现，甲型流感病毒还可以感染猪、马和各种禽类。虽然动物亚型病毒感染人类的概率不高，不同物种来源的病毒株（如人和动物流感病毒）在一个宿主中混合感染时形成重组新病毒，进而实现跨物种传播，如：禽流感可以猪作为中间宿主，重配为新型禽流感病毒感染人类，病死率很高。所有年龄段的人群均易感，但以 60 岁以上老年人、慢性病患者及体弱者、婴幼儿更易感。

病原学：流感病毒属于正黏 RNA 病毒，球形颗粒，直径 80~120nm，由三层组成，外层脂质囊膜上有两种糖蛋白纤突，是由血细胞凝聚素（H）和神经氨酸酶（N）所构成，具有抗原性，是流感疫苗主要的抗原成分。血细胞凝聚素可促使病毒吸附于细胞表面，其抗体具有中和活性，免疫学上起主要作用。神经氨酸酶可促病毒释放，其抗体虽不具有中和活性，但可限制病毒释放，缩短感染时间。流感病毒的核酸是 8 个片段的单股 RNA，核蛋白质上有异质性，可用补体结合试验将其区分为甲、乙、丙三型，主要以甲型和乙型流感病毒流行为主，丙型流感只在个别区域内散发，不形成大流行趋势。除核蛋白质外，核心内还有三个多聚酶蛋白（P1、P2、P3），核心外有膜蛋白（M1、M2）和脂质囊膜包围。甲型流感病毒的变异是常见的自然现象，血细胞凝聚素有 1~15 个亚型，神经氨酸酶有 1~9 个亚型。表面抗原不断产生微小的突变，引起抗原漂移，不同来源的病毒株又会不断地重配，引起抗原转换。这就使原来可有效抵抗流感病毒的疫苗失去保护效力，给预防工作带来很大困难。

（二）疫苗制备工艺及特点

1. 制备工艺 免疫人群的流感疫苗主要是针对甲型和乙型流感病毒，每年世界卫生组织都会根据流感的流行情况推荐各半球季节性流感疫苗组分，2020 年前主要以三价流感疫苗为主，包括：甲型 H1N1、甲型 H3N2、乙型 Victoria 系（Bv）三种流感病毒抗原成分，称三价流感疫苗。近些年来，世界卫生组织调查发现乙型 Yamagata 系（By）也开始流行，因此，WHO 推荐四价流感病毒裂解疫苗包含甲型 H1N1、甲型 H3N2、乙型 Yamagata 系（By）、乙型 Victoria 系（Bv）四种流感病毒抗原成分。四价疫苗可涵盖更多的流感流行型别，将有效预防和控制流感疫情。由于流感病毒每年流行株的变化，流感疫苗需每年进行重新制备。

根据制备工艺及抗原大小的不同，流感疫苗可分为流感全病毒灭活疫苗、流感病毒裂解疫苗、流感亚单位疫苗、流感喷雾疫苗、流感通用型疫苗、细胞培养流感疫苗等。流感全病毒灭活疫苗、流感病毒裂解疫苗、流感亚单位疫苗、流感喷雾疫苗是目前市场上均有应用的流感疫苗，其病毒培养体系均采用鸡胚尿囊腔培养,收获的病毒液再经过进一步的纯化,因此鸡胚中的杂质会残留于产品中,大分子卵清蛋白是该类产品中最常见的杂质,也是该类疫苗引起过敏反应的主要原因。新型的 MDCK 细胞培养生产流感病毒裂解疫苗目前在韩国上市,但由于产量较低,其工艺还没有普及,但细胞培养将是流感疫苗生产工艺改进的趋势。四价流感病毒裂解疫苗制备工艺如图 8-17 所示。

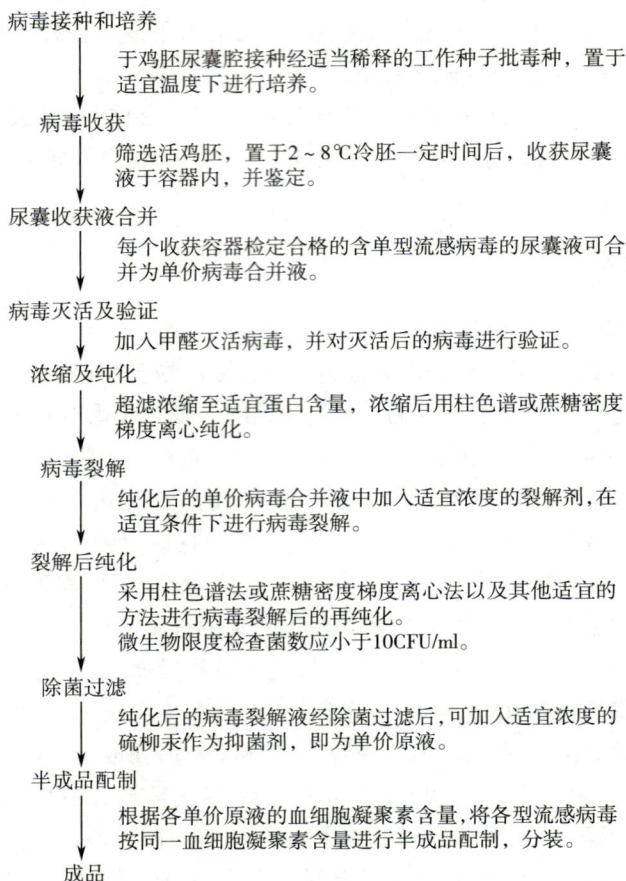

病毒接种和培养
于鸡胚尿囊腔接种经适当稀释的工作种子批毒种,置于适宜温度下进行培养。

病毒收获
筛选活鸡胚,置于2~8℃冷胚一定时间后,收获尿囊液于容器内,并鉴定。

尿囊收获液合并
每个收获容器检定合格的含单型流感病毒的尿囊液可合并为单价病毒合并液。

病毒灭活及验证
加入甲醛灭活病毒,并对灭活后的病毒进行验证。

浓缩及纯化
超滤浓缩至适宜蛋白含量,浓缩后用柱色谱或蔗糖密度梯度离心纯化。

病毒裂解
纯化后的单价病毒合并液中加入适宜浓度的裂解剂,在适宜条件下进行病毒裂解。

裂解后纯化
采用柱色谱法或蔗糖密度梯度离心法以及其他适宜的方法进行病毒裂解后的再纯化。
微生物限度检查菌数应小于10CFU/ml。

除菌过滤
纯化后的病毒裂解液经除菌过滤后,可加入适宜浓度的硫柳汞作为抑菌剂,即为单价原液。

半成品配制
根据各单价原液的血细胞凝聚素含量,将各型流感病毒按同一血细胞凝聚素含量进行半成品配制,分装。

成品

图 8-17 四价流感病毒裂解疫苗制备工艺流程图

2. 免疫机制及免疫效果 流感疫苗接种后,能迅速在人体内产生保护性抗体,通常两周内就会产生效果,保护性抗体能在人体内持续 1 年,但由于接种疫苗后人体内产生的抗体水平会随着时间的延续而下降,并且每年疫苗所含毒株成分因流行优势株不同而有所变化,所以每年都需要接种当年度的流感疫苗。

(三) 临床使用及免疫机制

临床接种对象: ① 6~35 个月的婴幼儿; ② 60 岁以上的老年人; ③慢性病患者及体弱多病者; ④医疗卫生机构工作人员,特别是一线工作人员; ⑤小学生和幼儿园儿童; ⑥养老院、老年人护理机构、托幼机构工作人员; ⑦服务行业从业人员,特别是出租车司机及民航、铁路、公交司乘人员,商业及旅游服务从业人员等; ⑧经常出差、出国人员;重要工作岗位人群等。

接种时间:大部分流感出现在 11 月到次年 2 月,但某些流感会延伸到春季,甚至夏季。

(四) 接种注意事项

流感疫苗接种后可能出现低烧,而且注射部位会有轻微红肿,但这些都是暂时现象而且发生率很低,无须太在意。但少数人会出现高烧、呼吸困难、声音嘶哑、喘鸣、荨麻疹、面色苍白、虚弱、心跳过速和头晕,此时应立即就医。

儿童接种流感疫苗需注意：①对 3 岁以下的儿童，如果第 2 次接种时正在患病的话，应推迟注射时间；②患有先天性疾病的儿童不适宜接种流感疫苗；③有过敏体质，特别是对鸡蛋过敏的儿童不适宜接种流感疫苗；④正患感冒或是急性疾病的儿童不适宜接种。

禁止接种人群：①对鸡蛋或疫苗中其他成分（如新霉素等）过敏者；②急性炎症性脱髓鞘性多发性神经病（简称格林 - 巴利综合征，又称为吉兰 - 巴雷综合征）患者；③孕妇；④急性发热性疾病患者；⑤慢性病发作期；⑥严重过敏体质者。

第四节　其他传染病疫苗

一、艾滋病疫苗

（一）疾病及流行传播

获得性免疫缺陷综合征简称艾滋病（acquired immune deficiency syndrome，AIDS），是一种危害性极大的传染病，由感染人类免疫缺陷病毒（HIV，又称为艾滋病病毒）引起。HIV 在人体内的潜伏期平均为 8~9 年，在此期间患者无任何症状，可正常生活。HIV 以人体免疫系统中 $CD4^+$ 辅助性 T 细胞为主要靶点，通过大量破坏该细胞，使人体丧失免疫功能。因此，人体易于感染各种疾病，并可发生恶性肿瘤，病死率较高。经性传播、注射感染的血传播、使用血制品传播或母婴垂直传播和母乳喂养传播。

病原学：HIV 属于逆转录病毒科，慢病毒亚科，目前已知人类免疫缺陷病毒有两个型，即 HIV-1 和 HIV-2，两者均能引起艾滋病。HIV 呈圆形或椭圆形，直径为 90~140nm，由两条相同的单股 RNA 链、逆转录酶和蛋白质组成，外有类脂包膜，核为中央位，圆柱状。病毒结构蛋白包括核心蛋白 P24 和 P17、外膜蛋白 gp120 和运转蛋白 gp41、逆转录酶蛋白 P55 等。HIV 侵入人体后虽然能刺激机体产生抗体，但中和抗体很少，且作用极弱。在血清中同时有抗体和病毒存在的情况下，此血清仍有传染性。HIV 抗原的变异，及其对免疫系统的破坏，造成了该病毒的免疫逃逸。（图 8-18）

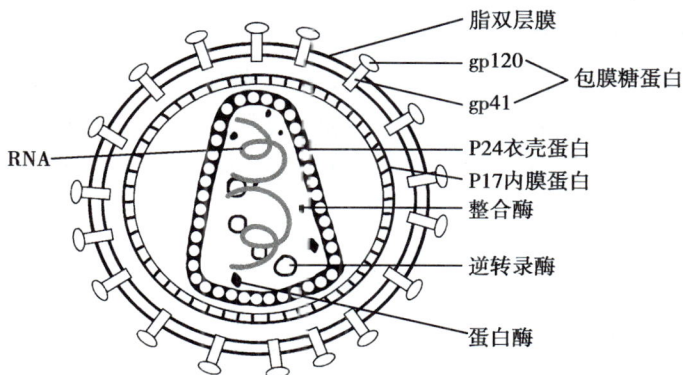

图 8-18　HIV 示意图

（二）疫苗研发现状及展望

自 1981 年夏天发现 AIDS 以来，此后 40 年时间里，这种病毒已经传播到几乎世界上的每一个国家，我国每年新增艾滋病患者 8 万例。尽管艾滋病可以通过按时吃药来控制，使 95% 以上的患者都能存活，但研制出能预防 HIV 传播的疫苗才是最根本的解决途径。

1. 诱导中和抗体的疫苗研究　该阶段的理论基础是接种中和抗体的黑猩猩和猴体可以预防 HIV 感染，所以认为中和抗体可以预防人类 HIV 感染或预防感染者发展为 AIDS。通过该理论以膜蛋白为基础研制的一些疫苗,包括哺乳动物细胞表达的 gp160 或 gp120、昆虫细胞表达的 gp160 蛋白以及原核系统表达的 V3 区多肽候选疫苗。但曾开展的两个大型Ⅲ期艾滋病疫苗临床试验表明,仅以天然形式的 HIV 蛋白进行免疫无法诱导出有效的中和抗体,进而无法对受试者提供保护。

研究表明,在大约 20% 的 HIV 慢性感染者体内可以分离出包括 3BNC60、3BNC117、CH01、4E10、2F5、VRC01 等在内的高效广谱的单克隆中和抗体。其中,VRC01 是具代表性的一株广谱中和抗体,它可靶向 HIV 包膜蛋白的 CD4 受体来阻断 HIV 与 CD4 的结合。目前,该抗体可中和已知 90% 以上的 HIV 流行株,但 2021 年 3 月关于 HVTN 704/HPTN 085 和 HVTN 703/HPTN 081 这两项临床研究证明了广泛中和抗体可预防 HIV 感染这一概念,而 VRC01 对 HIV-1 感染的预防效果不显著。

2. 诱导细胞免疫应答的疫苗研究 研究表明,T 淋巴细胞免疫应答可有效控制 HIV 的复制与感染,这为基于 T 淋巴细胞免疫应答艾滋病疫苗研发提供了可行性。此类疫苗的研发以重组病毒载体疫苗为主,重组病毒载体是理想的疫苗传递工具,它们能够诱导出高效的 T 淋巴细胞免疫应答。美国一公司研发的以 5 型腺病毒(Ad5)为载体的艾滋病疫苗,曾在临床前研究和 I / Ⅱa 期临床试验取得了良好的免疫应答和效力,然而在Ⅱb 期临床试验却以失败告终。目前以诱导更广谱、更强烈和多功能性的 T 淋巴细胞应答为目标的艾滋病疫苗策略仍在研究中。

3. 诱发体液免疫和细胞免疫的疫苗研究 诱导出均衡的体液和细胞免疫反应是艾滋病疫苗的另一研究方向,由此开展了重复性的临床试验 HVTN 702。但在 2020 年 1 月,由于在疫苗组和对照组没发现明显差异的效力而终止了该项临床研究。通过结合不同的病毒载体如 Ad26、Ad35、痘病毒、麻疹病毒(MV)、水痘性口炎病毒(VSV)、仙台病毒(SeV)和巨细胞病毒(CMV)等,可以诱导出完全不同的免疫应答类型。例如,我国研制的复制型病毒载体 HIV 疫苗计划于 2022 年开展Ⅲ期临床试验。

4. 新型嵌合抗原设计的艾滋病疫苗 艾滋病病毒因其高度的遗传变异性,而使常规疫苗难以诱发对应的免疫应答。基于让艾滋病疫苗能诱发出针对更多抗原表位的免疫应答,而设计出一种新型嵌合抗原(mosaic antigen),以涵盖最大范围的病毒序列多样性。这类嵌合抗原可在非人灵长类动物体内诱导出广谱和强烈的 CD8+T 淋巴细胞免疫应答,有效抑制异源病毒的感染。

艾滋病病毒不能感染除人类之外的绝大多数物种,目前只有少数种类的猩猩可被感染但不发病,所以寻求有效的动物模型可加速艾滋病疫苗的研发。科学家们正在研究多种新型病毒载体艾滋病疫苗的安全性及保护效果,也正在探索一系列新型免疫策略,例如不同载体疫苗的联合免疫策略、序贯预防接种技术、纳米疫苗技术、基于结构或大数据生物信息学设计出的新型免疫原与免疫抑制阻断剂联合免疫策略等,来获得能诱发出均衡且广谱的中和抗体和有效的黏膜局部的免疫反应以及多功能的细胞免疫应答的艾滋病疫苗。

二、丙型肝炎疫苗

(一)疾病及流行传播

丙型肝炎是一种由丙型肝炎病毒(hepatitis C virus,HCV)感染引起的病毒性肝炎。据世界卫生组织统计,全球 HCV 的感染率约为 3%,估计约 1.8 亿人感染了 HCV,每年新发丙型肝炎病例约 3.5 万例。丙型肝炎发病机制仍未十分清楚,当 HCV 在肝细胞内复制干扰肝细胞蛋白合成或引起肝细胞结构和功能改变,可造成肝细胞变性坏死,损害肝脏。但多数学者认为,细胞免疫病理反应可能起重要作用,发现丙型肝炎与乙型肝炎一样,其组织浸润细胞以 CD3+ 为主,细胞毒性 T 淋巴细胞(TC)特异攻击 HCV 感染的靶细胞,可引起肝细胞损伤。其主要传播途径有血液传播、性传播、母婴垂直传播等。性生活不洁者、吸毒成瘾者、接受输血或血液制品者为患病的高危人群。

病原学:HCV 属于黄病毒科,呈球形,直径小于 80nm(在肝细胞中为 36~40nm,在血液中为 36~62nm)。其基因组为单股正链 RNA,易变异,其核衣壳外包被有含脂质的囊膜,囊膜上有刺突。

HCV 基因组全长 9.6kb，含有 5′ 及 3′ 非编码区及一个开放阅读框（orf）。orf 编码的多聚蛋白前体经蛋白酶切割产生 10 种成熟的病毒蛋白。位于 N 端的有核心蛋白（core）、包膜糖蛋白（E1、E2）和膜为在蛋白 p7，位于 C 端的有六种非结构蛋白 NS2、NS3、NS4A、NS4B、NSSA 和 NSSB。目前可分为 6个基因型及不同亚型，基因 1 型呈全球性分布，占所有 HCV 感染的 70% 以上。HCV 感染宿主后，经一定时期，在感染者体内形成以一个优势株为主的相关突变株病毒群。

（二）疫苗研发现状及展望

由于丙肝病毒的变异，造成了疫苗研发的困难。随着基因工程技术的发展和应用，多种新技术被用于 HCV 疫苗研究，包括重组单位疫苗、合成多疫苗、重组病毒载体疫苗、DNA 疫苗及病毒样颗粒（VLP）疫苗、基于树突状细胞（DC）的丙型肝炎疫苗等。按经典的病毒研发思路，用介导病毒入侵细胞的表面蛋白（如由包膜病毒的包膜蛋白或无包膜病毒的衣壳蛋白）或经灭活处理的病毒颗粒作为抗原就能诱导保护性免疫应答，这个策略对于大多数引起急性感染的病毒是有效的，但对于以引起慢性感染为主要的临床过程的 HCV 效果并不理想。

瑞士一公司研发的预防性的 E1/E2 包膜蛋白重组疫苗，意大利一公司研发的病毒载体疫苗（Ad6-Nsmuty/AdCh3-Nsmut 和 MVA-Nsmuty/AdCh3-Nsmut）临床试验均以失败告终。研究人员针对一种名为 C41 的多肽 HCV 疫苗也开展了临床研究，该疫苗主要由 HCV 的 Core、NS3 和 NS4 保守区域的5 种多肽组成，并辅以聚 -L- 精氨酸佐剂联合使用。初步的临床数据表明该疫苗可诱发高水平的抗原特异性 T 淋巴细胞免疫应答。

HCV 具有极高的复制速度及突变率，是 HCV 疫苗尚未成功研制的主要难点之一。但可喜的是，从自愈人群体内能够检测到高水平表达的中和抗体及强烈的广谱特异性细胞免疫应答，这为成功获得有效的 HCV 疫苗提供了十分有力的理论支撑。

三、埃博拉病毒疫苗

（一）疾病及流行传播

埃博拉病毒（Ebola virus，EBOV）是一种能引起人类和其他灵长类动物产生埃博拉出血热的烈性传染病病毒。根据暴发地及毒力由强到弱可分为五个亚型。病毒通过皮肤黏膜侵入宿主，在肝细胞、巨噬细胞、肾上腺皮质细胞、内皮细胞和成纤维细胞内增殖，导致组织细胞溶解、器官坏死和严重的病毒血症。单核 - 巨噬细胞释放 TNF-α 等炎症介质及血管内皮细胞损伤是导致毛细血管通透性增加、广泛性出血、低血容量性休克和皮疹的主要原因。该病毒以人 - 人传播为特征，主要通过与患者及其带病毒液体包括血液、唾液、汗液、精液及任何分泌物经皮肤、呼吸道或结膜等接触感染，人群普遍易感。

病原学：EBOV 形态多样，常见为长丝分支状；病毒体由核心、核衣壳和包膜 3 部分构成，病毒基因组为单股负链 RNA，长度为 18.9kb，编码 7 种结构蛋白，分别为核蛋白（NP）、病毒颗粒蛋白（VP35）、VP40、VP30、VP24、糖蛋白（GP）和 RNA 依赖的 RNA 聚合酶蛋白（L）。GP 是病毒侵入靶细胞的关键蛋白之一，由两个亚单位 GP1 和 GP2 组成，它们之间由二硫键相连接（图 8-19）。

（二）疫苗研发现状及展望

主要类型有 DNA 疫苗、蛋白疫苗和重组病毒载体疫苗，其中重组病毒载体疫苗具有较好的前景，可诱导响应快、水平高、持续时间较长的免疫反应，临床试验结果较好，已在中国、俄罗斯、美国和加拿大取得重大进展。目前，已在疫区使用的重组病毒载体埃博拉病毒疫苗包括非复制型人 26 型腺病毒载体埃博拉病毒疫苗（Ad26-ZEBOV）、复制缺陷型黑猩猩 3 型腺病毒载体埃博拉病毒疫苗（ChAd3-EBO-Z）、复制缺陷型人 5 型腺病毒载体埃博拉病毒疫苗（Ad5-EBOV）、埃博拉病毒联合载体疫苗（gamevac-combi）和水疱性口炎病毒载体 - 埃博拉病毒疫苗（rVSV-ZEBOV）。

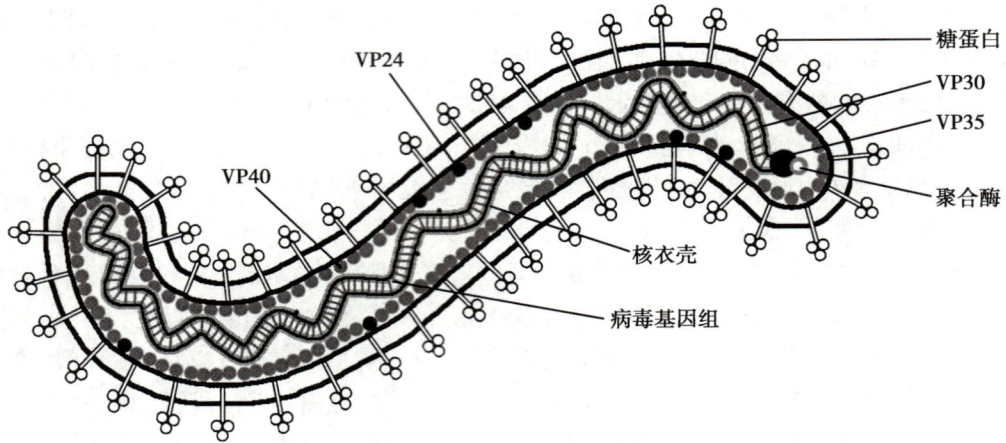

图 8-19　埃博拉病毒示意图

Ad26-ZEBOV 经首次免疫和 8 周后 MVA-BN-Filo 加强免疫。ChAd3-EBO-Z 由美国国家过敏与传染病研究所研制,目前已经完成 10 余项 Ⅰ/Ⅱ 期临床试验研究。试验结果表明,疫苗接种 12 个月后抗体水平仍能基本维持;Ad5-EBOV 疫苗的载体为复制缺陷型人 5 型腺病毒,表达 2014 型 Zaire-MakonaGP,疫苗剂型为冻干粉剂。2015 年 10 月,研究人员在塞拉利昂开展 Ad5-EBOV 疫苗的 Ⅱ 期临床试验,随后通过加速审评(跳过 Ⅲ 期临床试验)直接被批准,成为全球获批的首个埃博拉病毒疫苗;rVSV-ZEBOV 由加拿大公共卫生署研制,通过反向遗传学技术制备的具有复制能力的减毒活疫苗。在众多类型的疫苗中,rVSV-ZEBOV 是一种非常有效的埃博拉病毒疫苗,它不仅能够预防埃博拉出血热,还可以作为治疗性疫苗在 EBOV 暴露后使用。2018 年 5 月之后,一公司先后向世界卫生组织提供 15 000 余份疫苗用于刚果民主共和国暴发的新疫情。2019 年底,欧洲 EMA 和美国 FDA 先后正式核准了埃博拉病毒疫苗的上市要求,成为可在全球范围内广泛使用的埃博拉病毒疫苗产品。

四、登革病毒疫苗

(一)疾病及流行传播

登革热(dengue fever)是登革病毒(DENV)经蚊媒传播引起的急性虫媒传染病。近年来,我国登革热疫情形势严峻。病毒侵入机体,在单核吞噬细胞系统增殖扩增后进入血循环,形成第 1 次病毒血症,之后再定位于网状内皮系统和淋巴组织中复制至一定数量,释放到血液循环中,引起第 2 次病毒血症。体液中的抗登革病毒抗体,可促进病毒在上述细胞内复制,并可与登革病毒形成免疫复合物,激活补体系统,导致血管通透性增加,同时抑制骨髓中的血小板和白细胞系统,导致白细胞、血小板减少和出血倾向。主要通过埃及伊蚊和白纹伊蚊传播,人群普遍易感。

病原学:登革病毒属于黄病毒科黄病毒属,体积为 17~25nm,依抗原性不同分为 1、2、3、4 四个血清型,同一型中不同毒株也具有抗原差异。其中 2 型传播最广泛,各型病毒间抗原性有交叉。病毒颗粒呈球形,其表面有脂蛋白包膜,并具有包膜刺突。病毒包膜的外层含有包膜蛋白 E,内层含有膜蛋白 M。病毒核心是由病毒的单股正链 RNA 和病毒衣壳蛋白 C 共同组成的二十面体核衣壳结构。

(二)疫苗研发现状及展望

登革热疫苗目前有多种疫苗策略已完成有效性评价,也开展了一系列的人体临床试验研究,主要类型有 DNA 疫苗、灭活疫苗、嵌合减毒活疫苗和重组亚单位疫苗。TV003 疫苗是美国变态反应与传染病研究所研制的,通过使病毒的 3′ 端非编码区缺失一部分碱基,来预防 4 个病毒血清型,目前该疫苗在巴西进行Ⅲ期临床试验；日本一制药公司的 DENVax 疫苗是通过传代减毒的方法获得了 DENV-2 减毒株 PDK-53，以之为骨架，分别用 DENV-1、DENV-3、DENV-4 的 prM/E 基因替换 DENV-2 减毒株 PDK-53 病毒相应基因，获得 DENV2/1、DENV2/3、DENV2/4 嵌合病毒。此疫苗临床前研究显示了很好的疫苗病毒基因稳定性、安全性和免疫原性，目前正进行Ⅲ期临床试验；法国一公司研发的登革热疫苗在 2015 年 12 月 10 日获得墨西哥当局批准，成为全球首个获批的预防登革热疫苗产品。该疫苗是以黄热病毒 17D 为骨架，与编码 DENV 前膜蛋白和 E 蛋白的基因嵌合重组而成的四价减毒活疫苗。因在一项针对接种该苗的人群进行为期 6 年的随访分析中，发现最初并未感染该病毒的人群中出现了更加严重的后遗症，WHO 曾一度叫停该疫苗的大范围推广。在 2019 年 5 月，该疫苗获得美国 FDA 的批准，用于 9~16 岁人群中预防登革热，但只能接种于先前感染过登革病毒的人群。

目前，尚未完全阐明 DENV 在自然感染状态下诱导机体产生均衡的体液免疫和细胞免疫反应的机制，疫苗接种后人体产生的免疫反应与免疫保护机制也不完全清楚。另外，科学家正尝试一系列方法例如对疫苗株增加单一劣势血清型的剂量、尝试基因修饰以衰减其毒力、采用新型佐剂和采用异源的初始 - 加强免疫策略等去克服候选疫苗对四型 DENV 保护不均衡这一问题。一项研究发现，DENV 的非结构蛋白 NSI 不能诱导 ADE，故所有用重组 DNA 技术制备基因工程疫苗或非结构蛋白 NSI 亚单位疫苗等有可能获得更好的免疫保护效果。

五、带状疱疹疫苗

(一) 疾病及流行传播

带状疱疹（herpes zoster）是由长期潜伏在脊髓后根神经节或颅神经节内的水痘 - 带状疱疹病毒（varicella-zoster virus，VZV）经再激活引起的感染性皮肤病。病毒经呼吸道黏膜进入血液形成病毒血症，发生水痘或呈隐性感染后病毒可长期潜伏在颅神经感觉神经节或脊髓后根神经节内。当机体受到某种刺激（如创伤、疲劳、恶性肿瘤或病后虚弱等）导致机体抵抗力下降时，潜伏病毒被激活，沿感觉神经轴索下行到达该神经所支配区域的皮肤内复制产生水疱，同时受累神经发生炎症、坏死，产生神经痛。本病愈后可获得较持久的免疫，故一般不会再发。本疾病通过飞沫传播、接触传播。老年人、癌症患者、器官移植受体、艾滋病患者较为易感。

病原学：水痘 - 带状疱疹病毒属 α 疱疹病毒亚科，水痘病毒属，为圆形颗粒，直径在 150~200nm，由核衣壳、皮层和包膜三层组成。核衣壳是由 162 个壳微粒组成的二十面对称体，内有双链 DNA，大小约有 125kb，全基因组含 71 个开放读码框（orf），几乎均匀分布在两条链上，约编码 69 种蛋白；皮层上分布有 orf62 蛋白和 orf_0 蛋白等；包膜主要由病毒糖蛋白与宿主细胞的脂膜组成，是病毒的主要免疫原所在。在基因分型方面，目前至少已有 7 种不同的基因分型方法，分别为 Ⅰ、Ⅱ、Ⅲ、Ⅳ、Ⅴ、Ⅵ和Ⅶ共 7 个进化支，但只有 1 个血清型，人是唯一自然宿主，这为水痘疫苗的制备及在全球预防水痘提供了分子基础。VZV 的脂类包膜易被有机溶剂、洗涤剂或蛋白酶降解而使病毒失去感染性。

(二) 疫苗研发现状及展望

目前，美国 FDA 批准上市的带状疱疹疫苗只有两种：一种是减毒活疫苗（以下称为疫苗 A），于 2006 年 5 月获批成为全球首个 VZV 疫苗，接种程序为 1 剂 / 人；另一种是重组亚单位疫苗（以下称为疫苗 B），于 2017 年 10 月获批上市，接种程序为 2 剂 / 人，分两次给药，两次给药间隔 2~6 个月。从上市带状疱疹疫苗针对不同年龄段的有效率来看，其中，疫苗 A 对 60~69 岁人群的带状疱疹预防有效率为 64%，随年龄增大其有效率下降的趋势明显，而疫苗 B 对 60~69 岁人群的带状疱疹预防有效率可达到 97.4%；疫苗 B 对带状疱疹和带状疱疹后遗神经痛（PHN）的预防率均远高于疫苗 A，且未出现随着年龄的增大预防效果明显递减的现象，预防优势明显。目前，国内 VZV 疫苗产品仍处于临床试验阶段,已有公司研发的带状疱疹减毒活疫苗已处在Ⅲ期临床试验阶段。

> **思考题**
>
> 1. 疫苗的概念及分类方式有哪些?
> 2. 疫苗的制备技术有哪些? 各类疫苗的免疫特点及接种注意事项包括哪些?
> 3. 艾滋病疫苗的制备难点及策略有哪些?
> 4. 以细菌多糖制备的疫苗免疫缺陷有哪些? 在制备疫苗过程中提高免疫反应的策略包括哪些?

第八章
目标测试

(惠 琦)

第九章

微生物药物

学习目标

1. **掌握** 微生物药物的概念、分类、作用靶点、耐药机制与药理作用。
2. **熟悉** 微生物药物的构效关系、结构优化和临床应用特点。
3. **了解** 微生物药物的上市历史、应用现状与前景。

第九章
教学课件

第一节 概　述

一、微生物药物的形成和定义

早在 1928 年，亚历山大·弗莱明（Alexander Fleming）在一个涂布金黄色葡萄球菌的培养皿中发现了一种由霉菌产生的化合物可以杀死这种细菌。这种霉菌被鉴定为点青霉（*Penicillium notatum*），产生的具有抗菌活性物质为青霉素（penicillin），于 20 世纪 40 年代，青霉素被分离出来并应用到临床，作为一种有效的抗菌药物挽救了成千上万人的生命，成为人类历史上第一个抗生素。随后，这一领域迅猛发展，微生物产生的次级代谢产物中陆续发现了链霉素、四环素、氯霉素、红霉素等更多种类的抗菌物质，尤其是 20 世纪 50 年代以后，抗生素发现进入黄金时代，即在短时期内发现并很快投入临床应用的大量的天然抗生素品种，直接来源于微生物的次级代谢产物。20 世纪 70 年代，随着化学合成方法的引入，发展出大量的比天然抗生素品种更具有特色的半合成抗生素品种投入临床应用。在此发展过程中，抗生素（antibiotic）定义由微生物在其代谢过程中所产生的、具有抑制他种微生物生长及活动甚至杀灭他种微生物的化学物质，逐渐演变为在低微浓度下能选择性抑制或者影响他种生物机能，是由微生物生命代谢过程中产生的具有生理活性的次级代谢产物及其衍生物。

与此同时，随着新的生物技术的应用，由微生物产生的次级代谢产物的应用领域日益扩大，超出了抗微生物与抗肿瘤的范围，发展出特异性的酶抑制剂和激活剂、免疫调节剂、受体拮抗剂与激动剂、多糖、脂类、多肽、蛋白质以及具有其他药理活性的物质，一般称为"生理活性物质"（biologically active substance）。

微生物的初级代谢产物，包括构成机体大分子骨架的氨基酸、核苷酸、核酸、维生素、酶、辅酶、酶的辅基等非机体构成物以及与物质代谢、能量代谢有关的有机酸、醇类物质，也有一些初级代谢产物发展成为药品。

微生物的代谢物具有结构多样性、功能多样性和药理活性广泛的特点，一直是新药发现中先导化合物的重要来源，开发出来的药品种类众多。微生物药物（microbial medicine）主要是指由微生物在其生命过程中产生的生理活性物质及其衍生物（主要指小分子类化合物），包括抗生素、维生素、氨基酸、核苷酸、核酸、酶、酶抑制剂、免疫调节剂、多糖、多肽等一类物质的总称，是人类控制疾病、保障身体健康，以及防治动、植物病害的重要化学药物。

从 20 世纪 70 年代起，现代生物技术的发展进入了一个新阶段，形成了以遗传工程为指导，微生物工程为基础，包含细胞工程和酶工程的生物工程新领域，主要研究重组 DNA 技术、固定酶技术、细胞技术、组织培养技术以及最新的组成生物合成技术、合成生物学等新的现代生物技术,为微生物药物的发展开辟了广阔的前景。

二、微生物药物的分类和主要上市品种

微生物产生的初级和次级代谢产物数以万计,微生物药物的研究历史悠久,成功开发的药物达数百种,用于治疗各种各样的疾病,通常以药理活性和化学结构为基础进行分类。

(一) 抗生素类药物

现已从微生物发酵液中分离获得 1 万余种抗生素,加上化学半合成和生物转化等方法获得的衍生物达 2 万余种,结构多样,种类繁多。

1. β- 内酰胺类抗生素　分子结构中含一个四元的 β- 内酰胺环的抗生素,主要包括青霉素族、头孢菌素族、碳青霉烯族、单环 β- 内酰胺类药物等,这类临床应用的抗生素品种占据全部抗生素的 50% 左右。

2. 氨基糖苷类抗生素　分子中既含有氨基环醇又含有氨基糖苷结构的抗生素,主要包括链霉胺衍生物族、2- 脱氧链霉胺衍生物族和其他氨基环醇衍生物族,2- 脱氧链霉胺衍生物族又分为 4,5- 双取代 2- 脱氧链霉胺类和 4,6- 双取代 2- 脱氧链霉胺类等。代表药物为链霉素、卡那霉素、庆大霉素、阿司米星、有效霉素等。

3. 大环内酯类抗生素　分子中含有一个大环内酯作为配糖体,以糖苷键与 1~3 分子的糖或氨基糖相连接的抗生素,代表药物为红霉素、吉他霉素、麦迪霉素、螺旋霉素、阿奇霉素等。

4. 四环素类抗生素　以氢化骈四苯为母核的一类抗生素,代表药物有金霉素、四环素、土霉素、多西环素、米诺环素等。

5. 多烯类抗生素　分子中含有 4~7 个共轭双键的多元大内酯环的抗生素,代表药物有两性霉素 B、制霉菌素 A1、那他霉素、杀念珠菌素等。

6. 多肽类抗生素　由多个氨基酸及其衍生物形成的线状、环状或线 - 环状的多肽类抗生素。代表药物有短杆菌肽、多黏菌素、万古霉素、替考拉宁、博莱霉素等。

7. 蒽环类抗生素　分子中含 7,8,9,10- 四氢 -5,12- 四骈苯醌母核配糖体,以苷键与糖苷相连的抗生素,代表药物有柔红霉素、多柔比星、阿柔比星等。

8. 安沙霉素类抗生素　分子中含有一个脂肪桥链连接于芳香环(发色团)的两个不相邻原子间的一类抗生素,代表药物有利福霉素、利福平、利福定、利福喷丁、曲张菌素等。

9. 聚醚类抗生素　分子中含有多个含氧饱和五元或六元环醚,并在分子的一端有一羧基的抗生素,代表药物有莫能菌素、盐霉素等。

10. 糖肽类抗生素　分子中含有糖修饰的多肽的抗生素,用于治疗金黄色葡萄球菌耐药菌和超级耐药菌,代表药物有万古霉素和替考拉宁等。

11. 其他类抗生素　分子中含氧杂环抗生素,如磷霉素、灰黄霉素等;含氮杂环抗生素,如硝吡咯菌素、林可霉素、灵菌红素;含氧含氮杂环抗生素,如环丝氨酸;含嘌呤碱基抗生素如虫草素、嘌呤霉素等;含嘧啶碱基的抗生素如多氧菌素等;含吡咯骈嘧啶碱基的抗生素,如桑吉瓦霉素;含单独苯环为母核的苯环衍生物,如氯霉素、棒杆菌素;含单环苯醌为母核的抗生素,如鬼伞霉素;含吲哚醌为母核的抗生素,如丝裂霉素;含萘醌母核的抗生素,如胡桃霉素;含蒽醌母核的抗生素,如 1,8- 二羟基蒽醌;含脂环并蒽醌母核的抗生素,如康乐霉素 C;含氧杂环并蒽酯母核的抗生素,如多色霉素 A、B;含环戊烷的抗生素,如革盖菌素;含环己烷的抗生素,如烟曲霉素;含甾体的抗生素,如麦角柯宁 A;含香豆素或异香豆素为母核的抗生素,如新生霉素;含烯炔结构的抗生素,如新制癌菌素。

(二) 维生素及辅酶类药物

维生素是生物体内具有特殊功能的小分子有机化合物,是某些酶的辅酶或者辅基,缺乏维生素或

者辅酶,会引起维生素或者辅酶缺乏症。代表药物有维生素 A、维生素 B 族、维生素 C、维生素 D、维生素 K、辅酶 I(NAD)、辅酶 II(NADP)、辅酶 A、辅酶 Q_{10} 等。

(三)氨基酸类药物

氨基酸是蛋白质的基本单位,机体内氨基酸动态平衡失调,会引起代谢紊乱,甚至会引起病变。氨基酸类药物可改善患者的营养状况,氨基酸衍生物可治疗肝脏、消化系统、神经系统和癌症等疾病。代表药物有乙酰半胱氨酸、乙酰谷氨酸、门冬氨酸、门冬氨酸鸟氨酸、门冬酰胺、丙氨酸、甲硫氨酸、色氨酸、异亮氨酸、谷氨酸、谷氨酰胺、苯丙氨酸、亮氨酸、精氨酸、胱氨酸、赖氨匹林、酪氨酸等。

(四)核苷和核苷酸类药物

具有天然结构的核苷酸可用于改善机体的物质代谢和能量代谢,加速受损组织的修复,促使缺氧组织恢复正常生理功能,临床用于治疗放射病、血小板减少症、急/慢性肝炎、心血管病等,代表药物有 ATP、肌苷、腺苷等。碱基、核苷、核苷酸的结构类似物可用于治疗肿瘤疾病,如氟尿嘧啶。

(五)药用酶和诊断用酶类药物

酶是生物催化剂,可利用其专一性和高效性来完成机体内的复杂反应,在医药行业以及其他方面有广泛的应用。代表药物有消化酶和消炎酶类,如胃蛋白酶、糜蛋白酶、溶菌酶等;治疗和预防血栓病的酶类,如链激酶、尿激酶、纳豆激酶等;抗肿瘤的酶类,如 L-天冬酰胺酶、精氨酸酶等;其他酶类,有透明质酸酶、超氧化物歧化酶、青霉素酶等。诊断用酶具有方便、快速、准确和灵敏的特点,正在部分取代化学检测方法。常用的诊断用酶有乳酸脱氢酶、谷丙转氨酶等。

(六)酶抑制剂类药物

酶抑制剂是通过特异性地抑制某一生化代谢途径中的某个酶所催化的反应来达到治疗疾病的目的。代表药物有 β-内酰胺酶抑制剂,如克拉维酸;羟甲基戊二酰辅酶 A 还原酶抑制剂,如他汀类药物等;α-葡糖苷酶抑制剂,如阿卡波糖。

(七)多糖类药物

多糖类药物具有抗凝、降血脂、抗病毒、抗肿瘤、增强免疫功能以及抗衰老等多种生理作用。代表药物有右旋糖酐可作为血浆扩充剂,香菇多糖具有抗肿瘤作用,肝素是天然抗凝剂。

(八)有机酸类药物

有机酸可有利于机体对金属离子的吸收及维持体内电解质平衡等。代表药物有柠檬酸、苹果酸、水杨酸等。

三、微生物药物的临床应用

在 20 世纪 40 至 80 年代,威胁人类健康的主要疾病为感染性疾病、哮喘和高血压等,80 年代以后由于世界各国工业化进程加快和人们生活水平的提高,高血脂、糖尿病、癌症、心血管疾病、中枢神经系统疾病、免疫性疾病以及耐药菌所引起的感染逐步成为主流病种。微生物药物的结构多种多样,在对抗疾病以及调节人体生理代谢过程中发挥了重要作用。

1. **抗细菌感染**　这类抗生素品种非常多,包括 β-内酰胺类抗生素、氨基糖苷类抗生素、大环内酯类抗生素、四环素类抗生素、安沙霉素类抗生素、聚醚类抗生素、多肽类抗生素、糖肽类抗生素等,数目多达几百种。可用于治疗由需氧革兰氏阳性菌和需氧革兰氏阴性菌以及厌氧菌所致的各种呼吸道、消化道、泌尿道、生殖系统、皮肤、软组织、颅内等部位感染,以及由严重细菌感染所致的菌血症、败血症等。

2. **抗真菌感染**　相比较于抗细菌的抗生素,抗真菌抗生素品种少很多,人们面临的治疗选择受到很大限制。主要是多烯类抗生素,如两性霉素 B、制霉菌素 A1、那他霉素、克念菌素等,以及棘白菌素类药物,包括卡泊芬净、米卡芬净、阿尼芬净和最新被 FDA 于 2019 年初批准的 rezafungin。

3. 抗肿瘤 具有抗肿瘤作用的微生物药物主要是蒽环类抗生素和酶类药物。它们具有抗肿瘤谱广、作用强大,对治疗多种恶性实体瘤及血液系统恶性肿瘤具有良好的疗效,是肿瘤化学疗法的重要药物。主要品种有柔红霉素、多柔比星、表柔比星、吡柔比星、阿柔比星、去甲氧柔红霉素等,以及L-天冬酰胺酶、精氨酸酶、谷氨酰胺酶等。

4. 抗维生素缺乏症 机体缺少维生素会引起各种各样的疾病,如缺乏硫胺素导致脚气病;缺乏维生素 A 易引起夜盲症;缺乏维生素 B_2 易患口角炎;缺乏烟酸(又称为维生素 PP)易患高血脂;缺乏烟酰胺易患糙皮病;缺乏维生素 B_{12} 易患贫血症等;缺乏维生素 C 易患坏血病和感冒;缺乏维生素 D 易患佝偻病、骨软化症及老年性骨质疏松症;缺乏维生素 E 易衰老和不孕不育等。因此,维生素在抗衰老、促进骨骼生长、维持睾丸和卵巢的功能、促生殖,以及防止佝偻病、骨软化症及老年性骨质疏松症、恶性贫血和预防感冒中均发挥作用。

5. 促消化 酶类作为消化促进剂,改善胃肠道功能早已为人们所采用。补充机体内源性消化酶的不足,促进食物中蛋白质、脂肪及糖类的消化吸收,可用于治疗消化器官疾病和其他各种原因引起的食欲减退、消化不良。主要有胃蛋白酶、胰酶、胰蛋白酶、纤维素酶、脂肪酶、淀粉酶等。

6. 促消炎 蛋白酶作为消炎剂能够分解发炎部位纤维蛋白的凝结物,消除伤口周围的坏疽、腐肉和碎屑,达到净洁创口、消除痂皮、排除脓液、抗炎消肿的目的。主要有糜蛋白酶、溶菌酶、菠萝蛋白酶、木瓜酶、胶原酶、弹性酶等。

7. 抗血栓 机体周围动静脉血栓、肺栓塞、脑血栓、脑栓塞、冠状动脉栓塞、心肌梗死、网膜静脉血栓和网膜动脉栓塞等各种血栓和栓塞症,包括眼前房的血纤维、血块的溶解和治疗,均可用尿激酶、链激酶、蚓激酶、纤溶酶、重组组织型纤溶酶原激活剂等治疗,它们溶解血栓各具特点。

8. 降血脂 机体代谢异常和不良的饮食习惯等导致的血管内皮功能紊乱、原发性高胆固醇血症和继发性高脂血症,以及由此引发的冠状动脉粥样硬化、冠心病等,使用"他汀"类药物的治疗效果显著,这类药物最初是由微生物发酵或者微生物转化获得。主要品种有美伐他汀、洛伐他汀、辛伐他汀、普伐他汀、氟伐他汀、阿托伐他汀、瑞舒伐他汀等。"他汀"类药物占降血脂药物市场的 70%~80%,这与其良好的临床效果有关。

9. 免疫抑制 器官移植排斥、类风湿关节炎、系统性红斑狼疮、自身免疫性溶血性贫血、特发性血小板减少性紫癜、重症肌无力、硬皮病等免疫性疾病的治疗,离不开免疫抑制剂。最早上市应用的环孢素是从真菌代谢产物中发现的,其后逐步开发出他克莫司、西罗莫司、依维莫司、咪唑立宾、精胍菌素等。

10. 改善营养 消化道功能严重障碍者及手术患者因禁食而无法获得足够蛋白质,自身蛋白质过量消耗,会致使营养不良而导致病情恶化或预后不良。氨基酸是蛋白质的基本组成单位,临床上常通过输入氨基酸制剂改善营养状况,促进康复。赖氨酸、色氨酸、苯丙氨酸、亮氨酸、异亮氨酸、缬氨酸、甲硫氨酸、苏氨酸 8 种氨基酸,是人和哺乳动物自身不能合成的必需氨基酸,缺乏会引发机体内氨基酸动态平衡失调、代谢紊乱,甚至会引起病变。

四、微生物药物研究技术的发展趋势

微生物仍然是发现生理活性物质的主要源泉之一,从微生物代谢产物中筛选具有临床应用价值的活性物质依然是发现微生物药物的主要途径。

建立新的微生物药物筛选模型是首要的关键环节,针对新的药物作用靶点,需要设计一定通量的筛选程序,并且具备灵敏的检测限和试剂操作的可靠性;其次,扩大微生物来源,如采用先进技术和培养方式,获得更多的稀有海洋微生物、稀有放线菌和极端环境下生长的微生物;再者,以微生物来源的生理活性物质为先导化合物,进行化学结构改造是扩大抗菌谱或者作用范围、克服化学和代谢不稳定性、提高血浆和组织浓度、增强与宿主免疫系统的协调作用、制备成适合给药方式的化学结构或

者减少副作用；最后，利用基因工程技术，构建产生"非天然的天然"基因工程菌，这是当今世界范围内令人瞩目的研究领域，根据已知的次级代谢产物的生物合成途径和调控机制，通过激活、沉默、敲入、敲除新的基因簇，"理性化"设计、构建产生新的生理活性物质的基因工程菌株，定向合成、发现新的微生物药物。甚至，随着测序技术的不断发展，使用宏基因组技术，即将某一特定环境的全部微生物的总 DNA 提取后，利用适宜的载体克隆到宿主细胞以构建宏基因组文库，再筛选新的活性物质或者基因。这种方法的好处是克服了自然环境中 90%~95% 的微生物在现有的条件下无法培养的现状，使用这种方法不需要培养微生物即可以利用微生物资源进行开发利用，将极大地发挥微生物资源的潜力。

第二节　抗细菌抗生素

一、药物发现

抗细菌抗生素主要包括 β- 内酰胺类抗生素、氨基糖苷类抗生素、大环内酯类抗生素、四环素类抗生素、安沙霉素类抗生素、聚醚类抗生素、多肽类抗生素、糖肽类抗生素等。

1928 年，英国细菌学家 Fleming 发现世界上第一个抑制细菌生长的抗生素——青霉素。但是由于青霉素的化学性质不稳定，难于提纯。直到 1940 年，Florey 和 Chain 等人鉴定青霉素的化学结构为 β- 内酰胺类抗生素，其对控制革兰氏阳性细菌感染有效，并且对机体没有毒性，青霉素开始在临床上得到广泛应用，从而开创了抗生素治疗细菌感染性疾病的新时代。

1953 年，Abraham 从顶头孢霉（*Cephalosporium acremonium*）的发酵液中分离得到化学结构不同于青霉素的第二类 β- 内酰胺类抗生素——头孢菌素 C。1958 年青霉素母核 6- 氨基青霉烷酸（6-APA）和 1960 年头孢菌素 C 母核 7- 氨基头孢烯酸（7-ACA）的发现，使青霉素和头孢菌素的侧链改造成为可能，许多具有不同特色的半合成青霉素和半合成头孢菌素不断涌现，如阿莫西林、氨苄青霉素、头孢氨苄等在临床上得到广泛应用。其后，又先后发现了头霉素、克拉维酸、硫霉素、单环 β- 内酰胺类抗生素等一系列具有不同于青霉素和头孢菌素母核的非典型 β- 内酰胺类抗生素。改造侧链后获得一系列活性强、抗菌谱广的半合成 β- 内酰胺类抗生素。目前这类抗生素多达百种，已经成为临床上最常用、销售份额最大的抗菌药物种类之一。

1944 年，Waksman S A 发现了第一个氨基糖苷类抗生素——链霉素，由于抗菌谱广，而且对结核菌有卓越疗效而受到广泛关注。其后又相继从微生物代谢产物中发现这类物质 200 余种，如新霉素、巴龙霉素、卡那霉素、庆大霉素、西索米星、妥布霉素、布替罗星等，加上它们的化学半合成产物和突变生物合成的衍生物已达 2 000 多种，如阿米卡星、地贝卡星、异帕米星、依替米星、奈替米星、阿贝卡星等。

1948 年，科学家从金色链霉菌（*Streptomyces aureofaciens*）发酵液中发现第一个四环素类抗生素——金霉素，具有活性强、抗菌谱广的特点。其后从多种链霉菌的代谢产物中分离出来土霉素、四环素、6- 去甲金霉素等，以及对这些天然产物的母核进行衍生化，获得多种半合成四环素类抗生素，如多西环素、米诺环素、罗利环素、硫四环素等。

1950 年，科学家从苦胆链霉菌（*Streptomyces felleus*）的培养液中分离出来第一个大环内酯类抗生素——苦霉素，1952 年从红色糖多孢（*Streptomyces erythreus*）的培养液中分离出来红霉素首先用于临床治疗。随后发现了大量的结构类似的天然抗生素数百种，如吉他霉素、螺旋霉素、交沙霉素、麦白霉素等。通过内酯环或糖苷上的结构修饰，获得多种具有不同生物学活性的衍生物，如琥乙红霉素、罗红霉素、克拉霉素、阿奇霉素、乙酰螺旋霉素、罗他霉素等。

1957 年，科学家从地中海诺卡菌（*Nocardia mediterranei*）发现第一个安沙霉素类抗生素——利福霉素,随后逐步发现了颗粒霉素 Y、链变菌素等。因利福霉素对杀灭结核菌有特效,化学改造主要集中在利福霉素,获得了利福霉素 SV、利福平、利福定、利福喷丁、螺哌啶利福霉素等品种。

20 世纪 50 年代,科学家从细菌(尤其是形成芽孢的杆菌)代谢物中首先发现由多种氨基酸经肽键缩合而形成的多肽类抗生素。尽管至今从微生物(放线菌、真菌或细菌)中已发现 3 000 多种多肽类抗生素,但是由于毒性较大,临床应用的品种有限,主要有多黏菌素、放线菌素、博来霉素、杆菌肽、短杆菌素和紫霉素等。

1951 年,Kavanagh 等首次从侧耳菌(*Pleurotus mutilus*)发酵液中发现含二萜烯类广谱抗生素——截短侧耳素(pleuromutilin),1974 年经过半合成改造,科学家发现活性提高 10~100 倍的衍生物——硫姆林(tiamulin),是当时兽药市场上常用的兽用抗菌素之一,随后发现了伐奈莫林(valnemulin)也是动物专用抗生素。到 2007 年,第一个人用的截短侧耳素类抗生素瑞他莫林(retapamulin)获批,作为局部用药治疗成人及 9 个月以上儿童因金黄色葡萄球菌和化脓链球菌引起的脓疱病。2019 年,在历经近 60 年的发展后,最新型截短侧耳素药物 lefamulin(BC-3781)被美国 FDA 批准上市,成为第一个可全身用药的人用截短侧耳素抗生素。

1956 年,科学家从土壤中分离的拟无枝酸菌(*Amycolatopsis sp.*)发酵液中得到第一个糖肽类抗生素——万古霉素(vancomycin),用于耐甲氧西林金黄色葡萄球菌(methicillin resistant *Staphylococcus aureus*,MRSA)所致的系统感染和难辨梭状芽孢杆菌所致的肠道感染和系统感染的治疗;1997 年,科学家从链霉菌(*Streptomyces reseosporus*)发酵液中提取得到一种全新结构的环脂肽类抗生素——达托霉素(daptomycin),用于治疗大多数临床革兰氏阳性菌,特别是对甲氧西林、万古霉素和利奈唑胺等耐药的致病菌具有很强的杀灭作用,对于抢救危重感染患者具有非常重要的临床意义。非达霉素(fidaxomicin)是由德干高原游动放线菌(*Actinoplans deccanensis*)或桔橙指孢囊菌(*Dactylosporangium aurantiacum*)发酵获得的第一个 18 元环大环内酯类抗生素,主要用于治疗难治性艰难梭菌感染相关性腹泻,2011 年获美国 FDA 批准上市。

二、药物性质与主要上市品种

(一) β - 内酰胺类抗生素

β- 内酰胺类抗生素(β-lactam antibiotic)是指分子中含有 β- 内酰胺环的一类天然和半合成抗生素的总称。由于该类抗生素的毒性在已知抗生素中较低,且容易通过化学结构改造得到高效、广谱、抗耐药菌的半合成抗生素,因而受到人们的高度重视,成为目前品种最多、使用最广泛的抗生素之一。天然的 β- 内酰胺类抗生素,如表 9-1 所示。

表 9-1　天然 β - 内酰胺类抗生素

结构类别	名称	化学结构式	产生菌	发现年份
青霉烷	青霉素		点青霉 *Penicillium notatum*	1928
青霉烷	青霉素 V		橄榄型青霉菌 *Penicillum chrysogenum*	1948

续表

结构类别	名称	化学结构式	产生菌	发现年份
头孢烯	头孢菌素C		顶头孢霉 *Cephalosporium acremonium*	1953
头孢烯	头霉素		棒状链霉菌 *Streptomyces clavuligerus*	1971
碳青霉烯	硫霉素		*Streptomyces cattleya*	1975
单环β-内酰胺	磺酰胺菌素		*Pseudomonas acidophila*	1981

按照 β- 内酰胺类抗生素的结构,可将其分为典型 β- 内酰胺类和非典型 β- 内酰胺类。典型的 β- 内酰胺类抗生素结构上的共同特点为由母核青霉烷(penam)或头孢烯(cephem)与酰胺侧链组成,母核内均含有一个 β- 内酰胺(β-lactam)环,β- 内酰胺环中 N 原子连接的 C 原子均连有一COOH 基团,与 β- 内酰胺环稠合的五(六)环上均含有 S 原子。典型 β- 内酰胺类抗生素包括青霉素类抗生素和头孢菌素类抗生素。非典型的 β- 内酰胺类抗生素只含有 β- 内酰胺,其他部分都可以改变,如噻唑或者噻嗪环上 S 被 O、N、C 取代;C_6(C_7)上的 H 被一OCH_3 取代;或者以单环 β-lactam 形式存在。这类药物有青霉烯类(penem)、碳青霉烯类(carbapenem)和单环 β- 内酰胺类抗生素,分子骨架结构,如图 9-1 所示。

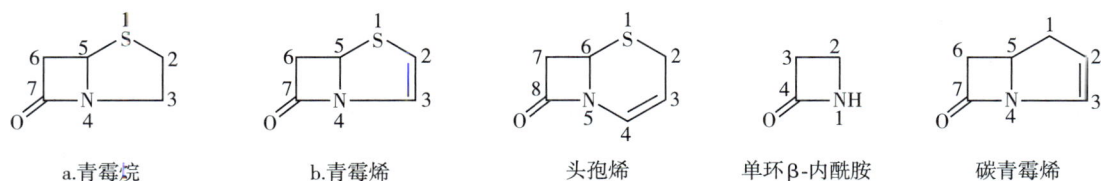

图 9-1　β - 内酰胺类抗生素的分子骨架

1. 青霉素类药物　青霉素(penicillin)的基本结构是由 β- 内酰胺环和噻唑烷环稠合组成的 *N*-酰基 -6- 氨基青霉烷酸。当发酵培养基中不加侧链前体时,产生多种 *N*- 酰基取代的青霉素混合物,但只有青霉素和青霉素 V 在临床上有用,化学结构式,如表 9-1 所示,由青霉素母核 6- 氨基青霉烷酸(6-aminopenicillanic acid,6-APA)和酰胺侧链组成。由于青霉素对酸不稳定,只能非肠道给药,而青霉素 V 对酸稳定,可以口服给药。其后在酰胺侧链上进行修饰改造,获得一系列半合成青霉素类抗生素,具有共同的 β- 内酰胺环结构,作用于繁殖期细菌细胞壁的合成阶段,因而具有毒性低、杀菌活力高、选择性强、抗菌谱广、体内分布广泛的特点,临床应用广泛。常用青霉素类抗生素及作用特点,见表 9-2。

表 9-2   青霉素类抗生素分类及其作用特点

分类	作用特点	代表药物
天然青霉素类	抗革兰氏阳性球菌	青霉素(penicillin)、青霉素 V(penicillin V)
半合成青霉素类	耐 β- 内酰胺酶,抗葡萄球菌	甲氧西林(mathicillin)、苯唑西林(oxacillin)、奈夫西林(nafcillin)、氯唑西林(cloxacillin)、双氯西林(dicloxacillin)、氟氯西林(flucloxacillin)
	抗一般革兰氏阴性杆菌	氨苄西林(ampicillin)、阿莫西林(amoxicillin)、巴氨西林(bacampicillin)、匹氨西林(pivampicillin)
	抗铜绿假单胞菌	阿唑西林(azlocillin)、羧苄西林(carbenicillin)、替卡西林(ticarcillin)、美洛西林(mezlocillin)、哌拉西林(piperacillin)

已有研究表明,青霉素类药物的结构与生物活性存在着下列的关系:①青霉素的 β- 内酰胺环易被酸、碱、低级醇分解而开环,以及被青霉素酶迅速催化裂解失去活性;②向酰胺键附近引入较大的取代基,可产生立体空间效应,增加对青霉素酶的稳定性;③向主环的 6 位引入甲氧基可提高对青霉素酶等 β- 内酰胺酶的稳定性;④硫原子氧化成亚砜或砜则抗菌活性大幅度降低,去硫产物完全丧失活性;⑤羧基酯化或消去导致抗菌活性消失;⑥主环上任意一个手性中心发生变化,都使活性明显下降或完全丧失;⑦水解除去酰胺侧链,得到的 6-APA 几乎无抗菌活性;以羧酸酰化可恢复或提高活性;⑧磺酰化或磷酰化得到相应产物活性不高;⑨向苄青霉素侧链的 α 位导入氨基可扩展抗菌谱,出现抗革兰氏阴性菌活性,导入酸性基团(如羧基、磺酸基等)可进一步扩展抗菌谱,出现抗铜绿假单胞菌活性;⑩将侧链 α 氨基改变成脲基也可扩展抗菌谱,出现抗铜绿假单胞菌活性,除去主环上的一个或两个甲基对抗菌作用影响不大。

2. 头孢菌素类药物   头孢菌素(cephalosporin)类抗生素结构与青霉素相似,也具有 β- 内酰胺环,但其母核为 7- 氨基头孢烯酸(7-amino cephalosporanic acid,7-ACA)取代了青霉素的 6-APA,即青霉素的四氢噻唑五元环扩为二氢噻嗪六元环,化学结构,见表 9-1。第一个被发现的该类化合物为头孢菌素 C(cephalosporin C,CPC),是由 Newton 和 Abraham 于 1953 年继青霉素之后在自然界中发现的第二种类型的 β- 内酰胺类抗生素,于 1961 年完成头孢菌素 C 和 7-ACA 的结构鉴定。头孢菌素 C 的毒性低,但它抗菌活力也低,仅为青霉素的 1/200。在半合成青霉素的启示下,通过酰胺侧链和 C-3 位侧链结构改造,1962 年获得了第一个半合成头孢菌素类化合物头孢噻吩,1967 年合成以头孢氨苄为代表的第一代头孢菌素类药物,1969 年合成以头孢孟多为代表的第二代头孢菌素类药物,1981 年合成以头孢噻肟为代表的第三代头孢菌素类药物,1992 年合成以头孢匹罗为代表的第四代头孢菌素类药物,这些药物以口服制剂为主。发展至今,这类药物的抗菌谱不断拓展,不但拮抗革兰氏阳性菌、革兰氏阴性菌、厌氧菌,而且对柠檬酸杆菌、阴沟肠杆菌和铜绿假单胞菌有较强活性,对染色体介导和质粒介导的 β- 内酰胺酶稳定,在体内能形成较高血药浓度。常用 1~4 代头孢类抗生素,见表 9-3。

表 9-3   常用 1~4 代头孢类抗生素

分类	注射	口服
第一代	头孢噻吩(cephalothin) 头孢噻啶(cefaloridine) 头孢唑林(cefazolin) 头孢拉定(cefradine) 头孢乙氰(cefacetrile) 头孢匹林(cefapirin) 头孢硫咪(cefathiamidin) 头孢西酮(cefazedone) 头孢菌素 C(cephamycin C)	头孢氨苄(cefalexin) 头孢曲嗪(cefatriziae) 头孢沙定(cefroxadine) 头孢羟氨苄(cefadroxil) 头孢拉定(cefradine) 头孢丙烯(cefprozil)

续表

分类	注射	口服
第二代	头孢孟多(cefamandole) 头孢呋辛(cefuroxime) 头孢替安(cefotiam) 头孢西丁(cefoxtin) 头孢雷特(ceforanide) 头孢替坦(cefotetan) 头孢美唑(cefmetazole) 头孢尼西(cefonicid) 头孢拉尼(ceforanide)	头孢克洛(cefaclor) 头孢呋辛酯(cefuroxime axetil) 头孢替安酯(cefotiam hexetil) 氯碳头孢(loracarbef)
第三代	头孢噻肟(cefotaxime) 头孢甲肟(cefmenoxime) 头孢哌酮(cefoperazone) 头孢唑肟(ceftizoxime) 头孢他啶(ceftazidime) 头孢曲松(ceftriaxone) 头孢磺啶(cefsulodin) 头孢地嗪(cefodizime) 头孢拉腙(cefbuperazone)[n] 头孢米诺(cefminox)[n] 氟氧头孢(flomoxef) 拉氧头孢(latamoxef)[n] 头孢咪唑(cefpimizole)[n] 头孢匹胺(cefpiramide)[n]	头孢克肟(cefixime) 头孢帕肟酯(cefpodoxime proxetil) 头孢托仑酯(cefteram pivoxil) 头孢他美酯(cefetamet pivoxil) 头孢地托酯(cefditoren piroxil) 头孢地尼(cefdinir) 头孢布坦(ceftibuten)
第四代	头孢匹罗(cefpirome) 头孢吡肟(cefepime) 头孢唑兰(cefozopran) 头孢噻利(cefoselis) 头孢利定(cefolidin)	

注:n 为非典型头孢菌素。

第一代头孢类抗生素对除了肠球菌属、耐甲氧西林金黄色葡萄球菌和表皮葡萄球菌属以外的多数 G^+ 球菌有抗菌活性,对大肠埃希菌、肺炎克雷伯菌和奇异变形杆菌抗菌活性比氨苄西林等广谱青霉素强;抗溶血性链球菌、肺炎球菌、肠球菌、流感嗜血杆菌的活性不如广谱青霉素;对吲哚阳性变形杆菌、铜绿假单胞菌、沙雷菌无效;对青霉素酶稳定,但易被头孢菌素酶分解失效。有肾毒性。主要品种有头孢噻吩、头孢噻啶、头孢氨苄、头孢唑林、头孢匹林、头孢乙氰、头孢拉定等。

第二代头孢类抗生素抗 G^+ 球菌活性比第一代低,但对多数 G^- 杆菌具有较强活性,尤其对流感嗜血杆菌、肠杆菌属和吲哚阳性变形杆菌的抗菌活性更强;对某些革兰氏阳性杆菌尤其是对厌氧菌包括脆弱拟杆菌具有显著的抗菌活性;头孢孟多、头孢替安对青霉素酶稳定,但可被头孢菌素酶分解。氯碳头孢是第一个临床应用的碳头孢烯,是用碳原子取代头孢克洛母核中硫原子,其抗菌谱和活性与头孢克洛基本相似。肾毒性较低。主要品种有头孢孟多、头孢呋辛、头孢克洛、头孢羟氨苄、头孢替安、头孢尼西、氯碳头孢等。

第三代头孢类抗生素主要特点是对 G^+ 球菌活性比第一代、第二代低,但头孢唑喃、氟氧头孢除外;对 G^- 杆菌的活性由第二代的抗菌谱扩展到抗吲哚阳性变形杆菌、肠杆菌属、柠檬酸杆菌、沙雷菌与拟杆菌,但头孢噻肟、头孢唑肟和头孢曲松对脆弱拟杆菌活性较差;头孢哌酮、头孢他啶、头孢咪唑和头孢匹胺对铜绿假单胞菌有显著活性,这是其他第三代所没有的特征;对大部分 β- 内酰胺酶(包括 TEM-1,TEM-2,SHV-1 等质粒介导的广谱 β- 内酰胺酶)稳定,但可被超广谱 β- 内酰胺酶分解。无肾毒性。主要品种有头孢噻肟、头孢曲松、头孢他啶、头孢唑肟、头孢甲肟、头孢哌酮、头孢曲松等。

第四代头孢类抗生素主要特点是对 G$^+$ 菌、G$^-$ 菌、厌氧菌显示广谱抗菌活性,与第三代品种相比,增强了对 G$^+$ 球菌的活性,特别是对链球菌有很强活性。头孢匹罗和头孢唑兰对一般头孢菌素不敏感的粪链球菌亦有较强作用;头孢噻利还有较强的抗 MRSA 活性。无肾毒性。主要品种有头孢匹罗、头孢吡肟、头孢利定、头孢唑兰、头孢噻利等。

已有研究表明,头孢类药物的结构与生物活性存在着下列关系:①除 β- 内酰胺环具有重要的生物活性外,双键的存在与位置,C7 位氨基的 β 构型对抗菌活性也都具有重要的意义;双键的饱和及移位均可导致活性的丧失;C7 位的差向异构化也显著降低抗菌作用。② C7 位侧链主要影响抗菌谱和抗菌活性。当侧链的 α 位引入一些极性基团或具有酸性的基团如—OH、—COOH、—SO$_3$H、—NHCOHNR 等,往往能扩大其抗菌谱或增强抗革兰氏阴性菌的活性。③ C3 位的乙酰氧甲基在体内易被酯酶水解为 C3- 羟甲基衍生物,使活性大大降低,因此可对 C3 位进行一系列的改造。若以—CH$_3$、—OCH$_3$、—Cl 取代,则易被肠道吸收,可供口服;当被某些含氮杂环或含氮杂环硫甲基取代时,往往可增强抗革兰氏阴性菌的活性,这可能是由于极性基团的引入使这些头孢菌素容易渗入细菌细胞壁。④ C2 位取代的化合物通常活性会降低,C4 位也曾进行一些改造,但多数情况下,完整的羧基也是必需的。⑤ C7α 位引入一个甲氧基,称为头霉素类,此类化合物对 β- 内酰胺酶高度稳定。

3. 非典型 β- 内酰胺类药物

青霉烯类、碳青霉烯类和单环 β- 内酰胺类抗生素均属于非典型 β- 内酰胺类抗生素。青霉烯类和碳青霉烯类抗生素的特点是对 β- 内酰胺酶稳定,并且抗菌谱广,对革兰氏阳性菌和革兰氏阴性菌、需氧菌和厌氧菌均有较强活性。

青霉烯类化学性质不如碳青霉烯类稳定,且在体内易被代谢产生低分子硫化物,有恶臭。目前,上市的亚胺培南(imipenem)、培尼培南(panipenem)和美罗培南(meropenem)均属于碳青霉烯类,结构式见图 9-2。

亚胺培南是 20 世纪 80 年代上市的碳青霉烯类药物,临床评价颇高,但其易被肾脱氢肽酶 I 降解,半衰期只有 1 小时,因此需要与肾脱氢肽酶 -1 抑制剂西司他丁(cilastatin,结构式见图 9-2)制备成复方制剂——注射用亚胺培南西司他丁钠进行使用。

培尼培南 1990 年上市,与亚胺培南性能相似,但肾毒性较强,临床应用的为与有机离子转运抑制剂倍他米隆(betamipron,结构式见图 9-2)以 1:1 比例制备成复方制剂注射用帕尼培南倍他米隆,倍他米隆能竞争性抑制帕尼培南向肾小管分泌,从而降低帕尼培南在肾皮质的浓度,减弱帕尼培南的肾毒性。

美罗培南属于 1 位带有甲基的碳头孢烯类,对肾脱氢肽酶 I 稳定,可单独使用,且抗菌谱和抗菌活性与亚胺培南相似。

单环 β- 内酰胺类抗生素也称为单环菌素类抗生素,是一类对 β- 内酰胺酶稳定的非典型 β- 内酰胺类抗生素,抗革兰氏阴性杆菌,对铜绿假单胞菌活性较强。氨曲南(aztrenam)和卡芦莫南(carumonam)(结构式见图 9-3)是 20 世纪 80 年代后期推向市场的第一代该类药物,其共同特点为对革兰氏阴性需氧菌有很强的活性,对铜绿假单胞菌活性优于头孢噻肟和头孢哌酮,略低于头孢他啶;对革兰氏阳性需氧菌和厌氧菌几乎无作用;对 β- 内酰胺酶稳定,对某些耐头孢菌素的革兰氏阳性杆菌仍有效。肟莫南(oximonam)、吡拉莫南(pirazmonam)和替吉莫南(tigmonam)(结构式见图 9-3)等是第二代单环 β- 内酰胺类药物,对革兰氏阳性菌和厌氧菌的抗菌活性比许多青霉素类和头孢菌素类强 10~100 倍,对 β- 内酰胺酶极稳定。

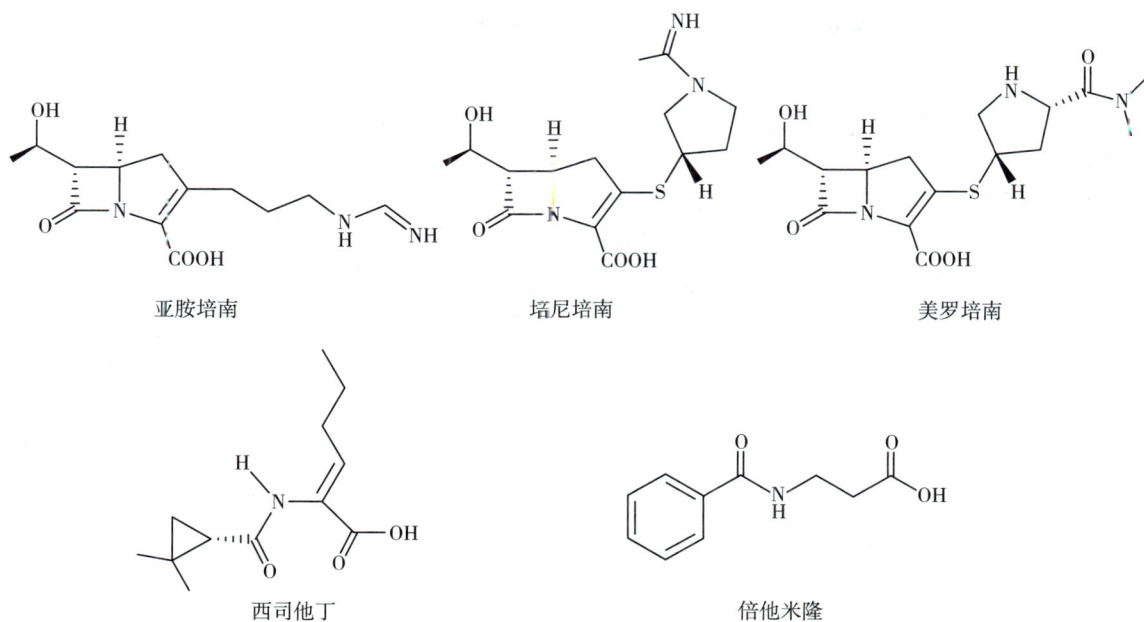

图 9-2　部分碳青霉烯类抗生素的化学结构

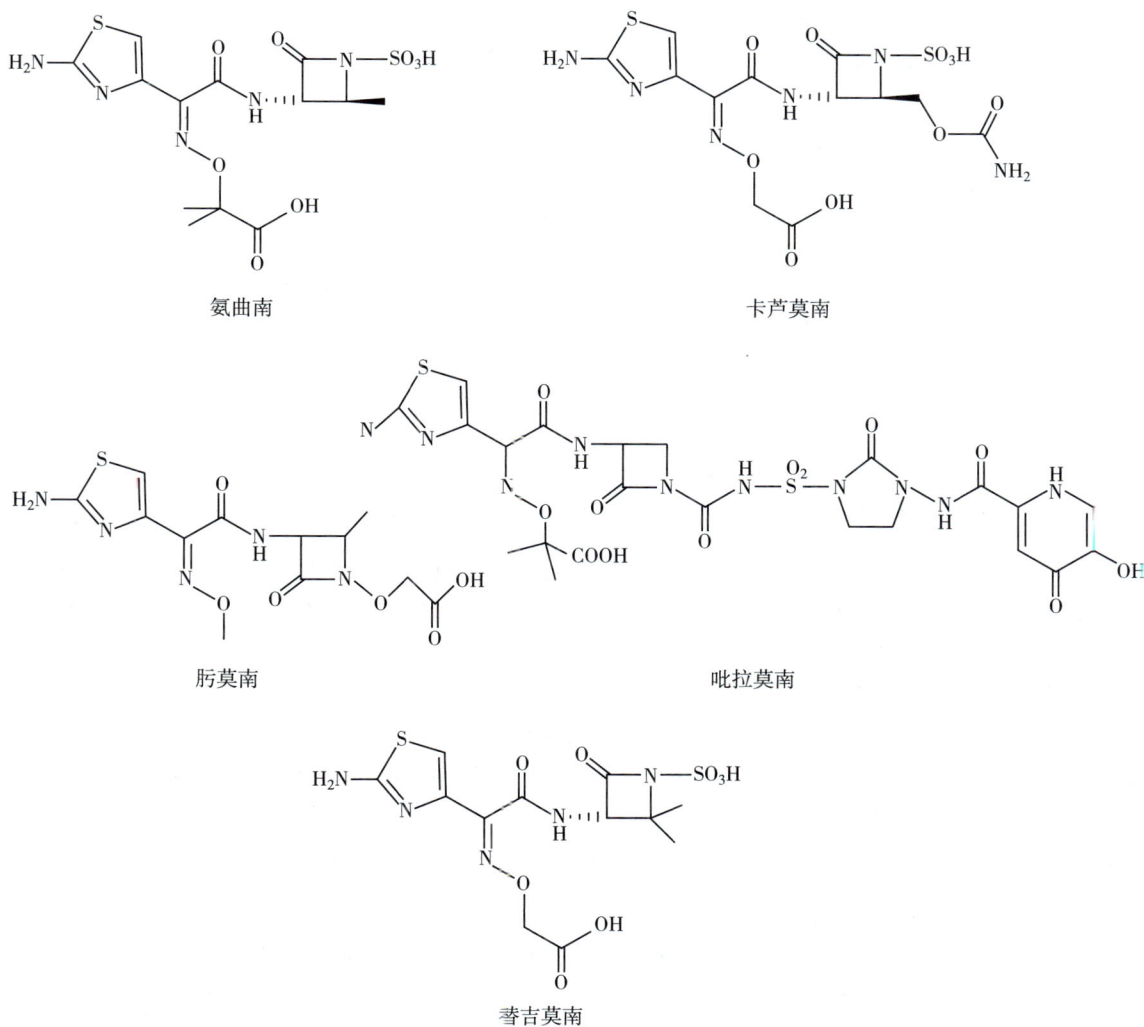

亚胺培南　　培尼培南　　美罗培南

西司他丁　　倍他米隆

氨曲南　　卡芦莫南

肟莫南　　吡拉莫南

奢吉莫南

图 9-3　部分单环 β - 内酰胺类抗生素的化学结构

(二)氨基糖苷类抗生素

氨基糖苷类抗生素(aminoglycoside antibiotic)是指由一个氨基环醇(aminocyclitol)型的配体以糖苷键与氨基糖(amino sugar)或中性糖相连接的抗生素的总称(表9-4)。链霉素(streptomycin)是Waksman S A 于 1944 年发现的第一个氨基糖苷类抗生素,由于抗菌谱广,而且对结核菌有卓越疗效而受到广泛关注。其后又相继从链霉菌、小单孢菌和细菌的代谢产物中分离出新霉素、巴龙霉素、卡那霉素、庆大霉素、西索米星、妥布霉素、布替罗星等 200 余种天然产物,加上它们的化学半合成产物和突变生物合成的衍生物已达 2 000 多种,常用于临床的有数十种。氨基糖苷类抗生素还用于农作物和畜禽病害的防治,如春雷霉素用于防治稻瘟病,有效霉素(井冈霉素)对植物的致病真菌有效,安普霉素专用于畜禽大肠埃希菌、沙门菌和支原体引起的感染,能明显促进增重和提高饲料转化率,在畜禽养殖领域得到广泛应用。分类如下:

1. 链霉胺衍生物类 分子结构式中含有链霉胺(streptamine)的衍生物,如链霉胍(streptidine)是链霉胺的 1,3- 双胍衍生物(图 9-4)。属于这类抗生素有:链霉素、布鲁霉素(bluensomycin)、大观霉素(spectinomycin)和杂交霉素(hybrimycin)等。

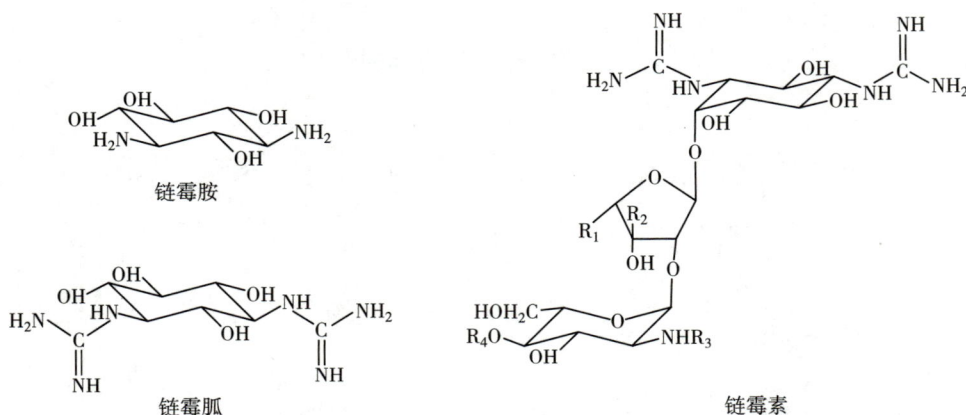

图 9-4 链霉胺、链霉胍、链霉素的的化学结构

2. 2- 脱氧链霉胺类 以 2- 脱氧链霉胺(2-deoxystreptamine,2-DOS)为母核的一类衍生物,根据在 2-DOS 上取代基团位置不同,又分成 4,5 双取代型、4,6 双取代型和单取代类型,部分品种的结构式见图 9-5。

(1)4,5 双取代型氨基糖苷类抗生素:包括新霉素(neomycin)B 和 C,巴龙霉素(paromomycin)Ⅰ和Ⅱ,利维霉素(lividomycin)A 和 B,核糖霉素(ribostamycin),布替罗星(butirosin)A、B、E1 和 E2 等。

(2)4,6 双取代型氨基糖苷类抗生素:包括卡那霉素(kanamycin)A、B 和 C,妥布霉素(tobramycin),庆大霉素(gentamycin),西索米星(sisomicin)等。

(3)单取代型氨基糖苷类抗生素包括潮霉素(hygromycin)、安普霉素(apramycin)等。

3. 其他氨基环醇衍生物类 主要品种有阿司米星、有效霉素(validamycin),春雷霉素(kasugamycin)和筋霉素(myomycin)等,多为农业和畜牧业使用的抗生素。

4. 半合成氨基糖苷类抗生素 由于细菌产生的氨基糖苷类抗生素钝化酶(磷酸转移酶、腺苷转移酶和乙酰转移酶)致使该类抗生素耐药,故对天然抗生素进行化学结构改造,导致钝化酶无法识别靶位点而失效,获得半合成氨基糖苷类抗生素。开发成功的品种有:

阿米卡星(1-N-[(S)-4- 氨基 -2- 羟丁酰基]- 卡那霉素 A,amikacin)、异帕米星(1-N-[(S)-4- 氨基 -2- 羟丙酰基]- 庆大霉素 B,isepamicin)、阿贝卡星(1-N-[(S)-4- 氨基 -2- 羟丁酰基]-3′4′- 双脱氧卡那霉素 B,arbekacin),这些抗生素的突出优点是对革兰氏阴性细菌如大肠埃希菌、铜绿假单胞菌产生的钝化酶稳定,有强烈的抑菌作用,可用于治疗对其他氨基糖苷类抗生素耐药的菌株所引起的各种细菌感染,获得相当好的疗效。地贝卡星(3,4-双去氧卡那霉素 B,dibekacin)、西索米星(C-4′,5′-双脱氢庆大霉素 C1a)、奈替米星(1 位 N-乙基西索米星,netilmicin)和依替米星(etimicin)对敏感菌、耐药菌、变形菌及铜绿假单胞菌都有很强的杀菌活性。

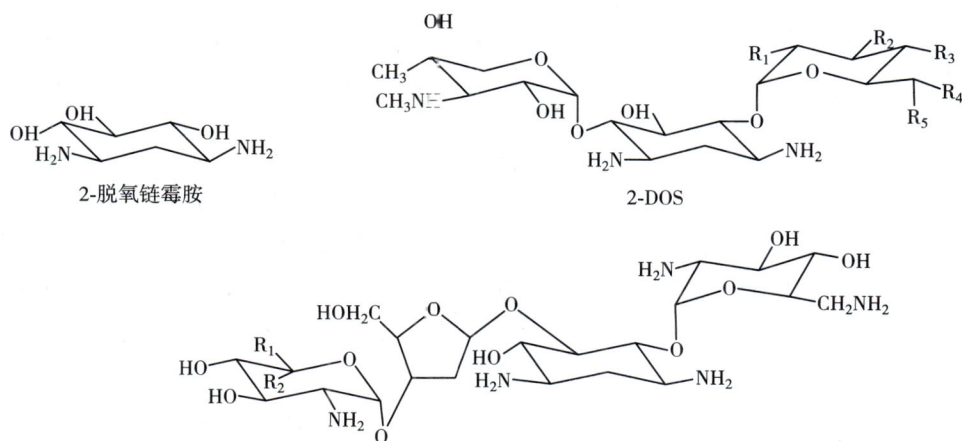

图 9-5　2-脱氧链霉胺、庆大霉素、新霉素的化学结构

庆大霉素	R₁	R₂	R₃	R₄	R₅
C₁	—NH₂	—H	—H	—CH₃	—NHCH₃
C₂	—NH₂	—H	—H	—CH₃	—NH₂
C₁ₐ	—NH₂	—H	—H	—H	—NH₂
C₂ₐ	—NH₂	—H	—H	—CH₃	—NH₂
C₂ᵦ	—NH₂	—H	—H	—H	—NHCH₃
X₂	—NH₂	—OH	—OH	—H	—OH
B	—OH	—OH	—OH	—H	—NH₂
B₁	—OH	—OH	—OH	—CH₃	—NH₂

新霉素	R₁	R₂	R₃
新霉素A			—OH
新霉素B	—H	—CH₂NH₂	
新霉素C	—CH₂NH₂	—H	

表 9-4　部分氨基糖苷类抗生素品种

来源分类	应用品种
具有抗结核杆菌作用的氨基糖苷类抗生素	
天然产物	链霉素(streptomycin)、卡那霉素(kanamycin)
具有抗铜绿假单胞菌活性的氨基糖苷类抗生素	
天然产物	庆大霉素(gentamicin)、妥布霉素(tobramycin)、小诺霉素(micronomicin)、西索米星(sisomicin)
半合成产物	阿米卡星(amikacin)、地贝卡星(dibekacin)、异帕米星(isepamicin)、依替米星(etimicin)、奈替米星(netilmicin)
抗革兰氏阳性菌与阴性菌,不抗结核杆菌与铜绿假单胞菌的氨基糖苷类抗生素	
天然产物	核糖霉素(ribostamycin)、卡那霉素 B(bekanamycin)、阿司米星(astromicin)
具有特定用途的氨基糖苷类抗生素	
天然产物	大观霉素(spectinomycin,淋病用)、新霉素(neomycin,局部用)、巴龙霉素(paromomycin,肠道用)
半合成产物	阿贝卡星(arbekacin,抗 MRSA 用)

（三）大环内酯类抗生素

大环内酯类抗生素（macrolides antibiotic）是指分子中含有一个大环内酯（macrolide）母核，以糖苷键与1~3个分子的氨基糖或中性糖（常为二甲基氨基糖）连接而成的一类抗生素，D-型糖以β-键，L-型糖以α-键与大环内酯环的羟基相互连接而成。

第一个大环内酯类抗生素是于1950年从苦胆链霉菌（*Streptomyces felleus*）的培养液中分离出来的苦霉素（pikromycin），至今已达数百种。通过内酯环或糖苷上的化学结构修饰，又获得多种半合成大环内酯类抗生素。此类抗生素是临床上重要的抗感染药物之一，某些品种还对支原体、衣原体、螺旋体、立克次体和巨大病毒有效。常用的品种为十四元大环内酯类抗生素和十六元大环内酯类抗生素，这主要是指其大环内酯环的组成元素数目分别为14和16。这类抗生素既有从微生物代谢物中分离获得的天然产物，也有通过半合成途经获得的产物。发酵获得的十四元大环内酯类抗生素红霉素和十六元大环内酯类抗生素吉他霉素、麦迪霉素、螺旋霉素的化学结构，见图9-6。

由于红霉素口服吸收率低，对酸不稳定，味苦，故对其糖部分和内酯环分别进行修饰以获得多种衍生物。如对红霉素2'-羟基进行酰化，制得依托红霉素（2'-O-丙酰十二烷基硫酸盐）、琥乙红霉素（2'-乙基琥珀酸酯红霉素）、乳糖酸红霉素（无味红霉素），口服吸收良好，在体内解离出原药，血药浓度比红霉素高，已临床应用。对红霉素内酯环上羟基和羰基的修饰，如C6-羟基转变为甲氧基的克拉霉素（clarithromycin）、C8-甲基转变为氟原子的氟红霉素（flurithromycin）、C9-羰基转变为肟的衍生物，如罗红霉素（roxithromycin），以及红霉素肟经Beckmann重排、N-甲基化制得阿奇霉素（azithromycin），红霉素肟还原生成9-红霉胺，进一步修饰获得地红霉素（dirithromycin）；红霉素11,12-环碳酸酯制成环酯红霉素（erythromycin Cyclic 11,12-carbonate），这些半合成抗生素口服不受胃酸影响，在血和组织中药物浓度高，半衰期长，耐受性好，抗菌活性强于红霉素，与红霉素呈现交叉耐药性，均已用于临床。

十六元大环内酯类抗生素的修饰，一般多见于分子内的羟基酰化，如乙酰螺旋霉素（acetylspiramycin）、麦迪霉素（midecamycin）、罗他霉素（rokitamycin，3''-O-丙酰吉他霉素A5）。这些产物的药代动力学性能比原抗生素有所改善，或消除苦味，便于服用，已应用于临床。部分半合成大环内酯类抗生素结构式，见图9-7。

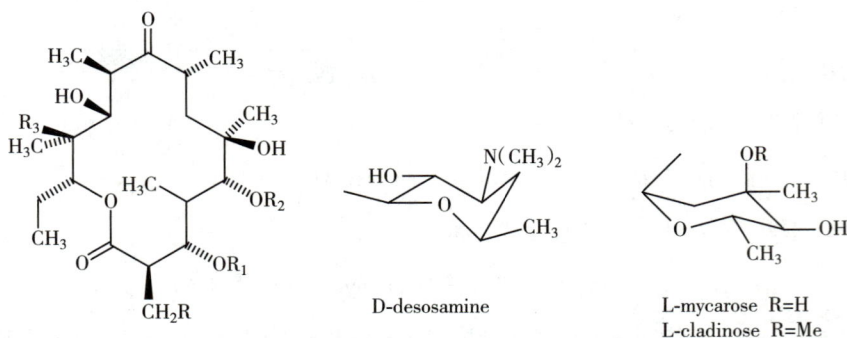

D-desosamine

L-mycarose R=H
L-cladinose R=Me

红霉素	产生菌	R₁	R₂	R₃	R
红霉素A	*Streptomyces erythrueus*	L-cladinose	D-desosamine	OH	H
红霉素B	*Streptomyces erythrueus*	L-cladinose	D-desosamine	H	H
红霉素C	*Streptomyces erythrueus*	L-mycarose	D-desosamine	OH	H
红霉素D	*Streptomyces erythrueus*	L-mycarose	D-desosamine	H	H
红霉素E	*Streptomyces erythrueus*	L-mycarose	D-desosamine	H	H
红霉素F	*Streptomyces erythrueus*	L-cladinose	D-desosamine	OH	OH

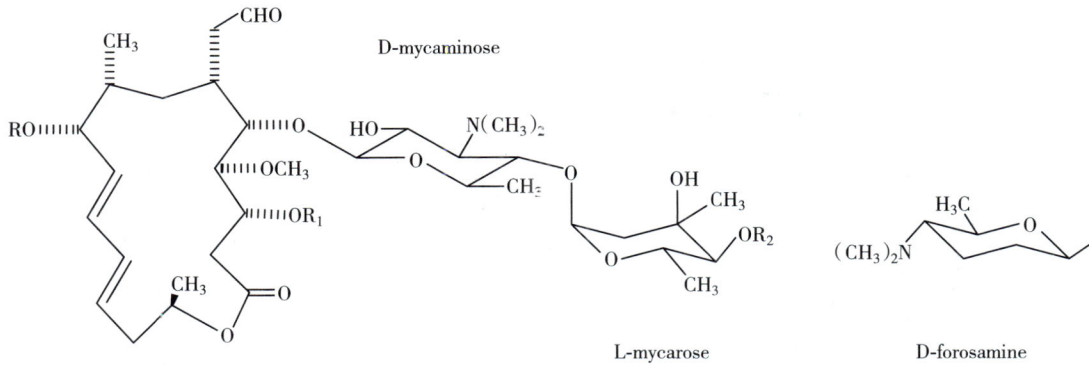

抗生素	产生菌	R	R_1	R_2
柱晶白霉素A_1	*Strptomyces kitasatoensis*	H	H	$COCH_2CHMe_2$
柱晶白霉素A_3（交沙霉素）	*Strptomyces kitasatoensis*	H	COMe	$COCH_2CHMe_2$
柱晶白霉素A_4	*Streptomyces erythrueus*	H	COMe	COPr
柱晶白霉素A_5	*Streptomyces erythrueus*	H	H	COPr
柱晶白霉素A_6	*Strptomyces kitasatoensis*	H	COMe	COEt
柱晶白霉素A_7	*Strptomyces kitasatoensis*	H	H	COEt
柱晶白霉素A_8	*Strptomyces kitasatoensis*	H	COMe	COMe
柱晶白霉素A_9	*Strptomyces kitasatoensis*	H	H	COMe
柱晶白霉素U	*Strptomyces kitasatoensis*	H	COMe	H
柱晶白霉素V	*Strptomyces kitasatoensis*	H	H	H
麦迪霉素A_1	*Streptomyces mycarofaciens*	H	COEt	COEt
麦迪霉素A_2	*Streptomyces mycarofaciens*	H	COEt	COPr
螺旋霉素Ⅰ	*Streptomyces ambofaciens*	D-forosamine	H	H
螺旋霉素Ⅱ	*Streptomyces ambofaciens*	D-forosamine	COMe	H
螺旋霉素Ⅲ	*Streptomyces ambofaciens*	D-forosamine	COEt	H
螺旋霉素Ⅳ	*Streptomyces ambofaciens*	D-forosamine	H	H
螺旋霉素Ⅴ	*Streptomyces ambofaciens*	D-forosamine	H	H
螺旋霉素Ⅵ	*Streptomyces ambofaciens*	D-forosamine	H	H

图 9-6 部分氨基糖苷类抗生素的分子结构

(四) 四环素类抗生素

分子中含有氢化骈四苯母核的抗生素为四环素类抗生素（tetracycline antibiotic）。1948 年从链霉菌 *Streptomyces aureofaeiens* 中首次分离得到第一个四环素类抗生素——金霉素（chlorotetracycline），至今已经发现百余种这类抗生素，具有抗菌谱广、活性强的特点，通过化学修饰得到了更多的衍生物。

发酵法获得的天然四环素类抗生素主要包括金霉素、四环素、土霉素、去甲基金霉素，它们都含有氢化骈四苯母核，在侧链上连接不同化学基团，分子结构式见图 9-8。

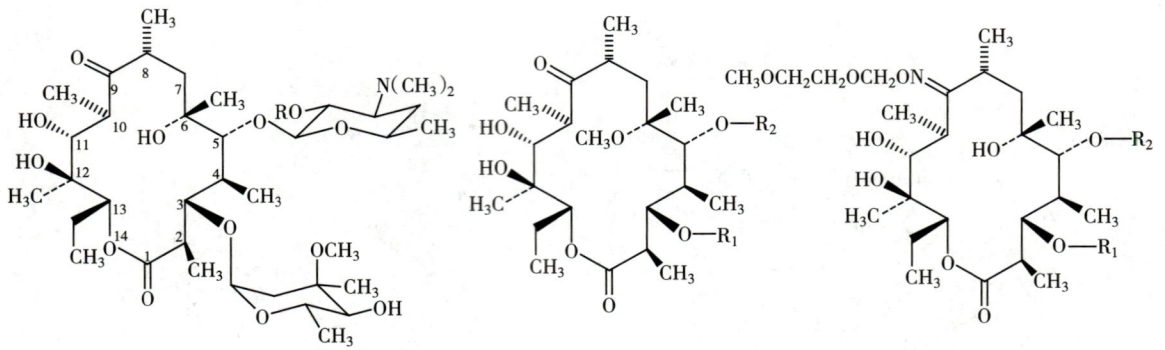

依托红霉素　　R=CH₃CH₂COC₁₂H₂₅SO₃H

琥乙红霉素　　R=CH₃CH₂OOCCH₂CH₂CO-

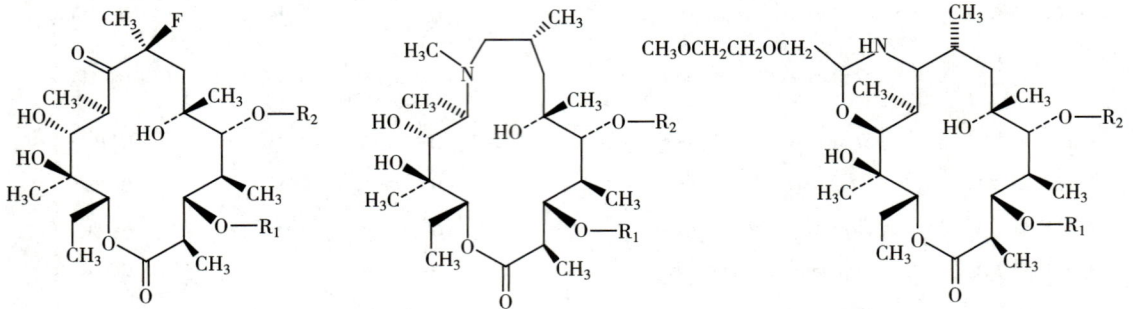

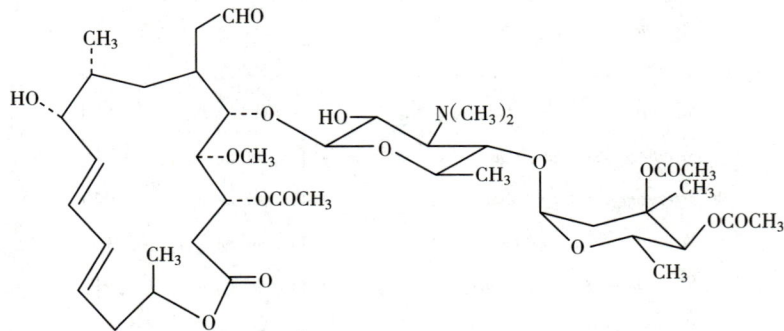

麦迪霉素

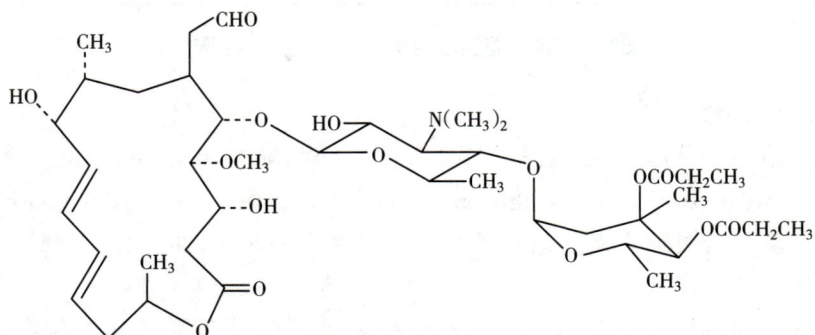

罗他霉素

图 9-7　部分半合成大环内酯类抗生素的化学结构

四环素类抗生素的结构和生物活性关系的研究表明,6-脱氧-6-脱甲基四环素被认为是"药效基团"。C2 位上的酰胺基改造成羧酸衍生物或氰基均会失去活性,但将酰胺基上的氨基与一些化合物或甲醛缩合所制成的衍生物,如四氨吡咯甲基四环素、赖氨酸甲基四环素、吗啉甲基四环素均具有水溶性大、血药浓度高的特点,可作为注射剂。

C6 位上的叔羟基并非作为抗菌活性的必需基团,相反,其存在还易引起化学上的不稳定性,如生成脱水化合物或异化合物等。此外,这一极性基团的存在还降低了脂溶性,使体内吸收缓慢且不完全。将其除去得到的 6-α-去氧土霉素(多西环素)的脂溶性比四环素大 5 倍,比土霉素大 6.5 倍,还具有较高的活性。

C7 位引入二甲氨基后生成的二甲胺四环素,抗菌活性高于四环素,而且对一些四环素的耐药菌有效,口服吸收快,排泄慢,在体内保留时间较长,是一个高效、速效、长效的四环素衍生物。

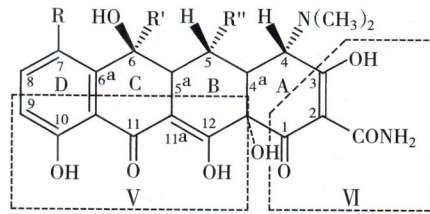

图 9-8　天然四环素类抗生素的分子结构

四环素	$C_{22}H_{24}R_2O_8$	R=R″=H, R′=CH₃

四环素 $C_{22}H_{24}R_2O_8$　R=R″=H, R′=CH_3
土霉素 $C_{22}H_{24}N_2O_9$　R=H, R′=CH_3, R″=OH
金霉素 $C_{22}H_{23}ClN_2O_8$　R=Cl, R′=CH_3, R″=H
去甲基金霉素 $C_{21}H_{21}ClN_2O_8$　R=Cl, R′=R″=H

C9 位上连有二甲基甘氨酰氨基的甘氨酰四环素(glycylcycline),对耐药菌都有较好的作用。替加环素(tigecycline,叔丁基甘氨酰米诺环素)对临床重要致病菌(包括耐四环素、糖肽和氟喹诺酮的革兰氏阳性菌)有广泛的活性,抗 MRSA、PRSP、VRE 作用优于万古霉素和利奈唑胺(linezolid),在 0.12μg/ml 的浓度下,即可抑制四环素的高度耐药菌,口服吸收良好,$t_{1/2}$ 长达 36 小时,结构见图 9-9。

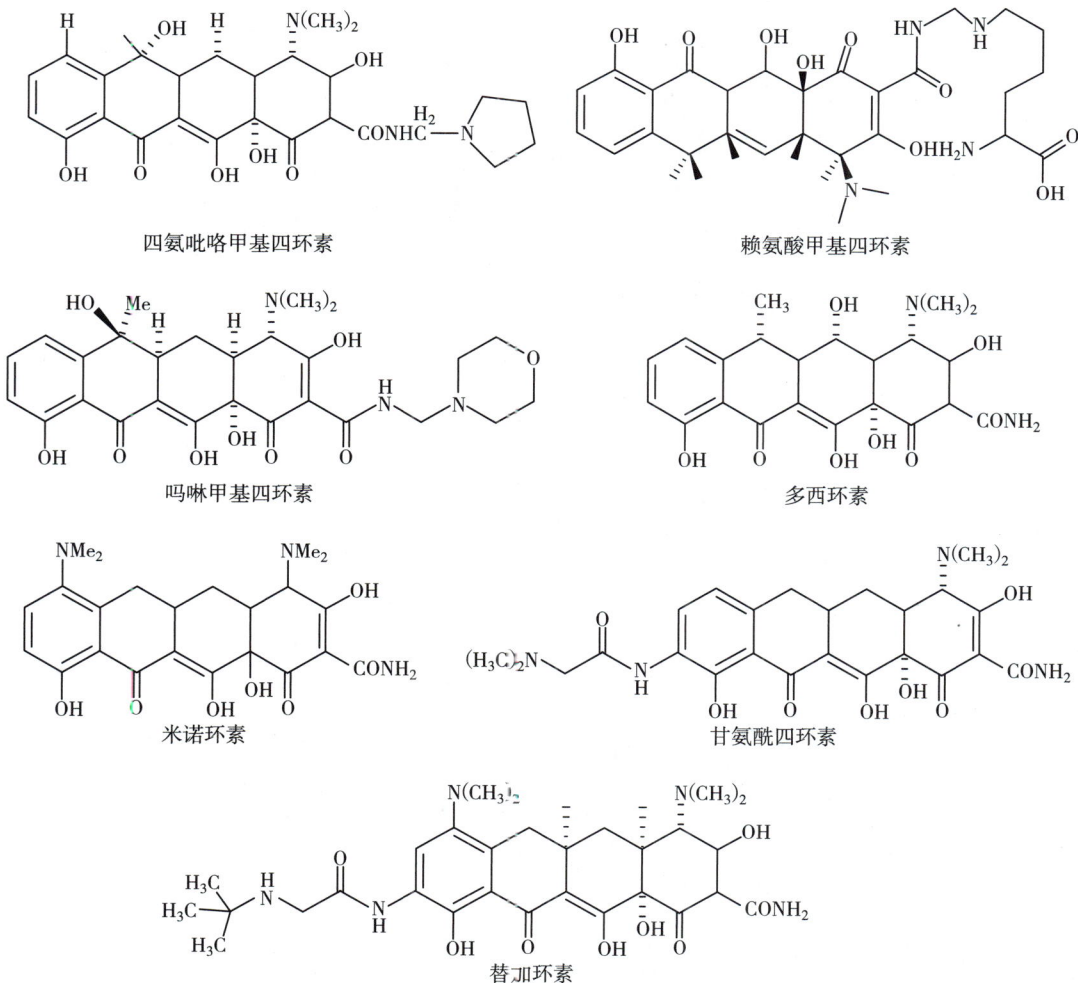

图 9-9　半合成的四环素衍生物的化学结构

（五）糖肽类抗生素

分子中含有糖修饰的多肽称为糖肽（glycopeptide）。自从 1956 年人们从拟无枝酸菌（*Amycolaptosis* sp.）发酵液中得到第一个糖肽类抗生素（alycopeptide antibiotic）——万古霉素（vancomycin）以来，已经有 40 余个该类抗生素从拟无枝酸菌、链霉素、诺卡菌等中分离获得。目前临床应用的糖肽类抗生素为万古霉素和替考拉宁（teicoplanin）。它们的分子结构共同特征为：具有一个七肽，从 *N*- 末端数起，第 2 号和第 6 号氨基酸相同，均为 β- 羟基酪氨酸，第 4 号和第 5 号氨基酸为 *p*- 羟基苯甘氨酸，而第 7 号氨基酸为 3,5- 二羟基苯甘氨酸。七肽中的氨基酸残基的芳香侧链交叉连接，形成一个具有刚性的圆盖形结构，七肽的氨基酸构型为 D-D-L-D-D-L-L。替考拉宁在 1 位残基上多一个 *p*- 羟基苯甘氨酸，在 3 位残基上是一个 3,5- 二羟基苯甘氨酸。万古霉素分子中有 3 个氧化连接：2-4、4-6、5-7 之间，而替考拉宁在残基 1 和残基 3 上有附加的芳基侧链，从而有附加的交叉连接使所有的侧链相互连接；在万古霉素分子中有一个双糖附着在 4-OH-PheGly4 的酚氧原子上，而替考拉宁的 4、6、7 位上分别连接有单糖。结构式见图 9-10。

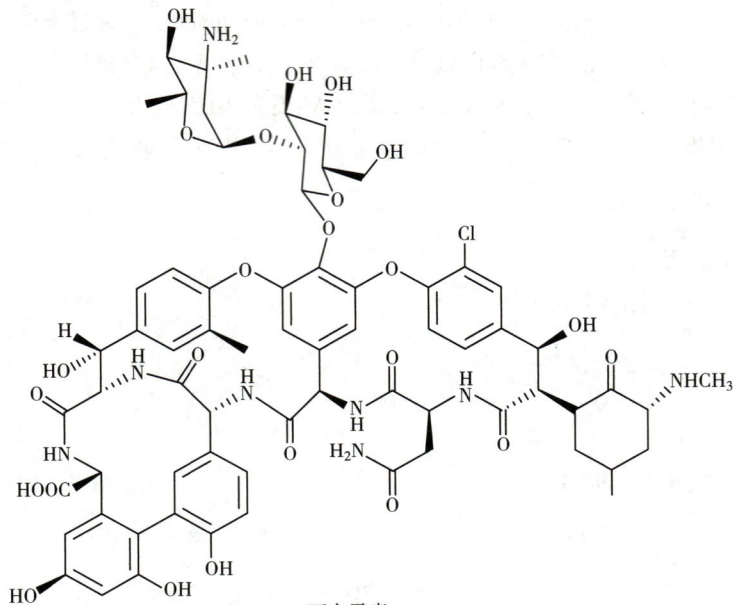

万古霉素

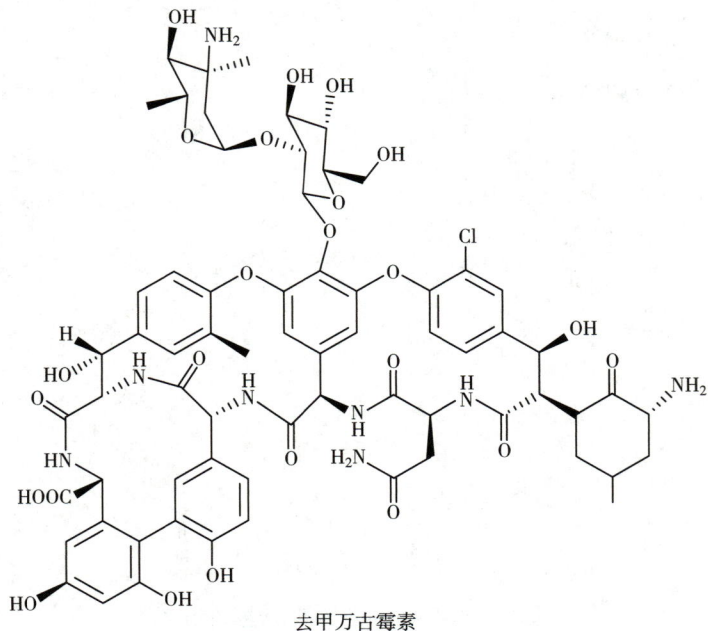

去甲万古霉素

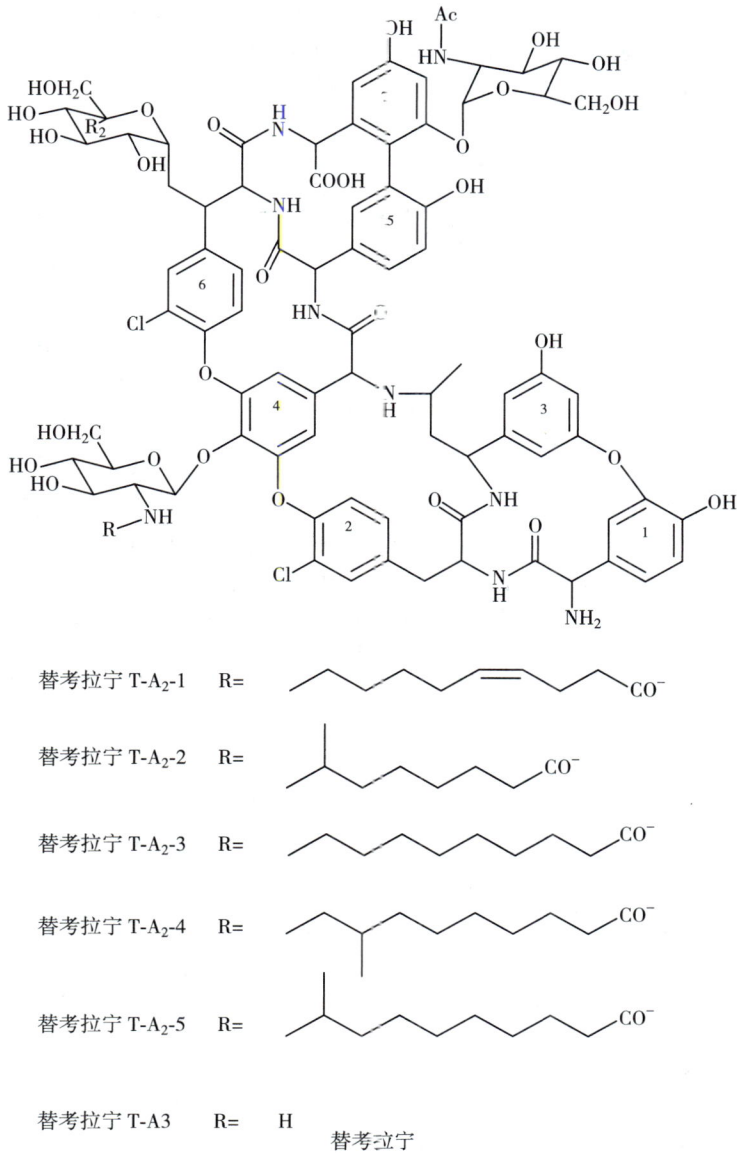

替考拉宁 T-A$_2$-1   R=

替考拉宁 T-A$_2$-2   R=

替考拉宁 T-A$_2$-3   R=

替考拉宁 T-A$_2$-4   R=

替考拉宁 T-A$_2$-5   R=

替考拉宁 T-A3   R=   H

替考拉宁

图 9-10 万古霉素、去甲万古霉素和替考拉宁的化学结构

三、药理作用

(一)β- 内酰胺类抗生素

1. 杀菌抑菌机制 G$^+$ 菌和 G$^-$ 菌的细胞壁均含有肽聚糖成分,肽聚糖是由 N- 乙酰胞壁酸(*N*-acetylmuramic acid,NAM)和 N- 葡糖胺(*N*-acetylglucosamine,NAG)构成。NAM 和 NAG 紧密连接成线状,线与线之间通过连接在 NAM 和 NAG 上的内肽桥交联成片状,片与片的堆积成为细胞壁的肽聚糖。G$^-$ 菌的细胞壁肽聚糖层比较薄,其外侧还有一层厚厚的由脂多糖构成的外膜,里面有一层由磷脂构成的内膜。各种青霉素类、头孢菌素类和非典型 β- 内酰胺类抗生素都能抑制细菌细胞壁肽聚糖合成的第三阶段,即转肽反应,而使两条聚糖链不能交联成交叉结构。正常转肽的过程包括两个步骤:首先是转肽酶与酰基 -D- 丙氨酰 -D- 丙氨酸供体底物形成酰基 -D- 丙氨酰酶中间体,同时释放出 1 分子 D- 丙氨酸,然后这个中间体将酰基 -D- 丙氨酰基团转给一个带有游离氨基酸的受体底物。β- 内酰胺类抗生素因其结构中含有的 6-APA 或 7-ACA 与肽聚糖中的 D- 丙氨酰 -D- 丙氨酸二

肽的立体结构相似（图 9-11），可竞争性地与转肽酶结合，使转肽酶不能催化多糖链之间的交联，干扰了正常的转肽反应，从而阻止细胞壁的结构完整性，阻止细胞正常生长、繁殖。

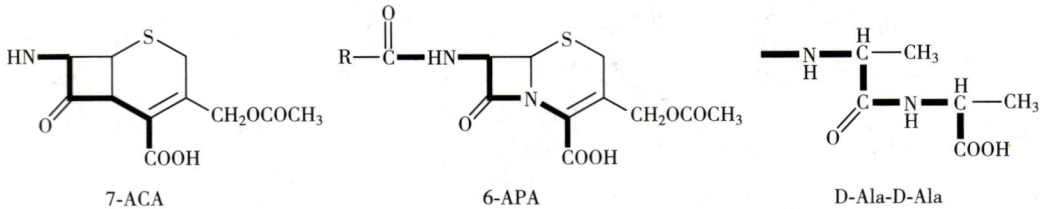

图 9-11　6-APA 或 7-ACA 与肽聚糖的 D- 丙氨酰 -D- 丙氨酸二肽的结构相似

2. 耐药机制　细菌对 β- 内酰胺类抗生素产生耐药性的主要原因是细菌内产生了 β- 内酰胺酶。β- 内酰胺酶最早于 1940 年在大肠埃希菌中被首次发现，随后在其他细菌中被广泛地检测到，包括革兰氏阳性菌、革兰氏阴性菌、放线菌、分枝杆菌，它们即能在细胞壁外，也能在细胞壁内发挥作用。在革兰氏阳性菌中，如金黄色葡萄球菌，这种酶分泌到细胞外，为胞外酶，使菌体细胞上的抗生素水解而失去活性；在革兰氏阴性菌中，β- 内酰胺酶存在于细胞周质内，为胞内酶，将进入周质空间中的抗生素水解而灭活。编码 β- 内酰胺酶的基因，有的存在于染色体上，有的存在于质粒中，质粒的复制可以很快地从一个细菌细胞传代到另一个细菌细胞，不仅可以发生在同种细菌中，也可以发生在不同种细菌间，甚至不同属间，由此产生不相关的细菌间耐药性的传播。但对 β- 内酰胺酶稳定的广谱青霉素和第二、三代头孢菌素，其耐药机制不是由于抗生素水解失活，而是大量 β- 内酰胺酶与抗生素迅速、牢固地结合成为无活性的复合物，使抗生素不能进入靶位点发挥抗菌作用。

细菌细胞膜上含有能够与 β- 内酰胺类抗生素结合的蛋白质，称之为青霉素结合蛋白（penicillin-binding protein，PBP），它具有很高的转肽酶和羧肽酶活力，是抗生素抑制作用的靶点。每种细菌细胞膜上 PBP 的数量、分子量以及对 β- 内酰胺类抗生素的亲和力均不同，由 PBP 蛋白结构发生突变所致与 β- 内酰胺类抗生素亲和力降低，是造成细菌耐药的另一个重要原因。

此外，由于细菌基因突变导致细胞壁结构改变，使抗生素不能或很少透入细菌体内，无法到达作用靶位，也是耐药性产生的一个因素。

正常细菌体内均含有自溶酶，由于细菌缺少自溶酶而出现细菌对抗生素的耐药，即抗生素具有正常的抑菌作用，但杀菌效果减弱，也能导致细菌耐药。

（二）氨基糖苷类抗生素

1. 杀菌抑菌机制　氨基糖苷类抗生素是通过抑制细菌蛋白质的生物合成达到杀菌抑菌的作用，对细菌蛋白质合成的起始、延长和终止各阶段均有影响。细菌核糖体由 30S 小亚基和 50S 大亚基组成，氨基糖苷类抗生素主要作用位点有三个，一是特异性地抑制 30S 起始复合体的形成，如春雷霉素、庆大霉素、卡那霉素，但是链霉素没有此作用；二是抑制 70S 起始复合体的形成，以及使 fMet-tRNA 从 70S 起始复合体上脱落，如链霉素、卡那霉素、新霉素、巴龙霉素、庆大霉素等；三是抑制 70S 起始复合体上蛋白质的正确合成，即抗生素分子中含有的活性中心即 2- 脱氧链霉胺，引起氨基酰 -tRNA 结合部位（A 位）结构的变化，以及 mRNA 局部变形，从而影响 tRNA 的反密码子与 mRNA 的正常结合，干扰了蛋白质的合成，合成异常蛋白或提前终止蛋白质合成；即影响 mRNA 的密码子与 tRNA 的反密码子间的相互作用，引起翻译错配。合成无功能蛋白质异常蛋白插入细胞膜后，抑制细菌细胞膜蛋白质的合成，改变膜结构的完整性；或导致通透性改变，促进更多氨基糖苷类药物的转运，最终发挥强有力的杀菌作用。

2. 耐药机制　细菌对氨基糖苷类抗生素产生耐药性的重要原因之一是耐药菌对这类抗生素产生了钝化酶，钝化酶对进入胞内的活性分子进行修饰使之失去生物活性。钝化酶主要包括：磷酸转移酶（phosphotransferase，APH）、腺苷转移酶（adenylyltransferase，ANT）和乙酰转移酶（acetyltransferase，AAC），这些钝化酶所修饰的部位，见图 9-12 所示。编码这些钝化酶的基因常常由细菌的质粒所携带而且很多与转座子连接，这些质粒在不同细菌菌株之间的转移，是产生新的耐药菌株的一个重要原因，加速了耐药基因在种间的传递。

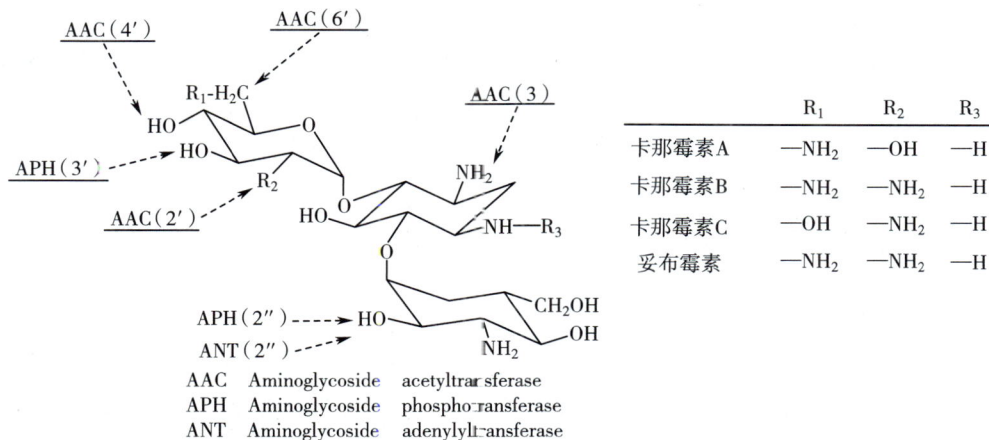

图 9-12　氨基糖苷类抗生素钝化酶的作用部位

　　尽管临床上许多细菌对氨基糖苷类抗生素产生耐药性是通过钝化酶来实现的，但是至今为止对链霉素耐药的结核分枝杆菌却不是通过这种机制产生耐药性，它是由链霉素的作用靶位 16S rRNA 的某些碱基发生突变（*rrs* 基因突变）或者与核糖体结合的核蛋白 S16（编码该蛋白基因 *rps*L，该蛋白起到稳定核糖体立体结构的作用）的某些氨基酸发生的突变所致。

（三）大环内酯类抗生素

1. 杀菌抑制机制　大环内酯类抗生素主要通过抑制细菌核糖体 50S 大亚基中肽酰转移酶的活性，使蛋白质合成过程中给位（P 位）上的肽酰 tRNA 不能与受位（A 位）上的氨基酰 tRNA 结合形成肽键，即抑制转肽作用，阻止核糖体内的蛋白质合成而起到杀菌抑菌作用。红霉素抗菌作用还表现在抑制核糖体 50S 大亚基的形成。已知 50S 大亚基是由 23S rRNA、5S rRNA 和 20 多种蛋白组成的，组装过程中先后有 32S、42S 中间产物形成。当细菌生长环境中存在红霉素时，正在组装尚未有功能的 50S 亚单位就可能与红霉素结合（结合位点与红霉素在成熟的 50S 大亚基上的结合位点相似但不完全相同），于是 50S 大亚基组装被停止。而这个无功能的 50S 大亚基中间产物因不能进一步形成有功能的核糖体，最终会被核糖核酸酶（如 RNaseE）降解掉。从细胞水平看，细胞核糖体数量下降，蛋白质的合成能力降低，细菌的生长被抑制了。而且红霉素抑制核糖体的翻译作用实际通过两种效应实现，一是红霉素可抑制蛋白质合成的延伸，二是促进肽酰 tRNA 脱落，当氨基酰 -tRNA 结合到核糖体 A 位并与 P 位上肽链形成肽键时，红霉素能阻断肽酰 tRNA（ptRNA）从核糖体 A 位到 P 位的转位，阻止肽链的延伸，并刺激 ptRNA 从核糖体上脱落，脱落下来的 ptRNA 会被 ptRNA 水解酶降解释放出未成熟的肽链。半合成十四元大环内酯类抗生素和十五元环的阿奇霉素的作用机制与红霉素相同。十六元大环内酯类抗生素与核糖体 50S 大亚基的结合区域与十四元大环内酯类抗生素相同，并且以更直接的方式抑制肽键的形成，但作用机制尚不十分明确。

2. 耐药机制　大环内酯类抗生素的耐药机制主要包括以下 4 个方面：

　　（1）靶点改变：耐药菌产生甲基化酶 erm（erythromycin resistance methylase），使位于核糖体 50S 大亚基单位的 23S rRNA 的嘌呤甲基化，导致抗生素不能与结合部位结合。目前至少发现 8 类 *erm* 基因，位于质粒或染色体上，常见的有 *erm*A、*erm*C（葡萄球菌属耐药基因）、*erm*AM（链球菌属耐药基因）。*erm* 基因介导的核糖体甲基化修饰一直是肺炎球菌对红霉素耐药的主要机制,介导高水平的大环内酯耐药,它编码的核糖体甲基化酶可使肺炎球菌核糖体 50S 大亚基的 23S rRNA 的 A2058 位的腺嘌呤残基 *N*-6 位二甲基化,此位点的修饰可明显降低与红霉素的结合能力,这可能是通过影响药物与靶位点接触或影响靶位点形成而起作用。由靶位改变所致的耐药又分为内在性耐药和诱导性耐药。内在性耐药菌对十四元、十五元和十六元大环内酯类耐药,而葡萄球菌诱导性耐药菌对十四元、十五元大环内酯类抗生素耐药,对十六元大环内酯类抗生素仍敏感。

(2)产生钝化酶:肠杆菌科细菌产生的红霉素酯酶(水解红霉素内酯环)或大环内酯 2′- 磷酸转移酶,破坏十四元大环内酯类抗生素的分子结构,但不能破坏十六元大环内酯类抗生素的结构。其耐药基因 *ere*A 或 *ere*B 均定位于质粒,在肠杆菌中 *ere*B 常与 *erm*B(编码 rRNA 甲基化酶)同时存在,导致细菌对红霉素产生高度耐药。

(3)主动外排:含耐药质粒 pNE24 的表皮葡萄球菌细胞内药物浓度明显低于敏感菌株中的浓度,加入能量抑制剂碳酰氰间氯苯腙(CCCP)后,耐药菌细胞内药物浓度上升至与敏感菌株相当的水平。测序发现耐药基因 *msr*A(macrolide streptogramine resistance)编码的含有 488 个氨基酸的蛋白质(MsrA)与能量依赖的转运蛋白同源。Schoner 等从 3 株产生大环内酯类抗生素的链霉菌中克隆出 3 个耐药基因 *tlr*C、*erm*B 和 *car*A,并发现 3 个基因编码的蛋白质的氨基酸序列与依赖 ATP 的转运蛋白的序列极为相似。因此,耐药基因编码的蛋白质将抗生素外排是这些耐药菌对相应大环内酯类抗生素产生耐药性的重要原因。

(4)核糖体突变:肺炎球菌耐药菌与大环内酯结合的核糖体结构,23S rRNA Ⅴ区和Ⅱ区,核糖体蛋白 L22 和 L4 发生突变。L4 蛋白的突变使通道入口变窄,这可能降低红霉素进入并与靶位点结合的能力;L22 蛋白的突变与之相反,它使入口扩大,以无效的方式结合红霉素。Ⅴ区 A2058 点突变引起耐药,Ⅱ区 35 发夹环的 A752 位点突变影响药物的抗菌活性。

(四) 四环素类抗生素

1. 杀菌抑菌机制　四环素类抗生素主要抑制细菌蛋白质合成,通过与核糖核蛋白体 30S 小亚基结合,抑制氨基酰 -tRNA 与起始复合物中核蛋白的结合,使氨基酰 -tRNA 不能与 A 位结合,阻断蛋白质合成的肽链延长。四环素类抗生素也可抑制 fMet-tRNA 与 30S 小亚基的结合,但作用较弱。四环素类抗生素还可抑制终止子与核糖核蛋白体结合,阻碍已合成肽链的释放。

2. 耐药机制　总体来说,细菌对四环素类抗生素的耐药性发生率不高。已有的耐药主要通过两种机制完成:一是外排泵突变,细菌固有的外排泵的改变,由不外排四环素变为可以外排四环素,主动外排四环素增多,或者对四环素类药物摄入减少;另一个是合成核糖体保护蛋白,将四环素从 30S 小亚基上释放。此外还有几种少见的突变,包括革兰氏阴性菌外膜孔蛋白透性的改变和 / 或外膜脂多糖的改变、16S rRNA 的改变,等等。

(五) 糖肽类抗生素

1. 抑菌杀菌机制　万古霉素和替考拉宁仅作用于革兰氏阳性菌,是通过干扰细菌细胞壁肽聚糖交联而起到杀菌抑菌作用。由于革兰氏阴性菌的细胞壁肽聚糖外还存在一层完整的细胞外膜,阻止万古霉素和替考拉宁等糖肽类抗生素渗透到肽聚糖而发挥作用。

糖肽类抗生素作用于细菌细胞壁肽聚糖的合成,但与 β- 内酰胺类抗生素的作用机制有所不同。糖肽类抗生素抑制细胞壁合成第二阶段(类脂结合)中一个关键的转化反应,即具有刚性交叉连接的 7 肽骨架识别未交叉连接肽聚糖链中 *N*- 酰基 -D-Ala$_4$-D-Ala$_5$ 中末端 D,D- 二肽,并在脂分子中通过 5 个氢键形成具有高度亲和力的复合物,这些氢键从糖肽类抗生素分子的下表面与肽聚糖末端的酰胺基和羧基结合,从而阻止了转肽酶的识别,即万古霉素与 UDP- 五肽末端的 -D-Ala-D-Ala 末端游离羧酸紧密结合后,抑制了有功能的肽聚糖形成过程中所需的转糖苷作用和转肽作用的最后步骤,从而导致细菌内容物泄漏而死亡。其次,万古霉素直接与转葡基酶发生交互作用,从而阻断转葡基反应来阻止肽聚糖的合成,这种破坏作用甚至比前一种作用更加强烈。

2. 耐药机制　耐药菌能够产生一种分子结构不同于敏感菌的肽聚糖前体末端二肽,D-Ala-D-Lac(氧原子取代 Ala 的一NH 形成 D-Lac)或 D-Ala-D-Ser,使万古霉素分子不能与之结合,而细菌照样能够合成其细胞壁。体外模拟实验研究表明,万古霉素分子与敏感菌的 D-Ala-D-Ala 之间形成 5 个氢键,而与耐药菌的 D-Ala-D-Lac 只能形成 4 个氢键,导致万古霉素与其亲和力降低了 1 000 倍。

已报道万古霉素耐药基因存在于转座子 Tn1546 中,共 7 个基因组成耐药基因簇(*vanA*),由 *vanA* 编码的蛋白包括 VanS 和 VanR,负责耐药性的诱导作用。其中 VanS 用于探测环境中是否存在万古霉素,负责将万古霉素的信号传递给 VanR,VanR 是一种响应调节物,最终导致活化或者启动其他有关耐药性的蛋白质的合成,如 VanH、VanA、VanX 等。其中 VanX 是一种二肽酶,降解 D-Ala-D-Ala,由此降低了 D-Ala-D-Ala 掺入到合成正常五肽前体的量,增加了合成非正常五肽前体量。另外,一些没有被二肽酶及时破坏的 D-Ala-D-Ala 所形成的五肽前体,可以被一种 VanY(羧肽酶)降解成为一种四肽,从而使万古霉素不能结合到细胞壁上。

四、临床应用

(一) β- 内酰胺类抗生素

1. 主要适应证　β- 内酰胺类抗生素种类繁多,临床治疗使用的几乎均为半合成品种,其抗菌活性强,抗菌谱广,对革兰氏阳性菌、革兰氏阴性菌甚至一些半合成品种对较难杀灭的铜绿假单胞菌和产 β- 内酰胺酶的耐药菌都有较好的抗菌活性,可用于各种细菌引起的感染类疾病,是抗感染类用药中市场份额最大的一类药物。

2. 不良反应　由于 β- 内酰胺类抗生素的作用靶点独特,仅抑制细菌的细胞壁合成,选择性好,一般来说,这类药物毒性较小,副作用少。口服给药,2%~7% 的患者有不同程度的胃刺激症。肌内注射部分的疼痛和无菌性炎症等为常见的局部反应,这与药物浓度有关。过敏反应是青霉素类药物的最重要的副作用,青霉素的过敏反应发生率为 0.7%~1.0%,其表现包括荨麻疹、血管神经性水肿、支气管痉挛和过敏性休克,过敏性休克的发生率为 0.015%~0.045%,故青霉素类药物在使用前需经过皮试鉴别有无发生过敏反应的可能性。

3. 药学服务　以细菌性脑膜炎为例:

(1)肺炎球菌:青霉素 80 万 ~100 万单位 /(kg·d)静脉滴注,氨苄西林 150~400mg/(kg·d)或红霉素 50~60mg/(kg·d)分次静脉滴注,对于青霉素敏者可改用头孢匹林 80mg/kg 分 4 次静脉滴注,另加椎管内注射 5~25mg/d。

(2)脑膜炎奈瑟菌:成人青霉素 2 400 万单位分次静脉滴注,儿童青霉素 30 万单位 /kg 分次静脉滴注;氨苄西林成人 12g 分次静脉滴注,儿童 200~400mg/kg 分次静脉滴注。

(3)b 型流感嗜血杆菌:氨苄西林 400mg/(kg·d)分 6 次静脉滴注,热退 5 日后停药,疗程为 10~14 日,也可足疗程后脑脊液中淋巴细胞 <50×10^6/L,蛋白质 <500mg/L 时停药;氯霉素 50~1 000mg/(kg·d)分 2 次静脉滴注,疗程 7 日。

(4)流感嗜血杆菌:氨苄西林成人每日 12g 分次静脉滴注,儿童 200~400mg/kg 分次静脉滴注;头孢曲松成人每日 4g 分次静脉滴注,儿童 80~100mg/kg 分次静脉滴注或头孢噻唑成人每日 12g 分次静脉滴注,儿童 200mg/kg 每 4~6 小时静脉滴注一次。

(二) 氨基糖苷类抗生素

1. 主要适应证　链霉素为最早应用于临床的氨基糖苷类抗生素,对球菌、分枝杆菌、巴氏杆菌、布鲁氏菌和嗜血杆菌都有显著的抑制作用,特别是对结核杆菌具有显著的作用。庆大霉素、卡那霉素、妥布霉素对需氧的革兰氏阴性杆菌如大肠埃希菌属、肠杆菌属、变形杆菌属、志贺菌属、柠檬酸杆菌属和克雷伯菌属等及分枝杆菌有一定的抗菌作用;对沙雷菌属、产碱杆菌属、沙门菌、嗜血杆属、布鲁氏菌属也有一定的抗菌作用；对不产酶的金黄色葡萄球菌有较强的作用。但对革兰氏阴性球菌如淋球菌、脑膜炎球菌及各种链球菌的作用较差。氨基糖苷类抗生素在碱性条件下抗菌作用较强，但 pH 超过 8.4 时则作用减弱，其抗菌活性可为 Ca^{2+}、Mg^{2+}、Na^+、NH_4^+、K^+ 等阳离子所抑制。

氨基糖苷类抗生素主要用于治疗革兰氏阴性菌引起的泌尿道感染、肠道感染、结核性脑膜炎、败血症、肺炎、腹膜炎及百日咳等；也广泛用于由铜绿假单胞菌、肠道杆菌、金黄色葡萄球菌等引起的感染，如败血症、呼吸道感染和烧伤感染等。

2. 不良反应   这类抗生素的最大缺点是对第八对脑神经、肾脏等组织器官的毒副作用较强。有的抗生素（如链霉素、新生霉素）长期使用后，会造成听觉不可恢复性的损害；还可造成肾脏损害，出现蛋白尿、管型尿，血液中非蛋白氮升高。因此，这类抗生素在医疗上的应用受到了一定的限制。相比之下，半合成氨基糖苷类抗生素抗菌活性强、抗耐药菌、疗效好，毒性低，在临床上得到较广泛应用。

3. 药学服务   以妥布霉素为例：

成人采用静脉滴注或者肌内注射方法给药、儿童以肌内注射方法给药。按照公斤体重，常用剂量为 3mg/(kg·d)，分 3 次，严重感染者最大可达 5mg/(kg·d)，分 3~4 次。以后，如可能应降至 4mg/(kg·d)，分 3 次。

婴儿：3mg/(kg·d)，分 3 次肌内注射。

新生儿或早产儿：不超过 3~4mg/(kg·d)，分 2 次静脉注射。

肾功能不全者：开始试用 1mg/kg，根据肌酐清除率调整剂量。

监测婴儿和新生儿血中药物含量。对氨基糖苷类过敏患者禁用。

（三）大环内酯类抗生素

1. 主要适应证   十四元、十五元、十六元大环内酯类抗生素之间的抗菌活性没有明显的区别，它们具有相同的抗菌谱，抗菌谱相对较窄，主要抗需氧革兰氏阳性菌、革兰氏阴性菌和厌氧菌，对支原体属、衣原体属、军团菌属等不典型病原体也具有良好的作用。化学半合成的新大环内酯类对流感嗜血杆菌、卡他莫拉菌和淋球菌的抗菌活性增高，对支原体属、衣原体属等不典型病原体的作用也明显增强。

2. 不良反应   这类抗生素的主要不良反应为胃肠道反应，但半合成大环内酯类抗生素口服吸收良好，给药次数和剂量减少，故胃肠道反应也相应减少。红霉素类抗生素可致肝脏损害，停药后恢复功能。

3. 药学服务   以阿奇霉素为例：

(1)阿奇霉素应每日口服给药一次，整片吞服，可与食物同时服用。

(2)以阿奇霉素片剂治疗各种感染性疾病，其疗程及使用方法如下：对沙眼衣原体、杜克嗜血杆菌或敏感淋球菌所致的性传播疾病，仅需单次口服本品 1.0g。对其他感染的治疗：总剂量 1.5g，每日一次服用本品 0.5g，共 3 日。或总剂量相同，首日服用 0.5g，第 2~5 日每日一次口服本品 0.25g。肾功能不全患者：轻、中度肾功能不全者（肾小球滤过率为 10~80ml/min）不需要调整剂量，严重肾功能不全者（肾小球滤过率<10ml/min）请遵医嘱。轻度肾功能不全患者（肌酐清除率>40ml/min）不需调整剂量。

(3)尚无阿奇霉素用于严重肾功能不全患者资料。轻中度肝功能不全患者，本品的用法与用量同肝功能正常者。

（四）四环素类抗生素

1. 主要适应证   四环素类抗生素具有广谱抗菌活性，对常见的革兰氏阳性菌与革兰氏阴性菌都有抗菌作用，对革兰氏阳性菌的抗菌作用优于革兰氏阴性菌。对衣原体、支原体、立克次体、阿米巴、某些疟原虫、螺旋体属和某些分支杆菌也有活性，对淋球菌和脑膜炎球菌具有一定的抗菌活性。但耐青霉素的淋球菌对四环素也耐药，对许多厌氧菌的抗菌作用良好，对霉菌通常无效（米诺环素对白念珠菌有一定活性）。四环素类抗生素中米诺环素的抗菌作用最强，对葡萄球菌的作用较强，可用于甲氧西林敏感的葡萄球菌感染。

2. 不良反应　这类抗生素的不良反应有胃肠道反应,包括食道烧灼或不适感、腹痛、恶心、呕吐等,口服给药更常见。静脉注射四环素偶尔引起急性肝细胞脂肪性坏死。肾功能不全者用药后可加重氮质血症,使尿毒症加重。儿童应用四环素可使牙齿黄染和釉质发育不全。孕妇使用四环素后也可使胎儿的牙齿黄染,形成四环素牙等等,所以四环素类的临床应用已明显减少。在发展中国家应用还广泛,可用于治疗多种感染性疾病,包括支原体肺炎、感染性腹泻和痤疮等,也可用于治疗一些不太常见的感染(如布鲁菌病、沙眼衣原体感染、霍乱、性病性淋巴肉芽肿、钩端螺旋体病、回归热、腹股沟肉芽肿、类鼻疽等),虽然有其他药物,四环素类抗生素仍然是治疗衣原体、支原体和立克次体所致感染的首选药。

3. 药学服务　以多西环素为例:

进餐时与 100ml 水一起吞服,至少在入睡前 1 小时服用。且仅供成人和 8 岁以上儿童使用。

(1)成人

常见指征:体重 60kg 以上者,每日 200mg,一次服用;体重 60kg 以下者,第一日 200mg,之后每次 100mg,一次服用。

急性淋病:①男性,经典疗法,第一日 300mg,分两次服用(或 2/3 晨服,1/3 晚服),之后每日 200mg,用药 2~4 日;连续疗法,500mg 一次服用,或每间隔 1 小时服用 300mg,共 2 次。②女性,每日 200mg。

原发性或继发性淋病:每日 300mg,分 3 次服用,用药至少 10 日。

单纯性尿道炎、子宫颈内膜炎、沙眼衣原体直肠炎:每日 200mg,用药至少 10 日。

痤疮:每日 100mg,用药 10~15 日,之后每 2 日用药 100mg。

(2)8 岁以上儿童:每日 4mg/kg。

(五)糖肽类抗生素

1. 主要适应证　糖肽类抗生素用于治疗严重革兰氏阳性菌感染,临床上用于治疗耐甲氧西林金黄色葡萄球菌、耐甲氧西林表皮葡萄球菌(methicillin-resistant *Staphylococcus epidermis*,MRSE)、肠球菌所致的败血症、心内膜炎等,亦用于治疗艰难梭菌引起的假膜性小肠结肠炎(又称为伪膜性肠炎)等,被誉为是"人类对付顽固性耐药菌的最后一道防线"和"王牌抗生素"。万古霉素和替考拉宁口服不吸收,需静脉给药。

2. 不良反应　万古霉素和去甲万古霉素有明显的耳毒性与肾毒性,轻症不宜选用。替考拉宁的亲脂性比万古霉素强 30~1 000 倍,易深入到组织和细胞,单次给药消除半衰期长达 45~70 小时,耳毒性稍低于万古霉素。当出现消化道损害应谨慎使用。

万古霉素使用时,应注意可能出现选择性耐药肠球菌。

3. 药学服务　以万古霉素为例:

(1)静脉滴注:成人每日 0.8~1.6g,分 2 次静脉滴注;儿童每日 15~30mg/kg,分 2~3 次静脉滴注。用前先将每瓶药物(0.4g)用 10ml 注射用水溶解,然后将每次剂量的药物用不少于 250ml 的 5% 葡萄糖注射液或者 0.9% 氯化钠注射液稀释后缓慢静脉滴注,每次滴注不少于 1 小时,静脉滴注部位应经常变换,以防止静脉炎的发生。

(2)口服:成人每次 0.2~0.4g,每日 4 次;儿童 15~30mg/(kg·d),分 4 次口服。

五、研究进展

(一)耐药细菌的现状

抗生素黄金时代始于 1928 年 Fleming 发现青霉素并延续到 20 世纪 70—80 年代,至今人们使用的 70% 的抗细菌类抗生素被开发成功,并且大多数是从放线菌中分离获得,挽救了无数生命,为预防和治疗人类传染病做出了重要贡献,在人类的医疗史上留下了浓墨重彩的一笔。据统计,美国FDA在1928—1979年批准了270余种抗生素上市用于临床使用,但是在2000—2020年,FDA批准的1090种抗生素中,只有27种被商业化,主要是随着抗生素的长期使用和滥用所诱导的日益突出的细菌对抗生素的耐药性逐年增加所致。

抗生素耐药菌的出现,特别是多重耐药菌已给临床抗感染治疗带来了严峻挑战。根据中国细菌耐药监测网(CARSS,http://www.carss.cn/)2020年度(2019年10月—2020年9月的监测数据,2021年11月公布)数据调查显示,耐药革兰氏阳性菌分离率排名前五位的是:金黄色葡萄球菌、屎肠球菌、粪肠球菌、表皮葡萄球菌和肺炎球菌(分别占革兰氏阳性菌32.6%、10.9%、10.4%、9.7%、8.1%);耐药革兰氏阴性菌分离率排名前五位的是:大肠埃希菌、肺炎克雷伯菌、铜绿假单胞菌、鲍曼不动杆菌和阴沟肠杆菌(分别占革兰氏阴性菌29.7%、20.9%、12.2%、9.5%、3.9%)。屎肠球菌、金黄色葡萄球菌、肺炎克雷伯菌、鲍曼不动杆菌、铜绿假单胞菌和肠杆菌属是医院感染中最常见的条件致病菌(缩略语ESKAPE),尽管在临床实践中采用了各种策略,这些微生物仍然具有逃避抗生素的杀灭能力,这些耐药细菌引起的临床致死率在世界范围内显著增加。美国疾病控制与预防中心发布的《2019年抗生素耐药性威胁报告》中将细菌、真菌、耐药菌根据其威胁患者生命的严重程度分为紧急威胁、严重威胁和关注威胁。

MRSA是临床常见的多重耐药菌,对氨基糖苷类、四环素类、大环内酯类等抗菌药物具有严重的多药耐药性,易引发脓毒血症或败血症,病死率高、住院时间和住ICU时间延长、诊断及治疗费用增加、抗生素不良反应风险增加及可成为传播源等。世界卫生组织(WHO)2018年估算,MRSA患者死亡的可能性比非感染形式的患者高64%。1986年发现耐万古霉素肠球菌(vancomycin-resistant *Enterococcus*,VRE),2002年又发现万古霉素耐药金黄色葡萄球菌(vancomycin-resistant *S.aureus*,VRSA),这些耐药革兰氏阳性菌对医疗卫生构成严重威胁。

多重耐药的革兰氏阴性菌(MDR-GNB),如大肠埃希菌、肺炎克雷伯菌、铜绿假单胞菌和鲍曼不动杆菌,由于它们细胞外双膜层可天然抑制抗生素接近,以及耐药基因的传播,由这些细菌引起的感染即使用致命剂量的抗生素也不能治愈,因此,致使MDR-GNB在医院感染中占有重要的地位。其中,耐多药鲍曼不动杆菌和铜绿假单胞菌是世界范围内医院感染的主要原因,也是目前世界卫生组织在耐药性、抗微生物药物耐药性监测和新抗生素发现方面优先考虑的病原体。

(二)最新批准的抗耐药细菌抗生素

从2015—2021年,FDA批准上市的抗耐药细菌的抗生素类药物(包括联合用药)主要品种有头孢他啶阿维巴坦(ceftazidime/avibactam)(2015年)、delafloxacin(2017年)、meropenem/vaborbactam(2017年)、奥泽沙星(ozenoxacin)(2017年)、plazomicin(2018年)、eravacycline(2018年)、sarecycline(2018年)、omadacycline(2018年)、imipenem/cilastatin/relebactam(2019年)、pretomanid(2019年)、lefamulin(2019年),2020—2021年无新抗生素被批准上市。部分化学结构式,见图9-13。

头孢他啶阿维巴坦(ceftazidime/avibactam)是第三代头孢菌素头孢他啶和β-内酰胺酶抑制剂阿维巴坦组合的复方药物。头孢他啶是通过抑制青霉素结合蛋白(penicillin-binding protein,PBP)而抑制肽聚糖的合成,从而导致细胞壁结构不稳定和细胞死亡。阿维巴坦是一种合成的新型β-内酰胺酶抑制剂,可抑制A族和C族β-内酰胺酶以及某些D族β-内酰胺酶的活性,从而保护头孢他啶不被耐药革兰氏阴性菌产生β-内酰胺酶降解,但阿维巴坦不能抑制B_1族β-内酰胺酶,如新德里金属-β-内酰胺酶(MBL)、Verona整合子编码的MBL和亚胺培南酶(imipenmase)。这种复合物药物用于治疗复杂性腹腔内感染及复杂性尿路感染的住院患者,两种疾病均由严重的革兰氏阴性细菌感染;还用于治疗院内细菌性肺炎和呼吸机相关性细菌性肺炎。

delafloxacin是一类双靶向广谱氟喹诺酮类抗菌药物,通过与DNA、DNA拓扑异构酶Ⅳ或DNA回旋形成三元复合物,抑制细菌DNA超螺旋的形成,破坏DNA复制。delafloxacin能有效地抑制革

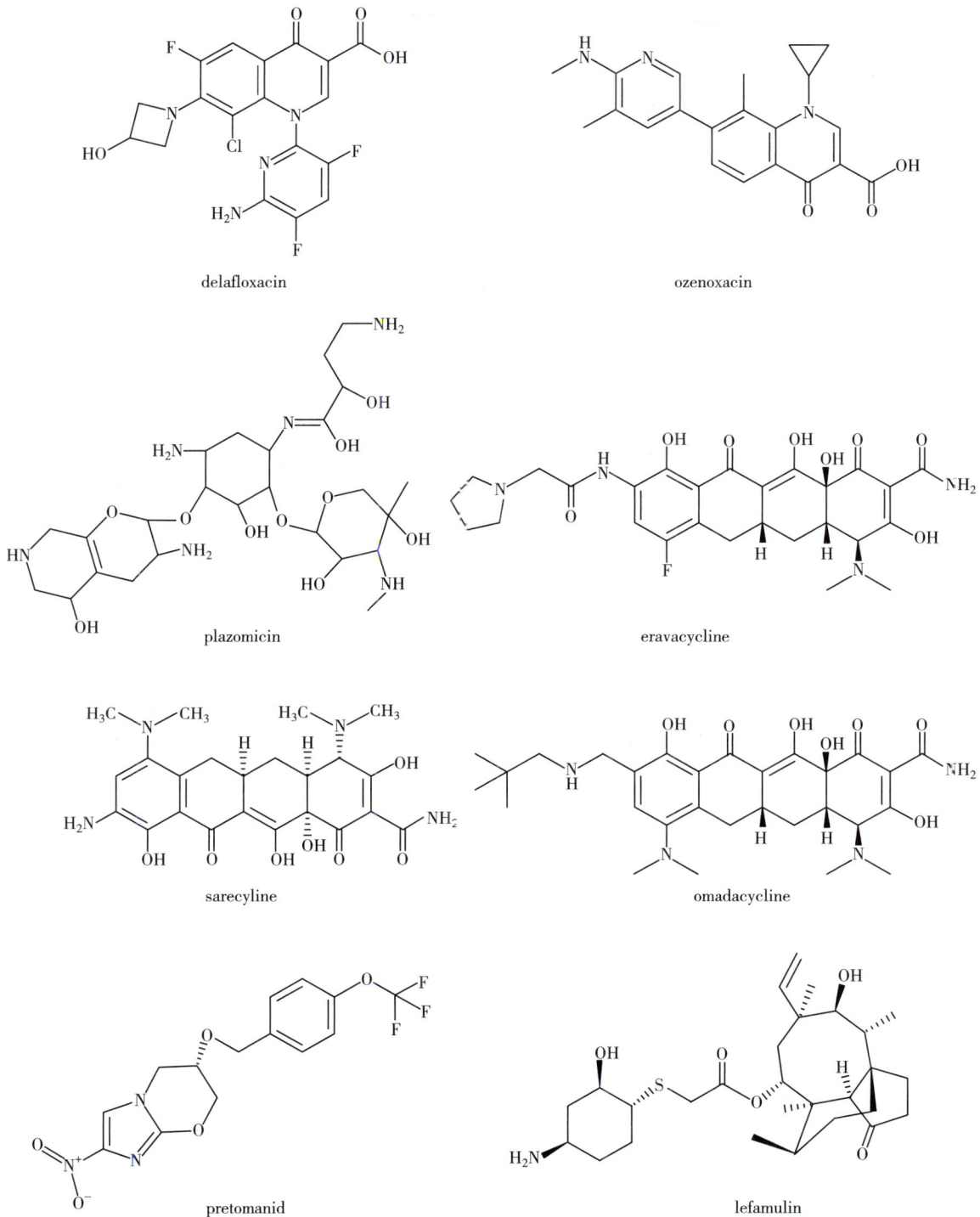

图 9-13　近五年被批准的部分抗生素的化学结构

兰氏阳性菌(包括 MRSA)和革兰氏阴性菌(包括耐喹诺酮类大肠埃希菌、铜绿假单胞菌和肺炎克雷伯菌)所引起的感染,并且比其他氟喹诺酮类药物对 MRSA 更有效。2017 年首次被批准用于治疗易感细菌引起的成年人急性细菌性皮肤和皮肤结构感染,2019 年再次获批用于治疗易感细菌引起的成人社区获得性肺炎。

　　meropenem/vaborbactam 由广谱碳青霉烯美罗培南和 β- 内酰胺酶抑制剂 vaborbactam 组成的复方制剂。美罗培南通过抑制 PBP 而抑制肽聚糖的合成,导致细胞壁结构受损引起细菌裂解。

vaborbactam 是一种新型的 β- 内酰胺酶抑制剂,没有抗菌活性,但可以保护美罗培南不被某些丝氨酸 β- 内酰胺酶降解而发挥抗菌活性。meropenem/vaborbactam 可抑制 A 族和 C 族 β- 内酰胺酶,但是不能抑制 B 族和 D 族 β- 内酰胺酶活性。2017 年美国 FDA 批准用于成人皮肤溃疡患者,和某些细菌引起的肾盂肾炎。该药物对耐药和不耐药的革兰氏阴性菌具有良好疗效,安全性高,少见严重性不良反应,如速发型过敏反应和癫痫。

奥泽沙星(ozenoxacin)是一种非氟喹诺酮抗菌剂,为 DNA 解旋酶和拓扑异构酶Ⅳ的双重抑制剂,通过抑制细菌 DNA 复制杀灭细菌。用于治疗由金黄色葡萄球菌(包括 MRSA)或化脓性链球菌引起的年龄大于 2 个月的小儿患者和成人脓疱病,疗效好,不良反应包括酒渣鼻或脂溢性皮炎。

plazomicin 是一种能抑制细菌核糖体 30S 小亚基功能从而抑制蛋白质合成,杀灭细菌的新一代氨基糖苷类抗生素。plazomicin 是在庆大霉素族类抗生素西索米星(sisomicin)的基础上通过化学改造获得,可避免氨基糖苷类抗生素钝化酶(AME)破坏造成的活性丧失。plazomicin 用于治疗 18 岁以上由多重耐药的革兰氏阴性菌(MDR-GNB)肠杆菌科细菌(包括对碳青霉烯类耐药的肠杆菌和耐多黏菌素类肠杆菌)、铜绿假单胞菌、产生氨基糖苷类抗生素钝化酶的菌株、金黄色葡萄球菌(包括 MRSA)导致的严重感染,如复杂性尿路感染、肾盂肾炎等。副作用主要包括肾毒性(肾毒性发生率低于多黏菌素)、腹泻、高血压、头痛、恶心、呕吐、低血压。

eravacycline 是一种全合成的含氟四环素类抗生素,在四环素母核 D 环的 C7 和 C9 进行化学修饰。与其他四环素相似,eravacycline 通过结合到核糖体的 30S 小亚基抑制细菌蛋白质的合成,从而杀灭细菌。eravacycline 具有广谱抗菌活性,对革兰氏阴性菌、革兰氏阳性菌和厌氧微生物,以及对 MDR 细菌,包括 MRSA、VRE、CRE(碳青霉烯耐药的肠杆菌科病菌,carbapenem-resistant enterobacteriaceae bacteria,CRE)和产生 ESBL(超广谱 β- 内酰胺酶,extended-spectrum β-lactamase)的不动杆菌属均有活性。eravacycline 适用于治疗 18 岁及以上患者的复杂腹腔内感染,最常见的不良反应是输液部位反应、恶心、呕吐和腹泻。

sarecycline 是一种窄谱的四环素衍生物,与其他四环素类药物不同,它通过与细菌核糖体中 mRNA 结合,抑制细菌蛋白质合成而起到杀灭细菌的作用。是 40 余年来首个被批准口服治疗中度至重度痤疮的药物,具有良好的安全性和耐受性。对四环素耐药的金黄色葡萄球菌、红霉素耐药菌和克林霉素耐药菌有活性,且耐药性发生率较低。但 sarecycline 禁忌用于对四环素类药物过敏的患者,该药在牙齿发育过程中使用可能导致牙齿永久变色。如果发生艰难梭菌相关性腹泻(抗生素相关结肠炎)或颅内高压,应停止使用。不到 1% 的女性受试者出现外阴阴道真菌病(0.8%)和外阴阴道念珠菌病(0.6%)的不良事件,总体不良反应少。

omadacycline 是一种新型的四环素类抗菌药物,是对四环素母核 D 环的 C7 和 C9 位化学修饰获得,通过与 30S 小亚基结合抑制细菌蛋白质合成达到杀灭细菌的目的。omadacycline 为急性细菌性皮肤及皮肤结构感染和社区获得性细菌性肺炎提供了一个有前途的治疗方案。omadacycline 对好氧和厌氧革兰氏阳性菌和革兰氏阴性菌具有广谱活性,包括对 MRSA、VRE 和 MDR- 肺炎双球菌,但对铜绿假单胞菌、变形杆菌和普鲁威登菌(providencia)无效。该药用于治疗细菌性社区获得性肺炎及急性细菌性皮肤和皮肤结构感染。不良反应低,最常见为恶心、呕吐、静脉滴注部位反应、谷丙转氨酶升高、谷草转氨酶升高、γ- 谷氨酰转氨酶升高、高血压、头痛、腹泻、失眠、便秘。

imipenem/cilastatin/relebactam(亚胺培南 / 西司他汀 /relebactam)为复方抗生素,其中 relebactam 是一种新型 β- 内酰胺酶抑制剂,属于二氮杂双环辛烷类物质,具有抑制 A 族(超广谱 β- 内酰胺酶和 KPC)和 C 族的 β- 内酰胺酶活性。relebactam 可保护亚胺培南免受某些丝氨酸 β- 内酰胺酶的降解,针对亚胺培南耐药的革兰氏阴性菌株,联合应用 relebactam 时,菌株会对亚胺培南更加敏感,用于治疗选择有限或无替代治疗选择的 18 岁及以上患者由某些易感革兰氏阴性菌引起的复杂尿路感染(包括肾盂肾炎)和复杂性腹腔内感染。该药于 2020 年获批用于治疗由多种特定微生物(如阴沟肠杆菌、大肠埃希菌、肺炎克雷伯菌、产气荚膜梭菌、铜绿假单胞菌)引起的成人患者的细菌性医院获得性肺炎和呼吸机相关性细菌性肺炎。常见的不良反应包括恶心、腹泻和头痛。

pretomanid 是 2019 年 FDA 批准的新的化学实体,属于硝基咪唑嗪类化合物,与贝达喹啉(bedaquiline)和利奈唑胺(linezolid)联用,在厌氧条件下,通过阻断正在复制的细胞壁的合成杀死结核分枝杆菌,是近 40 年来 FDA 批准的第三款抗肺结核新药。用于治疗耐药或无反应的广泛耐药结核病或耐多药结核病患者。不良反应有周围神经病变和贫血。

lefamulin 是一种截短侧耳素类抗生素,它通过与细菌核糖体 50S 小亚基的肽基转移酶中心结合,抑制细菌蛋白质的合成。在体外,lefamulin 对最常见的致病性革兰氏阳性、革兰氏阴性和非典型病原体具有抗菌活性,同时对金黄色葡萄球菌、MRSA 和耐万古霉素屎肠球菌有效。lefamulin 用于治疗细菌性社区获得性肺炎成年患者。不良反应包括延长 QT 间期、输液反应、腹泻、恶心、低钾血症、失眠和头痛。

我国制药专家在困境中成功研制多种抗生素
(拓展阅读)

第三节　抗真菌抗生素

一、药物发现

随着高效广谱抗生素的广泛使用,以及抗肿瘤、器官移植、介入式治疗、皮质类固醇激素的应用和 HIV 患者的不断增多,在 20 世纪 70 年代之后,侵袭性真菌感染的发生愈来愈多。目前,抗真菌药物仅包括由多烯类、唑类、氟胞嘧啶和棘白菌素为代表的有限化学类别,人们面临的治疗选择受到很大限制。开发安全、新型、有效的抗真菌药物极为迫切,但是和抗细菌药物的开发相比,抗真菌药物的开发显得困难重重,进度缓慢。

20 世纪 30 年代,科学家从展青霉(Penicillium patulum)发酵液中第一次获得了抗真菌抗生素——灰黄霉素,于 1950 年从诺尔斯链霉菌(Streptomyces noursei)中发现第一个多烯类抗真菌抗生素制霉菌素,之后逐渐发现更多的该类化学物质。至今已经发现 200 余种该类抗生素,但只有 10 种左右应用于临床,包括两性霉素 B(amphotericin B)、制霉菌素(nystatin)、曲古霉素(hachimycin)等。

20 世纪 70 年代,科学家从构巢曲霉(Aspergilus nidulans)和 A.rugulosus 发酵液中分离得到一类环脂肽类物质,命名为棘白菌素,之后对其进行结构改造,先后获得了卡泊芬净(caspofungin)、米卡芬净(micafungin)和阿尼芬净(anidulafungin)等。

二、药物性质与主要上市品种

(一)多烯类抗生素

多烯类抗生素(polyene antibiotic)是作用于真菌细胞膜的抗生素,分子中含有较多不饱和烃链和共轭双键的发色基团,并具有多烯的紫外吸收光谱。制霉菌素(nystatin)是第一个被发现和鉴定的四烯类抗真菌抗生素,之后从结节链霉菌(Streptomyces nodosus)培养液中发现了第一个七烯类抗真菌抗生素两性霉素 B(Amphotericin B)。到目前已经发现 200 余种多烯抗生素,但只有两性霉素 B、制霉菌素、曲古霉素(hachimycin)、克念菌素(carnitracin)等应用于临床。

多烯类抗生素分子结构的共同特点:含有 2~7 个不等的共轭双键,含有一个酸性基团及较多的羟基官能团;有些多烯类抗生素含有内酯环结构,通过糖苷键与碳霉糖胺连接,如制霉菌素和两性霉素 B 都含有三十八元内酯环,它们的化学结构式,如图 9-14。以四烯(制霉菌素)和七烯(两性霉素 B)最为常见。

（二）棘白菌素类抗生素

20 世纪 70 年代发现的一类天然产物，主要含有三种类型：棘白菌素（echinocandin）A、B 和 C，每种类型的差别仅在于脯氨酸残基碳端的取代物不同。其中棘白菌素 B 是最主要类型，是由构巢曲霉（Aspergilus nidulans）和 A.rugulosus 产生的一类环脂肽类物质，之后化学半合成获得了卡泊芬净（caspofungin）、米卡芬净（micafungin）和阿尼芬净（anidulafungin）等，其抗真菌活性较好，水溶解性和毒性改善很大，于 2001 年后被陆续批准上市。

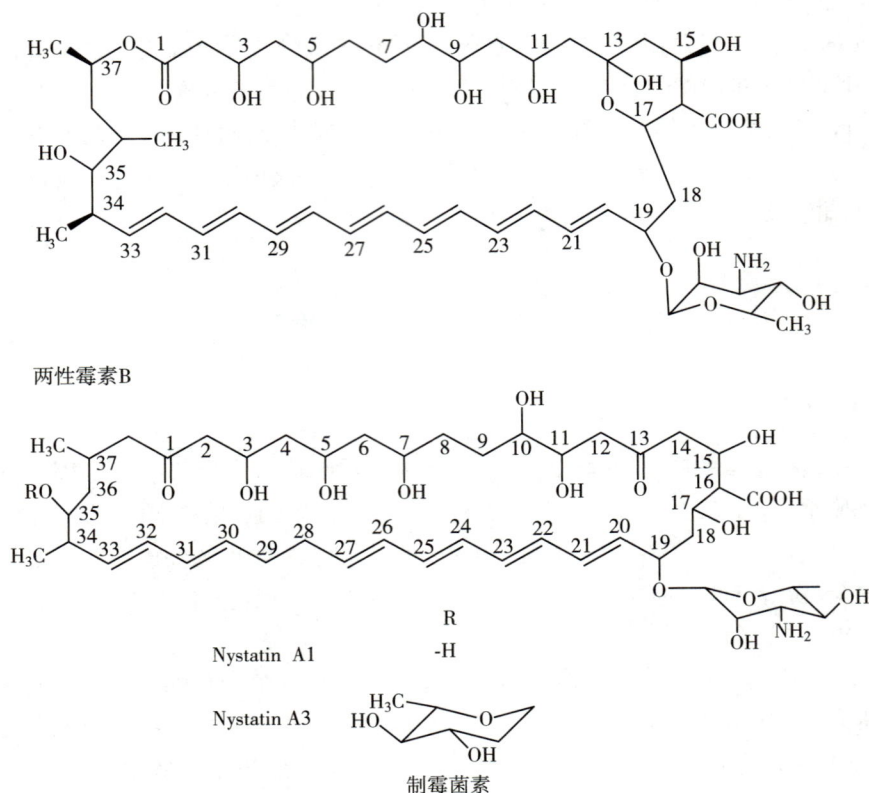

图 9-14　两性霉素 B 和制霉菌素的化学结构

棘白菌素 B 是一种由六肽和 1 条亚油酰基侧链组成的环状脂肽类化合物，它对卡氏肺孢虫和白念珠菌具有较强的抗菌活性，但是由于其不溶于水且具有溶血毒性，不能应用于临床，故对其进行结构改造，获得第 2 代棘白菌素类抗生素卡泊芬净、米卡芬净，以及第 3 代棘白菌素类抗生素阿尼芬净和被 FDA 于 2019 年初批准的 rezafungin。它们的化学结构，如图 9-15 所示。

三、药理作用

（一）多烯类抗生素

1. 杀菌抑菌机制　尽管多烯类抗生素用于临床治疗致死性、侵袭性真菌感染已经半个世纪，但是它的作用机制一直没有得到完全阐明。以往认为，多烯类抗生素是通过直接结合于真菌细胞膜上的麦角固醇，使细胞膜产生多孔，引起细胞内容物漏出而死亡。即多烯类抗生素首先与膜结合生成膜 - 抗生素复合物，其结合程度与膜内麦角固醇的含量成正比，在膜脂质双层中形成由多烯类抗生素与麦角固醇结合的环状化合物，构成亲水通道，使真菌细胞质膜结构发生改变，致使细胞内容物向外泄漏，使真菌死亡。如 8 分子两性霉素 B 与真菌细胞膜中的 8 分子麦角固醇结合成一个环状复合物，这些环状复合物在细胞膜的脂质双层中形成直径 500pm 的亲水孔道。细胞内某些重要物质（如核酸、蛋白质等）由此孔道漏出，影响了细胞的正常代谢，最终导致死亡。由于细菌细胞膜上不含有固

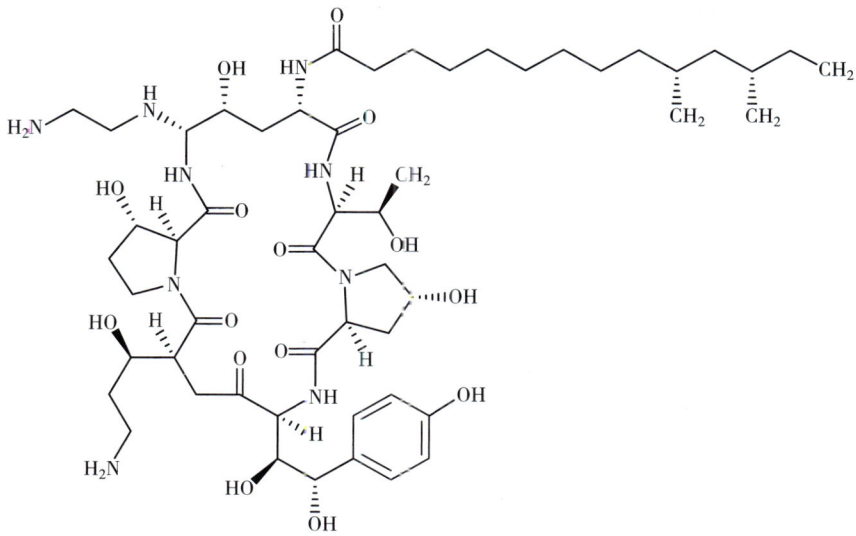

卡泊芬净

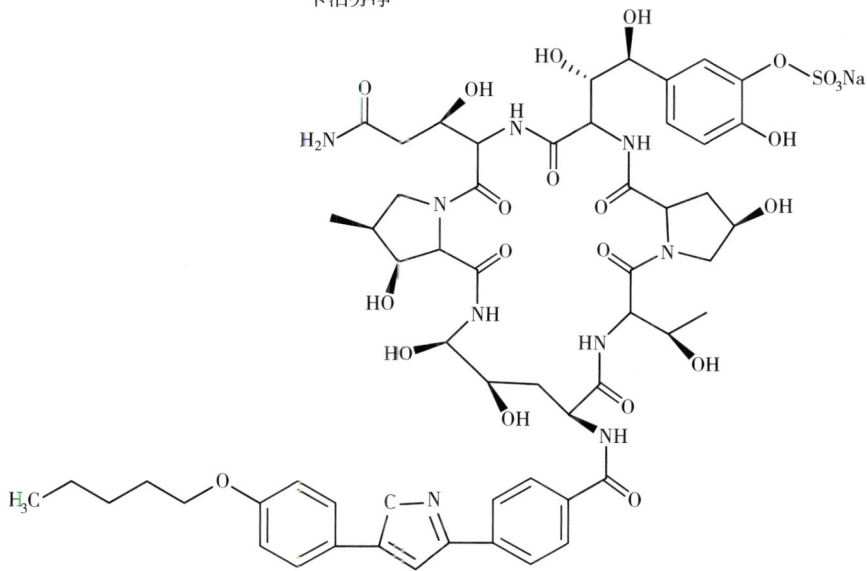

米卡芬净

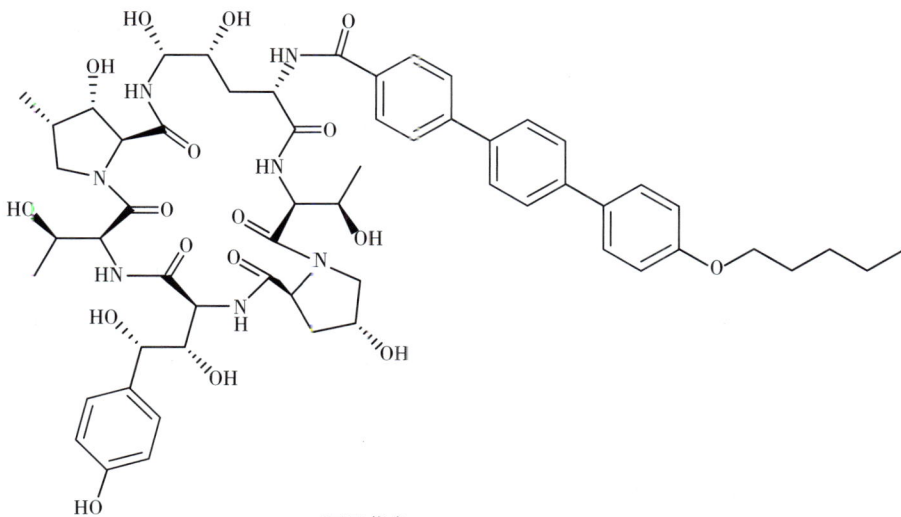

阿尼芬净

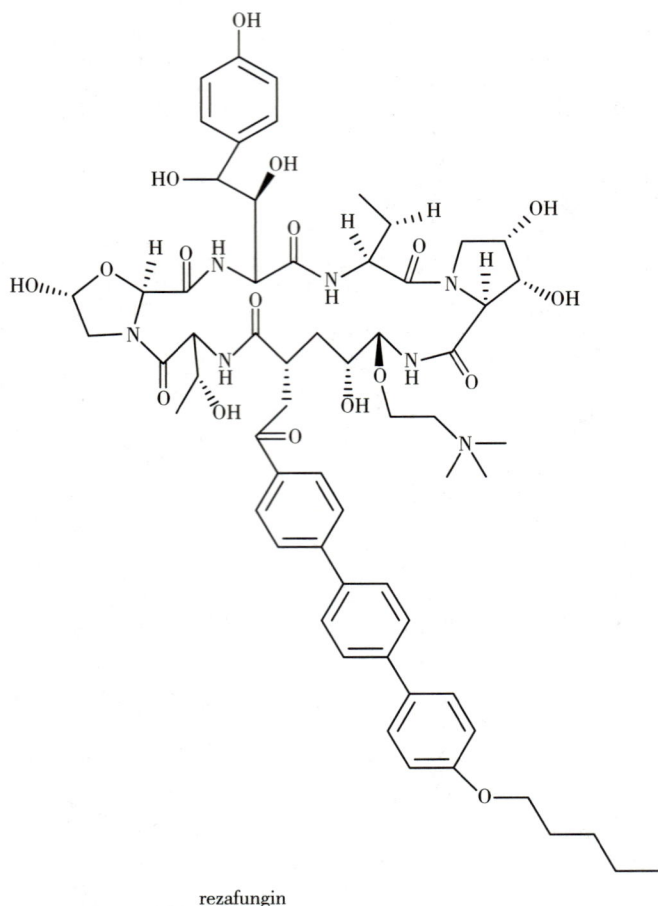

rezafungin

图 9-15　卡泊芬净、米卡芬净、阿尼芬净和 rezafungin 的化学结构

醇,所以对细菌无杀灭作用。最新科学研究表明,多烯类抗生素可以通过自聚合,在细胞膜外形成一个"甾醇海绵"的结构,从真菌细胞膜中不断"吸取"甾醇和麦角固醇,导致细胞膜功能破坏和最终的细胞死亡。

2. 耐药机制　多烯类抗真菌药物已经在临床上使用了 50 余年,但耐药菌出现的频率还是非常低的,但是人们对于真菌耐药机制的研究整体还处于宏观水平,并不深入。如穿过真菌细胞壁是多烯类抗生素到达细胞膜的第一道屏障,这种途径可能在耐药菌中发生改变;或者真菌细胞膜中的固醇结构发生了改变,致使细胞膜的流动性发生了改变,降低了药物对细胞膜的亲和力;或者细胞膜的麦角固醇含量减少,降低了多烯类抗生素与细胞膜结合的可能性,并降低了药物对膜的亲和力;真菌细胞对多烯类抗生素引起的氧化现象敏感度降低。

(二) 棘白菌素类抗生素

1. 杀菌抑菌机制　真菌细胞壁葡聚糖是由 β-(1,3) 或 β-(1,6)- 葡聚糖键相互连接的 D- 葡萄糖单体组成的多糖,β-(1,3)-D- 葡聚糖占细胞壁的 50% 以上,其与甲壳素共同构成细胞壁的骨架结构,这 2 种多糖在维持细胞完整性和结构稳定性方面发挥重要作用。棘白菌素类药物主要通过非竞争性抑制真菌细胞壁中 β-(1,3)- 葡聚糖合成酶的活性,造成细胞壁中 β- 葡聚糖含量减少,进而引起真菌细胞壁的不完整、裂解以及细胞内外渗透压的改变,最终使真菌细胞溶解而被杀死。此外,这类药物还能降低真菌细胞膜麦角甾醇和羊毛甾醇组分的合成以及增加甲壳素的合成。研究发现,被这类药物抑制的真菌细胞,其细胞结构发生改变,如有假菌丝生成、细胞壁增厚和子细胞不能从母细胞分离。这可能用于解释近年来的体内、外研究发现"矛盾现象",即棘白菌素类抗真菌药物在低药物浓度时可杀死或抑制念珠菌属和曲霉属,而在高药物浓度时出现菌落生长的现象,是由于这类药物能诱导细胞壁应激增加胞内钙调蛋白(CmdA)结合 Ca^{2+} 并通过磷酸化富含丝氨酸-脯氨酸的钙调蛋白 α-催化亚基(CnaA)激活部位。CnaA 使转录因子 CrzA 去磷酸化,CrzA 移动到细胞核并与特定的启动子基元结合(钙调磷酸酶依赖的报告成分,calcineurin-dependent reporter element,CDRE)诱导甲壳素合酶基因(chsA、chsC、chsG 和 csmB)的表达,增强了甲壳素的合成数量。此外,药物作用后,热休克蛋白 90(Hsp90)从细胞质转移到细胞壁,可能是直接与钙调磷酸酶或其他蛋白相互作用。Hsp90 的功能依赖于与 Hsp70 相互作用和 Hsp90-Hsp70 的组织蛋白 StiA,组蛋白去乙酰化酶(HDAC)对 Hsp90 的功能也很重要。在药物作用早期,与 GTPase、RhoI 和 β-1,3-葡聚糖合酶(FksA)形成的复合物被抑制不能进入液泡,但是经过长时间的接触并在高浓度的药物作用下,FksA 重新定位于细胞壁并恢复其 1,3-葡聚糖合成活性。

2. 耐药机制　棘白菌素类抗真菌药物耐药性在 2010 年后呈现较快发展的势头。越来越多的检测显示,念珠菌属的分离株对棘白菌素类药物产生了耐药性。然而,白念珠菌和大多数念珠菌属的总体耐药性仍低至 2%~3%,而光滑念珠菌却出现了较高水平(8%~13%)的耐药性。这主要是由编码葡聚糖合成酶催化亚单位的 fks 基因突变所致。研究发现,念珠属物种的 fks 热点序列的氨基酸突变导致 MIC 值升高(10~100 倍),并使葡聚糖合成酶(IC_{50})对药物的敏感性降低多达 3 000 倍,如白念珠菌 fks 基因突变位点在 Phe641-Pro649 区域内和 Arg1361,光滑念珠菌中 fks 基因突变发生在氨基酸 Ser629 和 Ser663 的位置。fks 基因突变与药效不佳和临床疗效降低有关。

另一方面,念珠菌属和曲霉属的细胞外生物膜基质主要由 β-葡聚糖组成,它可以隔离药物并在细胞膜水平有效降低药物的浓度。细胞外葡聚糖产生的遗传或化学调节可增强细胞对抗真菌药物的敏感性。如全局转录调控因子 Rlm 和 Smi1 以及 fks 等基因通过控制调节葡聚糖的形成,导致生物膜出现耐药性,也是抗真菌药物出现耐药性的一种因素。

四、临床应用

(一)多烯类抗生素

1. 主要适应证　多烯类抗生素具有较强的抗真菌活性和较宽的抗菌谱。制霉菌素、那他霉素、两性霉素 B 是临床使用中有代表性的 3 个品种。制霉菌素和那他霉素对隐球菌、念珠菌、曲霉菌有很强的抗真菌活性。其中,制霉菌素用于治疗皮肤、阴道和食道念珠菌病;那他霉素用于治疗真菌角化症和角膜感染。制霉菌素和那他霉素在肠道中吸收较少且不良反应大,所以多是局部使用。克念菌素、曲古霉素作用与制霉菌素相似,亦用于真菌与阴道滴虫感染。两性霉素 B 对多种致病性酵母如念珠菌属、新型隐球菌、马拉色菌和多种霉菌如曲霉属、外瓶霉、多种接合霉菌以及双相真菌如组织胞浆菌、马尔尼菲青霉都具有良好抑制作用,是当前治疗深部真菌病的重要药物,用于治疗与癌症、器官移植和其他疾病有关的侵袭性真菌感染。

2. 不良反应　两性霉素 B 在静脉滴注过程中或数小时即可出现寒战、高热、恶心呕吐,甚至心室颤动或心脏骤停;所有患者均可出现不同程度的肾功能损伤,表现为血尿、蛋白尿、管型尿,严重时出现氮质血症;长期使用会导致其在肾组织中积聚,破坏肾组织中细胞膜的通透性造成严重的肾脏和肾上腺伤害,且两性霉素 B 可引发溶血。这种副作用是由多烯类抗生素对细胞质膜脂质双层中的固醇的结合专一性不强而损伤正常人体细胞所引起的。因此,为了降低毒性,已制成脂质体制剂,如两性霉素 B 脂质复合体(amphotericin B lipid complex)、两性霉素 B 胶体分散剂(amphotericin B colloidal dispersion)与两性霉素 B 脂质体(liposome amphotericin B)用于提高用药剂量与临床疗效。

3. 药学服务　以两性霉素 B 为例:

静脉用药:开始静脉滴注时先试以 1~5mg 或按体重一次 0.02~0.1mg/kg 给药,以后根据患者耐受情况每日或隔日增加 5mg,当增至一次 0.6~0.7mg/kg 时即可暂停增加剂量,此为一般治疗量。成人最高一日剂量不超过 1mg/kg，每日或隔 1~2 日给药 1 次，累积总量 1.5~3.0g，疗程 1~3 个月，也可长至 6 个月，视病情及疾病种类而定。对敏感真菌感染宜采用较小剂量，即成人一次 20~30mg，疗程仍宜长。鞘内给药：首次 0.05~0.1mg，以后渐增至每次 0.5mg，最大量一次不超过 1mg，每周给药 2~3 次。

（二）棘白菌素类抗生素

1. 主要适应证　棘白菌素类抗生素对大多数常见的念珠菌属物种具有广泛的活性，是侵袭性念珠菌病患者首选的一线治疗药物，用于治疗食道和侵入性念珠菌病、念珠菌血症，以及在发热性中性粒细胞减少症患者中进行经验性治疗，并在接受造血干细胞移植（HSCT）的患者中进行预防治疗。对氟康唑、两性霉素 B 或氟胞嘧啶产生耐药的念珠菌对该类药物无交叉耐药性。对曲霉菌等易感霉菌具有抑制作用，可以裂解扩大菌丝的顶端，改变菌丝形态、细胞壁的组成；但对毛霉菌属、隐球菌属和镰刀菌属均无活性。

卡泊芬净是第 1 个被批准用于治疗侵袭性曲霉病棘白菌素类抗生素，它对念珠菌、曲霉、组织胞浆菌、粗球孢子菌等有良好的抑制活性，但对于新型隐球菌和接合菌等没有抑制活性。米卡芬净对白念珠菌、光滑念珠菌、热带念珠菌、克柔念珠菌和近平滑念珠菌有良好的抑制活性，对新型隐球菌、白吉利毛孢子菌等没有抑制活性。阿尼芬净具有更大的分布容积和更广的抗菌谱，对白念珠菌、热带念珠菌、平滑念珠菌和克鲁斯念珠菌的抗菌活性均优于伊曲康唑和氟康唑。棘白菌素类抗生素对肝肾功能无明显影响，耐受性好，是一种较为安全的药物。

2. 不良反应　卡泊芬净已报告的不良反应包括可能由组胺介导的症状，其中包括皮疹、颜面肿胀、瘙痒、温暖感或支气管痉挛、过敏反应等。

阿尼芬净的不良反应有：消化系统可引起恶心、呕吐、腹泻、消化不良等。可有 GOT、GPT、ALP、γ-GGT 升高；可出现静脉炎、深静脉血栓、心脏功能障碍和肥厚型心肌病；血液系统可见白细胞减少、粒细胞减少；过敏反应表现为皮疹、荨麻疹、面部潮红、瘙痒、呼吸困难和低血压；其他有低血钾、发热、头痛等。

3. 药学服务　以卡泊芬净为例：

成人患者一般建议：用于治疗成人患者（18 岁及 18 岁以上的），经静脉缓慢地滴注须大约 1 小时的时间。第一天单次 70mg 负荷剂量，随后每天单次 50mg。疗程取决于患者的临床反应。经验治疗需要持续至患者的中性粒细胞恢复正常。确诊真菌感染的患者需要至少 14 天的疗程；在中性粒细胞恢复正常和临床症状消除后治疗还需持续至少 7 天。如果 50mg 剂量耐受性好，但缺乏有效的临床反应，可以将每天剂量升高至 70mg。虽然尚无证据证明每天使用 70mg 剂量能够提高疗效，但现有的有限的安全性资料显示每天剂量增加至 70mg 耐受性好。

卡泊芬净用于治疗侵袭性曲霉菌病时，第一天给予单次 70mg 负荷剂量的注射用醋酸卡泊芬净，随后每天给予 50mg 的剂量。疗程取决于患者疾病的严重程度、被抑制的免疫功能恢复情况以及对治疗的临床反应。虽然尚无证据证明使用更大的剂量能提高疗效，但是现有的安全性资料提示，对于治疗无临床反应而对本品耐受性良好的患者可以考虑将每日剂量加大到 70mg。对老年患者（65 岁或以上）无须调整剂量。无须根据性别、种族或肾脏受损情况调整剂量。

五、研究进展

（一）真菌细胞壁靶点

感染包括常见的浅表或黏膜感染和严重的系统性侵袭性真菌感染（IFIs），其中 IFIs 是危及生命的严重感染性疾病，主要是由机会性真菌病原体引起的，如念珠菌属、烟曲霉属、新型隐球菌等。与抗细菌抗生素相比，批准上市的抗真菌抗生素品种少很多，在临床上应用非常受限，主要是由于真菌靶点的研究还不够深入。通常通过靶向细胞膜麦角固醇（多烯类抗生素）、细胞膜羊毛甾醇 14α- 去甲基酶（含唑类抗真菌抗生素）和靶向细胞壁（棘白菌素类抗生素）发挥作用。随着耐药真菌对唑类和棘白菌素失活以及产生严重肾毒性的多烯类抗生素使该问题更加棘手，因此开发新型低毒抗真菌药物非常迫切。

细胞壁作为真菌特有的结构，通常具有更强的选择性和更低的毒性，是抗真菌药物研究的理想靶位。迄今为止，真菌细胞壁的结构、组成、生物合成等方面的研究非常广泛。葡聚糖作为真菌细胞壁的中间层，是真菌细胞壁的主要结构多糖。β-(1,3)-D-葡聚糖是多种真菌中普遍存在的元素，其他葡聚糖如 β-(1,6)-、混合 β-(1,3)- 和 β-(1,4)-、α-(1,3)- 和 α-(1,4)- 连接的葡聚糖已在多种真菌细胞壁中被发现，因此葡聚糖合成酶是开发广谱抗真菌药物的一个理想靶点。糖基磷脂酰肌醇（glycosylphosphatidylinositol，GPI）-细胞壁甘露蛋白（anchored cell wall mannoprotein）大多通过 β-(1,6)-D-葡聚糖链附着在真菌细胞壁上，高度保守的 Gwt1（GPI-anchored wall protein transfer 1）对维持细胞壁的完整性至关重要，也可以成为一个理想靶点。甲壳素是真菌细胞壁的必需组成成分，阻断甲壳素的合成或者降解甲壳素均可导致细胞形态异常和细胞壁通透性改变，最终导致真菌死亡，因此甲壳素合成酶（chitin synthase，Ch）和甲壳素降解酶（chitinase for chitin degradation）成为抗真菌筛选的靶点。

（二）最新作用于真菌细胞壁抗生素

近年来有三种真菌细胞壁抑制剂被发现和被 FDA 批准进入临床研究或上市：

1. ibrexafungerp 是首个全新三萜类结构的糖原合成酶抑制剂，靶向真菌细胞壁葡聚糖合成酶的抗真菌药，于 2021 年 6 月被 FDA 批准以口服用药形式上市，用于治疗成年和月经初潮后儿童女性外阴阴道念珠菌病。ibrexafungerp 还有多项适应证处于临床开发研究后期，包括主要由念珠菌（包括耳念珠菌）和曲霉属等真菌引起的院内感染。体内和体外实验已显示出 ibrexafungerp 具有广谱的抗真菌活性，可以用于唑类和棘白菌素类等多种药物耐药菌株引起的感染。

2. rezafungin 是一种新型抗真菌棘球白素类药物，基于阿尼芬净结构修饰后获得。rezafungin 在体外能够有效抑制白念珠菌、热带念珠菌以及烟曲霉，但对隐球菌无效。它靶向真菌细胞壁 β-(1,3)-葡聚糖合成酶，抗菌谱广且作用持久，已经被美国 FDA 批准为合格的抗传染病产品，以静脉注射剂型用于治疗念珠菌引起的侵袭性真菌感染和接受异基因骨髓移植的成人患者预防侵袭性真菌感染。每周一次静脉给药，用于治疗和预防严重念珠菌血症和/或侵袭性念珠菌病。

3. fosmanogepix 是首创的 N-磷酸氧基甲基前药，由体内碱性磷酸酶快速完全代谢为活性部分，靶向真菌细胞壁高度保守的 Gwt1（GPI-anchored wall protein transfer 1），不能抑制与 Gwt1 最接近的人类同源基因 PIGW，所以它可以在不伤害患者健康细胞的情况下，抑制真菌病原体的生长。fosmanogepix 已获得美国 FDA 授予的快速通道资格和罕用药资格，并被授予治疗 4 个适应证。临床试验表明其具有广谱抗真菌作用，可抑制念珠菌属和黑曲霉菌属在内的主要致病真菌（含多药耐药菌株），还能够抑制其他罕见的难治性真菌，如镰胞菌和丝孢菌等。fosmanogepix 缺点在于即使制成前药形式，其半衰期还是相对较短，使得临床应用受到一定限制。

此外，还有一些处于实验室研究阶段的抗真菌剂。如天然产物多氧菌素（polyoxin B）和 nikkomycin Z 是肽基核苷酸类抗生素，它们显示良好的 Ch 抑制剂的活性和杀灭酿酒酵母、热带酵母、白念珠菌、烟曲霉、念珠菌、新种念珠菌的活性。非肽基核苷酸类抗生素 arthroichitin 也显示良好的 Ch 抑制剂的活性，对白念珠菌、副孢念珠菌和光滑念珠菌具有较好的抑制活性。环噻唑霉素 B1（CTB1）是从链霉菌 A307 培养液中分离得到的环噻唑肽，在低浓度（MIC 0.020~0.41μM）时，对毛霉和镰刀菌等多种丝状真菌具有抑制活性。这是因为 CTB1 通过与真菌细胞壁甲壳素结合来降低细胞壁刚性，对甲壳素合成酶没有抑制活性，且 CTB1 在 65.5μM 时对哺乳动物细胞系无细胞毒性，为开发不良反应少的抗真菌药物提供了良好的先导结构。

真菌的细胞壁是真核细胞所特有的结构，是抗真菌药物的作用靶点部位，如 β-(1,3)-葡聚糖合酶、甲壳素合成酶以及 GPI 锚定蛋白等。但也有一些作用于其他靶点的抗真菌药物研究也取得了很好的成果。鞘糖脂是调控多种真菌复制及致病性的质膜成分,肌醇磷酸酯神经酰胺(inositol phosphate ceramide,IPC)是鞘糖脂的一种组成成分,其合成关键酶——IPC 合成酶的抑制剂,aureobasidin 具有较强的抗真菌活性,其衍生物 khafrehungin 和 rustmicin 也在临床试验中。另外,真菌细胞壁中的重要物质 β-(1,3)- 葡聚糖和甲壳素的合成离不开二磷酸尿苷(UDP)的合成,而 UDP 合成受到 UTP/UMP 的影响,后者和嘧啶合成通路中第四步反应的关键酶——二氢乳清酸脱氢酶(DHODH)活性密切相关。olorofim 是特异性作用于 DHODH 的抑制剂,能够选择性抑制真菌的 DHODH 而阻断其嘧啶合成通路,从而发挥抗真菌作用。它对多数曲霉菌以及粗球孢子菌、镰刀菌等许多罕见真菌有较强的抑制作用,但对念珠菌和隐球菌无效。目前已经完成针对肺孢子病和球孢子菌病的 Ⅱ 期临床试验,正在针对侵袭性曲霉菌病开展临床试验。此外,“唑”类抗真菌药物的研究成果显著,也是临床使用广泛,研究深入的一类抗真菌药物,但其全部为化学合成,非微生物药物,故这里不再展开。

尽管处于临床研究阶段和临床前研究阶段的化合物不少,但是将它们转化为临床应用还有很长的路要走,未来不仅要将处于临床研究阶段的化合物努力推向市场,更要在识别新的保守药物作用靶点和活性化合物的发现中做更多工作。

第四节 抗肿瘤类抗生素

一、药物发现

从微生物代谢产物中寻找抗肿瘤类药物的研究已经开展了 50 余年,取得了令人瞩目的成就,获得了各种结构的抗肿瘤类抗生素,包括蒽环类、多肽类、醌类、苯并二吡咯类、色霉素类、安曲霉属类、苯并蒽醌类、双烯二炔类等 10 余类。

1950 年,科学家从链霉菌(*Streptomyces prupuracens*)发酵液中分离出对葡萄球菌有杀灭作用的红色抗生素,命名为紫红霉素(rhodomycin),结构鉴定发现其具有蒽环结构,之后从微生物的发酵液或者微生物的转化产物中发现更多该类结构的化合物,它们不仅具有一定的抗菌活性,更重要的是显示出强烈的抗肿瘤活性,但是毒性较强,为此进行半合成改造。到目前为止,多柔比星、柔红霉素、吡柔比星、依达比星等为常用品种。

放线菌素(actinomycin)是抗生链霉菌(*Streptomyces.antibioticus*)和金羊毛链霉菌(*Streptomyces chrysomallus*)产生的多组分、性质相近的多肽类红色抗生素混合物,至今发现的放线菌素型抗生素已有 50 种以上,各种放线菌素结构的差异,主要在于多肽侧链中的氨基酸的种类。博莱霉素(bleomycin,BLM)是从轮状链霉菌(*Streptomyces verticillus*)发酵液中分离出来的一个糖肽家族,通过金属依赖的 DNA 或 RNA 氧化裂解介导具有明显的抗癌活性。放线菌素 D、博来霉素为常用的含有多肽结构的抗肿瘤品种。

二、药物性质与主要上市品种

(一) 蒽环类抗生素

蒽环类抗生素(anthracycline antibiotic)是由链霉菌所产生的一类广谱有效的抗肿瘤抗生素。它们分子结构中含有糖苷化合物,其配基母核都具有四氢蒽醌的结构。柔红霉素、多柔比星、卡柔比星、阿柔比星的化学结构,如图 9-16。多柔比星与柔红霉素不同之处仅在 C-14 上的一个 H 被羟基所取代,卡柔比星又称 4- 去甲基柔红霉素,因此又可从柔红霉素化学转化而制得。

目前,柔红霉素(daunorubicin)、多柔比星(adriamycin)、卡柔比星(carubicin)、烬灰红菌素(cinerubin)、阿柔比星(aclarubicin)已在肿瘤的化疗中广泛应用,属于周期非特异性药物,具有骨髓抑制及依赖于积累剂量的心脏毒性副作用。近年来主要围绕改善心脏毒性的副作用,进行半合成结构改造或微生物转化,获得毒性低、疗效好的衍生物,如吡柔比星(pirarubicin,4-O-四氢吡喃阿霉素)、表柔比星(epirubicin,表阿霉素 epirubicin)和依达比星(idarubicin,4-去甲基柔红霉素)。

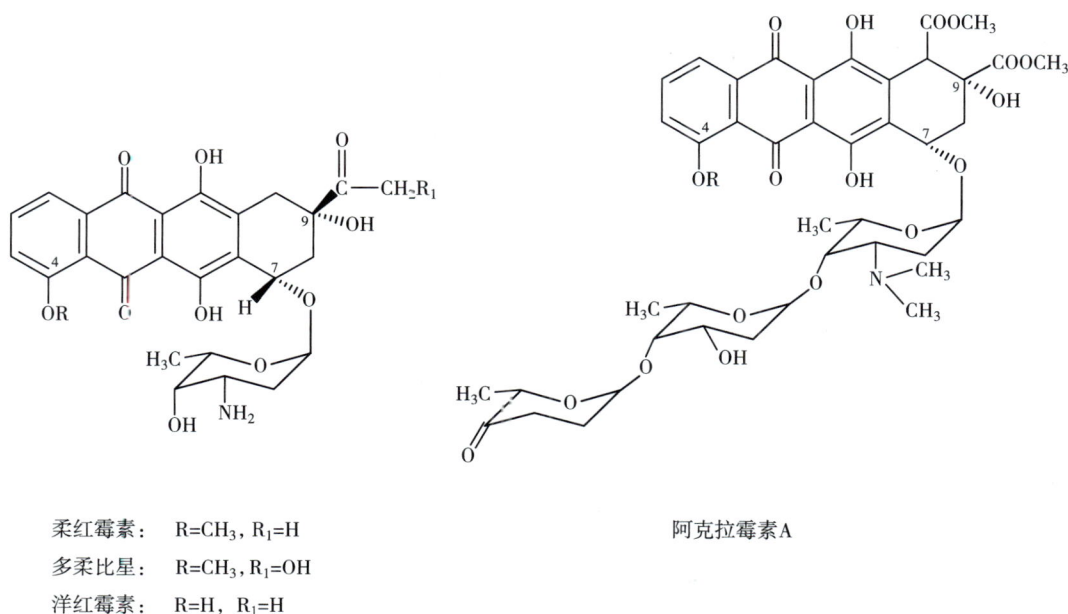

柔红霉素：　R=CH$_3$, R$_1$=H
多柔比星：　R=CH$_3$, R$_1$=OH
洋红霉素：　R=H, R$_1$=H

阿克拉霉素A

图 9-16　部分蒽环类抗生素的化学结构

(二) 多肽类抗生素

多肽类抗生素(polypeptide antibiotic)中的抗肿瘤抗生素的典型代表为放线菌素(放线菌素 C 和 D)和博来霉素,前者可从抗生链霉菌(*Streptomyces.antibioticus*)、金羊毛链霉菌(*Streptomyces chrysomallus*)、浅藤黄链霉菌(*Streptomyces luteolutesceus*)发酵液中分离纯化获得,后者从轮枝链霉素(*Streptomyces verticillus*)的培养液中分离获得。

放线菌素(actinomycin)化学结构由发色团母核[3-氨基-1,8-二甲基-2-吩噁嗪酮-4,5-二羧酸]与多肽侧链构成(图 9-17)。多肽侧链的苏氨酸除与母核的羧基连接外,还与多肽链最后一个 *N*-甲基缬氨酸缩合成为内酯环。临床应用较多的是放线菌素 C 和 D,具有抗肿瘤作用。放线菌素 D 在国内曾被称为更生霉素。

博来霉素(bleomycin)是一族具有独特结构和作用广谱的抗菌抗肿瘤抗生素,属于含硫糖肽类抗生素。分子由七肽、两个六糖和一个氨基侧链组成,各个成分的差别在于肽链末端氨基部分的结构不同,结构式见图 9-17。临床使用的博来霉素混合物,以组分 A2、组分 B2 为主要成分,此外还混有培洛霉素(peplomycin)。

三、药理作用

(一) 蒽环类抗生素

蒽环类抗生素的生物学效应复杂多样,包括致 DNA 断裂、染色体交换率增高、染色体畸变、抑制 DNA 复制与转录及蛋白质合成,影响质膜的结构和功能等。如蒽环类抗生素以其 B、C 环垂直插入双链 DNA 长轴的碱基对之间,A 和 D 环伸出 DNA 双链的两侧,氨基糖部分的氨基则与 DNA 的磷酸基以离子键结合,形成相对稳定的蒽环-DNA 结合物,改变 DNA 模板,抑制依赖 DNA 的 DNA 和 RNA 聚合酶插入引起双链解链。此外,还可以造成 DNA 损伤,引起 DNA 单链、双链断裂,使染色体交换率增高及烷化 DNA。

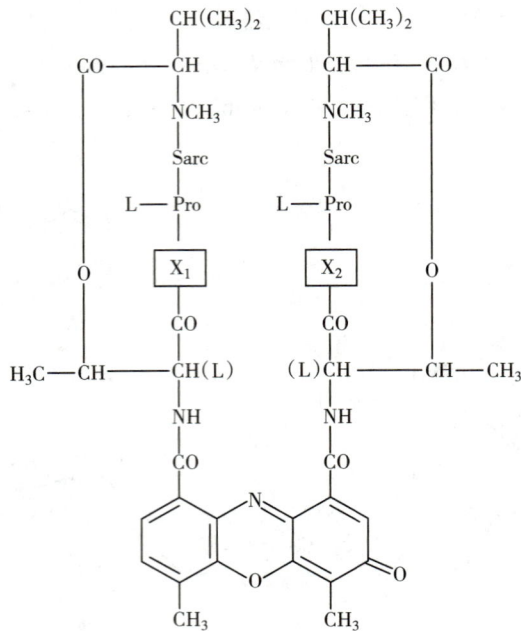

组分	X_1	X_2
放线菌素C_1或D	D-Val	D-Val
放线菌素C_2	D-Val	D-α-Ile
放线菌素C_3	D-α-Ile	D-α-Ile

Sarc-肌氨酸; D-α-Ile:D-别异亮氨酸

放线菌素

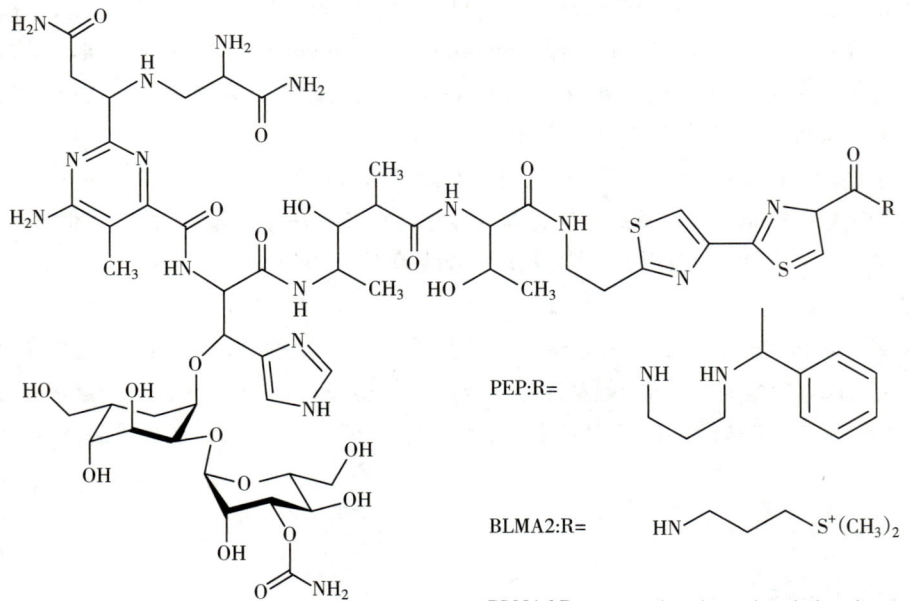

PEP:R=

BLMA2:R=

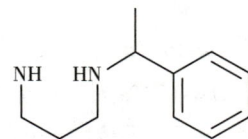

BLMA6:R=　　NH(CH₂)₃NH(CH₂)₄(CH₂)₃NH₂

博来霉素

图 9-17　放线菌素和博来霉素的化学结构

　　蒽环类抗生素还能与 DNA 拓扑异构酶Ⅱ结合,抑制其活力,影响 DNA 超螺旋转化成为松弛状态,从而阻止 DNA 复制与转录;能与细胞膜结合,引起细胞膜形态改变,导致膜被溶解,起到杀灭肿瘤细胞的作用。膜结合的抗肿瘤抗生素在线粒体中与氧发生反应,生成超氧负离子,后者转变为过氧化氢后再形成性质极为活泼的羟基自由基,羟基自由基能与多种生物分子如脱氧核糖、蛋白质等发生反应,造成对细胞的损伤。蒽环类抗生素还能螯合铁离子,促进 DNA 破坏和细胞膜的自由基生成。

(二)多肽类抗生素

放线菌素 D 以其分子中的吩噁嗪环嵌入 DNA 螺旋中,其分子中的内酯环与 DNA 分子中的脱氧鸟嘌呤核苷通过特殊的氢键相结合形成复合物,从而破坏 DNA 作为 DNA 复制和转录的模板功能,放线菌素 D 对 RNA 合成的抑制作用,可能是由于此种抗生素与 DNA 结合形成的复合物阻碍 RNA 聚合酶沿 DNA 模板的移动,从而阻止 RNA 链的延长。放线菌素 D 对 DNA 合成和 RNA 合成均有抑制作用,其中对 RNA 合成的抑制作用较强。在 RNA 合成过程中,RNA 链的延长比链的启动对放线菌素 D 更为敏感。

博来霉素通过 Fe^{2+} 与细胞核内 DNA 链结合产生细胞毒,结合后 Fe^{2+} 被氧化成 Fe^{3+},在 DNA 附近产生自由基,导致 DNA 双链断裂分解,抑制了 DNA 模板功能和 DNA 复制;进一步干扰细胞蛋白质的合成,抑制和杀灭肿瘤细胞。

四、临床应用

(一)蒽环类抗生素

1. 主要适应证　蒽环类抗肿瘤药物具有抗肿瘤谱广、作用强大,对治疗白血病、乳腺癌、淋巴瘤等多种恶性实体瘤及血液系统恶性肿瘤有着很好的疗效,是肿瘤化学疗法的重要药物。

柔红霉素主要用于急性白血病治疗;多柔比星作为二线药物,主要用于恶性淋巴瘤、乳腺癌、肺癌、卵巢癌、软组织肉瘤、尤因肉瘤的治疗;表柔比星的适应证同多柔比星,疗效相同或稍高,但对心脏的毒性和脱发稍低;吡柔比星的适应证同多柔比星,抗瘤谱较广,还可以用于膀胱癌的灌注;阿柔比星用于急性白血病、恶性淋巴瘤,也适用于其他实体恶性肿瘤;去甲氧柔红霉素为急性非淋巴细胞性白血病诱导缓解的一线药物。

2. 不良反应　蒽环类抗肿瘤药物的毒副作用主要表现为恶心、呕吐、唾液过多、血小板和白细胞减少、贫血、肝功能紊乱、严重的骨髓抑制及依赖于积累剂量的心脏毒性,限制其长期使用。随着粒细胞集落刺激因子(G-CSF)等药物的出现和治疗手段的进步,蒽环类药物的单次使用剂量和化疗周期数得到了较大程度的提高,其急性剂量限制性毒性 - 骨髓抑制可得到有效防治,而慢性剂量累积限制性毒性 - 心脏毒性依然限制其在临床的广泛和长期使用。

3. 药学服务　以表柔比星为例:

(1)成人单一使用时剂量为 $60\sim135mg/m^2$,静脉注射,3~5 分钟内注入体内,根据患者骨髓象的情况,上述剂量可间隔 21 天后重复使用。

(2)早期化疗、放疗者,老年人或骨髓新生物浸润而造成骨髓造血功能不良者应使用小剂量:$60\sim75mg/m^2$。

(3)每一疗程总剂量可分为 2~3 个节段。与其他抗肿瘤制剂合用时应减量。

(4)肝功能不全者应减量,以避免蓄积中毒,胆红素为 1.4~3mg/100ml,BSP 滞留量达 9%~5% 时,药量应减少 50%,而胆红素>3mg/100ml,BSP 滞留量>15% 时,用药量需减少 75%。中度肾功能受损无须减少剂量。

(二)多肽类抗生素

1. 主要适应证　放线菌素类抗生素是临床应用最早的抗肿瘤类抗生素。放线菌素 D 用于治疗绒毛膜上皮癌、肾母细胞瘤、横纹肌肉瘤、睾丸瘤、侵袭性葡萄胎、恶性淋巴瘤,可提高肿瘤对放射治疗的敏感性。博来霉素主要用于治疗头颈部鳞癌、阴道癌、食管癌、恶性淋巴瘤、睾丸肿瘤等。

2. 不良反应　放线菌素类抗生素主要毒副作用为白细胞减少、血小板减少、贫血,胃肠道反应和骨髓抑制。博来霉素主要不良反应为胃肠道和皮肤反应,以及肺毒性;优点是不抑制骨髓和免疫反应系统。

3. 药学服务 以博来霉素为例:

肌内、静脉及动脉注射,成人 15mg/ 次,1 次 / 日或 2 次 ~3 次 / 周,总量不超过 400mg;儿童每次按体表面积 10mg/m^2。第 1 次用药时,先肌内注射 1/3 量,若无反应再将全部剂量注射完。静脉注射应缓慢,不少于 10 分钟。

五、研究进展

(一)蒽环类抗肿瘤抗生素

在临床应用中,抗肿瘤类化学药物都遇到了多药耐药(MDR)和继发性副作用等问题,这些缺点促使人们寻找新的化合物来代替现有化合物。蒽环类抗生素以插入 DNA 结构为作用机制,已有多种药物被发现和长期使用在临床上,近年来报道的这类抗生素衍生物的研究,似乎还没有显示出在不同肿瘤细胞系的更好疗效的结果。

(二)糖肽类抗肿瘤抗生素

糖肽类抗肿瘤抗生素博来霉素(BLM)拥有广谱的抗肿瘤活性,已被 FDA 批准上市 40 余年,与其他药物联合应用于恶性肿瘤的临床治疗。然而,BLM 引发的剂量依赖性急性肺损伤和肺炎可逐渐发展为肺纤维化,并导致近一半的患者出现肺功能障碍。这种显著的不良反应和出现的耐药性极大地限制 BLM 临床应用。因此,在过去的几十年里,科学家不断合成(包括生物合成)新的 BLM 类似物,以寻求临床疗效更好、毒性更低的潜在药物先导物。由于 BLM 的结构复杂,给化学合成和化学修饰带来巨大的挑战,所以人们更愿意从微生物生物合成的角度获得 BLM 类似物,结合构效关系研究为设计和生成新的 BLM 类似物提供了新的视角,也为改变生物合成途径获得 BLM 衍生物带来可能。到目前为止,人们已经基本明确 BLM 生物合成途径,并建立了一个实用的基础生物技术平台,能够最终设计并生成具有柔性末端和糖基基团的 BLM 类似物,发现具有取代的 BLM A5 的 3-*O*- 氨基甲酰 -D- 甘露糖亚基的氨基甲酰基团参与活性金属络合 BLM 复合物的形成,并随后与 DNA 结合,发挥更好的生物活性。

近几十年来,人们对 BLM 作用机制的认识揭示了一些被低估的与 BLM 肺毒性和耐药相关的靶点。首先,人体内 BLM 水解酶可以在体内通过水解 β- 氨基丙氨酸酰胺部分形成无生物活性的脱氨基 -BLM;肺部的 BLM 水解酶表达量较低,导致 BLM 积累和剂量依赖性肺毒性。研究表明,人类 BLM 水解酶对不同 BLM 类似物的催化效率是不同,表明人 BLM 水解酶可能与 BLM 的药物动力学具有密切关系。此外,也有报道称人类 BLM 水解酶可能也与 BLM 耐药性的产生有关。因此,人 BLM 水解酶为克服 BLM 诱导的肺毒性和研究可能的 BLM 耐药性提供了一个有希望的靶点。此外,BLM 固有的膜通透性差,极大地限制了其细胞摄取,这可能是其严重肺毒性和耐药的重要原因。研究结果表明,BLM A5 的摄取是影响其在酵母和人类细胞中毒性的关键因素。而对 BLM 细胞表面结合位点的进一步研究,将加快解决 BLM 结合细胞表面结合位点的问题。除了 DNA 裂解活性外,综合考虑上述各方面的 SAR 研究成果,将为设计和生成治疗有效的 BLM 类似物提供新的视角,从最有希望的类似物进一步开发为潜在的临床药物。

第五节 酶 抑 制 剂

一、药物发现

随着生命科学及医学的发展,人们发现参与生物体生命活动的酶的活性高低,直接影响到生物体生命过程的正常与否。人类许多疾病和体内酶系的活动有着非常密切的关系,人体内某种酶活性过高,往往会导致疾病的发生和发展。酶抑制剂的概念是由日本科学家梅泽滨夫(H.Umezawa)于20世纪60年代初最先提出的,既能使酶活性降低甚至丧失,但又不使酶蛋白变性的物质称为酶的抑制剂。从微生物代谢产物中寻找酶抑制剂,由此开创了除抗生素以外的其他生理活性物质的新时代。

酶抑制剂(enzyme inhibitor)主要是通过与酶分子上的某些必需基团发生化学反应,从而引起酶活力下降、丧失。通常它们作用在酶的活性中心的必需基团或活性中心以外,但对活性中心的构象有一定影响的基团上。随着新技术和新方法等研究工作的进行,每年都会建立更多的筛选方法,发现更多的酶抑制剂。

酶抑制剂不仅可以作为生物学、生物化学以及免疫学分析研究的工具,而且可以在临床医药上成为一种新的治疗手段。目前,应用于临床的主要有蛋白酶抑制剂、糖苷酶抑制剂、淀粉酶抑制剂、肾上腺素合成酶抑制剂、β- 内酰胺酶抑制剂、血管紧张素转化酶抑制剂、羟甲基戊二酰辅酶 A 还原酶抑制剂、免疫抑制剂等。

二、药物性质与主要上市品种

(一) β- 内酰胺酶抑制剂

耐青霉素类、头孢菌素类及相关抗生素的菌株的耐药机制之一是产生了 β- 内酰胺酶。β- 内酰胺酶可作用于所有 β- 内酰胺类抗生素最具特征的四元环上,水解 β- 内酰胺环的酰胺键,产生没有抗菌活性的酸性衍生物,从而对该类抗生素产生耐药性。为了解决这个问题,寻找性能优良的 β- 内酰胺酶抑制剂是杀灭这些耐药菌的主要出路。

1976 年,人们首次从一株橄榄色链霉菌中发现具有这种活性的物质,命名为橄榄酸,是 β- 内酰胺碳青霉烯族中的成员,但因为它穿透细胞壁的能力较差且在体内代谢快,故无临床应用价值。进一步的微生物筛选发现了克拉维酸,由棒状链霉菌(*Streptomyces clavuligerus*)产生,没有橄榄酸的缺点,是第一个被应用于临床的 β- 内酰胺酶抑制剂。其后陆续发现并用于临床的有舒巴坦、他唑巴坦等。β- 内酰胺酶抑制剂(β-lactamase inhibitor)通常是与不耐酶的 β- 内酰胺类抗生素联合应用,来充分发挥原有抗生素的抗菌作用,这是提高 β- 内酰胺类抗生素疗效的重要手段。

1. 克拉维酸　克拉维酸(clavulanic acid,CA),又称棒酸,属氧青霉烷类,其本身抗菌活性差,抑酶作用较强。分子中含有一个稠合 β- 内酰胺环结构,与青霉素和头孢菌素的区别在于硫原子被一个氧原子所代替,C-2 上有一个 β- 羟基乙叉取代基,而在 C-6 位上没有酰胺基团,结构式见图 9-18。

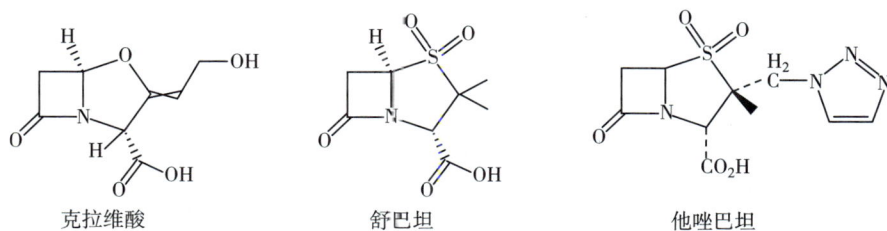

图 9-18　克拉维酸、舒巴坦、他唑巴坦的化学结构

2. 舒巴坦　舒巴坦(sulbactam,SBT)别名青霉烷砜、亚砜青霉素,属于青霉烷砜类,为半合成 β- 内酰胺酶抑制剂,结构式见图 9-18。其化学稳定性较克拉维酸好,对金黄色葡萄球菌和多数革兰氏阴性杆菌产生的 β- 内酰胺酶具有强抑制作用,对某些特定细菌具有较强的抗菌活性,还可作为抗菌药物单独应用。

3. 他唑巴坦　他唑巴坦(tazobactam,TAZ),化学名为 2s-(2α,3α,5α)-3- 甲基 -7- 氧 -3-(1H-1,2,3- 三唑 -1- 甲基)-4- 硫代 -1- 氮杂双环 -〔3,2,0〕- 庚烷 -2- 羧酸 -4,4- 二氧化物,是在舒巴坦的基础上增加一个三氮唑环而获得的半合成新型 β- 内酰胺酶抑制剂(结构式,见图 9-18),其本身抗菌活性差,抑酶作用强。

(二) HMG-CoA 还原酶抑制剂

高胆固醇是动脉粥样硬化和冠心病的主要原因,肝脏和肠黏膜是胆固醇合成的最重要器官。胆固醇对高等生物的细胞生长和生物活力是必需的。血浆中胆固醇可以来源于食物,也可由肝脏合成,由乙酰辅酶 A 经 26 步生物合成完成,其中 3- 羟基 -3- 甲基戊二酰辅酶 A(简称羟甲基戊二酰辅酶 A,HMG-CoA)还原酶是合成中的限速酶,是胆固醇合成的关键酶,能催化 HMG-CoA 还原为甲羟戊酸,若此酶受到抑制,则内源性胆固醇生成减少,从而使血浆总胆固醇及其相应的脂蛋白减少。20 世纪 70 年代,科学家从桔青霉(*Penicillium citrinum*)代谢产物中发现能明显降低血浆中的胆固醇的物质,命名为 compactin(即 mevastain,美伐他汀),开创了寻找和发现 HMG-CoA 还原酶抑制剂类的降血脂药物新纪元。1979 年从红曲霉(*Monam.ruber*)发酵液中分离出一个更强有力的 HMG-CoA 还原酶抑制剂,称为 monacolin K;1980 年从土曲霉(*Aspergillus terreus*)的发酵液中发现 HMG-CoA 还原酶抑制剂,称为 mevinolin,1987 年被批准以洛伐他汀(lovastatin)名称上市,成为第 1 个 HMG-CoA还原酶抑制剂,后来证明 mevinolin 与 monacolin K 为相同的物质。之后不断涌现新的半合成或者全合成的衍生物,如辛伐他汀(simvastatin)、普伐他汀(pravastatin)、氟伐他汀(fluvastatin)、西伐他汀cerivastatin)、阿托伐他汀(atovastatin)、瑞舒伐他汀(rosuvastatin)等。目前,他汀类药物占降血脂药物市场的 70%~80%,这与他汀类药物良好的临床效果有关。

HMG-CoA 还原酶抑制剂(HMG-CoA reductase inhibitor)能抑制 HMG-CoA 还原为甲羟戊酸,减少内源性胆固醇生成,是带六元内酯环和一甲基丁酰基侧链的六氢萘烯化合物,通常命名为“他汀”类药物。美伐他汀是最早被从真菌发酵液中提取出来并成功开发的该类药物,开创了发现 HMG-CoA 还原酶抑制剂类的降血脂药物新纪元。之后发现了洛伐他汀,它是一种无活性前药,需要在体内将内酯环水解成开链的 b- 羟基酸衍生物才有抑酶活性。再之后各种衍生物被不断发现,如辛伐他汀是洛伐他汀侧链的甲基衍生物,普伐他汀是美伐他汀开环活性代谢物,还有全化学合成药物如氟伐他汀、西伐他汀、阿托伐他汀、瑞舒伐他汀等,其中西伐他汀因为能引起患者横纹肌溶解不治身亡而被宣布于 2001 年退市。部分化合物的结构式,如图 9-19。

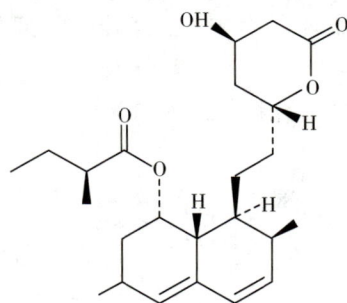

洛伐他汀

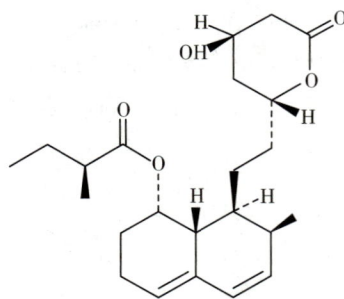

美伐他汀

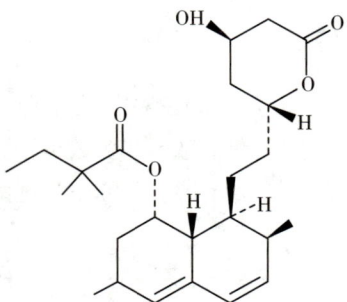

辛伐他汀

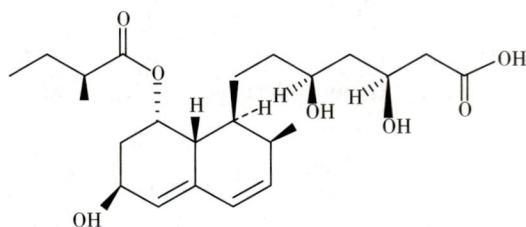

普伐他汀

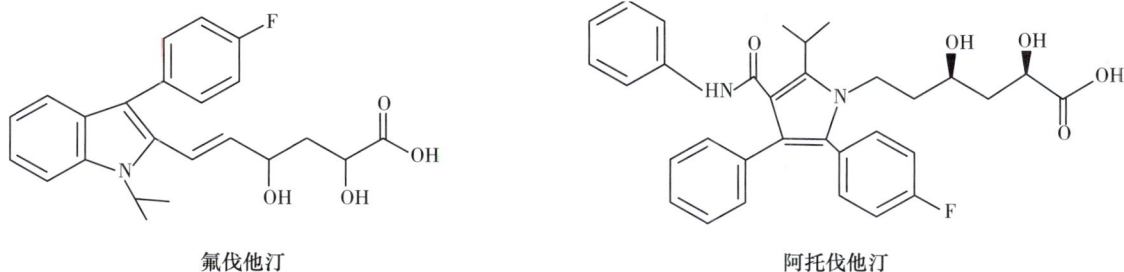

氟伐他汀 阿托伐他汀

图 9-19　部分 HMG-CoA 还原酶抑制剂的化学结构

（三）α 葡糖苷酶抑制剂

随着生活水平的提高,患糖尿病的人越来越多,困扰着人们的正常健康生活。糖尿病是一种在遗传和环境因素长期共同作用下发生的渐进性糖、脂肪、蛋白质、水和电解质代谢紊乱的疾病,以高血糖为主要标志。糖尿病发病率逐年上升,已成为常见的慢性病之一。糖尿病分为两种类型,1 型糖尿病(胰岛素依赖型)是由胰岛 β 细胞受损所致,需要外源给予胰岛素治疗,2 型糖尿病(非胰岛素依赖型)需要控制血糖,使用降血糖药物,其中 α 葡糖苷酶抑制剂是由微生物产生的次级代谢物。

糖大多是碳水化合物,是维持生命活性的必需物质。淀粉酶和糖苷酶催化碳水化合物的水解,对食物中的碳水化合物的消化起着重要的作用。食物中糖类物质多是以多糖和二糖形式存在,它们在小肠细胞刷状缘的 α- 糖苷酶(水解酶类,如麦芽糖酶、蔗糖酶、淀粉酶)的作用下分解成单糖(如葡萄糖、果糖),经小肠上段上皮细胞吸收后进入血循环,引起餐后血糖升高。第一个 α 葡糖苷酶抑制剂是 1977 年从游动放线菌(*Actinoplane sutahensis*)的培养液中提取出来的一种多组分假四糖类化合物,命名为阿卡波糖(acarbose),于 1996 年被批准上市。α 葡糖苷酶抑制剂能够抑制小肠壁细胞刷状缘上各种 α- 糖苷酶的活性,从而减少糖类的降解,延缓糖的吸收,降低餐后血糖的升高。之后又开发出伏格列波糖(voglibose)和米格列醇(miglitol)等用于降糖和糖尿病的治疗,疗效显著。

阿卡波糖、伏格列波糖、米格列醇的化学结构式,如图 9-20。阿卡波糖由于结构复杂,依然采用微生物发酵方法获得。米格列醇是先经过发酵获得野尻霉素或者 1- 脱氧野尻霉素,然后再经过化学合成方法获得。伏格列波糖是通过发酵获得有效霉素 A,再经过生物转化得到关键中间体有效霉烯胺,再通过化学合成方法获得。

（四）免疫抑制剂

为了解决器官移植的免疫排斥反应,免疫抑制剂(immunosuppressor)的开发始于 20 世纪 70 年代。1969—1970 年先后从光泽柱孢菌(*Cslinarocarpon lucidum*)和白僵菌(*Beauveria bassiana*)中分离出多肽类窄谱抗真菌抗生素环孢素(cyclosporin),后来证明具有免疫抑制活性,并于 1983 年 FDA 批准应用于临床器官移植。在应用环孢素后,依然有较高的排斥发生率,副作用和并发症,促进寻找作用强、不良反应少的新型免疫抑制剂。1984 年发现链霉菌 *Streptomyces tsukubaensis* 产生大环内酯类化合物他克莫司(tacrolimus,又称 FK-506)具有比环孢素更强的免疫抑制活性,且毒性较低,于 1993 年批准上市用于肝脏移植,同时与 FK-506 结构类似的三十一元大环内酯类抗真菌抗生素雷帕霉素(rapamycin,RPM)被发现具有很强的免疫抑制作用,以西罗莫司(sirolimus)名称上市。之后对西罗莫司进行化学修饰,获得的衍生物依维莫司(everolimus)亲水性强,生物利用度有很大提高,毒副作用更小,该化合物也可以由吸水链霉菌(*Streptomyces hygroscopicus*)发酵而得。此外,由正青霉(*Eupenicillium brefeldinum*)产生的核苷类化合物咪唑立宾(mizoribine,MZB)、由短密青霉(*Penicillium breuicompacturm*)产生的苯呋喃类化合物霉酚酸(mycoyehenolic acid,MPA),均具有免疫抑制活性。来源于侧孢芽孢杆菌(*Bacillus lacterosprorus*)发酵液的精脒菌素(spergualin)经化学修饰得到的脒立莫司（gusperimus，也称 14- 脱氧精胍菌素，DSG）不仅具有预防移植器官排斥反应的作用，还对正在发生的排斥反应具有抑制作用。部分化学结构式见图 9-21。

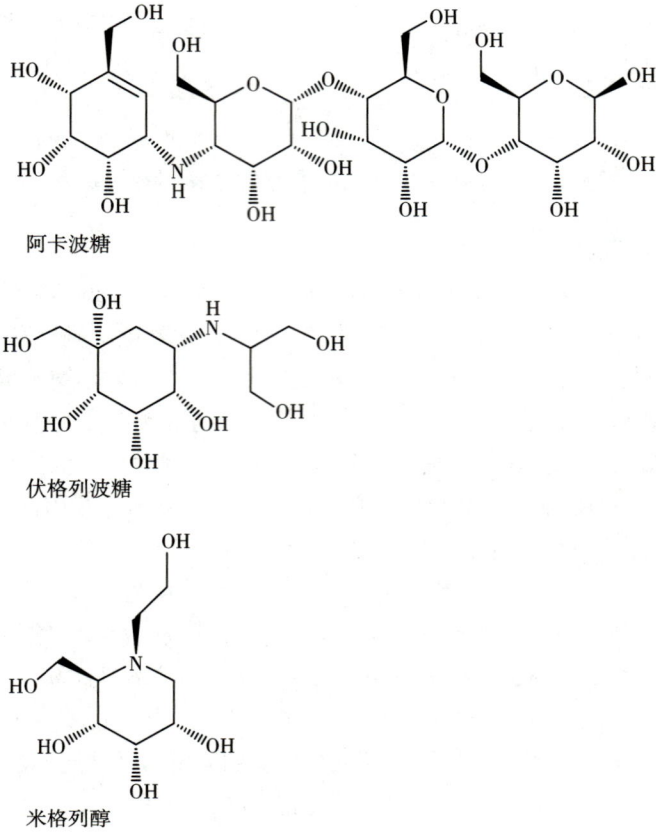

阿卡波糖

伏格列波糖

米格列醇

图 9-20　部分糖苷酶抑制剂的化学结构

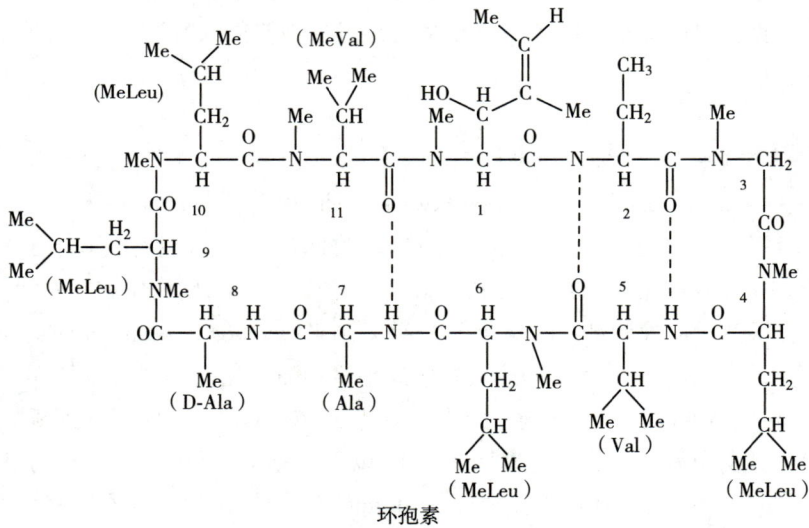

环孢素

1. MeBmt：（4R）-4-[-(E)-2-丁烯基-]-4,N-二甲基-L-苏氨酸；2. Abu：L-α-氨基丁酸；3.N-甲基甘氨酸；
4. MeLeu：N-甲基-L-亮氨酸；5. Val：L-缬氨酸；6. MeLeu：N-甲基-L-亮氨酸；7. Ala：L-丙氨酸；
8. D-丙氨酸；9. MeLeu：N-甲基-L-亮氨酸；10. MeLeu：N-甲基-L-亮氨酸；11. MeVal：N-甲基-L-缬氨酸

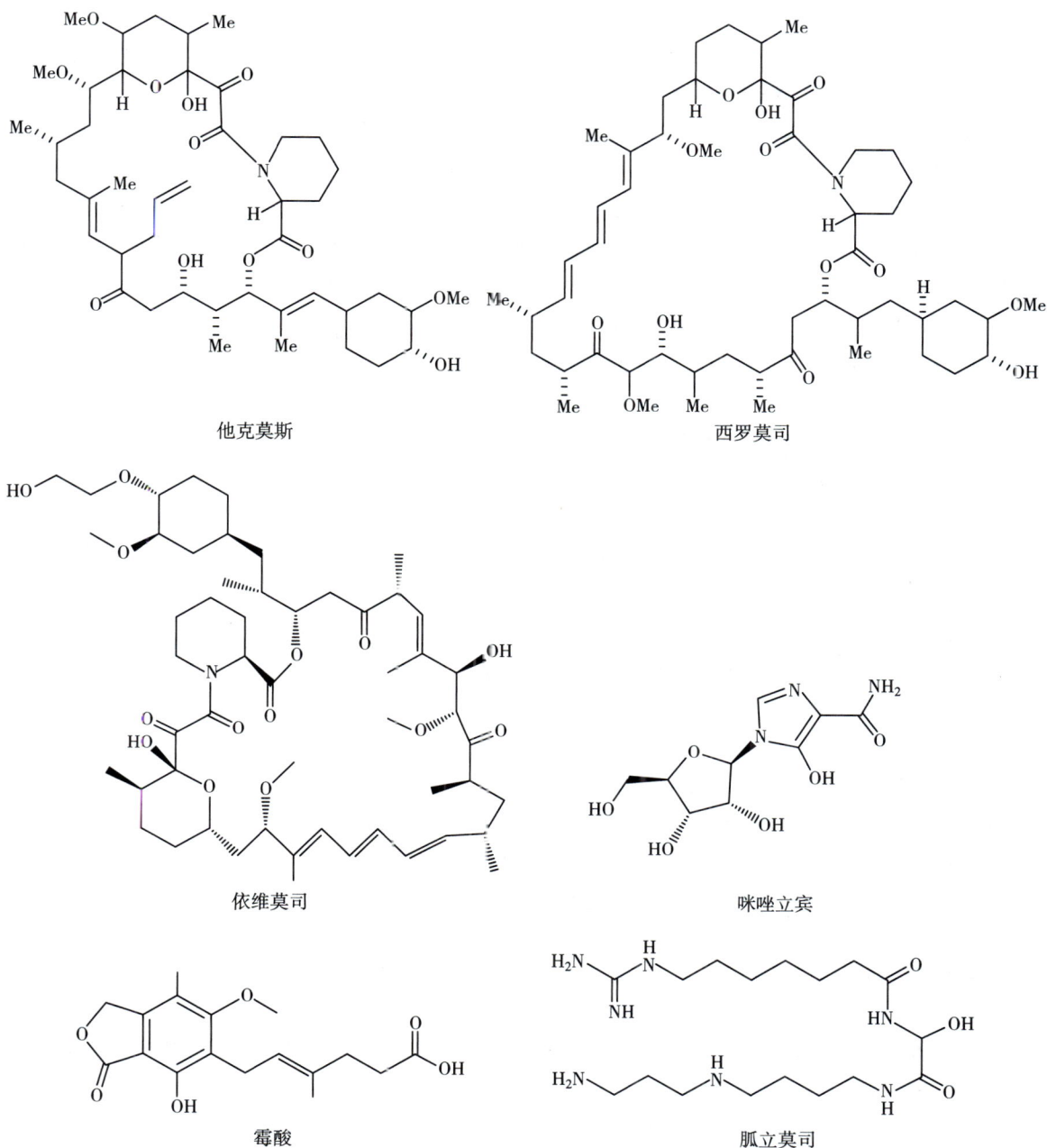

他克莫斯

西罗莫司

依维莫司

咪唑立宾

霉酸

胍立莫司

图 9-21 部分免疫抑制剂的化学结构

1. **环孢素** 分子内含有 10 个氨基酸残基和 1 位为新氨基酸（由 9 个碳原子组成，命名为 MeBmt）组成的环状十一肽。除 8 位 D- 丙氨酸具有 *R*- 构型和 3-*N*- 甲基 - 甘氨酸外，其余氨基酸都是 *S*- 构型的天然 L- 氨基酸。在 1、3、4、6、9、10、11 位的 7 个氨基酸是 *N*- 甲基的，有 10 个氨基酸都是脂肪族氨基酸。

2. **他克莫司（FK-506）、西罗莫司、依维莫司** 分子内均含有大内酯环，前者分子内为中性的二十三元环，后两个化合物分子中含有三十一元环，它们的侧链各不相同。

3. **其他** 咪唑立宾为核苷类化合物，霉酚酸为苯并吡喃类化合物，胍立莫司为小肽类化合物。

三、药理作用

(一) β- 内酰胺酶抑制剂

β- 内酰胺酶抑制剂的作用机制随化学结构不同而有所差异。目前,临床上应用的克拉维酸、舒巴坦和他唑巴坦均属于不可逆的竞争性抑制剂,能和酶发生不可逆的反应使其失活。

克拉维酸模拟底物的 β- 内酰胺环,使 β- 内酰胺酶发生酰化反应,造成对 β- 内酰胺环的高度专一性抑制作用,其分子侧链中的双键对这些反应也是必要的。克拉维酸通过抑制耐药菌所产的 β- 内酰胺酶,保存抗生素的足够作用浓度,而增强同时使用的青霉素类及头孢菌素类对产酶微生物的抗菌活性,起到协同增效作用。如克拉维酸与 β- 内酰胺类抗生素联合应用,使头孢菌素增效 2~8 倍,羟氨苄青霉素增效 130 倍,对耐哌拉西林的大肠埃希菌、肺炎杆菌、金黄色葡萄球菌等有明显的增效和扩大抗菌谱作用。

舒巴坦通过与 β- 内酰胺酶不可逆结合,使 β- 内酰胺酶发生不可逆钝化,对革兰氏阳性菌和阴性的需氧和厌氧菌产生的大部分 β- 内酰胺酶有抑制作用。

他唑巴坦具有广谱的 β- 内酰胺酶抑制作用,比克拉维酸稳定性好,比舒巴坦的抑酶作用强。对临床上重要的 β- 内酰胺酶如金黄色葡萄球菌产生的青霉素酶,革兰氏阴性杆菌的质粒介导的 β- 内酰胺酶和变形菌、拟杆菌、克雷伯菌属细菌染色体介导产生的酶均具较强的抑制作用。并且,随着他唑巴坦的浓度增大,其对 β- 内酰胺酶的抑制作用逐渐增强。他唑巴坦与阿莫西林联用后能提高其对耐药菌的抗菌活性 4~256 倍,对大肠埃希菌、变形杆菌类、流感嗜血杆菌、柠檬酸杆菌、摩根菌属和克雷伯菌属等比阿莫西林单用时提高抗菌活性 16~256 倍。由于他唑巴坦稳定性好、毒性低、抑酶活性强等,是目前临床评价最有的 β- 内酰胺酶抑制剂。

(二) HMG-CoA 还原酶抑制剂

胆固醇合成是从乙酰辅酶 A 开始,经过 26 步反应最终合成胆固醇。在这个合成途径中,HMG-CoA 还原酶是催化 HMG-CoA 转化为甲羟戊酸盐限速酶。他汀类药物的结构中都有羟甲基戊二酸活性结构,与 HMG-CoA 还原酶的底物极为相似,只不过有些药物(洛伐他汀、辛伐他汀、美伐他汀)是以酯的形式存在,进入体内水解成相应的活性酸,与 HMG-CoA 还原酶特异性竞争阻止甲羟戊酸内酯的形成,使 HMG-CoA 不能还原为甲羟戊酸盐而导致胆固醇合成受阻,肝脏不得不摄取血液循环中中间密度脂蛋白和低密度脂蛋白中的胆固醇,降低血中低密度脂蛋白(LDL)。此外,LDL 的消除还受到 LDL 受体(LDLR)的控制,LDLR 数量受细胞内胆固醇含量的调节,细胞内胆固醇含量低,LDLR 释放量多,胆固醇含量高,LDLR 释放量受到抑制。细胞内胆固醇合成酶抑制剂减少肝脏内脂蛋白的结合,形成的脂蛋白越少,密度越低,也降低了 LDL。

(三) α 葡糖苷酶抑制剂

α 葡糖苷酶抑制剂通过竞争性抑制肠道 α 葡糖苷酶的活性来减少糖类的降解,延缓糖的吸收,从而有效地降解餐后血糖的浓度,口服后仅 1%~2% 被吸收,与血浆蛋白结合率低,达到控制血糖的目的。阿卡波糖主要抑制淀粉酶和蔗糖酶,对麦芽糖酶、异麦芽糖酶等也有一定抑制作用,伏格列波糖主要抑制二糖水解酶,伏格列波糖对二糖水解酶的抑制作用是阿卡波糖的 190~270 倍,但与阿卡波糖比较,伏格列波糖对淀粉酶的抑制效果相对较弱。米格列醇片作用机制类似于阿卡波糖和伏格列波糖,可逆性地抑制 α 葡糖苷酶的活性,延缓低聚糖和双糖水解为葡萄糖,延缓葡萄糖的吸收,从而降低糖尿病患者餐后血糖。

(四) 免疫抑制剂

免疫抑制剂的作用机制研究表明,抑制细胞因子合成、抑制细胞因子发挥作用、抑制 DNA 合成和抑制细胞成熟与分化是这类药物发挥作用的主要途径。

环孢素和他克莫司主要抑制细胞因子 IL-2、IL-3、IFN-γ 等的产生和 IL-2 受体的表达,从而抑制 T

淋巴细胞增殖和细胞毒性 T 淋巴细胞(CTL)形成。环孢素和他克莫司还作用于 T 淋巴细胞活化的早期,阻碍细胞由 G_0 期进入 G_1 期。

西罗莫司虽然不抑制或基本不抑制 IL-2 产生,但是可抑制细胞因子和生长因子(IL-2、IL-3、IL-6、IFN-γ 等)与其受体结合后所启动的信号转导途径,阻滞细胞由 G_1 期进入 S 期,阻断 IL-2 与其受体结合,使 Tc、Td 细胞不能成为具有免疫应答作用的致敏性 T 淋巴细胞,最终抑制 T 淋巴细胞的分化繁殖,发挥其免疫抑制作用。

咪唑立宾和霉酚酸属于 DNA 合成抑制剂。在正常情况下,嘌呤核苷酸从头合成(起始物质为二氧化碳、甲酸、谷氨酰胺、天冬氨酸和甘氨酸)次黄嘌呤核苷酸(IMP)需要十步反应,再从 IMP 经过两步反应合成鸟嘌呤核苷酸(GMP),其中次黄嘌呤核苷酸脱氢酶(IMPDH)是合成 GMP 的关键酶和限速酶。淋巴细胞的增殖主要靠核苷酸从头合成途径产生 GMP,之后合成 DNA 和 RNA,缺乏利用补救途径合成核苷酸的能力。咪唑立宾和霉酚酸正是作用在活化的淋巴细胞,抑制 IMPDH 和 GMP 合成酶的活性,从而抑制 GMP、GTP 的合成,最终抑制核苷酸的合成,使 T 淋巴细胞和 B 淋巴细胞的功能受到抑制,从而发挥免疫抑制作用。咪唑立宾可逆性阻断嘌呤合成的主要途径,故与非淋巴样细胞相比,T 淋巴细胞和 B 淋巴细胞的增殖可被选择性地抑制,因为淋巴细胞的合成不通过补救途径。咪唑立宾通过阻滞细胞由 G_1 期进入 S 期,使 DNA 合成过程嘌呤缺乏,进而阻断淋巴细胞的增殖。另外,咪唑立宾还通过直接与 B 淋巴细胞作用而抑制抗体的产生。

胍立莫司可能主要抑制 B 淋巴细胞和单核巨噬细胞的功能,抑制单核巨噬细胞合成 IL-1、TNF 和 IL-6,抑制细胞周期 G_1 期进入 S 期,强烈抑制 IL-2R 的表达,抑制巨噬细胞对抗原的处理、提呈和调节 MHC 的表达,抑制 II 类组织相容性抗原的表达和抗原提呈功能发挥作用的。抑制细胞毒性 T 淋巴细胞产生,抑制 T 淋巴细胞依赖性抗原引起的抗体产生。

四、临床应用

(一) β-内酰胺酶抑制剂

1. 主要适应证　与 β-内酰胺类抗生素组成复合制剂,用于各种耐药菌所引起的感染。如阿莫西林钠克拉维酸钾是克拉维酸钾盐与阿莫西林钠盐以 1:2 混合的复方制剂,主要应用于治疗产 β-内酰胺酶的金黄色葡萄球菌、表皮葡萄球菌及肠球菌属所致的感染,但不适用于耐甲氧西林金黄色葡萄球菌感染。对骨盆感染的临床疗效非常好,是氨苄青霉素、庆大霉素和甲硝唑联合用药的最佳代替药物,适用于上下呼吸道、尿道及其他如皮肤、软组织、败血症感染及骨髓炎。替卡西林钠克拉维酸钾适应证和阿莫西林钠克拉维酸钾相似,不适用于耐替卡西林的假单孢菌属和肠杆菌属感染。

舒巴坦与头孢哌酮以 1:1 组成复方制剂,适用于治疗由敏感细菌所引起的呼吸道感染、泌尿道感染、腹腔内感染、皮肤和软组织感染、生殖系统感染,以及败血症、脑膜炎、骨骼和关节感染等。

他唑巴坦与哌拉西林以 1:8 组成复合制剂用于治疗内科、外科、泌尿科、耳鼻喉科、妇科和皮肤科等软组织感染的有效率分别 83%,85.3%,94.7%,91.1%,84.6% 和 80%,副作用发生率 3.2%。

2. 不良反应　已知对青霉素类、舒巴坦、头孢哌酮及其他头孢菌素类抗生素过敏者禁用。常见的副作用为胃肠道反应,如腹泻/稀便、恶心、呕吐;过敏反应有斑丘疹、荨麻疹;血液系统:长期使用可发生可逆性中性粒细胞减少症;其他如头痛、发热、注射部位疼痛、寒战等。

3. 药学服务　以哌拉西林钠他唑巴坦组成的复方制剂为例:

将注射用制剂用 20ml 稀释液(氯化钠注射液或灭菌注射用水)充分溶解后,立即加入 250ml 液体(5% 葡萄糖注射液或氯化钠注射液)中,静脉滴注,每次至少 30 分钟,疗程为 7~10 日。医院获得性肺炎疗程为 7~14 日。并可根据病情及细菌学检查结果进行调整。对于正常肾功能(肌酐清除率>90ml/min)成人及 12 岁以上儿童,推荐剂量为一次 3.375g(含哌拉西林 3g 和他唑巴坦 0.375g)静脉滴注,每 4~6 小时 1 次。同时,合并使用氨基糖苷类药物;如果未分离出铜绿假单胞菌,可根据感染程度及病情考虑停用氨基糖苷类药物。对于血透患者,一次最大剂量为 2.25g,每 8 小时 1 次,并在每次血液透析后可追加 0.75g。

(二) HMG-CoA 还原酶抑制剂

1. 主要适应证　HMG-CoA 还原酶抑制剂通过多种途径改善血管内皮功能紊乱,用于治疗原发性高胆固醇血症,也用于治疗继发性高脂血症;治疗加饮食控制可减慢冠状动脉病变进展速度并提高冠状动脉病变消退率,在较严重的病变时尤为明显,同时减少冠心病引起的病死率;对经皮腔内冠状动脉成形术术后再狭窄有预防作用。

2. 不良反应　HMG-CoA 还原酶抑制剂是一类毒性较低的药物,这类药物引起的较为值得注意的副作用是在用药一年以上的患者中,约有 1.9% 的患者转氨酶升高,但停药后即恢复正常;治疗中偶见有肌酸磷酸激酶升高的病例。到目前为止,尚无报道有"三致(致突变、致畸、致癌)"毒性。

1997 年德国制药公司开发的西伐他汀在英国上市,是合成他汀类药物中分子量最小的药物,其使用剂量极小达到微克级,降血脂效果最强,很快在欧共体和美国上市,在同类药市场上极具竞争力。但是由于出现 31 例横纹肌溶解导致患者不治身亡,2001 年西伐他汀被撤出全球市场。

3. 药学服务　患者在接收治疗前应使用标准降胆固醇饮食,并在治疗过程中继续使用。常用他汀类药物的用法和用量如表 9-5。

表 9-5　常用他汀类药物的用法和用量

他汀类药物	每日用量 /mg	服用时间
洛伐他汀	10~80	晚餐前 1 次口服
辛伐他汀	5~40	晚餐时 1 次口服
普伐他汀	10~40	晚餐时 1 次口服
氟伐他汀	10~40	晚餐时 1 次口服
阿托伐他汀	10~60	任何时间
瑞舒伐他汀	10~20	任何时间

(三) α 葡糖苷酶抑制剂

1. 主要适应证　α 葡糖苷酶抑制剂主要用于 2 型糖尿患者降低餐后血糖,对肝、肾功能无不良影响,是轻型、肥胖、肾功能不良、餐后高血糖的 2 型糖尿病患者的首选药物。给药时间决定药物的疗效,对血糖的控制与稳定尤为重要。α 葡糖苷酶抑制剂必须在饭前即刻吞服或与第一口饭嚼碎同服,因为这类药本身并不具有降糖效果,只是让肠道吸收的糖少一些、慢一些,让血糖的峰值低一些,否则达不到效果。中国人群由于餐食中高碳水化合物的饮食结构,易出现餐后高血糖的独特临床特征,使 α 葡糖苷酶抑制剂使用率逐渐上升,成为继二甲双胍、磺酰脲类药物之后的第三大主流用药。

2. 不良反应　α 葡糖苷酶抑制剂常见的不良反应有易出现胃肠胀气、腹痛、腹泻、胃肠痉挛性疼痛、顽固性便秘等反应,其他尚有肠鸣、恶心、呕吐、食欲减退等,停药即可消失。乏力、头疼、眩晕、皮肤瘙痒等较少见,合用其他降血糖药,如胰岛素、二甲双胍、磺酰脲类药物可能会发生低血糖。

3. 药学服务　以阿卡波糖为例:

(1)用餐前即刻整片吞服或与前几口食物一起咀嚼服用,剂量因人而异。

(2)一般推荐剂量为:起始剂量为一次 50mg(一次 1 片),一日 3 次,以后逐渐增加至一次 0.1g(一次 2 片),一日 3 次。个别情况下,可增加至一次 0.2g(一次 4 片),一日 3 次。或遵医嘱。

(3)如果服药 4~8 周后疗效不明显,可以增加剂量。如果患者坚持严格的糖尿病饮食仍有不适时,就不能再增加剂量,有时还需适当减少剂量,平均剂量为一次 0.1g,一日 3 次。

(四) 免疫抑制剂

1. 主要适应证　环孢素首选用于器官移植后排斥反应和感染发生率,以及用于自身免疫病。环孢素主要用于肾、肝、心、肺、角膜和骨髓等组织器官的移植手术,以防止免疫排斥反应。环孢素也用于治疗系统性红斑狼疮、类风湿关节炎、肾病综合征;还可以用于再生障碍性贫血的一线治疗。

西罗莫司与循环系统中的免疫亲和蛋白结合,阻止 mTOR 作用。mTOR 是细胞生长、增殖、血管生成、代谢过程中复杂的胞内信号通路的关键成分,受到阻断后导致白介素驱动的 T 淋巴细胞增殖受损。西罗莫司常用于肾脏移植,降低器官排斥反应。

他克莫司对肝脏有较强的亲和力,可促进肝细胞的再生和修复,用于肝脏移植疗效显著,可减低排斥反应和延迟患者生存期。对肾脏移植和骨髓抑制均有较好疗效,也可以用于风湿性关节炎、特应性皮炎和银屑病的治疗。

霉酚酸类药物主要用于肾脏和心脏移植,能显著减少排斥反应的发生,也可用于银屑病和类风湿关节炎,对系统性红斑狼疮血管炎、重症 IgA 肾病有一定疗效。

2. 不良反应　环孢素不良反应有肾毒性、肝毒性、神经系统毒性等,长期使用可引起病毒感染、真菌感染、肺孢子菌感染,死亡率高。

西罗莫司不良反应有骨髓抑制、肝毒性、腹泻、高甘油三酯血症、肺炎、头疼等。

他克莫司耐受性好,肾功能损害小。静脉注射常发生神经毒性,表现为头疼、震颤、失眠、畏光、感觉迟钝等,也影响肾小球滤过率,诱发急性或者慢性毒性。

霉酚酸类药物副作用较少,较少发生骨髓抑制、肝毒性、肾毒性。常见不良反应有胃肠道反应、血管损害和机会感染以及诱发癌症等。

3. 药学服务　以环孢素为例:

(1)器官移植:采用三联免疫抑制方案时,起始剂量 6~11mg/(kg·d),并根据血药浓度调整剂量,根据血药浓度每 2 周减量 0.5~1mg/(kg·d),维持剂量 2~6mg/(kg·d),分 2 次口服。

(2)骨髓移植:预防移植物抗宿主病(GVHD),移植前一天起先用环孢素注射液,2.5mg/(kg·d),分 2 次静脉滴注,待胃肠反应消失后(时长为 0.5~1 月),改用环孢素口服制剂,起始剂量为 6mg/(kg·d),分 2 次口服,一个月后缓慢减量,总疗程半年左右。

(3)治疗 GVHD:单独或在原用肾上腺皮质激素基础上加用环孢素口服制剂 2~3mg/(kg·d),分 2 次口服,待病情稳定后缓慢减量,总疗程半年以上。

(4)狼疮肾炎、难治性肾病综合征:初始剂量 4~5mg/(kg·d),分 2~3 次口服,出现明显疗效后缓慢减量至 2~3mg/(kg·d),疗程在 3~6 月以上。

(5)儿童用量可按或稍高于成人剂量计算。

五、研究进展

酶是一切生命活动各种功能的主要执行者。缺少了酶或者酶的活性受到抑制,新陈代谢几乎无法完成,即无法维持各项生命活动。酶抑制剂作为一种有价值的工具得到了越来越广泛的关注,不仅用于酶结构和反应机制的研究,而且还广泛地用于药物,治疗人类各种疾病。

据统计,已发现的药物靶点接近 700 个,其中约 23% 作用于酶,仅次于受体靶点。未来将有约 3 500~4 000 种酶作为药物靶点用于新型药物的研究开发。而微生物来源的代谢物由于其化学结构多样性和生物活性的多样性,吸引着科研工作者不断地从微生物代谢物中挖掘酶抑制剂,是开发新药的重要组成部分。

据不完全统计,由细菌产生的具有生物活性的次级代谢产物约为 5 000 种,占所有微生物次级代谢产物的 15% 左右;由放线菌产生的约为 12 000 种,占 45% 左右,其中 75% 来源于链霉菌,25% 来源于稀有放线菌。由真菌产生的次级代谢产物约为 10 000 种,占 40% 左右,其中不完全真菌、子囊菌、丝状真菌以及内生真菌是最为重要的产生菌。在这些化合物中,有 5%~10% 显示出各种酶的抑制活性,包括蛋白酶抑制剂、细胞膜表面酶抑制剂、N- 乙酰 -D- 葡萄糖氨基糖苷酶、焦谷氨酰基肽酶、

α- 淀粉酶抑制剂、α- 葡糖苷酶抑制剂、肾上腺素合成酶抑制剂、环磷酸腺苷磷酸二酯酶抑制剂、多胺生物合成酶抑制剂、胆固醇生物合成酶抑制剂、β- 内酰胺酶抑制剂、酰基辅酶抑制剂、胆固醇酰基转移酶抑制剂、血管紧张素转化酶抑制剂、甾体 5α- 还原酶抑制剂、羟甲基戊二酰辅酶 A 还原酶抑制剂、醛糖还原酶抑制剂和免疫抑制剂等。

以拓扑异构酶(topoisomerase,Topo)为例说明。Topo 广泛存在于生物体中,是细胞 DNA 复制或转录不可或缺的一类关键酶,有两种类型:Topo Ⅰ 和 Topo Ⅱ。肿瘤细胞中 Topo 的含量及活性均显著提高,因此 Topo 是抗肿瘤药物优良的作用靶点。常见的鬼臼毒素类、羟喜树碱、拓扑替康、依托泊苷、多柔比星等都是以 Topo 为靶点,干扰 DNA 复制而发挥抗肿瘤作用。近年来从海洋海绵 *Hyrtios* sp. 发酵物中发现 1 个二倍半萜,通过抑制 Topo Ⅱ 活性,显示对前列腺癌 LNcap 和 PC3 细胞增殖具有显著的抑制活性。在动物实验中也表现出显著的肿瘤抑制活性,而且对小鼠体重几乎没有影响,体现了高效低毒的特点,值得进一步开发研究。再如,奇西卡马碱 A 和它的类似物 16,17- 去氢奇西卡马碱 A 是从深海海绵 *Latrunculia biformis* 中分离的一个生物碱类物质,对 Topo Ⅰ 和 Topo Ⅱ 具有较好的结合能力,表现出双重抑制作用,为抗癌药物先导化合物的开发提供了一个新的选择。

随着人们对于细胞靶点和疾病关系的认识,可以预测,微生物来源的代谢物是酶抑制剂类药物的重要来源之一,未来酶抑制剂在人类疾病的治疗中将发挥越来越重要的作用。

> **思考题**
>
> 1. 微生物药物种类有哪些?
> 2. 抗细菌抗生素的分类、上市品种、化学结构、靶点、作用机制和耐药机制是怎样的?
> 3. 抗真菌抗生素的化学结构、上市品种、靶点、作用机制和耐药机制是怎样的?
> 4. 抗肿瘤抗生素的化学结构、上市品种、靶点和作用机制是怎样的?
> 5. 酶抑制剂的的分类、上市品种、化学结构、靶点和作用机制是怎样的?
> 6. 微生物药物相比较于蛋白质药物,其优缺点有哪些? 未来发展趋势如何?

第九章
目标测试

(张怡轩)

第十章

其他生物技术类药物

其他生物技术类药物包括细胞治疗类、基因治疗类药物等。其生产过程、治疗过程较新,治疗费用昂贵,主要针对难治性疾病或罕见病,属于一大类极具潜力又充满挑战的朝阳药物。该类药物的出现在某种程度上彻底改变了过去对疾病治疗的理念。目前,有的药物已经在临床上使用,有的尚处于研发阶段。本章首先从整体上对细胞治疗及基因治疗进行概述,随后以目前已上市的三种典型药物为代表分别从药物发现过程、药理学、临床药学及相应的研究进展等方面具体进行介绍。

第一节 细胞治疗概述

一、概念

细胞治疗又称为细胞移植或细胞移植治疗,是指将正常或生物工程改造过的人体细胞移植或输入患者体内,使新输入的细胞能够替代原有受损细胞,或者发挥更强的免疫杀伤功能,从而达到治疗患者疾病的目的。细胞治疗与传统的西药、中药治疗不同,它使用的是人体活细胞。

二、细胞治疗的特殊性

细胞治疗药物的特殊性在于是"活细胞"产品,该治疗方法与传统的小分子药物和蛋白药物相比最大的特点是利用活细胞作为药物来治疗疾病,具有复杂性和可调节性等特征。

(一)优势

1. 选择性高,副作用小 目前,细胞治疗中最常使用的免疫细胞和干细胞都具有较低的免疫原性,在进行移植后,不会产生严重的排斥反应,且细胞药物能感知复杂的人体内环境,只在特定的环境中激活以发挥相应功能,与传统药物治疗相比,副作用较小。

2. 治疗效果相对长久 细胞治疗采用的是植入活细胞的方式,局部浓度高,不会被身体代谢系统所分解。细胞植入体内能够快速归巢至机体损伤部位,主动迁移到靶组织或靶细胞,取代原有损伤细胞或是分泌细胞因子及其他活性物质,改善损伤部位的免疫微环境,实现对病症的根本性治疗。

3. 个性化 由于个体差异,目前很难控制每个患者小分子药物的使用剂量,但在细胞治疗中,可应用合成生物学设计基因开关控制药物的合成或释放,也可以根据临床需要设计不同细胞药物以治疗更多疾病。

4. 可选择性更多 细胞治疗时既可以利用自体细胞,也可以利用同种异基因的细胞,具有更多的可选择性。

273

（二）不足

1. 不确定性 一方面，与研究成熟的小分子相比，细胞治疗和基因治疗产品相对缺乏临床经验，许多文献数据均源于小样本、单中心临床试验，循证证据稍显不足。另一方面，由于试验人群的特殊性，对于可能与特定类型的细胞和基因治疗产品相关的安全性可能存在相当大的不确定性。

细胞"生物学活性剂量"受细胞存活率、增殖、分化、组织定位等影响，具有不确定性。在给药次数与给药周期方面，细胞治疗药物可能仅需一次给药，但给药后的观察周期可能很长，以评估细胞能否长期存在于体内并发挥作用。

此外，一些细胞与基因治疗产品在单次给药后可在人体中持续较长时间，或即使在产品本身不再存在后仍有较长时间的效果，且产品的效果可能会随着时间的推移而变化。

2. 生产工艺的特殊性 涉及的技术和方法比较新，没有积累充足的经验，尚未形成像生产小分子化合物一样成熟的技术标准；缺少此类产品非临床评价经验，除了面临技术挑战，评价思路也需要转变；细胞治疗处于快速发展过程中，其开发中依旧存在较大的不确定性。

3. 成本高 细胞药品工艺质量开发所需的中试生产车间建设费用昂贵程度、从业人员稀缺、管理成本远超于其他化学小分子药物或单抗类药物。此外，细胞药品的临床研究周期相对较短，小试、中试、商业生产工艺迭代更新的时间空隙极短，研究开发的试错成本极高。

4. 地域性与运输时效性 细胞药物是个体化治疗，需要采集患者的组织或血液样本再回输给自体，具有地域性、运输时效性等限制。

三、已上市细胞治疗药物

现有的细胞治疗方式有干细胞治疗、免疫细胞治疗和其他细胞治疗。目前，全球已上市的干细胞药物的适应证较广，包括癌症、神经系统疾病、心血管系统疾病、代谢性疾病、消化系统疾病等；免疫细胞治疗药物主要用于治疗血液肿瘤；其他细胞治疗药物多用于组织损伤修复。

（一）免疫细胞疗法

免疫细胞疗法是指利用人体自身或供者来源的免疫细胞，经过体外培养扩增或活化，再回输到患者体内，激发或增强机体的免疫功能，从而清除肿瘤细胞、病原体或病毒感染等异常细胞的治疗方法。目前，临床研究中比较常见的免疫细胞疗法，包括嵌合抗原受体 T 细胞（chimeric antigen receptor T cell, CAR-T）疗法、树突状细胞（dendritic cell, DC）疗法、自然杀伤（natural killer, NK）细胞疗法、细胞因子诱导的杀伤细胞（cytokine-induced killer cell, CIK）细胞疗法、API（active immunization, passive immunization, idivduation）生物免疫治疗等。其中，免疫细胞治疗药物有八款获批上市（其中六款为 CAR-T，两款为 DC）。

1. CAR-T 细胞疗法 CAR-T 疗法，全称嵌合抗原受体 T 细胞疗法，是指通过基因工程技术，人工改造肿瘤患者的 T 淋巴细胞，在体外大量培养后生成肿瘤特异性 CAR-T，再将其回输入患者体内用以攻击癌细胞。

目前，国内外已有六款 CAR-T 疗法获批上市，如表 10-1。瑞基奥仑赛用于弥漫性大 B 细胞淋巴瘤，2021 年在国内获批适应证为经过二线或以上系统性治疗后成人患者的复发或难治性大 B 细胞淋巴瘤。利基迈仑赛由 CD4$^+$ 和 CD8$^+$ CAR-T 按照 1:1 比例回输进入患者体内，美国 FDA 批准上市用于治疗复发或难治性弥漫性大 B 细胞淋巴瘤。brexucabtagene autoleucel 在 T 淋巴细胞内使用了 4-1BB 共刺激域，适应证为复发或难治性 B 细胞急性淋巴细胞白血病成年患者，是首款用于复发或难治性套细胞淋巴瘤的 CAR-T 疗法；而阿基仑赛采用 CD28 作为共刺激因子，用于治疗在两种或多种系统治疗后仍未痊愈的成人复发或难治性大 B 细胞淋巴瘤，包括未另行规定的弥漫性大 B 细胞淋巴瘤、原发纵隔大 B 细胞淋巴瘤、高级 B 细胞淋巴瘤和滤泡型淋巴瘤产生的弥漫性大 B 细胞淋巴瘤。tisagenlecleucel 为首个治疗急性 B 淋巴细胞白血病和弥漫性大 B 细胞淋巴瘤的 CAR-T 疗法，采用了

4-1BB 的共刺激因子,适应人群包括病情难治或移植后复发或出现二次及以上复发的 25 岁及以下 B 细胞急性淋巴细胞白血病患者、治疗二次或多次全身治疗后患有复发或难治性弥漫性大 B 细胞淋巴瘤的成年患者。艾基维仑赛靶向多发性骨髓瘤的完美靶点 B 淋巴细胞成熟抗原(B cell maturation antigen,BCMA),获批准用于既往接受过 4 种或更多种疗法(包括 3 类药物:免疫调节剂、蛋白酶体抑制剂、抗 CD38 抗体)的复发性 / 难治性多发性骨髓瘤的成人患者。brexucabtagene autoleucel、阿基仑赛、tisagenlecleucel 的原理均是将患者自身的 T 淋巴细胞进行基因修饰使其表达靶向抗原 CD19 的嵌合抗原受体,经改造后的 T 淋巴细胞回输至患者体内,从而识别并攻击表达 CD19 的肿瘤细胞及其他 B 淋巴细胞。

表 10-1　已上市 CAR-T 疗法

药物名称	全球批准适应证	作用机制
瑞基奥仑赛 (relmacabtagene autoleucel)	弥漫性大 B 细胞淋巴瘤	CD19 调节剂
利基迈仑赛 (lisocabtagene maraleucel)	滤泡中心淋巴瘤、弥漫性大 B 细胞淋巴瘤	CD19 调节剂
brexucabtagene autoleucel	套细胞淋巴瘤	抗 CD19
阿基仑赛 (axicabtagene ciloleucel)	B 细胞淋巴瘤、弥漫性大 B 细胞淋巴瘤、原发性纵隔 B 细胞淋巴瘤、滤泡中心淋巴瘤	CD19 调节剂、T 淋巴细胞替代物、基因转移
tisagenlecleucel	弥漫性大 B 细胞淋巴瘤、前体 B 细胞成淋巴细胞白血病 - 淋巴瘤、急性淋巴细胞白血病	CD19 调节剂、T 淋巴细胞替代物
艾基维仑赛 (idecabtagene vicleucel)	多发性骨髓瘤	T 淋巴细胞替代物、BCMA 调节剂

国内靶向 CD19 的 CAR-T 品种多达 50 余个,其中进展最快的是阿基仑赛,进展较快的是 IM19,目前处于 I/II 期。靶向针对 BCMA 的品种共计 14 个,其中 LCAR-B38M 在美国已经进展到临床 III 期。靶向 mesothelin 的 CAR-T 品种共计 5 个,PD-1 antibody expressing mesoCAR-T Cell 和 anti-mesocar-T cell 均处于临床 I/II 期。此外,CD123/CLL1CAR-T 是一种双靶点 CAR-T 疗法,目前处于治疗复发和难治性急性髓细胞白血病的临床 II/III 期研究。CD19/CD22 双靶点 CAR-T 疗法,处于治疗胰腺癌的临床 I 期,淋巴瘤、急性淋巴细胞白血病和 B 淋巴母细胞白血病 - 淋巴瘤的 I/II 期研究,以及治疗非霍奇金淋巴瘤的临床 II 期试验阶段。

在临床应用中,CAR-T 与其他药物一样具有不良反应。作为过继性细胞转移的一种形式,CAR-T 治疗可能会引发特异性不良事件,包括细胞因子释放综合征、神经系统事件等。因此,在临床应用初期应选择剂量递增回输的方式,即时进行不良反应监测,并考虑预防使用静脉注射免疫球蛋白、抗 TNF-α 单克隆抗体和皮质激素类药物等避免不良反应的发生。

目前,大部分的 CAR-T 都是利用患者自身的 T 淋巴细胞来产生的,属于个体化产物,而患者与患者之间存在个体差异,产生定制 T 淋巴组胞是一个昂贵且耗时的过程。除此之外,每种 CAR 具有固定的抗原特异性,每种 CAR-T 制剂仅能靶向特定的表位,因此为了提高 CAR 的灵活性,科学家们致力于开发一种通用型 CAR-T。此外,CAR-T 疗法的应用依然面临包括缺乏足够的持久性、抗原逃逸会导致复发、安全性低以及生产制备等方面的问题,因此 CAR-T 技术的改进是其发展的重要方向,包括:借助基因编辑工具设计通用型 CAR-T、减轻 CAR-T 免疫疗法毒性、将 CAR-T 作为药物递送工具等。

2. DC 细胞疗法　DC 细胞疗法是目前抗肿瘤细胞免疫治疗方法之一。通过提取患者外周血单个核细胞在体外培养诱导生成 DC,分离出 DC 并赋予其专杀病毒及病变细胞的抗原信息,然后回输到患者体内,刺激体内的肿瘤杀伤性淋巴细胞增殖,发挥长期监视肿瘤作用和杀伤肿瘤作用,达到消灭肿瘤的目的。

已上市 DC 疗法,如表 10-2。sipuleucel-T 是首个经批准的基于 DC 的癌症疗法,用于激素抵抗性前列腺肿瘤,它由自体树突状细胞与融合蛋白 PA2024 在体外共孵化获得,其中 PA2024 是一种由前列腺酸性磷酸酶(prostate acid phosphatase,PAP)和粒细胞 - 巨噬细胞集落刺激因子(GM-CSF)构建的融合蛋白(PAP-GM-CSF),PAP-GM-CSF 再与自身抗原提呈细胞(autoantigen presenting cell,APC)共同培养,融合蛋白可分解成小肽呈现在 APC 表面,提高对肿瘤细胞的免疫应答能力。apceden 是印度药监局批准的首款 DC 疗法,是一种自体单核细胞衍生的成熟树突状干细胞,能够产生有效的对抗肿瘤的免疫反应,其适应证针对四种癌症:前列腺癌、卵巢癌、结肠直肠癌和非小细胞肺癌。

在临床应用中,DC 疗法尚未发现严重的不良反应,小部分病例在细胞回输后 2~10 小时内出现发热,可自行缓解,极少数高热患者可以使用解热药缓解。

表 10-2 已上市 DC 疗法

药物名称	全球批准适应证	作用机制
sipuleucel-T	激素抵抗性前列腺肿瘤	免疫刺激剂
apceden	前列腺癌,卵巢癌,结肠直肠癌,非小细胞肺癌	免疫刺激剂

3. NK 细胞疗法 NK 细胞疗法,即将体外诱导培养的 NK 细胞向肿瘤患者回输,发挥杀伤肿瘤细胞的作用。NK 细胞疗法包括自体或异体 NK 细胞疗法和 CAR-NK 疗法。自体或异体 NK 细胞疗法,是将外周血、干细胞以及 iPS 诱导来源 NK 细胞转输到患者体内,增加患者体内 NK 细胞数量和活性。CAR-NK 细胞疗法通过采用与 CAR-T 类似的方式修饰 NK 细胞,增强细胞靶向抑制肿瘤的效果。目前开展 NK 细胞疗法的临床试验多以自体或异体细胞静脉滴注为主,且大部分产品处于临床 Ⅰ 期、Ⅱ 期阶段。在 NK 细胞的早期临床研究结果中,未观测到异体细胞疗法常见的非可控移植物排斥宿主反应,以及 T 淋巴细胞常见的细胞因子风暴副作用,显示出初步的治疗优势。

(二) 干细胞疗法

干细胞是人体内一类具有无限更新及多向分化潜能的原始细胞群体。干细胞具有易获取、低免疫原性、无伦理争议等特性。干细胞疗法通过对干细胞进行体外分离培养、定向诱导分化,形成全新、正常、更年轻的细胞、组织、器官,经特殊移植技术移植到体内,代替正常或非正常死亡的细胞,从而恢复机体功能。

目前在临床上较常使用的干细胞种类主要有造血干细胞、间充质干细胞、神经干细胞、皮肤干细胞等,涉及病症包括免疫系统疾病、血液系统疾病、代谢性疾病、神经系统疾病等上百种,如表 10-3。

(1)造血干细胞主要来源于骨髓或脐带血,临床上用于放化疗之后补充造血干细胞,进而重塑整个造血系统和免疫系统。骨髓造血干细胞主要用于治疗各种血液系统疾病,如白血病、再生障碍性贫血、先天性代谢病等;脐带血造血干细胞主要用于白血病、地中海贫血、骨髓异常增生综合征等重大疾病的治疗。

(2)间充质干细胞来源于骨髓、脂肪组织、脐带、胎盘和牙髓等组织,具有免疫调节、抗凋亡、血管生成、抗瘢痕和营养支持等多种生物学功能,其临床适应证包括膝骨关节炎、急性心肌梗死、退行性关节炎、移植物抗宿主病、克罗恩病、黏多糖贮积症 Ⅰ H 型、血栓闭塞性动脉炎、角膜缘干细胞缺乏症、腺苷脱氨酶缺乏症、血栓闭塞性脉管炎（buerger disease）引起的严重肢体缺血病症、阿尔茨海默病、移植物排斥反应、自身免疫病以及炎症性肝脏和肺部疾病等。

（3）神经干细胞对于帕金森、阿尔茨海默病、脑出血、脑梗死等多种神经系统疾病的治疗具有潜力。

（4）皮肤干细胞的应用领域从损伤修复与组织工程再生扩展到如今的自身免疫病、遗传性皮肤病等皮肤相关系统性疾病中。

不同于普通药物，干细胞可以在体内无限再生分化，所以其带来的副作用可能是长期甚至是终生的。但是迄今为止，干细胞移植治疗尚未报道有重大不良反应，少数患者会出现发热、头痛的症状，一般无须特别处理，患者会自然恢复。

表 10-3　已上市干细胞疗法

细胞疗法	全球批准适应证	作用机制
darvadstrocel（异体扩增脂肪来源的干细胞）	直肠瘘	细胞替代物、免疫调节剂
stempeucel（同种异体混合间充质干细胞）	缺血	细胞替代物
strimvelis（自体 CD34+ 细胞转导表达腺苷脱氨酶）	严重联合免疫缺陷症	ADA 基因转移
holoclar（含干细胞的自体人角膜上皮细胞）	角膜疾病	细胞替代物
maci（搭载体外扩增自体软骨细胞猪胶原蛋白膜）	软骨疾病	软骨替代物
remestemcel-L（同种异体间充质干细胞疗法）	移植物抗宿主病	细胞替代物、组织替代物
自体间充质干细胞疗法	心肌梗死	干细胞替代物
azficel-T（LaViv 自体成纤维细胞疗法）	鼻唇沟皱纹	细胞替代物
间充质干细胞用于软骨修复	骨关节炎	软骨替代物、细胞替代物
肌源性自体干细胞治疗	心脏衰竭	细胞替代物
造血祖细胞（脐血）	造血干细胞移植	干细胞替代物
gintuit（牛胶原中同种异体培养的角质形成细胞和成纤维细胞）	牙龈疾病	组织替代物

（三）其他细胞疗法

除免疫细胞和干细胞疗法外，也有一些其他细胞治疗的研究取得了一定进展（如表 10-4）。spheroids of human autologous matrix-associated chondrocytes 是一种自体软骨细胞植入产品，从健康的关节软骨中采集软骨细胞，在体外培养 8~10 周，然后浓缩成球体（软骨球）移植给患者，用于治疗膝、髋、肩、肘和踝关节软骨缺损。autologous cultured chondrocyte（MACI）也是自体培养软骨细胞植入物，用于治疗症状性全层膝关节软骨缺损。CureXcell 疗法采用的是由健康全血制备的活化同源白细胞，用于治疗糖尿病引发的脚部不易愈合的溃疡及下肢静脉溃疡，已在以色列获批上市。

表 10-4　已上市其他细胞疗法

细胞疗法	全球批准适应证	作用机制
spheroids of human autologous matrix-associated chondrocytes	软骨疾病	作用机制不明
autologous cultured chondrocyte（MACI）	膝关节软骨缺损	软骨替代物
CureXcell	皮肤溃疡	生长物质刺激剂

第二节　基因治疗概述

一、概念

基因治疗是指将外源正常基因导入靶细胞,以纠正或补偿因基因缺陷或异常引起的疾病,达到治疗目的。也就是将外源的正常基因通过基因转移技术嵌入患者适当的受体细胞中,从而取代病变基因治疗疾病。从广义说,基因治疗还可包括从 DNA/RNA 水平采取的治疗某些疾病的措施和新技术。

二、基因治疗的特殊性

基因治疗的药物本质是 DNA。DNA 在人体细胞内表达成为蛋白质,跟传统的治疗手段相比,基因治疗的特异性或针对性较强,同时也具有持续性。

(一) 优势

1. 靶向性　基因治疗最大的好处就在于治疗肿瘤等疾病的针对性强,具有很高的靶向性,效果显著,在杀伤癌细胞时基本上不损伤正常组织,被认为是未来癌症治疗中最具前景的治疗技术、最有效的治疗方法。

2. 效果持续性　与那些旨在提供某类蛋白质的疗法相比,对患者体内的细胞进行基因治疗处理,让其持续自动制造这些所需蛋白,就能避免患者重复静脉滴注药物。比如,对造血干细胞进行基因工程改造让其制造内源性的凝血因子,从理论上说能持续缓解血友病症状,而无须使用酶或输血治疗。

3. 自我调节性　基因治疗可以调节肿瘤细胞带来的破坏性作用并对肿瘤细胞起稳定作用。

4. 非细胞毒性　基因治疗由于其作用机制独特,具有非细胞毒性,治疗过程中患者不会产生痛苦,不会像放化疗那样对人体产生很多的损害和不良反应。

(二) 不足

1. 致癌风险　基因治疗的病毒载体有可能插入并激活人体的原癌基因中,从而导致癌症发生率增高。2003 年,在一项针对严重复合型免疫缺乏症的基因治疗临床试验中,2 名受试者于注射后患上了白血病。试验中使用的是逆转录病毒,该病毒会将 DNA 片段随机插入人体细胞中,如果刚好激活了原癌基因,便会导致癌症。目前,基因治疗的动物实验中一个重要检测指标即为药物的致癌风险。

2. 免疫反应　基因治疗使用的病毒载体和表达的外源基因都有可能引起免疫反应。1999 年在一项宾夕法尼亚大学开展的针对鸟氨酸转位酶缺陷症的基因治疗临床试验中,年仅 18 岁的 Jesse Gelsinger 死于对基因治疗药物的强免疫反应。Jesse 的症状较轻,因此虽然罹患这种罕见遗传病还是靠严格控制饮食活到了 18 岁。在注射腺病毒载体 4 天之后,Jesse 死于免疫反应导致的器官衰竭和脑死亡。新一代的基因治疗使用的是腺相关病毒(adenovirus-associated virus, AAV),免疫原性和安全隐患大幅度降低。不过由于人们在生活中经常接触到 AAV,多数人已经有针对 AAV 的抗体存在,因此在临床试验时会首先检测对 AAV 的免疫反应以确保安全性。

3. 基因编辑的脱靶效应　目前基因治疗中涌现出一个新的大类:基因编辑,主要有两种基因编辑工具在临床试验阶段。一种是锌指核酸酶,一种是 CRISPR。基因编辑在基因治疗领域的应用主要是原位修复基因突变和插入正确基因。但该治疗方法存在的一个重要问题是脱靶效应,即基因编辑工具在其他位置进行编辑造成一些不必要的 DNA 修改。如果激活了原癌基因会导致癌症,如果改变了其他重要基因的正常运作也会导致很严重的问题。目前,基因编辑动物实验的一个重要安全指标就是通过深度测序检测脱靶效应。

4. 生殖细胞 DNA 被改变　基因治疗的载体将 DNA 片段插入生殖细胞的 DNA 中,而这会导致产生的精子或者卵细胞携带同样的插入片段,这也将直接影响到下一代的 DNA。即使这些插入片段对人体没有任何影响,在伦理学上也是一大疑问。

三、已上市基因治疗产品

基因载体的作用是运载目的基因进入宿主细胞,使之能得到复制和表达。基因治疗方式按照基因载体分为病毒载体基因治疗和非病毒载体基因治疗。目前全球已上市的基因治疗产品主要用于治疗一些罕见病[β- 珠蛋白生成障碍性贫血(β- 地中海贫血)、脊髓性肌萎缩、家族性乳糜微粒血症综合征等]、癌症(鼻咽癌、头颈癌等)、心血管疾病(动脉粥样硬化性外周动脉疾病等)、免疫系统疾病(恢复免疫系统造血干细胞移植等)、骨关节炎等。

(一) 病毒载体疗法

病毒是最小、最简单的无细胞结构的生命寄生体。由于它可以高效地感染人类细胞,具有传递其基因组进入细胞的分子机制,因此病毒作为递送载体的利用率远高于非病毒载体,约 70% 的基因治疗方案采用病毒作为递送载体。然而,大多数病毒具有致病性,必须经过人为改造,只保留其本身 DNA 整合的功能元件,剔除原有的致病功能元件。目前,最常见的病毒载体有逆转录病毒、腺病毒、单纯疱疹病毒和慢病毒等,临床上正在应用的病毒载体疗法的产品有重组人 p53 腺病毒、阿基仑赛等。

1. 腺病毒和腺相关病毒　腺病毒是一种无包膜的球形结构的病毒,遗传物质为双链 DNA 形式。腺病毒基因组及其携带的外源基因不会整合入宿主细胞的基因组中,而是游离于宿主基因组外独立表达,因此可实现目的基因瞬时高丰度的表达。同时还避免了因整合而引发的潜在基因突变和随机效应,安全性和可控性高,治疗产品如表 10-5。

2003 年,中国 CDE 批准一种重组腺病毒载体表达 p53 治疗头颈癌的基因疗法药物,它被认为是第一款商品化的基因治疗药物。2005 年,中国 CDE 批准了用于治疗鼻咽癌的第一款溶瘤病毒药物重组人 5 型腺病毒,来自我国的这两款基因治疗药物获得了世界的认可。

表 10-5　腺相关病毒基因治疗产品

药物通用名	全球批准适应证	靶点	作用机制	载体
onasemnogene abeparvovec-xioi	脊髓性肌萎缩	*SMN1*	基因转移	rAAV9-SMN1
重组人 5 型腺病毒	鼻咽癌	*p53*	基因转移	5 型腺病毒
重组人 p53 腺病毒	头颈癌	*p53*	基因转移	5p53 型腺病毒
voretigene neparvovecrzl	双等位基因 *RPE65* 突变;相关视网膜营养不良	*PRE65*	基因转移	rAAV2-PRE65

2. 慢病毒　慢病毒载体是以 HIV-1(人类免疫缺陷 1 型病毒)为基础发展起来的基因治疗载体。慢病毒感染宿主细胞时,可将携带的外源基因随机稳定地整合入宿主细胞基因组中,实现目的基因稳定、长期的表达。

betibeglogene autotemcel 是一款欧盟 EMA 批准的治疗 12 岁及以上输血依赖性地中海贫血的药物。它是通过慢病毒载体将编码 βA-T87Q- 珠蛋白的基因导入自体包括造血干细胞在内的 CD34 阳性细胞中。

3. 逆转录病毒　逆转录病毒是一类 RNA 病毒。在逆转录酶的作用下,以病毒 RNA 为模板合成 cDNA,再通过 DNA 复制、转录、翻译等过程形成病毒颗粒。目前已有六款逆转录病毒基因疗法获批上市,分别是阿基仑赛、tisagenlecleucel、nalotimagene carmaleucel、strimvelis、Mx-dnG1,如表 10-6。

表 10-6   逆转录病毒基因治疗产品

药物名称	全球批准适应证	靶点	作用机制	载体
阿基仑赛	大 B 淋巴细胞淋巴瘤	CD19	基因转移	retroviral-CD19
tisagenlecleucel	膝骨关节炎	TGF-β1	基因转移	retroviral-TGF-β1
nalotimagene carmaleucel	恢复免疫系统造血干细胞移植	HSV1 TK	基因转移	retroviral-ΔLNGFR/HSV1-TK
strimvelis	严重联合免疫缺陷症	ADA	基因转移	retroviral-ADA
MX-dnG1	软组织肉瘤 骨肉瘤 胰腺癌	dnG1	基因转移	retroviral-dnG1

4. 单纯疱疹病毒   目前已经上市的是 HE-2200，其靶点为 GM-CSF，载体为 HSV1-GM-CSF，主要用于治疗黑色素瘤。

（二）非病毒载体基因疗法

理想的非病毒载体需要满足可携带 DNA 穿透细胞膜、保护 DNA 在进入细胞前不被 DNA 酶降解、进入细胞后不被溶酶体和酶降解、可通过生物降解从细胞中清除、无细胞毒性等。非病毒载体基因疗法对宿主细胞的免疫原性低、安全性较高，但包装容量低且靶向性差，外源基因在宿主细胞中易丢失且表达量不稳定。最常见的非病毒载体基因疗法主要有裸露的质粒、脂质体等，目前已获批上市的药物有 volanesorsen、beperminogene perplasmid、patisran、inotersen、nusinersen、eteplirsen、mipomersen、cambiogenplasmid 等，如表 10-7。

表 10-7   非病毒载体基因治疗产品

药物名称	全球批准适应证	靶点	作用机制	载体
volanesorsen	家族性乳糜微粒血症综合征	APOC3	载脂蛋白 C Ⅲ mRNA 的反义寡核苷酸抑制剂，抑制 APOC3 的产生，调节血浆 TG	oligonucleotide
beperminogene perplasmid	重症下肢缺血	HGF	*HGF* 基因转移	plasmid-HGF
patisran	遗传性甲状腺淀粉样变性	甲状腺素运载蛋白（transthyretin，TTR）	选择性降解 TTR 的 mRNA 避免毒性蛋白的合成	lipid complex-siRNA
inotersen	遗传性甲状腺淀粉样变性	TTR	选择性降解 TTR 的 mRNA 避免毒性蛋白的合成	oligonucleotide
nusinersen	脊髓性肌萎缩	SMN2	反义寡聚脱氧核苷酸抑制剂，纠正有缺陷的 *SMN2* 基因的 RNA 剪接以增加关键蛋白 SMN 的产量，从而达到治疗 SMA 的目的	oligonucleotide
eteplirsen	假肥大性肌营养不良	DMD-51	靶向有缺陷的 DMD 肌营养不良蛋白基因转录物，去除无功能部分并产生功能齐全的肌营养不良蛋白	oligonucleotide
mipomersen	纯合子家族性高胆固醇血症	B-100	载脂蛋白 B-100 的寡核苷酸	oligonucleotide

药物名称	全球批准适应证	靶点	作用机制	载体
cambiogenpl-asmid	动脉粥样硬化性外周动脉疾病(包括严重的肢体缺血)	VEGF	基因转移	plasmid-VEGF

第三节 基于免疫细胞疗法的 CAR-T 抗白血病药——tisagenlecleucel

一、药物发现

(一)药物性质

tisagenlecleucel 是由患者自身 T 淋巴细胞经过基因修饰并复制扩增制作而成的一种静脉滴注细胞悬浮液,适用于儿童和年轻成年患者 B 淋巴细胞急性淋巴细胞白血病。

(二)靶点选择

tisagenlecleucel 的靶点为特异性抗原 CD19。人 CD19 属于免疫球蛋白(Ig)超家族,是一种 95kd 跨膜糖蛋白。它由位于人 16 号染色体 16p11.2 短臂上的 *cd19* 基因编码。该基因含有 15 个外显子和编码 CD19 分子的代码,含有 556 个氨基酸。CD19 为 I 型跨膜糖蛋白,具有单个跨膜结构域、胞内 C 末端和胞外 N 末端。胞外段含有两个 C2 型 Ig 样结构域。胞内结构域高度保守,由 242 个氨基酸组成,在 C 末端附近有 9 个酪氨酸残基。多项研究表明,CD19 的生物学功能依赖于三个细胞质酪氨酸残基:Y391,Y482 和 Y513。

CD19 在正常和肿瘤 B 淋巴细胞以及滤泡树突细胞中特异性表达(图 10-1)。在 B 淋巴细胞生成期间,CD19 在免疫球蛋白基因重排时即表达。在此过程中,*Pax5* 是 CD19 正常表达所必需的。

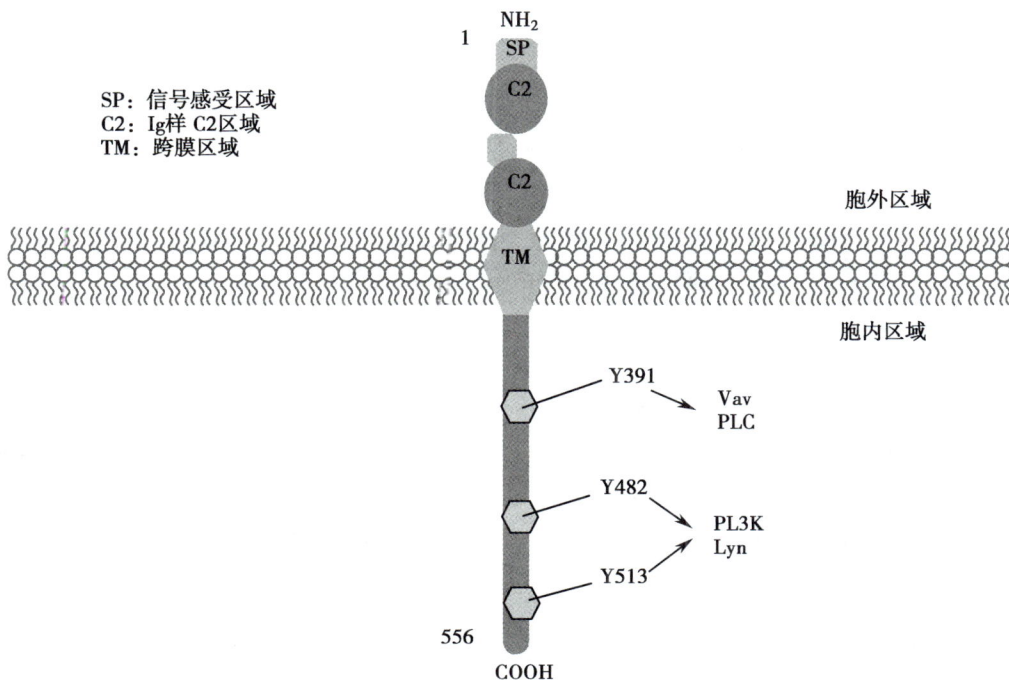

图 10-1 CD19 结构图

CD19 在 B 淋巴细胞成熟并最终分化为浆细胞的整个过程都表达。是 B 淋巴细胞最可靠的表面生物标志物之一。成熟 B 细胞中的 CD19 表达比未成熟 B 细胞高 3 倍,B1 细胞中的表达略高于 B2(常规 B)细胞,而在造血干细胞、浆细胞、T 淋巴细胞及其他组织中则没有表达。正因为 CD19 在 B 淋巴细胞表达的特异性和恶性肿瘤表达的广泛性,使其成为一个颇具潜力的 B 淋巴细胞恶性肿瘤免疫治疗的分子靶点。

(三) 药物制备

tisagenlecleucel 的药物制备过程如下:从患者静脉通路中抽取全血,通过细胞分离技术分离并收集富含 T 淋巴细胞的白细胞,余血重新输回患者体内;收集的细胞则经过特殊装置进行基因修饰成为可表达嵌合抗原受体(chimeric antigen receptor,CAR)的 T 淋巴细胞,简称 CAR-T。CAR 的组成为 CD19 特异性的小鼠单链抗体片段(scFv),接着是 CD8 铰链和跨膜区域,该区域融合到 4-1BB (CD137) 和 CD3 zeta 的细胞内信号域。CAR-T 经过复制扩增后得到 tisagenlecleucel 静脉滴注细胞悬浮液。当 tisagenlecleucel 静脉滴注回患者体内后,CAR-T 表面的嵌合抗原受体可特异性结合肿瘤细胞表面的特异性抗原 CD19 并将肿瘤细胞杀死,起到延缓疾病发展的作用。tisagenlecleucel 的制备周期为 3~4 周。

(四) 上市历程

2010 年 3 月,宾夕法尼亚大学(以下简称宾大)June 团队的 I 期临床试验(NCT01029366)用靶向 CD19 的 CAR-T(CAR-T19)治疗对化疗有耐药性或难治性的 B 淋巴细胞白血病或淋巴瘤。2011 年 8 月,宾大的研究团队在 *The New England Journal of Medicine* 和 Science 子刊 *Science Translational Medicine* 杂志上发表的论文第一次显示出 CAR-T 在治疗慢性淋巴细胞白血病(chronic lymphocytic leukemia)患者的显著疗效。2012 年 8 月,宾大与制药公司达成合作协议,继续开发基于这一研究成果的 CAR-T 疗法。2016 年 8 月,该制药公司全力推动 tisagenlecleucel 疗法治疗儿童和青少年中复发和难治性(r/r)B 淋巴细胞急性淋巴细胞白血病(ALL)的研发。2017 年 8 月 30 日,CAR-T 疗法 tisagenlecleucel 获美国 FDA 批准上市,用于治疗 25 岁以下急性淋巴细胞白血病(ALL)的复发或难治性患者,成为全球首个上市的自体细胞 CAR-T 疗法,具有里程碑式的意义。

二、药理作用

(一) 作用机制

tisagenlecleucel 是一种靶向 CD19 的转基因自体免疫疗法。患者自身的 T 淋巴细胞被导入编码靶向 CD19 的 *CAR* 基因。*CAR* 包括一个小鼠单链抗体可变片段(scFv),它可以识别 CD19,使 CD19 融合到 4-1BB(CD137)和 CD3ζ 的细胞内信号域。CD3ζ 可活化 T 淋巴细胞并激活其抗肿瘤活性,而 4-1BB 则增强了 tisagenlecleucel 细胞的扩增性和有效半衰期。当 *CAR* 与 CD19 阳性细胞结合时,它会传递一个信号以促进 T 淋巴细胞激活、扩增、并延长 tisagenlecleucel 细胞的半衰期。

(二) 药效学效应

药效学研究显示,体重调整/未调整的细胞剂量、最终滴注液中 IFN-γ 水平、载体批次和转导效率与发生 3/4 级细胞因子释放综合征(cytokine release syndrome,CRS)之间并无显著相关性($P > 0.1$),转导的 CAR-T 剂量与 3/4 级 CRS 之间有弱相关性;血清细胞因子,铁蛋白,IFNG,IL10,IL12,IL13,IL2,IL4,IL6,IL8 和 TNF 与 3/4 级 CRS 的发生显著相关。分析表明,CAR-T 扩增率越高,CRS 发病的可能性越高。CAR-T 下降速度越快,下一次 CRS 缓解的可能性越高。除了 CAR-T 变化率外,CAR-T 浓度越高,发生 CRS 的可能性越高。CRS 状态变化与 CAR-T 动力学之间的关系具有统计学意义。

产品中的 IFN-γ 水平与第 28 天的总缓解率(overall remission rate,ORR)呈正相关($P = 0.08$);血清细胞因子、C 反应蛋白、铁蛋白和 IL10 与第 28 天 ORR 显著相关。先前的造血干细胞移植与第 28

天的 ORR 没有明显的相关性。观察到无应答者的 CAR-T 扩增较慢,达到峰值的时间较长。T 淋巴细胞持久性(下降率)和复发之间的关系没有显著统计学意义。

综上所述,由于样本量小、数据缺失以及与临床试验数据相关的混杂因素,对探索性分析结果的解释应谨慎。根据现有的数据,大多数结果仍存在不确定性。分析表明,CAR-T 动力学(如扩增速率)与治疗反应和细胞因子释放综合征的发生有关。因此,它可能是临床安全性和有效性的一个潜在预测因子。在未来的工作中,会对 CAR-T 和细胞因子进行更复杂的 PPK 建模,确定 CAR-T 动力学模式,以获得更好的治疗反应,并降低严重 CRS 的风险。

(三) 药代动力学

对于儿童、年轻成人复发 / 难治性 B 淋巴细胞急性淋巴细胞白血病患者以及成人复发 / 难治性弥漫性大 B 细胞淋巴瘤患者,tisagenlecleucel 在静脉滴注后第 10 天左右扩增达到最大浓度(C_{max}),CR/CRi(完全缓解 / 完全缓解,血细胞计数恢复不完全)患者第 28 天呈较缓慢的双指数下降。C_{max} 和 0~28 天曲线下面积($AUC_{0\sim28d}$)在 CR/CRi 比未反应者(non-responder,NR)中更高,但 NR 的数量很小。

1. **儿童和年轻成人(25 岁以下)r/r B 淋巴细胞急性淋巴细胞白血病患者的药代动力学描述**　与 NR 患者相比,CR/CRi 患者的 C_{max} 和 $AUC_{0\sim28d}$ 大约高 2 倍。tisagenlecleucel 存在于血液和骨髓中,储存时间超过 2 年。依据血液向骨髓的分布显示,第 28 天,tisagenlecleucel 在骨髓中的分布为血液中的 44%,第 3 个月和第 6 个月,tisagenlecleucel 的分布分别为 67% 和 69%,表明在骨髓中的分布较高。10 岁以下和 10~18 岁儿童的 C_{max} 和 $AUC_{0\sim28d}$ 比成人高 1.5~2 倍。由于样本量小,变异性高,很难评估年龄对 tisagenlecleucel 药代动力学的影响。

2. **成人 r/r 弥漫性大 B 细胞白血病的药代动力学描述**　有无反应患者间的 C_{max} 和 $AUC_{0\sim28d}$ 相似。完全反应的患者外周血中 tisagenlecleucel 存活达 18 个月,骨髓中 9 个月。在有应答和无应答患者的外周血中转基因水平(T_{max})最大扩张的中位时间均为 9~10 天。

三、临床应用

(一) 主要适应证

1. 用于治疗儿童和年轻成人患者(3~25 岁)难治性或二次或以后复发的前体 B 淋巴细胞急性淋巴细胞白血病。

2. 接受二线及以上全身治疗后的复发或难治性(r/r)大 B 细胞淋巴瘤成人患者,包括未另作说明的弥漫性大 B 细胞淋巴瘤(diffuse large B cell lymphoma,DLBCL)、高级别 B 细胞淋巴瘤和滤泡性淋巴瘤引起的 DLBCL。

(二) 不良反应

tisagenlecleucel 的安全性和有效性在一项针对复发或难治性 B 淋巴细胞 ALL 的儿童和年轻成人患者的多中心临床试验中得到证实。治疗三个月内的总体缓解率为 83%。用 tisagenlecleucel 治疗有潜在的严重副作用,具有产生 CRS 的风险,进而引起高热和流感样症状;此外 CAR-T 的快速增殖,也可产生神经系统损伤这类重度损伤反应。CRS 和神经系统事件都可能危及生命。

tisagenlecleucel 的其他严重副作用还包括严重感染、低血压(低血压)、急性肾损伤、发热和氧气减少(缺氧)。大多数症状出现在输入 tisagenlecleucel 后 1~22 天。由于 CD19 抗原也少量存在于正常 B 淋巴细胞,且 tisagenlecleucel 也会破坏产生抗体的正常 B 淋巴细胞,因此长时间感染的风险增加。

(三) 药学监护

1. **CAR-T 毒性**　在早期临床研究中,使用 CAR-T 靶向 HER-2,由于肺脏的毒性,一位患者在输入细胞后的 5 天死亡。这种严重的不良反应是由于 CAR-T 对肺上皮细胞低水平表达的 HER-2 识别造成的。在使用早期设计的 CAR-T 时,应更谨慎的使用剂量递增回输的方式。

2. B 淋巴细胞发育不全   持续性 B 淋巴细胞发育不全,以及由此产生的低丙种球蛋白血症,是 CAR-T 治疗的首要的和最明显的毒性。理论上,持续性的 B 淋巴细胞发育不全会增加感染的风险,因此,靶向 CD19 CAR-T 被注入患者后需要预防性的静脉注射免疫球蛋白来避免感染。

3. 细胞因子释放综合征   另一种与 CAR-T 相关的严重毒性反应是 CRS,临床并发症有高发热和低血压,如果未处理好,会导致多器官衰竭。促炎细胞因子的大量产生（IFN-γ、IL-6、TNF-α）是发生 CRS 的关键原因。CRS 发展的主要危险因素是在注射时的高肿瘤负荷,尽管低肿瘤负荷者也有发生这种并发症的可能。

早期预防 CRS 发生的有效药物包括抗 TNF-α 单克隆抗体和皮质激素类药物。抗 TNF-α 单克隆抗体通过调节过度活化造成的不利影响而非消减 CAR-T 数量发挥作用;糖皮质激素类药物则可导致注入患者的 CAR-T 提前消亡。与 TNF-α 阻断策略不同,干扰素 IL-6 利用抗 IL-6 受体抗体单抗托珠单抗（tocilizumab）成功地减轻 CRS 诱导途径,且无阻碍 CAR-T 扩增和潜在的治疗作用。这说明 CRS 的病理过程包含三个不同步骤:① CAR-T 对目标的肿瘤识别,与随之而来的 IFN-γ 释放;②单核细胞/巨噬细胞的活化,从而产生高水平的 IL-6;③ IL-6 对器官的系统性影响,如肝脏、脑和肾脏。

4. 中枢神经系统   中枢神经系统毒性经常在靶向 CD19 的免疫干预过程中出现,分为急性的和可逆的神经毒性,通常与 CRS 一起出现,也会在 CRS 出现后再出现。最初美国宾州大学的试验显示,在所有注射抗 CD19 CAR-T 的患者中,相当一部分（13/30,43%）,在 CRS 发生的同时,出现神经系统紊乱（混乱、癫痫发作、失语、幻觉、谵妄）,这个比例在成人中出现的比例更高。此外,还有一部分人（6/30,20%）经历了迟发性神经毒性,这在后来的临床试验中也有报道。这些迟发性神经毒性的病理学过程未知,但它们的动力学明显是与 CRS 有部分重叠。例如,CAR-T 已经在患者脑脊液中发现,但他们的存在并没有神经毒性相关性。此外,一些案例分析显示 CAR-T 可渗透进入脑实质,出现弥漫性脑病。目前没有相对的拮抗药,因为单克隆抗体不能穿透血脑屏障。

四、研究进展

（一）相同或类似靶点药物

2017 年 10 月 19 日,FDA 批准阿基仑赛（axicabtagene ciloleucel,KTE-C10）上市,靶向的抗原也是 CD19,用于治疗对其他疗法无响应或者接受过至少 2 种治疗方案后复发的特定类型成人大 B 细胞淋巴瘤患者（包括弥漫性大 B 细胞淋巴瘤、转化型滤泡性淋巴瘤、原发纵隔 B 细胞淋巴瘤）。阿基仑赛是 FDA 批准的第 2 款 CAR-T 疗法,是第一款针对非霍奇金淋巴瘤的 CAR-T 疗法。虽然 kymriah 和阿基仑赛都能够靶向 CD19,但其 CAR 设计却存在明显差异。tisagenlecleucel 的共刺激区使用的是 4-1BB,而阿基仑赛的 CAR 结构中共刺激区使用的是 CD28。

阿基仑赛的安全性和疗效在一项超过 100 例复发或难治性大 B 细胞淋巴瘤的多中心临床研究中得到证实,FDA 公布的临床试验结果显示:101 位复发或难治性侵袭性 B 淋巴细胞非霍奇金淋巴瘤成年患者接受了阿基仑赛治疗后,72%（73 位）的患者癌症有好转,其中 51%（52 位）的患者癌症表现为完全缓解,21%（21 位）的患者表现为部分缓解。经过长期追踪病情发现,使用阿基仑赛治疗有效的 73 名患者中,一半患者的疾病持续缓解的时间长度为 9.2 个月。

需要注意的是,阿基仑赛的药品标签中带有 CRS 和神经毒性的黑框警告,提示阿基仑赛治疗会发生高热和流感样症状。阿基仑赛的适应证为特定类型的大 B 细胞淋巴瘤成人患者。这些患者曾接受了至少两次其他治疗,但没有出现缓解,或是疾病出现复发。其他与 tisagenlecleucel 相同或类似靶点的药物,见表 10-8。

表 10-8　与 tisagenlecleucel 相同或类似靶点的药物

产品	靶点	共刺激区
阿基仑赛	CD19	CD28
JCAR017	CD19	4-1BB
JCAR014	CD19	4-1BB
bb2121	BCMA	4-1BB
Bb21217	BCMA	4-1BB
LACR-B38M	BCMA/CD38	4-1BB

(二) CAR-T 药物国内外上市情况

2017 年 8 月 30 日，tisagenlecleucel 获美国 FDA 批准，成为首款上市的 CAR-T 药物。该药用于治疗罹患前体 B 淋巴细胞急性淋巴细胞白血病，且病情难治或出现两次及以上复发的 25 岁以下患者。这是人类历史上批准的首款 CAR-T 疗法，也是在美国境内 FDA 批准的首款细胞疗法。2018 年 5 月 1 日，tisagenlecleucel 获批第二个适应证，用于治疗复发或难治性弥漫性大 B 细胞淋巴瘤（DLBCL）的成人患者（先前接受过两次或以上的系统治疗）。tisagenlecleucel 在非霍奇金淋巴瘤、滤泡性淋巴瘤、多发性骨髓瘤等适应证也正在临床试验中，非霍奇金淋巴瘤适应证在国外已经进展到 III 期临床阶段。目前，tisagenlecleucel 于 2019 年 8 月已向 CDE 提出临床申请，根据国务院办公厅《关于深化审评审批制度改革鼓励药品医疗器械创新的意见》，已获得临床试验申请的默示许可。

2017 年 10 月，阿基仑赛获美国 FDA 批准上市，成为全球首款用于治疗复发 / 难治性大 B 细胞淋巴瘤的 CAR-T 药物。在完成治疗成人复发难治性大 B 细胞淋巴瘤的中国境内桥接临床试验后，2020 年 2 月复星凯特在国内提交了阿基仑赛注射液上市申请，用于治疗成人复发难治性大 B 细胞淋巴瘤，并于 2020 年 3 月被 CDE 纳入优先审评。

目前全球已有五款 CAR-T 药物上市，包括 tisagenlecleucel、阿基仑赛、brexucabtagene autoleucel、liso-cel、abecma，其中三款产品于 2020 年下半年后上市。

目前，国内已有 335 个正在进行的 CAR-T 临床试验，其中，多款产品即将步入商业化阶段。

(三) 面对的挑战 - 实体肿瘤

CAR-T 疗法攻克实体瘤治疗的局限，可以说是目前该领域面临的最紧迫的挑战之一。全球约 90% 的癌症病例是实体肿瘤，未满足的临床需求十分巨大。然而，与血液肿瘤相比，实体瘤尚缺乏具有选择性和高表达的表面抗原、抗原异质性、免疫抑制性微环境，以及实体瘤厚实的物理屏障等因素，使得经静脉注射的 CAR-T 难以进入肿瘤，也难以在肿瘤病灶形成的不利微环境中生存，并有效发挥作用。

1. 寻找特异性强的靶点困难　*Nature Reviews Drug Discovery* 的综述文章中指出，靶向多个不同靶点的 CAR-T 疗法在临床试验中出现过严重的毒副作用。

2. 对 CAR-T 表达的受体进行改造，从而增强它们识别肿瘤细胞的能力。美国加州大学旧金山分校的研究人员设计了一种"智能"的 CAR-T。通过设计一个两步正反馈电路，给 CAR-T 加了一个开关，可让其根据 S 型曲线抗原密度阈值来区分靶点，从而避免 CAR-T 对表达低水平肿瘤抗原的正常细胞误杀，也为攻克实体瘤提供了一个关键性工具。

3. 免疫抑制性肿瘤微环境　肿瘤微环境中包含着多种具有免疫抑制能力的细胞，例如调节性 T 细胞、肿瘤相关巨噬细胞等等，以及过度表达 TGFβ、IL-10、IL-4 等具有免疫抑制能力的细胞因子。这一环境容易导致 CAR-T 迁移和持久性不佳、细胞功能受损以及细胞衰竭，从而导致治疗效力不信。为了克服肿瘤微环境的影响，科学家们发现 CAR-T 和免疫检查点阻断的联合免疫治疗将会是下一个免疫治疗的前沿，因为它提供了强大免疫反应所必需的两个要素：①浸润肿瘤的 CAR-T；② PD-1/PD-L1 阻断，可确保维持 T 淋巴细胞的持久性和功能。

4. CRISPR 基因编辑技术将成为改造 CAR-T 疗法的新工具　此前,利用基因编辑敲除 T 淋巴细胞中的内源 T 淋巴细胞受体(TCR)和 PD-1 受体,然后再表达靶向 NY-ESO-1 抗原的 TCR。利用这一技术开发的 TCR 细胞疗法已经在临床试验中表现出积极的疗效。CRISPR 基因编辑技术不但有可能帮助敲除可能影响 T 淋巴细胞疗法功能的基因,而且可以作为筛选工具,发现目前未知的全新 T 淋巴细胞功能调控因子。

目前,科学家拥有多种调节 CAR-T 疗法特性的工具,对它们的特异性、可控性、安全性以及效力作出改进,有望支持 CAR-T 疗法攻克实体瘤治疗需面对的多重障碍。我们期待,CAR-T 疗法早日攻克治疗实体瘤面对的挑战,为更多患者造福。

第四节　基于干细胞疗法的抗 GVHD 药物——prochymal

一、药物发现

(一) 药物性质

prochymal(又称 remestemcel-L)是一种从健康青年志愿者捐赠骨髓中提取以人间充质干细胞(mesenchymal stem cell,MSC)为有效成分的静脉注射液,主要针对激素治疗无应答的儿童急性重症移植物抗宿主疾病(graft-versus-host disease,GVHD)。

(二) 适应证选择

1. 激素治疗无应答的儿童急性重症移植物抗宿主疾病　2012 年 5 月,prochymal 在加拿大上市获批适应证为治疗 GVHD,该药为世界上首个获批上市的干细胞治疗药物,同时也是首个获批用于治疗 GVHD 的药物。GVHD 是造成骨髓移植后主要的并发症和死亡原因,表现为一种多系统损害(皮肤、食管、胃、肠、肝脏等)全身性疾病。

2. 治疗其他疾病的相关适应证

(1)心血管疾病:一项 I 期随机、双盲、安慰剂对照临床试验纳入 53 例心肌梗死患者,予以 prochymal 治疗后动态心电图监测显示患者室性心动过速发作次数减少($P=0.025$),肺功能测试显示患者第 1 秒用力呼气容积改善($P=0.003$),心脏磁共振成像显示患者左室射血分数提高,并导致反向重构,提示心肌梗死患者应用异基因骨髓间充质干细胞较安全,现该项研究已进入 II 期临床试验。

(2)肺部疾病:WEISS 等将 62 例中重度慢性阻塞性肺疾病(chronic obstructive pulmonary disease,COPD)分别接受 4 次 prochymal 和安慰剂静脉滴注。与安慰剂组相比,接受 prochymal 治疗的患者在不良事件的总体数量、COPD 急性加重的频率和生活质量的指标均无显著差异,有 29 例患者 C 反应蛋白(C-reactive protein,CRP)水平显著下降。研究认为,prochymal 用于中度至重度 COPD 患者的治疗是安全的,为随后的细胞治疗研究提供依据。

(3)1 型糖尿病:2010 年,prochymal 用于 1 型糖尿病(type 1 diabetes mellitus,T1DM)的 II 期临床试验完成后,美国 FDA 授权 prochymal 作为罕用药进入 T1DM 的临床治疗。

3. 上市历程　prochymal 用于 T1DM 的 II 期临床试验已完成,其效果和安全性也得到美国 FDA 的认可,2010 年 5 月,美国 FDA 授权 prochymal 作为罕用药进入 1 型糖尿病的临床治疗。

2008 年,Kebriaei P 等研究发现可用 hMSC 治疗新生急性移植物抗宿主病(acute graft-versus-host disease,aGVHD)。II~IV 级 GVHD 患者被随机分为两组,分别接受 200 万或 800 万 MSC/kg 剂量的 prochymal 与皮质类固醇类药物联合治疗。患者接受他克莫司、环孢素或吗替麦考酚酯预防 aGVHD。研究终点包括早期给药的安全性、诱导对早期的反应、第 28 天 aGVHD 的总体反应以及长期安全性。纳入 32 例患者,31 例可评估:男性 21 例,女性 10 例;平均年龄 52 岁。2 级 aGVHD 21 例,3 级 aGVHD 8 例,4 级 aGVHD 3 例。94% 的患者对 prochymal 有初始反应(77% 完全缓解,16% 部分缓解)。

没有灌注毒性或异位组织形成的报告。在安全性或有效性方面,低剂量和高剂量间没有差异。综上所述,在移植物抗宿主病患者中注入间充质干细胞是安全的,并在很大比例的移植物抗宿主病患者中诱导应答。

2012 年,加拿大卫生监管部门批准其用于治疗激素类药物无效的 GVHD。

二、药理作用

(一)作用机制

骨髓 MSC 是具有多项分化潜能的原始骨髓细胞。在组织的修复过程中,MSC 通过细胞间的相互作用及释放可溶性生物活性因子,抑制 T 淋巴细胞的增殖及其免疫反应,从而发挥免疫重建的功能。体外研究表明,MSC 可抑制各种蜂窝信号,如吲哚胺 2,3- 过氧化酶、前列腺素 E2 和其他相关细胞,如 T 淋巴细胞、树突状细胞和自然杀伤细胞介导的免疫反应。

(二)药效学效应

prochymal 具有治疗炎性、免疫介导疾病的作用,且可保护受损发炎的组织并促进受损组织的修复。在临床治疗中需进行大量的细胞功能测试,以确保这些细胞具有肿瘤坏死因子受体 1 的免疫调节特性和抑制白介素 -2 受体 α 在活化的 T 淋巴细胞中表达的能力。

(三)药代动力学——干细胞药物的分布与"归巢"

已有研究证实,人体静脉注射 MSC,主要在肺内积累,在肝、肾、脾和其他受损器官也有分布,这种现象主要与血液循环和 MSC 归巢特性有关。静脉注射后进入体内的 MSC 存活时间在 1 天左右,通常在 48 小时内被免疫系统代谢清除,清除时间长短与机体免疫系统和 MSC 的人白细胞抗原(human leukocyte antigen,HLA)表达水平相关。

三、临床应用

(一)主要适应证

prochymal 在加拿大的获批适应证为难治性急性儿童重症移植物抗宿主病。prochymal 每 15ml 含 100×10^6 MSC,作为细胞悬浮液静脉滴注。推荐剂量为 2×10^6 MSC/kg 静脉给药。患者体重 ≥ 35kg 时,输液速率控制为 4~6ml/min,体重 <35kg 时静脉滴注时间应超过 60 分钟。推荐的使用方案是每周 2 次,连用 4 周,静脉滴注间隔至少为 3 天。治疗第 4 周后评估疗效,决定是否有必要继续治疗。

(二)不良反应

与传统药物相比,干细胞药品几乎无不良反应或不良反应很小。

一项Ⅲ期随机、双盲、安慰剂对照研究显示,患者静脉滴注 prochymal 耐受性良好,prochymal 组和安慰剂组不良事件报告的总数分别为 121 例和 102 例,大多数不良事件与试验药物无关,最常见的不良事件分别是胃肠道、呼吸系统、胸和纵隔疾病,prochymal 组和安慰剂组中被视为与试验药物相关的不良事件患者比例为 28.6% 和 23.1%。

(三)药学监护

1. 在患者接受 prochymal 治疗的 GVHD 临床研究中,治疗方案中同时包含接受造血干细胞移植护理标准中的其他药物治疗,并未观察到其特殊的药物相互作用。

2. 因静脉给药,prochymal 与食物或饮料的作用尚缺乏相关研究,暂还无法预知,暂建议不与其他治疗同时给药。

四、研究进展

(一)相同或类似靶点药物

截至 2023 年 3 月 31 日,用 stem cell 作为关键词,在 ClinicalTrials.gov 网站检索到 6 457 项登记

注册的干细胞临床试验方案。按国家和地区统计,全球干细胞临床研究排名前三的国家或地区分别是美国(2 979 项)、欧洲(1 530 项)和中国(655 项)。

从疾病治疗领域来看,神经系统疾病、癌症和肿瘤类疾病、出生前疾病和异常、血液和淋巴系统疾病、心血管疾病是目前临床研究数量较多的疾病领域。

干细胞治疗的细胞种类选择上,造血干细胞(hematopoietic stem cell,HSC)的临床试验数量最多,占比近总数的 50%(3 898/8 049);MSC 移植临床试验共 1 155 项,在近几年数量持续增长,说明 MSC 的重要性日益增强。在其他类型细胞中,神经干细胞和多能干细胞的治疗研究进入临床试验阶段的项目数量也相对较多,其中神经干细胞被主要应用于中枢神经系统疾病的治疗,而多能干细胞被主要应用于眼部疾病和遗传性疾病的治疗。

目前,45% 干细胞临床试验处于早期阶段,Ⅱ期临床试验比例为 22.5%,验证性Ⅲ期临床试验仅占 4.9%。

目前,全球已有 14 款干细胞药物上市,适应证包括膝关节软骨缺损、移植物抗宿主病、克罗恩病、骨修复、急性心肌梗死、遗传性或获得性造血系统疾病、退行性关节炎和膝关节软骨损伤、克罗恩病并发肛瘘、黏多糖贮积症ⅠH 型、肌萎缩性侧索硬化症、中重度角膜缘干细胞缺乏症、血栓闭塞性动脉炎等(表 10-9)。在获批上市的干细胞药物中,超过一半是 MSC 治疗产品。

表 10-9   全球已上市干细胞药品(均为注射剂)来源及适应证

首次批准国或地区	批准时间 / 年	来源	适应证
欧盟	2009	自体软骨细胞	膝关节软骨缺损
美国	2009	人异基因骨髓来源间充质干细胞	移植物抗宿主病、克罗恩病
澳大利亚	2010	自体间质祖细胞产品	骨修复
韩国	2011	自体骨髓间充质干细胞	急性心肌梗死
美国	2011	脐带血造血祖细胞用于异基因造血干细胞移植	遗传性或获得性造血系统疾病
韩国	2012	脐带血来源间充质干细胞	退行性关节炎和膝关节软骨损伤
韩国	2012	自体脂肪来源间充质干细胞	克罗恩病并发肛瘘
美国	2012	骨髓等来源的多能成体祖细胞	黏多糖贮积症ⅠH 型(又称为赫尔勒综合征)
韩国	2014	自体骨髓间充质干细胞	肌萎缩性侧索硬化症
欧盟	2015	人类自体角膜干细胞	中重度角膜缘干细胞缺乏症
欧盟	2015	骨髓来源混合间充质干细胞	血栓闭塞性动脉炎
日本	2016	骨髓间充质干细胞	移植物抗宿主病
美国	2016	自体软骨细胞	膝关节软骨缺损
欧盟	2018	异体脂肪间充质干细胞	克罗恩病并发肛瘘

(二)国内上市情况

根据 CDE 药品数据库相关信息,截至 2022 年,中国国内尚未上市干细胞药物。

但中国干细胞研究水平已经跻身世界前列。到目前为止,中国共有 108 家干细胞临床备案机构,覆盖 26 个省、自治区、直辖市;共有 87 个干细胞临床项目完成备案,涉及 55 家机构,覆盖 21 个省、自治区、直辖市。中国临床研究备案的细胞种类包括 MSC、胚胎干细胞、神经干细胞等,其中 MSC 备案项目最多,涉及脐带、骨髓、胎盘、牙髓、脂肪等来源的间充质干细胞,致力于神经系统、消化系统、免疫系统、心血管系统及妇科、骨科和感染等多种疾病。

第五节 基于腺病毒载体的基因治疗药物
——voretigene neparvovec

一、药物发现

(一)药物性质

重组腺相关病毒(recombinant adeno-associated virus,rAAV)是一类无包被膜、具有二十面体结构、大小为 20~26nm 的细小病毒。腺相关病毒(AAV)最初作为腺病毒的污染成分被发现,系天然的复制缺陷型病毒,只有在辅助病毒(腺病毒、疱疹病毒)存在的条件下才具有复制能力,同时对人类无致病性,具有良好的生物安全性。AAV 大小不超过 5kb,根据衣壳蛋白的不同,AAV 可分为 12 种血清型和 100 多种变体,不同血清型对人体不同组织的靶向性和感染效率存在差异。与其他病毒载体相比,由 AAV 改造而来的 rAAV 载体具有结构简单、无致病性,可感染分裂期/非分裂期细胞,不整合至基因组等优势,是目前基因治疗中应用较多的病毒载体之一,目前国际上已经批准上市的病毒类体内基因治疗产品 voretigene neparvovec 就采用了 rAAV 载体。

voretigene neparvovec 为眼内悬浮液用于视网膜下注射。voretigene neparvovec 是使用重组 DNA 技术从天然存在的腺相关病毒中修饰获得的一种活的、非复制的腺病毒,经过基因改造以表达人类 *RPE65* 基因。

(二)靶点选择

voretigene neparvovec 是一种基于腺相关病毒载体的基因治疗,用于治疗确诊的双等位基因 *RPE65* 突变相关的视网膜营养不良患者。患者必须具有存活的视网膜细胞,只适用于视网膜下注射。

(三)上市历程

在美国,voretigene neparvovec 已于 2017 年 12 月获 FDA 批准,成为美国市场首个真正意义上的基因疗法,标志着基因治疗时代的正式采临。voretigene neparvovec 的获批,是基于一项 I 期临床研究及其随访研究和一项 III 期临床研究的数据。在 III 期临床试验中,双等位基因 *RPE65* 突变的患者,最早可在接受 voretigene neparvovec 治疗后 30 天记录视力改善。在 1 年时,与对照组相比,voretigene neparvovec 治疗组双目多亮度迁移率测试(multi-luminance mobility test,MLMT)提高了 1.6 亮度级。此外,在 1 年时,有 90% 的患者视力提高 ≥1 亮度级,65% 的患者能够在最低亮度级 1lx 成功通过 MLMT。

二、药理作用

(一)作用机制

voretigene neparvovec 设计用于将编码人视网膜色素上皮 65kDa 蛋白(RPE65)的基因的正常拷贝递送至生物活性 RPE65 水平降低或缺失的人的视网膜细胞。RPE65 在视网膜色素上皮细胞中产生并且将全反式视黄醇转化为 11-顺式-视黄醇,其随后在视觉(类视黄醇)循环期间形成视网膜 11-顺式-视黄醛。视觉循环在光转导中是关键的,光转导是指光子在视网膜中进行生物转换形成电信号。*RPE65* 基因中的突变导致 RPE65 异构水解酶活性水平降低或不存在,阻断视觉周期并导致视力受损。

(二)药效学效应

将 voretigene neparvovec 注射到视网膜下空间导致一些视网膜色素上皮细胞与编码正常人 RPE65 蛋白的 cDNA 一起转导,从而提供恢复视觉周期的潜力。

(三)药代动力学

使用定量聚合酶链反应测定法测定各种组织和分泌物中的 voretigene neparvovec 载体 DNA 水平。

在非人灵长类动物视网膜下给药后三个月评估 voretigene neparvovec 的生物分布,在载体注射眼睛的眼内液(前房液和玻璃体)中检测到最高水平的载体 DNA 序列,在注射了载体的眼睛的视神经、视交叉、脾脏和肝脏中检测到低水平的载体 DNA 序列,偶尔在淋巴结中检测到,在性腺中未检测到载体 DNA 序列。

在一项临床研究中,测量了两眼眼泪、血清和全血中 voretigene neparvovec 的 DNA,研究了 voretigene neparvovec 载体的脱落和生物分布。45% 的受试者在被注射的眼睛中以低水平短暂地流出 voretigene neparvovec 载体,偶尔(7%)在未注射的眼睛中流出,直到注射后第 3 天。在 29 名接受双侧给药的受试者中,13 名受试者的泪液样本中存在 voretigene neparvovec 载体 DNA(45%)。在注射后第 1 天,泪液样本中检测到载体 DNA 的峰值水平,在此之后,大多数受试者(13 例中有 8 例)未检测到载体 DNA。3 名受试者(10%)在注射后第 3 天泪液样本中有载体 DNA,2 名受试者(7%)在注射后 2 周左右泪液样本中有载体 DNA。在另外两名受试者(7%)中,直到注射后第 3 天,在未注射(或先前注射过)眼睛的泪液样本中检测到载体 DNA。在 3/29(10%)受试者的血清中检测到载体 DNA,其中 2 例在每次注射后第 3 天检测到载体 DNA。

三、临床应用

(一)主要适应证

voretigene neparvovec 是一种以腺相关病毒载体为基础的基因治疗,适用于经证实的双等位基因 *RPE65* 突变相关视网膜营养不良患者的治疗。根据治疗医师的诊断,患者必须有可存活的视网膜细胞。

(二)不良反应

临床试验中最常见的不良反应(发生率 ≥ 5%)是结膜充血、白内障、眼压升高、视网膜撕裂、角膜基质变薄、黄斑裂孔、视网膜下沉积物、眼部炎症、眼部刺激、眼疼痛和黄斑病变(黄斑表面起皱)。

(三)药学监护

1. 治疗期间注意监测是否发生眼内感染,形成眼内炎。一旦发生,建议患者立即报告感染或炎症的任何体征或症状。

2. 视网膜下注射 voretigene neparvovec 后可能发生视力永久性下降,因此用药后应监测患者视力。

3. 由于是注射可能会导致视网膜缺陷,如中央视网膜变薄或视网膜出血、注射区域或附近的小撕裂或孔形成等,因此应定期监测视网膜情况,且患者应当监测视力及注意观测是否出现视力模糊、闪光或飞蚊症等症状。

4. voretigene neparvovec 治疗可能导致眼内压暂时或持续升高。如果不治疗,这种眼内压升高可能导致失明。因此,应定期监测患者眼压。

5. 注意治疗后约束早期生活习惯:注射 voretigene neparvovec 可能使眼内形成气泡,因此需忠告患者避免乘飞机旅行、到高海拔旅行或水肺潜水,直到给予 voretigene neparvovec 后形成的气泡从眼睛完全消散。在气泡仍然存在的情况下改变高度可能会造成不可逆转的损坏。

6. 使用 voretigene neparvovec 治疗后,如既往有白内障病史,应密切关注白内障病情变化;如既往无白内障病史,应注意新发的白内障。

四、研究进展

(一)腺相关病毒在临床研究中的最新进展

目前,AAV 载体已被用于 200 多项临床试验来治疗多种疾病,占所有基因治疗临床研究的 8.1%。包括 A/B 型血友病、先天性黑蒙症、遗传性脉络膜视网膜营养不良、全色盲和莱伯遗传性视神经病变。此外,还有许多临床试验正在测试用 AAV 来治疗溶酶体贮积症、阿尔茨海默病、帕金森病、肌萎缩侧索硬化、癫痫、1 型脊髓性肌萎缩、异染性脑白质营养不良、芳香族 L- 氨基酸脱羧酶缺乏症以及巴特综合征等。

（二）我国基因治疗药物的研究进展

我国基因治疗研究及临床试验与世界发达国家几乎同期起步,主要以肿瘤、心血管病等重大疾病为主攻方向。我国已经有重组人 p53 腺病毒注射液和重组人 5 型腺病毒注射液 2 个基因治疗产品上市,主要用于头颈部的恶性肿瘤治疗。此外,我国还有近 20 个针对恶性肿瘤、心血管疾病、遗传性疾病的基因治疗产品进入了临床试验,其中在 Clinical Trial 网站上登记的基因治疗临床试验方案有 70 个,占亚洲基因治疗临床试验方案总数的 46.7%,其中中山大学等研发的重组人内皮抑素腺病毒注射液(E-10A)治疗晚期头颈鳞癌效果较好,目前该产品在中国和北美地区开展Ⅲ期临床试验研究,发展前景较好。

（三）基因治疗药物对传统药物的挑战

现代医学目前还以药物疗法、放射疗法和外科手术为主。其中,许多药物都是化学合成药剂,旨在改变身体的化学反应并产生依赖性,并且通过减少疾病的症状和延长患者的寿命来实现暂时的缓解。然而,这些传统药剂面临许多挑战:包括溶解度和生物利用度低,体内物理化学性质不稳定,循环半衰期短,体内渗透性低,组织分布性差以及高剂量易引起毒性。以蛋白质类药物为例,基于蛋白质和肽类的药物已成为目前市面最常用的治疗药物,然而,将治疗性蛋白质引入患者体内的一个不利因素将会导致严重的免疫反应、炎症和发热症状。为了解决这一系列的问题,高质量治疗性蛋白质的生产工艺变得极为复杂,但是目前开发治疗性蛋白质的工艺涉及 5 000 多个关键步骤。因此,开发化学和蛋白疗法的不可预测性太高,时间和投入成本太大。基因疗法能实现治疗性蛋白质的长期表达和组织特异性表达,无须药物干预、放疗或手术治疗,即可从根源上解决传统疗法存在的一系列问题。并且这一新兴的治疗方法可针对单基因遗传病、心血管疾病、免疫缺陷性疾病和癌症等多种疾病。

我国基因与细胞治疗技术的发展概况(拓展阅读)

思考题

1. 说明细胞治疗的概念及分类。
2. 说明基因治疗的概念及分类。
3. 为什么说基因治疗是把双刃剑?
4. CAR-T 治疗在实体瘤方面的挑战及未来发展方向是什么?
5. 什么是 CAR-T 治疗的"脱靶效应",避免该效应产生的关键因素是什么?
6. 从罕见病到常见病,我们为什么需要基因治疗?
7. 进行 CAR-T 治疗时,为什么用自身细胞更好?

第十章
目标测试

（葛卫红）

参 考 文 献

［1］冯美卿. 生物技术制药. 2 版. 北京: 中国医药工业出版社, 2021.

［2］沈阳药科大学亦弘商学院. 生物类似药-从研发到使用. 北京: 中国医药科技出版社, 2021.

［3］GIBERT D N, CHAMBERS H F, SAAG M S, et al. 桑福德抗微生物治疗指南. 50 版. 范洪伟, 译. 北京: 中国协和医科大学出版社, 2021.

［4］李校堃, 黄昆. 生物技术制药. 武汉: 华中科技大学出版社, 2020.

［5］傅传喜. 疫苗与免疫. 北京: 人民卫生出版社, 2020.

［6］王军志. 生物技术药物研究开发和质量控制. 3 版. 北京: 科学出版社, 2018.

［7］王凤山, 邹全明. 生物技术制药. 3 版. 北京: 人民卫生出版社, 2016.

［8］厉保秋. 多肽药物研究与开发. 北京: 人民卫生出版社, 2011.

［9］中华医学会糖尿病学分会. 中国 2 型糖尿病防治指南 (2020 年版). 中华糖尿病杂志, 2021, 13 (04): 315-409.

［10］程洪艳, 昌晓红, 刘彩霞, 等. 干细胞临床研究及管理的现状与未来. 药物评价研究, 2021, 44 (2): 243-249.

［11］王兰. 生物类似药的研究进展及挑战. 中国新药杂志, 2020, 29 (21): 2410-2424.

［12］HENNIGAN J N, LYNCH M D. The past, present, and future of enzyme-based therapies. Drug Discovery Today, 2022, 27 (1): 117-133.

［13］SIMS E K, CARR A, ORAM R A, et al. 100 years of insulin: celebrating the past, present and future of diabetes therapy. Nat Med, 2021, 27 (7): 1154-1164.

［14］MUTTENTHALER M, KING G F, ADAMS D J, et al. Trends in peptide drug discovery. Nat Rev Drug Discov, 2021, 20 (4): 309-325.

［15］MULLARD A. FDA approves 100th monoclonal antibody product. Nat Rev Drug Discov, 2021, 20 (7): 491-495.

［16］CUI X Y, LU Y H, YUE C W. Development and research progress of anti-drug resistant bacteria drugs. Infect Drug Resist, 2021, 14: 5575-5593.

［17］SELIM M S M, ABDELHAMID S A, MOHAMED S S. Secondary metabolites and biodiversity of actinomycetes. J Genet Eng Biotechnol, 2021, 19 (1): 72.

［18］YURCHENKO A N, GIRICH E V, YURCHENKO E A. Metabolites of marine sediment-derived fungi: actual trends of biological activity studies. Mar Drugs, 2021, 19 (2): 88-125.

［19］WEISS D J, SEGAL K, CASABURI R, et al. Effect of mesenchymal stromal cell infusions on lung function in COPD patients with high CRP levels. Respir Res, 2021, 22 (1): 142.

［20］TREMBLAY G, TOMARAS D, STRATI E, et al. Comparative effectiveness of remestemcel-L-rknd versus ruxolitinib in pediatric patients with steroid-refractory acute graft-versus-host disease using simulated treatment comparisons. J Health Econ Outcomes Res, 2021, 8 (1): 10-17.

［21］DRUCKER D J. Advances in oral peptide therapeutics. Nat Rev Drug Discov, 2020, 19 (4): 277-289.

［22］KORMANEC J, NOVAKOVA R, CSOLLEIOVA D, et al. The antitumor antibiotic mithramycin: new advanced approaches in modification and production. Appl Microbiol Biotechnol, 2020, 104 (18): 7701-7721.

［23］LUNENFELD B, BILGER W, LONGOBARDI S, et al. The development of gonadotropins for clinical use in the treatment of infertility. Front Endocrinol (Lausanne), 2019, 10: 429.

［24］HIGH K A, RONCAROLO M G. Gene therapy. Engl J Med, 2019, 381 (5): 455-464.

［25］RANKE M B, WIT J M. Growth hormone-past, present and future. Nat Rev Endocrinol, 2018, 14 (5): 285-300.

［26］SINGH N N, HOWELL M D, ANDROPHY E J, et al. How the discovery of ISS-N1 led to the first medical therapy for spinal muscular atrophy. Gene Ther, 2017, 24 (9): 520-526.

［27］LIM K R Q, MARUYAMA R, YOKOTA T. Eteplirsen in the treatment of Duchenne muscular dystrophy. Drug Des

Devel Ther, 2017, 11: 533-545.

[28] SMITZ J, WOLFENSON C, CHAPPEL S, et al. Follicle-stimulating hormone: a review of form and function in the treatment of infertility. Reprod Sci, 2016, 23 (6): 706-716.

[29] WEISS DJ, CASABURI R, FLANNERY, et al. A placebo-controlled, randomized trial of mesenchymal stem cells in COPD. CHEST, 2013, 143 (6): 1590-1598.